Medizinische Strahlenkunde

W. Schlungbaum · U. Flesch · U. Stabell

Medizinische Strahlenkunde

Eine Einführung in die physikalischen, technischen und biologischen
Grundlagen der medizinischen Strahlenanwendung für Mediziner,
medizinisch-technische Radiologieassistentinnen und -assistenten

7., vollständig überarbeitete Auflage

unter Mitarbeit von
H. Grieszat und R. Krüger

W
DE
G

Walter de Gruyter · Berlin · New York 1994

Professor Dr. med. W. Schlungbaum
Chefarzt der Strahlenabteilung
des Städtischen Krankenhauses Spandau i. R.
Am Schlachtensee 6, 14163 Berlin-Zehlendorf

Professor Dr. med. Dipl. Phys. U. Flesch
Arzt für Radiologie, Radiologische Diagnostik
und Neuroradiologie
Leitender Arzt der med.-techn. Untersuchungsstelle
Berlin der BfA
Hohenzollerndamm 47, 10713 Berlin

Dr. med. U. Stabell
Praxis für Nuklearmedizin
Dillenburger Str. 1, 14199 Berlin

H. Grieszat
Leitender technischer Radiologieassistent i. R.
Gontermannstr. 1, 12101 Berlin

Dipl. Phys. R. Krüger
Krankenhaus Berlin-Spandau
Lynarstr. 12, 13585 Berlin

Dieses Buch enthält 320 Abbildungen und 28 Tabellen

1. Auflage: 1959	5. Auflage: 1973
2. Auflage: 1963	6. Auflage: 1979
3. Auflage: 1967	7. Auflage: 1993
4. Auflage: 1970	

Die Deutsche Bibliothek – CIP Einheitsaufnahme

Schlungbaum, Werner:
Medizinische Strahlenkunde : eine Einführung in die physikalischen, technischen und biologischen Grundlagen der medizinischen Strahlenanwendung für Mediziner, medizinisch-technische Radiologieassistentinnen und -assistenten / W. Schlungbaum ; U. Flesch ; U. Stabell. Unter Mitarb. von H. Grieszat und R. Krüger. – 7., völlig überarb. Aufl. – Berlin ; New York: de Gruyter, 1993

ISBN 3-11-012850-0
NE: Flesch, Udo:; Stabell, Uwe:

Der Verlag hat für die Wiedergabe aller in diesem Buch enthaltenen Informationen (Programme, Verfahren, Mengen, Dosierungen, Applikationen etc.) mit Autoren bzw. Herausgebern große Mühe darauf verwandt, diese Angaben genau entsprechend dem Wissensstand bei Fertigstellung des Werkes abzudrucken. Trotz sorgfältiger Manuskriptherstellung und Korrektur des Satzes können Fehler nicht ganz ausgeschlossen werden. Autoren bzw. Herausgeber und Verlag übernehmen infolgedessen keine Verantwortung und keine daraus folgende oder sonstige Haftung, die auf irgendeine Art aus der Benutzung der in dem Werk enthaltenen Informationen oder Teilen davon entsteht.
Die Wiedergabe von Gebrauchsnamen, Handelsnamen, Warenbezeichnungen und dergleichen in diesem Buch berechtigt nicht zu der Annahme, daß solche Namen ohne weiteres von jedermann benutzt werden dürfen. Vielmehr handelt es sich häufig um gesetzlich geschützte, eingetragene Warenzeichen, auch wenn sie nicht eigens als solche gekennzeichnet sind.
Satz: Appl, Wemding – Druck: Gerike GmbH, Berlin – Buchbinderische Verarbeitung: Lüderitz & Bauer GmbH, Berlin – Umschlagentwurf: Rudolf Hübler, Berlin
Printed in Germany

Geleitwort

Mehr als 30 Jahre sind vergangen, seit mein damaliger Assistent Schlungbaum das Buch „Medizinische Strahlenkunde" verfaßt hat. Eine gewaltige technische Entwicklung hat seitdem die Radiologie verändert. Die Röntgendiagnostik wurde durch den Ultraschall und die Kernspintomographie als neue „bildgebende Verfahren" erweitert, nachdem zuvor die Computertomographie wesentliche Fortschritte gebracht hatte.

In der vorliegenden 7. Auflage hat mein einstiger Mitarbeiter die Überarbeitung der Kapitel Diagnostik und Nuklearmedizin den noch in der Praxis tätigen Kollegen Flesch und Stabell übertragen. Die Konzeption des Buches als Einführung in das Gesamtgebiet wurde erhalten.

Möge das Buch den medizinisch-technischen Radiologieassistentinnen und -assistenten sowie den jungen Ärztinnen und Ärzten das notwendige Grundwissen vermitteln, das Voraussetzung für eine erfolgreiche Diagnostik und Therapie auf dem Gebiet der Radiologie als einem unentbehrlichen Teil der Heilkunde ist.

Mai 1993   *Heinz Oeser*

Geleitwort zur 1. Auflage

Die qualifizierte Röntgenassistentin ist das Aushängeschild des guten Radiologen!

Der Arzt, insbesondere der Röntgenologe, bedarf ihrer Mithilfe bei der Anfertigung einwandfreier Röntgenaufnahmen. Der Strahlentherapeut verdankt einen Teil des Vertrauens seiner Patienten ihrer Mitarbeit. Der erfahrene Arzt zollt deshalb dem Wissen und dem Geschick der Röntgenassistentin Achtung und Anerkennung.

Der beruflichen Ausbildung der Röntgenassistentin kommt also weitreichende Bedeutung zu. Verschiedene Lehranstalten und Lehrbücher vermitteln heute der medizinisch-technischen Assistentin die Kenntnisse. Herr Dr. W. *Schlungbaum* ist aus eigener Lehrtätigkeit mit dieser Aufgabe, aber auch mit den Mängeln bei der Unterrichtung der medizinisch-technischen Assistentinnen vertraut.

Eine straffe Zusammenfassung des Unterrichtsstoffes wurde von ihm in diesem Buch angestrebt und geschaffen. Die gewählte Form eines Leitfadens soll dabei keinesfalls der heute gewünschten raschen – um nicht zu sagen: oberflächlichen Belehrung entgegenkommen, sie will nicht das Einarbeiten in das Wissensgebiet verdrängen, sondern dieses Buch möchte dem Lernenden helfen, zuerst den Überblick zu gewinnen und zuletzt bei auftauchenden Fragen schnell Antwort zu geben.

Die Grundlagen der medizinischen Strahlenanwendung, die Erkenntnisse der Strahlenbiologie und die Richtlinien für den Strahlenschutz werden in präziser Form dargeboten. Mein Wunsch: Möge jeder Leser Nutzen von diesem Buch haben!

Berlin, Juli 1959   *Heinz Oeser*

Vorwort

Die rasante technische Entwicklung auf allen Gebieten der Radiologie war, da ich nicht mehr in der Praxis tätig bin, für mich Veranlassung, jüngere Kollegen um die Überarbeitung der Kapitel „Röntgendiagnostik" und „Nuklearmedizin" zu bitten. Beide sind erfahrene Radiologen. Herr Prof. Dr. Flesch, Arzt und Diplomphysiker, war viele Jahre Oberarzt im Berliner Universitätsklinikum Rudolf Virchow. Er ist jetzt Leitender Arzt der med.-technischen Untersuchungsstelle Berlin der BfA. Herr Dr. Stabell war Oberarzt im Krankenhaus Spandau und ist jetzt in eigener Praxis tätig.

Aus der Bearbeitung ist eine weitgehende Neufassung geworden. Ich danke den Kollegen, daß sie diese Arbeit übernommen haben. Die übrigen Kapitel wurden von Herrn Grieszat, dem ich ebenfalls danke, und mir überarbeitet. Besonderes Gewicht wurde von mir wieder auf den Strahlenschutz gelegt, zumal die novellierte Röntgen-

verordnung und die Strahlenschutzverordnung berücksichtigt werden mußten. Es bleibt bedauerlich, daß die beiden Verordnungen nicht zusammengefaßt wurden bzw. aus verwaltungstechnischen Gründen nicht zusammengefaßt werden konnten. Herrn Dipl. Ing. R. Krüger danke ich wieder für die Durchsicht der physikalisch-technischen und therapeutischen Kapitel sowie für seinen Rat. Für seine freundschaftliche Beratung danke ich auch Herrn Prof. Dr. H. Ernst. Dem Verlag, insbesondere Herrn Priv. Doz. Dr. Radke, danke ich für sein Verständnis für die so weit gehende Neubearbeitung.

Auf Grund der Fortschritte in der Radiologie ist eine enge Zusammenarbeit zwischen Arzt und MTR notwendiger denn je. Ich wünsche mir, daß dieses Buch das für eine solche Zusammenarbeit erforderliche Wissen vermitteln kann.

Berlin, Mai 1993   *Werner Schlungbaum*

Vorwort zur 1. Auflage

Langjährige Unterrichtserfahrungen an der technischen Abteilung des Lettevereins Berlin und eine Anregung des Verlages haben mich zur Arbeit an der vorliegenden Einführung in die Medizinische Strahlenkunde veranlaßt. Ich habe mich dabei bemüht, die Grundlagen der medizinischen Strahlenanwendung sowie deren praktische Bedeutung zu erläutern.

Aus didaktischen Gründen war es mein Bestreben, auch äußerlich das Wesentliche hervorzuheben. Ich hoffe, daß damit der medizinisch-technischen Assistentin ein Leitfaden in die Hand gegeben ist, der ihr das Einarbeiten in die meist völlig fremde Materie und die notwendige Mitarbeit beim Unterricht erleichtert. Auch dem jungen Mediziner möge er den ersten Einblick in das große Gebiet der Radiologie, die als besonderes Fach alle anderen Fachgebiete der Medizin ergänzt, ermöglichen.

Daß eine kurze Einführung naturgemäß mit ausführlicheren Lehrbüchern nicht in Konkurrenz treten kann und soll, möchte ich hier ausdrücklich betonen.

Herrn Dr. *Fabian,* leitendem Medizinaldirektor a. D., danke ich für die Bearbeitung des Abschnitts über die rechtliche Stellung der medizinisch-technischen Assistentin. Herrn Professor Dr. *H. Oeser* danke ich für seinen Rat bei Abfassung und Durchsicht des Buches.

Zu Dank bin ich weiterhin den Firmen C. F. H. Müller, Siemens-Reiniger, Koch & Sterzel, Hofmann und Kodak verpflichtet, die mir einen großen Teil der Abbildungen zur Verfügung gestellt haben, ebenso den Verlagen Georg Thieme, Stuttgart, und Urban und Schwarzenberg, München, bzw. den Herren Dr. *Bunde,* Prof. *Schoen* und Prof. *Wachsmann,* die mir die Übernahme einiger Tabellen und Zeichnungen gestatteten. Ebenfalls danke ich Herrn *Klaus Rach* für die Anfertigung der meisten Zeichnungen und Frau *Johanna Wienert,* die mich unermüdlich beim Lesen der Korrekturen und bei Anfertigung des Registers unterstützt hat.

Bezüglich der Ausstattung, besonders der Zahl der Abbildungen, ist mir der Verlag großzügig entgegengekommen. Auch hierfür sei gedankt.

Berlin, Juli 1959 *Werner Schlungbaum*

Inhalt

1. Allgemeines

W. Schlungbaum

1.1 Abkürzungen, Bezeichnungen, Einheiten

Allgemein gebräuchliche Vorsilben

Kilo	(k)	Tausendfaches	(mal 10^3)
Mega	(M)	Millionenfaches	(mal 10^6)
Giga	(G)	Milliardenfaches	(mal 10^9)
Tera	(T)	Billionenfaches	(mal 10^{12})
Milli	(m)	Tausendstel	(mal 10^{-3} bzw. mal $\frac{1}{1000}$)
Mikro	(μ)	Millionstel	(mal 10^{-6} bzw. mal $\frac{1}{1\,000\,000}$)
Nano	(n)	Milliardstel	(mal 10^{-9} bzw. mal $\frac{1}{1\,000\,000\,000}$)
Piko	(p)	Billionstel	(mal 10^{-12} bzw. mal $\frac{1}{10^{12}}$)

Längenmaße

$$1 \text{ Kilometer} = 1 \text{ km} = 1\,000 \text{ m} = 10^3 \text{ m} = 10^6 \text{ mm}$$

$$1 \text{ Zentimeter} = 1 \text{ cm} = \frac{1}{100} \text{ m} = 10^{-2} \text{ m} = 10 \text{ mm}$$

$$1 \text{ Millimeter} = 1 \text{ mm} = \frac{1}{1\,000} \text{ m} = 10^{-3} \text{ m} = \frac{1}{10^3} \text{ m}$$

$$1 \text{ Mikrometer} = 1 \text{ μm}$$
$$= 1 \text{ Mikron} = 1 \text{ mμ} = \frac{1}{1\,000\,000} \text{ m} = 10^{-6} \text{ m} = 10^{-3} \text{ mm} = 10^{-4} \text{ cm}$$

$$1 \text{ Nanometer} = 1 \text{ nm}$$
$$= 1 \text{ Millimikron} = 1 \text{ mμ} = \frac{1}{1\,000\,000\,000} \text{ m} = 10^{-9} \text{ m} = 10^{-6} \text{ mm} = 10^{-7} \text{ cm}$$

$$1 \text{ Pikometer} = 1 \text{ pm} = \frac{1}{10^{12}} \text{ m} = 10^{-12} \text{ m} = 10^{-9} \text{ mm} = 10^{-10} \text{ cm}$$

Historische Einheiten

$$1 \text{ Ångström} = 1 \text{ Å} = \frac{1}{10\,000\,000\,000} \text{ m} = 10^{-10} \text{ m} = 10^{-7} \text{ mm} = 10^{-8} \text{ cm}$$

$$1 \text{ X-Einheit} = 1 \text{ XE} = \frac{1}{1\,000} \text{ Å} = 10^{-13} \text{ m} = 10^{-10} \text{ mm} = 10^{-11} \text{ cm}$$

Abkürzungen, Größen, Symbole

A	=	Ampere = Einheit (SI) der elektrischen Stromstärke, s. S. 9
A	=	Arteria, Arterie
Å	=	Angström, Längenmaß (s. o., historisch)
As	=	Amperesekunde = Einheit der Elektrizitätsmenge. $^1/_{1000}$ As = 1 mAs
1 As	=	1 C (Coulomb)

Alpha(α)strahlen = Heliumkerne (Alphateilchen), s. S. 25 f.

a – p	=	anterior – posterior = Bezeichnung des Strahlenganges, s. S. 138

Beta(β)strahlen = Elektronenstrahlen, die bei Umwandlung von Atomkernen vom Kern ausgesendet werden, s. S. 25

Bq	=	Becquerel = Einheit (SI) der Radioaktivität, s. S. 25
C	=	Coulomb = Einheit der elektrischen Ladung (Elektrizitätsmenge), s. S. 9
C/kg	=	Einheit (SI) der Ionendosis (s. S. 31)
c	=	Geschwindigkeit (celeritas) elektromagnetischer Wellen (Lichtgeschwindigkeit) in Luft (korrekt im Vakuum), s. S. 17
cal	=	kleine Kalorie = Einheit der Wärmemenge, s. S. 12
Cal	=	große Kalorie = 1000 cal
cd	=	Candela, Einheit (SI) der Lichtstärke
Ci	=	Curie, Einheit der Radioaktivität (historisch) jetzt Bq
CT	=	Computertomographie (s. S. 8, 144 ff.)
D	=	Dosis. Strahlendosis, s. S. 29 ff.
D	=	Dichte, visuelle optische (photographisch), früher Schwärzung
DL	=	Dosisleistung = Dosis in der Zeiteinheit, s. S. 31 ff.
E	=	Energie, s. S. 31
ED	=	Einfalldosis, s. S. 236, jetzt nach DIN J_{sE},
esE	=	Elektrostatische Einheit, Einheit der elektrischen Ladung, s. S. 9
e	=	Elektrische Elementarladung, s. S. 9
e⁻	=	Elektron, negatives elektrisches Elementarteilchen, s. S. 21

e⁺	=	Positron, positives elektrisches Elementarteilchen, s. S. 21
eV	=	Elektronenvolt = Einheit der elektrischen Energie, s. S. 11
erg	=	Einheit der Energie, s. S. 11
F	=	Farad = Einheit der Kapazität, s. S. 10
g	=	Gramm = Einheit der Masse

Gamma(γ)strahlung = Photonenstrahlung, die von radioaktiven Substanzen ausgesandt wird, s. S. 25

GHWT	=	Gewebehalbwerttiefe, s. S. 244
Gy	=	Gray = Einheit (SI) der Energiedosis, s. S. 31
HD	=	Herddosis, s. S. 236
HED	=	Hauteinheitsdosis, auch Hauterythemdosis, s. S. 226
HWS	=	Halbwertschicht(dicke), auch Halbwertdicke, Symbol nach DIN „s", Maß der Durchdringungsfähigkeit von Strahlen, s. S. 237
HWZ	=	$T_{1/2}$ = Halbwertzeit, Maß für den Zerfall radioaktiver Substanzen, s. S. 24
Hz	=	Hertz = Einheit der Frequenz, s. S. 14
h	=	*Planck* sche Wirkungskonstante, s. S. 17
h	=	hora = Stunde
I	=	Intensität, Stromstärke
J	=	Joule = Einheit (SI) der Energie, s. S. 11
J/kg	=	Einheit (SI) der Energiedosis (s. S. 11)
J	=	Ionendosis, s. S. 30 f.
J_s	=	Standardionendosis, s. S. 31
J_{sE}	=	Einfalldosis (bisher ED), s. S. 236
J_o	=	Oberflächendosis (bisher OD), s. S. 236
J_T	=	Tiefendosis (bisher TD), s. S. 236
K	=	Kelvin = Einheit (SI) der Temperatur
kg	=	Kilogramm = Einheit (SI) der Masse
Lambda(λ)	=	Wellenlänge, s. S. 17 ff.
λ		Zerfallskonstante radioaktiver Substanzen, s. S. 24

λ_0 = Grenzwellenlänge des Röntgen-spektrums, s. S. 52

λ_{eff} = effektive Wellenlänge, s. S. 52

m = Meter = Einheit (SI) der Länge

mAs = Milliamperesekunde, $^1/_{1000}$ As

MeV = Megaelektronenvolt

ml = Milliliter, Einheit des Rauminhalts von Flüssigkeiten

μ = Mikron = Längeneinheit, s. o.

μ = Meson = Elementarteilchen, s. S. 21

n = Neutron, s. S. 20, auch Dosiseinheit für Neutronen

N = Newton = Einheit der Kraft

NMR = Nuclear Magnetic Resonance s. S. 215 ff.

OD = Oberflächendosis, jetzt nach DIN J_O, s. S. 236

Ohm(Ω) = Einheit des elektrischen Widerstandes, s. S. 10

p = Proton = positiv geladenes Elementarteilchen, s. S. 20

p–a = posterior – anterior = Bezeichnung des Strahlenganges, s. S. 138

Q = Elektrische Ladung, s. S. 9

R = Elektrischer Widerstand, s. S. 10

Rho(ρ) = Dichte = Masse (m): Volumen

$$(V) = \frac{m}{V}$$

R = Röntgen = Einheit der Röntgen- und Gammastrahlen, s. S. 30; bis 1962 „r"

R/s^{-1} = Einheit der Dosisleistung, s. S. 31

Rad = radiation absorbed dose = Einheit der Energiedosis im SI ersetzt durch das Gray (Gy), s. S. 31

rd* = Einheitenzeichen für die Einheit Rad, s. S. 31

RBW = Relative biologische Wirksamkeit, s. S. 32

rem = roentgen equivalent man = Dosiseinheit, die die biologische Wirkung von Strahlen berücksichtigt, s. S. 32

rep = roentgen equivalent physical = (überholte) Dosiseinheit, s. S. 31

S = Schwärzung, jetzt Dichte (D) s. S. 128 ff.

StrD = Streuzusatzdosis, s. S. 236

s(sec) = Sekunde = Einheit (SI) der Zeit

SI = Internationales Einheitssystem (Système International), angenommen von der General-Konferenz für Maß und Gewicht (1954)

s = Halbwertschichtdicke

$T_{1/2}$ = Halbwertzeit

TD = Tiefendosis, jetzt nach DIN J_T, s. S. 236

t = tempus = Zeit

U = Spannung, s. S. 9

V = Volt = Einheit der elektrischen Spannung, s. S. 9

W = Watt = Einheit der elektrischen Leistung, s. S. 11

Ws = Wattsekunde = Einheit der Energie, s. S. 11

X-Einh. = Historische Längeneinheit, s. o. S. 1

Z = Ordnungszahl = Kernladungszahl der Elemente

Symbole:

Einpuls-(Halbwellen-)schaltung, s. S. 58 ff.

Zweipulsschaltung (Vollweggleichrichtung) (4 Ventile), s. S. 58 f.

Drehstromgleichrichtung (Sechs- bzw. Zwölfpulsschaltung), s. S. 58 f.

*= früher rad

1.2 Bildzeichen für medizinische Röntgeneinrichtungen*

  * Umfangreiche Sammlung der Bildzeichen (256) siehe DIN 6839 Radiologische Technik, Bildzeichenübersicht und DIN 40102, Teil 1: Bildzeichen zur Anwendung bei medizin-technischen Geräten.
** Unter Gettern versteht man die Bindung von Gasresten in evakuierten Gefäßen bei bestimmten Temperaturen an sogenannte Getter (Fangstoffe; z. B. Barium, Zirkonium, Tantal).

Nr	Bildzeichen	Bedeutung	Nr	Bildzeichen	Bedeutung
1		Röntgen-Aufnahme	11		desgl., Abbildungsmaßstab vergrößert
2		Röntgen-Durchleuchtung	12		desgl., Gettern**
3		Strahlen-Warnzeichen	13		Röntgen-Fernsehen Sichtgerät
4		Schwärzung jetzt visuelle optische Dichte	14		Abtastfeld normal
5		Feinstfokus	15		Abtastfeld vergrößert
6		Kleinfokus	16		Helligkeit
7		Großfokus	17		Kontrast
8		Stereofokus	18		Bild-Band-Speicher
9		Elektronenoptischer Bildverstärker	19		Bildlagen-vertauschung Beispiele:
10		desgl., Abbildungsmaßstab normal	20		Schlitz- oder Tiefenblende auf

Nr	Bildzeichen	Bedeutung	Nr	Bildzeichen	Bedeutung
21		desgl., zu	33		Aufnahme-Gerät waagrecht
22		Freie Schaltung am Schalttisch	34		Aufnahme-Gerät senkrecht
23		Handschalter	35		Durchleuchtungs-Gerät senkrecht
24		Fußschalter	36		Kipptisch mit Untertischröhre
25		Streustrahlenraster	37		Kipptisch mit Obertischröhre
26		Schichtaufnahme-Betrieb	38		Schichtaufnahme-Gerät
27		Schirmbild-Kamera	39		Schirmbildaufnahme-Gerät
28		Zielaufnahme-Gerät	40		Bodenstativ
29		Kymograph	41		Deckenstativ
30		Filmwechsler, Kassettenwechsler	42		Längsbewegung
31		Röntgenkino	43		Querbewegung
32		Belichtungsautomat	44		Tiefenbewegung

Nr	Bildzeichen	Bedeutung	Nr	Bildzeichen	Bedeutung
45		Dreh- und Pendel-bewegung	53		Kompression
46		Mittelstellung	54		Dekompression
47		Bewegung langsam	55		Schichtebeneneinstellung
48		Bewegung schnell	56		Licht
49		Kipptischumlegung	57		Rotlicht
50		Bewegung von Tischplatte oder Fußbank	58		Röntgenröhre Kennzeichnung der der Röntgenröhre zugekehrten Seite
51		Feststellen, Kuppeln	59		Röntgenstrahler
52		Lösen			

2. Geschichtliches

W. Schlungbaum

1858–59	*Plücker* und *Geissler* entdecken die Kathodenstrahlen.
1869	*Hittorf* erforscht die Eigenschaften der in *Geissler* schen Vakuumröhren erzeugten Kathodenstrahlen.
1887	*Braun* weist die Beeinflussung der Kathodenstrahlen in magnetischen und elektrischen Feldern nach.
1894	*Lenard* beobachtet die Schwärzung photographischer Schichten durch Kathodenstrahlen.
1895	*W. C. Röntgen* (geb. 1845 in Lennep), Professor der Physik in Würzburg, entdeckt bei der Arbeit mit Kathodenstrahlenröhren die von ihm X-Strahlen genannten Röntgenstrahlen. 1901 erhält er für diese Entdeckung den Nobel-Preis.
1896	*Becquerel* entdeckt die Radioaktivität von Uranerzen.
1898	*Pierre* und *Marie Curie* entdecken im Uranerz Pechblende das Radium und das Polonium. Zugleich mit *Schmidt* entdecken sie auch die Strahlung des Thoriums.
1900	Aufstellung der Quantentheorie durch *Max Planck*. Erste Krebsheilungen durch Röntgenstrahlen (Hautkrebs), veröffentlicht durch *Sjögren* und *Stenbeck*.
1902	Dosierungsverfahren von *Holzknecht*. Kompressionstubusblende von *Albers-Schönberg*.
1904	Kontrastmitteluntersuchungen des Magendarmkanals durch *Rieder*.

	Einführung der Filterung in die Strahlentherapie durch *Perthes*.
1907	Strahlentherapie des Gebärmutterkrebses durch *Krönig*.
1908	Einführung der Verstärkerfolien durch *Groedel* und *Horn*, der Gleichrichtung durch *Groedel* und *Snook*. Erste Versuche mit der Bewegungsbestrahlung (*Kohl* und *Werner*).
1909	Röntgenserienaufnahmen durch *Rieder*, *Groedel*, *Haenisch* u. a.
1910	Einführung des Bariumsulfats als Kontrastmittel durch *Krause*.
1912	Nachweis der Wellennatur der Röntgenstrahlen durch *v. Laue*, *Friedrich* und *Knipping*.
1913	*Coolidge* gibt die Glühkathodenröhre an. *Bucky* konstruiert die Wabenblende.
1914	Versuche zur Konstruktion von Drehanoden durch *Pohl*.
1917	Künstliche Umwandlung von Atomen durch *Rutherford*.
1918	Einführung des Strichfokus durch *Goetze*.
1919	Untersuchungen von *Regaud* über den Zeitfaktor in der Strahlentherapie.
1921	*Bocage* läßt den Grundgedanken des Schichtverfahrens patentieren.
1922	Nachweis der Streuerweichung durch *Compton*.
1923	*Röntgen* stirbt in München (10. 2.).

1924	Definition der Dosiseinheit „Röntgen" (R) durch *Behnken*.
1929	Drehanodenröhre von *Bouwers*.
1929	Konstruktion der „Flachblende" (Siemens-Reiniger).
1930/31	Angabe von Schichtverfahren durch *Vallebona* (Stratigraphie), sowie *Bartelink* und *Ziedses des Plantes* (Planigraphie).
1931/32	Anregung zum Bau der „unipolaren", geerdeten Körperhöhlenröhre durch *Schäfer* und *Witte*, sowie der Nahbestrahlungsröhre durch *Chaoul*. Entwicklung beider Röhrentypen durch *Zimmer* und *Ungelenk*.
1932	Sicherheitsfilm auf Azetylzellulosebasis.
1934	Entdeckung der künstlichen Radioaktivität durch *Joliot*.
1935	Schichtuntersuchungsgerät der Fa. Sanitas nach *Grossmann* (Tomograph).
1936	Einführung der Schirmbildphotographie für Reihenuntersuchungen durch *de Abreu*.
1938	Uranspaltung durch *Hahn* und *Strassmann*.
ab 1940	Einführung der künstlichen radioaktiven Isotope in die medizinische Praxis.
1942	Erstes Betatron von *Kerst* gebaut (theoretisch begründet durch *Wideroe* 1928), spätere Konstruktionen durch *Gund* und *Wideroe*. Erster Kernreaktor (Uran) von *Enrico Fermi* in Chicago als Versuchsreaktor gebaut.
ab etwa 1950	Einführung der Therapie mit ultraharten Strahlen in die Geschulstbehandlung. Vervollkommnung der Atomreaktortechnik (Erzeugung radioaktiver Isotope, Forschungs- und Kraftreaktoren). Teilchenbeschleunigungsmaschinen mit Energien bis zu 30 Milliarden Elektronenvolt. Einführung der Bildverstärkerröhre in die Praxis der Röntgendiagnostik (das grundlegende Patent war schon 1928 erteilt worden, *G. Holst*); später Ergänzung durch Fernseheinrichtungen und Bildbandspeichertechnik.
1953	Einführung der Dosiseinheit Rad auf dem Internationalen Radiologenkongreß in Kopenhagen. Gesetzliche Regelung des Strahlenschutzes in der Bundesrepublik Deutschland.
1959/89	Strahlenschutzgesetzgebung (s. S. 260 ff).
1970	Digitale Bildverarbeitung in der Radiologie.
1973	Einführung der Computertomographie durch *Hounsfield* (s. S. 144 ff.).
1974	Röntgenverordnung (s. S. 261 ff.).
1976	Einführung der SI-Einheiten *Gray* (Gy) und *Becquerel* (Bq).
1980	Einführung der Kernspinresonanz als bildgebendes Prinzip in die radiologische Praxis (Magnetresonanz-Tomographie), (s. S. 215 ff.).

3. Elektrizitätslehre

W. Schlungbaum

Das Fließen elektrischen Stromes entspricht der Wanderung von Trägern elektrischer Ladung. Es gibt elektrisch positive und elektrisch negative Ladungen. Ladungen gleichen Vorzeichens stoßen sich ab, verschiedenen Vorzeichens ziehen sich an. Die hierbei wirksame Kraft (P) ist proportional der Größe der Ladungen (Q) und umgekehrt proportional dem Quadrat ihres Abstandes (r);

Coulombsches Gesetz: $P = \mp\, f \cdot \dfrac{Q_1 \cdot Q_2}{r^2}$

f ist ein von dem angewandten Maßsystem abhängiger Proportionalitätsfaktor; im *CGS*(cm-g-s)-System ist f = 1.

Träger der kleinsten, „negativen", elektrischen „Elementarladung" (e) ist ein Elektron; dem entspricht die positive Elementarladung eines Protons (s. S. 20).

Die Einheit der *elektrischen Ladung* ist das *Coulomb* oder die *Amperesekunde*:
- 1 Coulomb (C) = 1 Amperesekunde (As)
    = $3 \cdot 10^9$ elektrostatische Einheiten (esE)
    = $6,25 \cdot 10^{18}$ Elementarladungen
1 Elementarladung = $1,6 \cdot 10^{-19}$ C
- 1 Coulomb ist diejenige elektrische Ladung, die beim Fließen eines elektrischen Stromes aus einer wäßrigen Silbernitratlösung 1,118 mg Silber zur Abscheidung bringt (s. S. 12).

In der Umgebung eines geladenen Körpers besteht ein **elektrisches Feld,** das ebenso wie ein Magnetfeld durch **Feldlinien** (Abb. 3-1) charakterisiert werden kann (elektrische Feldlinien). Bringt man leitfähige neutrale Körper in ein elektrisches Feld, werden sie dadurch, daß die Träger der Elektrizität, die Elektronen, den Feldlinien entsprechend geordnet werden, aufgeladen: **Influenz.** Die *Influenzladung* besteht nur während der Dauer der Einwirkung des Feldes, bricht also zusammen, wenn das elektrische Feld verschwindet bzw. der Körper seinen Wirkungsbereich verläßt. Elektrische Ladungen können in **Kondensatoren** gespeichert werden (Abb. 3-2). Sie bestehen aus zwei Metallkörpern, die durch eine isolierende Schicht getrennt sind. Die Speicherfähigkeit eines Kondensators *(Kapazität)* ist abhängig von der Größe der Körper (z. B. der Metallplatten im Plattenkondensator) und ihrem Abstand.

Elektrisch geladene Körper haben je nach Ladung und Kapazität ein bestimmtes **elektrisches Potential** gegenüber dem Nullpotential der Erde. Zwischen Körpern verschiedener Ladung betehen unterschiedliche Kräfte entsprechend ihrem Ladungszustand und ihrer Entfernung. Es wird auch davon gesprochen, daß sich die elektrisch geladenen Körper auf unterschiedlichem **Potential** befinden. Die Differenz der Potentiale ist die **elektrische Spannung (U).**

Die Einheit der **elektrischen Spannung** ist das **Volt.** Die Spannung 1 Volt (V) besteht zwischen 2 Punkten, wenn beim Transport der Ladung 1 Coulomb (C) von dem einen Punkt zum anderen die Arbeit 1 Joule (J) = 1 Wattsekunde (Ws) (s. u.) frei wird oder aufgewendet werden muß.

Die Spannung U, die zwischen zwei Metallplatten eines Kondensators besteht, in dem die Ladung Q gespeichert wird, ist direkt proportional der gespeicherten Ladung. Sie kann berechnet werden gemäß der Beziehung:

$$U = \frac{Q}{C} \quad \text{oder} \quad C = \frac{Q}{U}$$

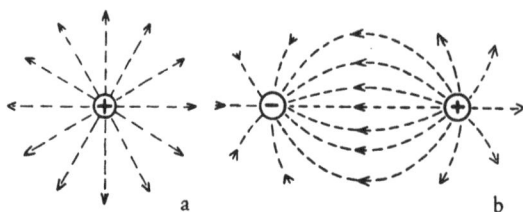

Abb. 3-1: Elektrische Feldlinien einer Ladung (a) und zweier Ladungen entgegengesetzter Vorzeichen (b)

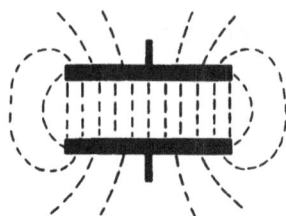

Abb. 3-2: Elektrisches Feld eines Plattenkondensators (Metallplatten entgegengesetzter Ladung)

Der Proportionalitätsfaktor C ist vor allem von den geometrischen Abmessungen des Kondensators und den elektrischen Eigenschaften des Isoliermaterials zwischen den Metallplatten abhängig. Die Größe C wird auch Kapazität (Fassungsvermögen) des Kondensators genannt.

Werden Punkte unterschiedlichen Potentials durch einen Leiter verbunden, so fließt durch den Leiter ein elektrischer Strom. Er wird von den Elektronen als den elektrischen Elementarteilchen transportiert. Mit dem Ausgleich der Ladungen hört der Elektronenfluß auf. Die Potentialdifferenz wird Null. Die bewegte Ladung wird Strom, die in der Zeit t durch den Leitungsquerschnitt fließende Elektrizitätsmenge Q **Stromstärke I** genannt.

$$I = \frac{Q}{t}$$

> Die Einheit der *elektrischen Stromstärke* ist das **Ampere.** 1 Ampere (A) entspricht der Stromstärke bei Transport der Ladung 1 Coulomb (C) in 1 s.

Im Internationalen Einheitensystem (SI) gehört neben dem Meter (m) für die Länge, dem Kilogramm (kg) für die Masse, der Sekunde (s) für die Zeit, dem Kelvin (K) für die Temperatur, der Candela (cd) für die Lichtstärke, und dem Mol (mol) für die Stoffmenge das Ampere (A) für die Stromstärke zu den SI-Basiseinheiten.
Abgeleitete Einheiten sind u. a. das Farad (F) für die Kapazität (s. S. 9) und das Newton (N) für die Kraft.

Seine Definition lautet: Durch 2 unendlich lange, parallel aufgehängte Drähte fließt dann ein Strom von **1 A,** wenn eine elektromagnetische Anziehungskraft von $2 \cdot 10^{-7}$ Newton pro Meter wirkt.

Elektrischer Strom kann aus den Polen einer Stromquelle, zwischen denen eine Potentialdifferenz besteht, entnommen werden. Verschiedene Stoffe setzen dem Ladungstransport einen unterschiedlichen **Widerstand** (R) entgegen. Je geringer der Widerstand ist, desto größer ist die Leitfähigkeit. Sie ist abhängig von der Beweglichkeit bzw. Verschieblichkeit der Elektronen.

> Die Einheit des *elektrischen Widerstandes* ist das **Ohm.** Ein Leiter besitzt den Widerstand 1 Ohm (Ω), wenn bei einer Spannung von 1 V die Stromstärke 1 A beträgt.

Die gesetzmäßige Abhängigkeit von Spannung (U), Stromstärke (I) und Widerstand (R) findet ihren Ausdruck im **Ohmschen Gesetz:**

$$I = \frac{U}{R} \text{ oder } U = R \cdot I$$

Das bedeutet, daß bei gleichbleibender Spannung die Stromstärke um so größer ist, je kleiner der Widerstand ist.

Die besten **Leiter,** die also den geringsten Widerstand haben, sind die Metalle. Stoffe, die die Elektrizität nicht leiten (Nichtleiter), heißen auch **Isolatoren** (z. B. Porzellan, Gummi, gereinigtes Öl, Gase). Im leeren Raum (Vakuum) gibt es keine Leitung. Stoffe, deren Leitfähigkeit zwischen der der Leiter und Nichtleiter liegt, heißen **Halbleiter.** Der Widerstand ist nicht nur vom Material und der Temperatur des Leiters abhängig, sondern auch von seiner Länge und seinem Querschnitt. Er ist um so größer, je länger und dünner er ist. Die Energie der fließenden Elektrizität wird teilweise in Wärme umgewandelt. Die Stromwärme (*Joule*sche Wärme) ist proportional der Spannung und der transportierten Ladung.

Die **Grundbegriffe der Elektrizität** *(Spannung, Stromstärke, Widerstand)* werden veranschaulicht durch den Vergleich mit der Wasserkraft (Abb. 3-3).

Die aus einer elektrischen Stromquelle zu gewinnende **Energie** bzw. **Arbeit** ist abhängig von der Spannung U und dem in der Zeit t fließenden Stroms I. Die elektrische Energie E ist gegeben durch das Produkt aller drei Größen.

$$E = U \cdot I \cdot t \quad \text{oder} \quad E = Q \cdot U$$

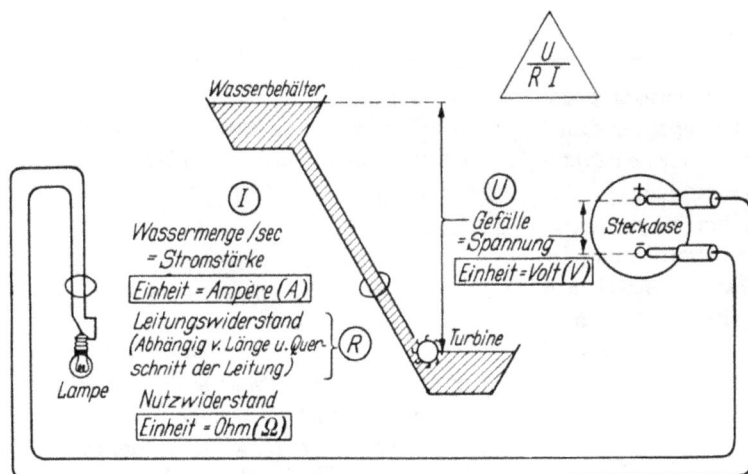

Abb. 3-3: Gegenüberstellung von Grundbegriffen der Elektrizität und der entsprechenden Größen der Wasserkraft. Dem Gefälle des Wassers entspricht die Spannung, der pro s durch den Leitungs-(Rohr-)querschnitt fließenden Wassermenge die Stromstärke, dem Widerstand im Wasserrohr der elektrische Widerstand in der Leitung (Leitungswiderstand). Wasserkraft bzw. Elektrizität leisten Arbeit in der Turbine bzw. dem elektrischen Gerät (hier Lampe). Durch Nutzung des Widerstandes (Nutzwiderstand) wird von der Wasserkraft die Turbine in Bewegung gesetzt, von der Elektrizität Wärme bzw. Licht erzeugt

Die Einheit der *elektrischen Energie* bzw. der Stromarbeit ist das **Joule** oder die **Wattsekunde**.

1 Joule (J) = 1 Wattsekunde (Ws) = 10^7 erg entspricht der Arbeit, die eine Ladung 1 C (oder ein Strom der Stärke 1 A in 1 s) bei der Spannung 1 V leistet.

• Die Einheit der Praxis ist die **Kilowattstunde** (kWh): 1 kWh = 3600 · 1000 J (Ws)

• Die kleinste Einheit ist das **Elektronenvolt** (eV):

1 eV = 1,6 · 10^{-19} J

1 eV entspricht der Energie eines Elektrons nach Durchlaufen einer Potentialdifferenz von 1 V.

Im internationalen Einheitensystem ist die Einheit der Energie 1 kg m s^{-2} · m gegeben durch die Einheit der Kraft 1 kg m s^{-2} (N) und durch die Einheit der Länge 1 m. Die Energieeinheit 1 kg m^2 s^{-2} hat den besonderen Namen 1 Joule (1 J) erhalten.

Die elektrische **Leistung** (L) ist die in der Zeiteinheit (s) geleistete Arbeit

$$L = \frac{E}{t} = \frac{Q \cdot U}{t} = \frac{Q}{t} \cdot U = I \cdot U$$

Die Einheit der *elektrischen Leistung* ist das **Watt**. 1 Watt = 1 Js^{-1} · 1 W ist die Leistung eines Stromes der Stärke 1 A bei der Spannung 1 V. 1000 W = 1 Kilowatt (kW).

Die Wärmeenergie wird in Kalorien angegeben (1 cal erwärmt 1 g Wasser von 14,5 auf 15,5 °C, 1 kcal = 1 cal).

Wird elektrische Energie in Wärmeenergie umgerechnet, so ist als Umrechnungsfaktor das **elektrische Wärmeäquivalent** (0,24 cal/J^{-1}) zu benutzen. Es entsprechen:

$$1 \text{ J} = 1 \text{ Ws} = 0,24 \text{ cal}; \; 1 \text{ cal} = 4,18 \text{ J};$$
$$1 \text{ Cal} = 1,16 \text{ Wh (Wattstunde)}$$

Bei gleicher Spannung, z.B. bei Entnahme des Stromes aus den Versorgungsleitungen der Kraftwerke (Netz), ist die Leistung (W) in einem **Nutzwiderstand**, z.B. die Wärmeerzeugung in den Heizfäden einer Kochplatte, um so größer, je größer die Stromstärke ist. Die Vergrößerung des Widerstandes verringert die Leistung, da nach dem *Ohm*schen Gesetz (s. S. 10) das Produkt R · I ebenfalls konstant bleibt. Die *Joule*sche Wärme wird auch zur Sicherung von Stromkreisen genutzt.

Ein in die Leitung eingeschalteter dünner Draht mit bestimmtem Widerstand schmilzt bei thermischer Überlastung (z.B. infolge von Kurzschluß, da bei großer Stromstärke hohe Temperaturen erzeugt werden (**Schmelzsicherung**).

Ein elektrischer Strom fließt nur in einem *geschlossenen Stromkreis*. Wird die Leitung durch einen Schalter unterbrochen, kommt der Elektronenfluß zum Stillstand, der Strom hört auf zu fließen.

Elektrolyte – bestimmte chemische Verbindungen wie Salze, Säuren, Basen – spalten sich in wäßriger Lösung (auch in Schmelze) auf, sie *dissoziieren*. *Starke* Elektrolyte wie Salze dissoziieren fast vollständig, *schwache* nur teilweise. Aus den neutralen Molekülen der Elektrolyte entstehen bei der Dissoziation elektrisch geladene Teilchen: **Ionen**, z.B. aus dem neutralen Kochsalzmolekül NaCl das positiv geladene Natriumion (Na$^+$) und das negative Chlorion (Cl$^-$). Das Anlegen einer Gleichspannungsquelle führt zur Wanderung der Ionen im elektrischen Feld und damit zu einer Trennung der unterschiedlich geladenen Ionen (**Elektrolyse**). Die durch Verluste eines Elektrons positiv geladenen **Kationen** (Metalle, Wasserstoff) wandern zur *Kathode,* die durch Anlagerung eines Elektrons nega-

tiv geladenen **Anionen** zur *Anode,* wo sie – meist unter Ablauf sekundärer chemischer Umsetzungen – entladen werden. Beim Stromfluß durch angesäuertes Wasser entsteht an der Kathode (gasförmiger) Wasserstoff, an der Anode Sauerstoff.

Aus einer *Silbernitratlösung* schlägt sich metallisches Silber an der Kathode nieder, aus Chloranionen (z.B. einer Kochsalz-Lösung) entstehen an der Anode wieder neutrale Chloratome, aus mit dem Wasser reagierenden Natriumkationen Natronlauge (NaOH).

Elektrolyte – die Bezeichnung wird sowohl für die Stoffe als auch für die wäßrigen Lösungen verwandt – werden im Gegensatz zu den Metallen *(Leiter I. Ordnung)* auch als *Leiter II. Ordnung* bezeichnet.

> Träger des **elektrischen Stroms** in Leitern II. Ordnung sind die *Ionen,* in den Metallen dagegen *Elektronen.*

Wenn unterschiedliche Metalle in einen Elektrolyten getaucht werden, entsteht zwischen ihnen eine Potentialdifferenz. Beim Zusammenschluß durch einen metallischen Leiter fließt ein Strom. Technisch ausgereifte Systeme, bei denen die Speicherung und die Entnahme elektrischer Energie reversibel möglich ist, sind die **Akkumulatoren**. Aus ihnen kann elektrischer Strom entnommen werden. Sie werden zunächst aufgeladen, d.h. an eine Spannungsquelle angeschlossen. Im Akkumulator werden dadurch chemische Umwandlungen ausgelöst.

So entsteht im **Bleiakkumulator** (Bleiplatten in verdünnter Schwefelsäure) an der Anode durch Einwirkung des sich abscheidenden Sauerstoffs Blei(4)-oxid. Daraus ergibt sich eine Spannungsdifferenz, die dann die Entnahme elektrischen Stromes möglich macht. Im aufgeladenem Zustand besteht die eine Elektrode des Bleiakkumulators aus Blei, während die andere in einem Bleigittergerüst Blei(4)-oxid enthält. Wenn die beiden Elektroden, zwischen denen eine elektrische Spannung von ca. 2 V besteht, durch eine elektrische Leitung bzw. einen Verbraucher miteinander verbunden werden, so bildet an der einen Elektrode das Blei mit Sulfationen der in dem Akkumulator enthaltenen Schwefelsäure *Bleisulfat* unter Abgabe von jeweils *2 Elektronen pro Bleiatom*. Diese wandern zur Blei(4)-oxid-Elektrode und bilden dort die *4wertigen Bleiionen zu 2wertigen Bleiionen* um. Diese bilden dann ebenfalls mit den Sulfationen Bleisulfat. Im entladenem Zustand sind beide Elektroden mit dem unlöslichen Bleisulfat bedeckt. Zum Aufladen des Akkumulators ist es erforderlich, eine etwas höhere Gegenspannung an die Elektroden zu legen. Die negative Bleiplatte ist mit dem negativen Pol der Ladespannungsquelle zu verbinden, der positive Pol der Ladespannungsquelle mit der positiven Bleioxidelektrode.

Beim Fließen eines Stromes durch den lebenden Organismus kommt es gleichfalls zur Elektrolyse und zur Wärmeentwicklung. Die im Körper entstehende elektrische Stromwärme kann therapeutisch ausgenutzt werden. Große Stromstärken sind (auch bei mittlerer Spannung wie der Netzspannung) gefährlich. Der Tod durch Einwirkung des elektrischen Stromes ist Folge einer Herzschädigung *(Kammerflimmern)*. **Erste Maßnahme bei Stromunfällen: Stromquelle abschalten!**

Um einen **stromdurchflossenen Leiter** baut sich ein **Magnetfeld** auf. Das magnetische Kraftfeld ist um so stärker, je größer der den Leiter durchfließende

Strom ist. Mit zunehmender Entfernung von dem Leiter nimmt das Kraftfeld ab. Durch übereinander gelegte Leitungen (Aufbau einer Spule) kann in einer Spule ein verstärktes magnetisches Kraftfeld erzeugt werden. Durch einen in die Spule gebrachten Eisenkern wird das magnetische Kraftfeld weiter verstärkt: **Prinzip des Elektromagneten** (Abb. 3-4). Elektromagneten werden auch zur Steuerung von Starkstrom führenden Stromkreisen durch kleine Ströme bzw. zum Schluß elektrischer Kontakte verwandt. Derartige Vorrichtungen heißen elektrische **Relais**. In der **Röntgentechnik** wurden die Schaltungen am Schalttisch über ein *Schaltschütz* (Abb. 3-5) auf den Stromkreis übertragen. Sein Prinzip besteht darin, daß durch einen schwachen Strom ein Elektromagnet betätigt wird. Sein Kern zieht einen Anker an. Dadurch wird ein Kontakt und damit ein Stromkreis geschlossen. In modernen Geräten sind Schalter dieser Art durch Halbleiterelemente bzw. Schaltröhren ersetzt worden.

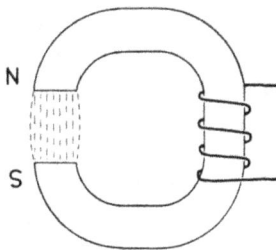

Abb. 3-4: Prinzip des Elektromagneten

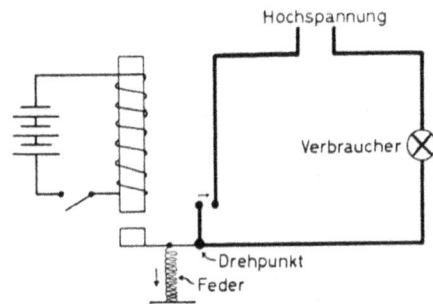

Abb. 3-5: Schema eines Schaltschützes. Durch Schließen des (links gelegenen) Schwachstromkreises wird der dem Elektromagneten gegenüber gelegene Anker angezogen und damit der Kontakt in Starkstrom- bzw. Hochspannungsstromkreis geschlossen

Auch **elektrische Meßinstrumente** arbeiten vielfach nach dem Prinzip des Elektromagnetismus (Drehspul- oder Weicheiseninstrumente). Die durch magnetische Kraft erzeugte Bewegung wird auf ein Zeigersystem übertragen. In moderne Diagnostik-Schalttische eingebaute Meßinstrumente messen meist nicht die Stromstärke, sondern die gesamte transportierte Elektrizitätsmenge (Milliamperesekundenmesser). Strommesser werden in den Stromkreis eingeschaltet. Spannungsmessun

gen sind bei bekanntem Widerstand und Messung der Stromstärke mit Hilfe einer in Volt geeichten Skala möglich. Elektrometer benutzen die anziehende bzw. die abstoßende Kraft der geladenen Leiter für die Messung und Anzeige. Der Hitzedrahtstrommesser gibt bei zunehmender Erwärmung dadurch, daß sich ein Draht verlängert, eine Feder frei. Durch Übertragung auf eine Anzeigevorrichtung wird die Messung ermöglicht. Hochspannungen können z. B. durch die **Kugelfunken-**

strecke gemessen werden. An 2 Kugeln bestimmten Durchmessers wird eine Hochspannung angelegt. Sie werden einander genähert, bis ein Funke überspringt. Aus einer Tabelle kann man je nach Entfernung und Kugeldurchmesser die Spannung oder bei nicht konstanter Spannung die Spannungsspitze ermittelt werden.

Bei Auf- und Abbau eines Magnetfeldes (periodisch durch pulsierenden Strom in einem Elektromagneten oder auch durch räumliche Bewegung) entsteht in einem Leiter, der im magnetischen Kraftfeld liegt, eine elektrische Spannung: **elektromagnetische Induktion**. Ein Induktionsstrom fließt nur, solange sich das magnetische Kraftfeld ändert und der induktive Leitungskreis geschlossen ist. Die Größe der Spannung ist von dem Wechsel des Magnetfeldes abhängig. Auf der elektromagnetischen Induktion beruht das **Prinzip der Spannungstransformation**.

Ein Transformator (Umspanner, Trafo) besteht aus einem Eisenkern, auf den 2 Spulen verschiedener Windungszahl gewickelt sind (Abb. 3-6). Fließt durch die Primärspule ein pulsierender, wechselnder Strom (Wechselstrom), ändert sich damit auch das Magnetfeld. In der Sekundärspule wird eine Spannung induziert, deren Größe von der Primärspannung und dem Verhältnis der Zahl der Windungen in beiden Spulen abhängig ist. Ist die Anzahl der Windungen in der Sekundärspule größer, wird die Spannung entsprechend höher, im umgekehrten Fall entsprechend niedriger. Entscheidend für die Spannungstransformierung ist also das **Übersetzungsverhältnis**. Da bei kleinem Widerstand, also annähernd verlustloser Übertragung der elektrischen Energie, die elektrische Leistung (Produkt aus Spannung und Stromstärke: L = U · I)

gleichbleibt (s. S. 11), wird bei Hochtransformieren der Spannung die Stromstärke entsprechend kleiner und umgekehrt bei Heruntertransformieren der Spannung größer. Beide Möglichkeiten werden in Röntgengeneratoren benutzt (s. S. 58 ff.). Nur ein wechselnder Strom, dessen magnetisches Kraftfeld sich ständig ändert, kann transformiert werden.

Das in Deutschland übliche Versorgungsnetz liefert Strom mit einer sich periodisch ändernden Spannung, einer **Wechselspannung**. In einer Sekunde werden 50 Perioden durchlaufen, die **Frequenz** ist $50 \ s^{-1}$. Die Wechselspannung als Funktion der Zeit ergibt bei Auftragung in einem Koordinatensystem eine Sinuskurve (Abb. 3-7). Die zeitliche Distanz zwischen zwei äquivalenten Punkten der Kurve ist die **Periode**. Sie entspricht der Schwingungszeit T.

Die Einheit der *Schwingungsfrequenz* ist das **Hertz**
1 Hertz (Hz) = 1 Schwingungsperiode pro s.

Entsprechend der sich periodisch ändernden Spannung fließt in einem geschlossenen Leiter ein sich periodisch mit der Frequenz der Wechselspannung ändernder Strom, ein **Wechselstrom**. Zum Zeitpunkt der höchsten Spannung (Amplitude der Sinusschwingung), der **Scheitelspannung**, erreicht auch der Strom seinen Maximalwert (I_{max}). **Effektivwert** (I_{eff}) ist der Wert eines Gleichstroms gleicher Leistung. Der Effektivwert eines sinusförmigen Wechselstroms ist

$$I_{eff} = \frac{1}{\sqrt{2}} \cdot I_{max} \approx 0{,}7 \ I_{max}$$

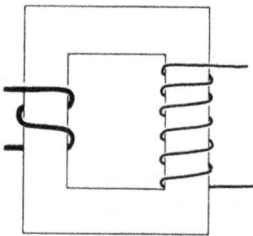

Abb. 3-6: Prinzip des Spannungstransformators

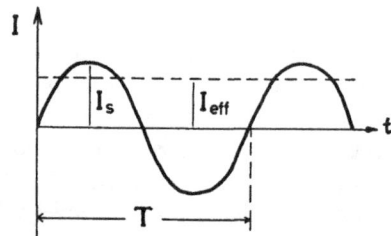

Abb. 3-7: Sinuskurve des technischen Wechselstroms. I_s Scheitelwert, I_{eff} Effektivwert (= 0,7 I_s) des Stromes als Funktion der Zeit (t)

Wechselspannungen, deren Null- und Scheitelwerte zeitlich übereinstimmen, heißen *phasengleich*, andernfalls spricht man von einer *Phasenverschiebung*. Verschiebungen der Phasen von Spannung und Strom werden durch Einschalten von Spulen (Verzögerung des Stromes gegenüber der Spannung infolge des dem Strom entgegengesetzten Selbstinduktionsstromes der Spule) oder Kondensatoren (Vorauseilen des Stromes durch stärkste Entladung des Kondensators im Nullwert der Spannung) erzeugt. In beiden Fällen beträgt die Phasenverschiebung im Höchstfall $1/4$ Periode. Durch Phasenverschiebung mittels eines Kondensators kann ein **magnetisches Drehfeld** erzeugt werden. Zwei kreuzförmig angeordnete Spulenpaare sind so an die gleiche Spannungsquelle angeschlossen, daß das eine Paar den Strom über einen eingeschalteten Kondensator erhält. Infolge der Phasenverschiebung wird ein in der Mitte dieser Spulenanordnung, des **Stators**, angebrachter Metallzylinder in Drehung (Rotation) versetzt, da das wirksame Magnetfeld auch rotiert. Das sich um eine Achse drehende elektromagnetische Kraftfeld findet sich in allen elektrisch angetriebenen Maschinen, wie sie auch in Röntgeneinrichtungen angewendet werden, wieder (*Drehanode,* s. S. 50).

In der Technik wird heute vielfach ein **dreiphasiger Strom** verwandt, bei dem also jeweils die Spannungsphasen um $1/3$ Periode bzw. 120° verschoben sind (Abb. 3-8). Der resultierende **Drehstrom**, der für jede Phase eine Zuleitung (also 3) erfordert, spielt auch in der Röntgentechnik eine große Rolle (Drehstromgeneratoren s. S. 58 f.).

Für die Erzeugung einer Hochspannung werden neben der Transformation von ein-, zwei- und dreiphasiger Spannung mit der Frequenz von 50 Hz auch mehrphasige Spannungen mit höherer Frequenz eingesetzt (s. Konvertergenerator, S. 60 f.).

Elektrische Spannung und damit die Möglichkeit, elektrischen Strom bzw. elektrische Energie zu gewinnen, wird erzeugt durch

• chemische Umsetzungen aus **galvanischen Elementen** bzw. **Akkumulatoren** (s. S. 12).

• **Generatoren.** Ein Anker mit Spulenwicklung (Rotor) wird im elektrisch induzierten Magnetfeld (Stator) von einem Motor, auch Elektromotor oder einer Turbine, gedreht. Die in dem Rotor entstehende Induktionsspannung kann an der rotierenden Achse durch Schleifringe abgenommen werden (Abb. 3-9). Wird ein Gleichstromelektromotor als Antrieb des Rotors benutzt, wird durch den Generator der Gleichstrom in den an der Rotorachse abnehmbaren Wechselstrom umgeformt. Bei Drehstromgeneratoren trägt der Anker drei um 120° gegeneinander gedrehte Spulensysteme.

Wie schon erwähnt, sind die Elektronen die Träger der elektrischen Ladung, bei Verbindung der Pole einer Spannungsquelle repräsentiert der Elektronenfluß den elektrischen Strom. Der Strom der Elektronen fließt von der Kathode (von alters her als Minuspol „–" bezeichnet) zur Anode (als „+" bezeichnet), also entgegen einem nach der Bezeichnungsweise anzunehmenden „Gefälle" + → – bzw. Anode → Kathode.

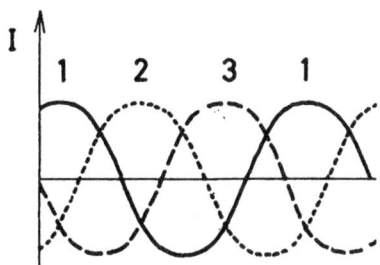

Abb. 3-8: Verlauf der 3 Phasen des Drehstroms

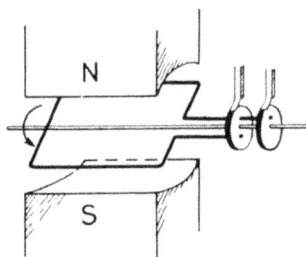

Abb. 3-9: Prinzip des Wechselstromgenerators

4. Allgemeine Strahlenkunde

W. Schlungbaum

Strahlen sind eine **besondere Energieform,** die sich im Raum ausbreitet. Wir unterscheiden *2 große Gruppen: Photonen-* und *Teilchenstrahlung.*

4.1 Photonenstrahlung (Elektromagnetische Wellen)

Die **elektromagnetischen Wellen** bzw. Strahlen lassen sich, ähnlich wie der elektrische Wechselstrom, als sinusförmige Kurve darstellen. Sie entstehen bei periodischer Bewegung (Schwingung) elektrischer Ladungen. Ihre Ausbreitungsgeschwindigkeit (c) in Luft ist etwa 300 000 (genauer 299 800) km/s. Diese Geschwindigkeit ist seit langem als *Lichtgeschwindigkeit* bekannt.

Auch das sichtbare Licht hat Wellennatur, wie *Huygens* (1629–1695) beweisen konnte (**Undulationstheorie**), während *Newton* (1643–1727) die korpuskulare Natur des Lichts annahm (**Emissionstheorie**). Die moderne Atomphysik überbrückt den Gegensatz der beiden Theorien (s. u.).

Eine elektromagnetische Strahlung ist charakterisiert durch die **Wellenlänge** (λ), die Schwingungshöhe oder **Amplitude,** sowie die Zahl der Perioden in der Zeiteinheit (s) oder **Frequenz** (v). Bei gleicher Geschwindigkeit (s. o.) sind Wellenlänge und Frequenz reziproke Werte:

$$\lambda \ (\text{km}) \ = \ \frac{c \ (\text{km/s})}{v \ (\text{Hz})} \ \text{oder} \ c = \lambda \cdot v$$

Die moderne Physik hat nachweisen können, daß die Ausstrahlung der elektromagnetischen Wellen nicht gleichmäßig erfolgt, sondern in bestimmten kleinsten Energiebeträgen, sogenannten Quanten. Man spricht deswegen von **Quantenstrahlen.** Träger der Lichtenergie sind die *Lichtquanten;* der Röntgenstrahlenenergie die *Röntgenquanten;* der Gammastrahlenenergie die *Gammaquanten.* Die Quanten werden auch als **Photonen** bezeichnet. Hiervon leitet sich die heute übliche Bezeichnung *Photonenstrahlung* ab.

Nach der von *Planck* begründeten **Quantentheorie** ist die Energie eines Photons (E) proportional der Frequenz (v) (h ist dabei eine Konstante, die *Planck* sche Wirkungskonstante):

$$E = h \cdot v$$

Da sich die elektromagnetische Wellenstrahlung (Übersicht über das Spektrum, Tab. 4-1) bei vielen Vorgängen wie eine Teilchenstrahlung verhält, kann die scharfe Trennung der klassischen Physik in *Wellen-* und *Korpuskularstrahlung* nicht aufrechterhalten werden.

Zum Spektrum der elektromagnetischen Strahlung gehören also vor allem die sichtbaren Lichtstrahlen mit den angrenzenden ultravioletten Strahlen *(UV-Licht)* und den ultraroten *Wärmestrahlen* sowie die *Röntgen-* und *Gammastrahlen.* Eine außerordentlich wichtige Grenze bezüglich der biologischen Wirkung stellt die Energie von etwa 34 Elektronenvolt dar, da Strahlen mit dieser Mindestenergie Materie ionisieren können, d. h. daß die auftreffenden Quanten Elektronen aus der Hülle der elektrisch ungeladenen Atome herauslösen, wodurch diese elektrisch geladen werden (bei Herauslösen eines Elektrons elektrisch positiv, bei Anlagerung eines Elektrons an ein Atom elektrisch negativ). Die aufgeladenen Atome heißen Ionen.

Tab. 4-1: Spektrum der elektromagnetischen Wellenstrahlung

Energie des Einzelquants	Erzeugungsweise		Nachweismittel
	physikalisch	technisch	
$1,24 \cdot 10^{-10}$ eV			
$1,24 \cdot 10^{-9}$ eV			
$1,24 \cdot 10^{-8}$ eV			
$1,24 \cdot 10^{-7}$ eV	Periodische Bewegung elektrischer Ladung (elektrische Schwingungen)	Funkensender; Röhrensender	Nachweis der in einem Leiter induzierten Ströme mittels Strommesser oder Glühlampe usw.; oder Nachweis des elektrischen Wechselfeldes mittels Spannungsmesser oder Glimmlampe usw.
$1,24 \cdot 10^{-6}$ eV			
$1,24 \cdot 10^{-5}$ eV			
$1,24 \cdot 10^{-4}$ eV			
$1,24 \cdot 10^{-3}$ eV			
$1,24 \cdot 10^{-2}$ eV	Übergang angeregter Atome oder Moleküle in den Grundzustand oder einen weniger angeregten Zustand, wobei nur äußere Elektronen beteiligt sind	Erhitzung fester und flüssiger Körper (Wärmestrahler, Glühlampen usw.)	Temperaturmessung mit Thermosäule oder Bolometer; Farbumschlag bestimmter Substanzen; Sekundärelektronenvervielfacher
0,124 eV			
1,24 eV		Glühlampen; Gasentladungsröhren; Lumineszenzstrahler	Auge; Photozelle; Film; Sekundärelektronenvervielfacher
12,4 eV		Elektrische Entladungen in Gasen (z. B. Quecksilberdampflampen); Lichtbogen	Photozelle; Film; Leuchtschirm; Lichtzählrohr; Eiweißzerfall; Hauterythem; Pigmentbildung; Ozonbildung; Sekundärelektronenvervielfacher
124 eV			
1,24 keV	1. Übergang angeregter Atome in den Grundzustand bei Beteiligung innerer Elektronen: Charakteristische Strahlung; 2. Abbremsung schneller Elektronen an Atomkernen: Bremsstrahlung; 3. Zerfall von Atomkernen: Gammastrahlung	Röntgenröhren; natürlich vorkommende und künstlich hergestellte radioaktive Elemente; Betatron	Film; Leuchtschirm; Ionisationskammer; Zählrohr; Szintillationszähler; Leitfähigkeitsänderung in Kristallen; Farbumschlag; bestimmte Substanzen u. andere chemische Reaktionen; Hauterythem; Abtötung von Drosophila-Eiern; Auslösung von Mutationen u. andere biologische Reaktionen
12,4 keV			
124 keV			
1,24 MeV			
12,4 MeV			
124 MeV			

Nach *Schoen-Bunde:* Medizinische Röntgentechnik, Band II, 2. Auflage, Georg Thieme-Verlag Stuttgart 1957

Verwendung	Benennung	Wellenlänge		Frequenz MHz
			cm	
Elektrotechnisch erzeugte Wellen	Lange Wellen	10 km	$= 10^6$	0,03
		5 km		
		3 km		
	Mittelwellen	1 km = 1000 m	$= 10^5$	0,3
		500 m		
		300 m		
Diathermie		100 m	$= 10^4$	3
	Kurzwellen	50 m		
Kurzwellentherapie		30 m		
		10 m	$= 10^3$	30
		5 m		
		3 m		
	Ultrakurzwellen	1 m = 1000 mm	$= 10^2$	300
		0,5 m		
		0,3 m		
		10 cm	$= 10^1$	3000
		5 cm		
		3 cm		
		1 cm	$= 10^0$	$3 \cdot 10^4$
		0,5 cm		
		0,3 cm		
	Wärme-(Infrarot-)Strahlen	1 mm = 1000 μ	$= 10^{-1}$	$3 \cdot 10^5$
		0,5 mm		
		0,3 mm		
		100 μ	$= 10^{-2}$	$3 \cdot 10^6$
		50 μ		
		30 μ		
Infrarottherapie und -photographie		10 μ	$= 10^{-3}$	$3 \cdot 10^7$
		5 μ		
Lichttherapie		3 μ		
	Sichtb. Licht	1 μ = 1000 mμ	$= 10^{-4}$	$3 \cdot 10^8$
		500 mμ		
		300 mμ		
	Ultraviolette Strahlen	100 mμ = 1000 Å	$= 10^{-5}$	$3 \cdot 10^9$
		50 mμ		
		30 mμ		
		10 mμ = 100 Å	$= 10^{-6}$	$3 \cdot 10^{10}$
		50 Å		
		30 Å		
	Grenzstrahlen	1 mμ = 10 Å	$= 10^{-7}$	$3 \cdot 10^{11}$
		5 Å		
		3 Å		
Grenzstrahltherapie		1 Å = 1000 XE	$= 10^{-8}$	$3 \cdot 10^{12}$
Röntgendiagnostik u. Oberflächentherapie	Röntgenstrahlen	0,5 Å		
		0,3 Å		
Tiefentherapie		0,1 Å = 100 XE	$= 10^{-9}$	$3 \cdot 10^{13}$
		0,05 Å		
		0,03 Å		
	Gamma- und ultraharte Röntgenstrahlen	0,01 Å = 10 XE	$= 10^{-10}$	$3 \cdot 10^{14}$
Radiumtherapie		5 XE		
und Therapie mit		3 XE		
ultraharten		1 XE	$= 10^{-11}$	$3 \cdot 10^{15}$
Röntgenstrahlen		0,5 XE		
		0,3 XE		
		0,1 XE	$= 10^{-12}$	$3 \cdot 10^{16}$

Links außen (Verwendung, Klammern): Elektrotechnisch erzeugte Wellen — UV-, Licht- u. Wärmestrahlen — Röntgen- und Gammastrahlen

4.2 Teilchenstrahlung (Korpuskularstrahlung)

Die **Korpuskularstrahlung** (Materie- oder Teilchenstrahlung) bestehen aus kleinsten Teilchen (s. u 4.3 und 4.4). **Bauelementen der Atome.**

4.3 Atomphysikalische Grundbegriffe

Atome sind die Bausteine aller Stoffe, der *Materie*. Im Gegensatz zur ursprünglichen Auffassung, nach der sie als unteilbar angesehen wurden – Atom, ein aus der altgriechischen Sprache abgeleitetes Wort, bedeutet unzerschneidbar = unteilbar –, bestehen sie aus *Elementarteilchen,* deren quantitative Zusammensetzung ihre physikalischen und chemischen, also qualitativen Eigenschaften bedingt. Nach der heute gültigen Modellvorstellung, die auf den dänischen Physiker *Niels Bohr* zurückgeht *(Bohrsches Atommodell),* bestehen sie aus einem **Kern** und einer **Hülle,** ähnlich wie unser Planetensystem aus der Sonne und den sie umkreisenden Planeten. Die Masse eines Atoms wird fast ausschließlich durch den **Atomkern** repräsentiert. Er ist positiv elektrisch geladen. Atomkerne bestehen im wesentlichen aus *2 Elementarteilchen,* den *Protonen* (p) und den *Neutronen* (n). Ein **Proton** hat die Masse $1,67 \cdot 10^{-24}$ g und ist identisch mit dem Wasserstoffkern. Er ist Träger positiver elektrischer Ladung, die genauso groß ist wie die eines Elektrons ($1,6 \cdot 10^{-19}$ Coulomb, s. S. 1). In der Natur kommen Stoffe, *Elemente*, vor, die in ihrem Kern 1–92 Protonen enthalten. Die Protonenzahl, die auch der Zahl der elektrischen Elementarladungen entspricht, wird als *Kernladungszahl* (Z) oder *Ordnungszahl* bezeichnet. Nach dieser Zahl erfolgt die Ordnung im **periodischen System** (Tab. 4-2) der Elemente (*Mendelejew* und *Lothar Meyer,* 1869). Die **Ordnungszahl** charakterisiert die chemischen Eigenschaften eines Elements.

Über die Kernladungszahl 92 (Uran) hinaus gibt es noch künstlich hergestellte, in der Natur nicht vorkommende Elemente, die **Transurane** (Plutonium, Americium u. a.).

Das zweite Elementarteilchen des Atomkernes ist elektrisch neutral: **Neutron.** Seine Masse entspricht etwa der des Protons, seine Ladung ist 0.

Eine Gattung von Atomen, die durch eine bestimmte *Protonenzahl* Z und eine bestimmte *Neutronenzahl* N des Atomkerns charakterisiert ist, heißt **Nuklid.**

Die Atomkerne enthalten Neutronen verschiedener Zahl. Auch Atome gleicher Ordnungszahl können mehr oder weniger Neutronen enthalten. Trotzdem stehen sie an der gleichen Stelle des periodischen Systems, sie sind **Isotope** (isotop = altgriechisch: am gleichen Ort stehend) und haben gleiche chemische Eigenschaften.

So gibt es neben dem normalen Wasserstoff sein Isotop **Deuterium** $^2_1$H (schwerer Wasserstoff; Vorkommen in der Natur etwa 1 : 7000), dessen Kern *(Deuteron)* 1 Proton und 1 Neutron enthält. Das radioaktive Tritium $^3_1$H wird in Reaktoren erzeugt. Es ist ein β-Strahler (17,9 keV) und wird zur Markierung wasserstoffhaltiger organischer Verbindungen verwandt. Es entsteht auch in Kernkraftwerken.

Das **Atomgewicht** beruht auf der Anzahl der im Atomkern vorhandenen Protonen und Neutronen. Es entspricht also der Zahl, um die ein Atom schwerer ist als das Wasserstoffatom (als genauerer Bezugswert wird $^1/_{16}$ des Sauerstoffatoms angenommen). Die nicht geradzahligen Atomgewichte ergeben sich infolge der Zusammensetzung der Elemente aus verschiedenen natürlichen Isotopen. Die Neutronenzahl entspricht bei den leichten Elementen etwa der Protonenzahl, bei den schweren Elementen überwiegt sie die Zahl der Protonen (z. B. beim Uran 92 Protonen und 144 bis 147 Neutronen).

Der **Durchmesser des Atomkernes** beträgt etwa 10^{-12} cm. Schwere Atomkerne sind etwas größer. Um den Kern kreisen **Elektronen:** negativ geladene elektrische Elementarteilchen. Der **Durchmesser des Gesamtatoms** ist etwa 10^{-8} cm (= 1 Å). Die Masse der Elektronen ist gegenüber der der Kerne verschwindend gering (etwas mehr als $1/2000$). Die Zahl der den Kern einhüllenden *Hüllenelektronen* entspricht bei den neutralen Atomen der Kernladungszahl. Die Elektronen kreisen in bestimmten Bahnen (bezeichnet von innen nach außen als K, L, M, N, O, P, Q-Schale) um den Kern. Jede Schale kann nur eine bestimmte Elektronenzahl aufnehmen. Sind die Schalen von innen nach außen entsprechend der Kernladungszahl aufgefüllt, befindet sich das Atom in seinem *Grund-* oder *Ruhezustand*. Wird durch von außen zugeführte Energie ein Elektron auf eine höhere Schale gehoben, entsteht ein Energiezuwachs, der unter bestimmten Bedingungen wieder abgegeben werden kann. Diesen Vorgang nennt man auch *Anregung*. Die mit der Rückkehr in den Grundzustand verbundene Energieabgabe erfolgt meist in Form einer elektromagnetischen Strahlung (s. S. 17). Umgekehrt kann die Energie einer elektromagnetischen Wellenstrahlung die Anregung eines Atoms verursachen. Bei Zufuhr höherer Energie besteht die Möglichkeit, daß ein Elektron aus einem Atomverband herausgelöst wird. Überschüssige Elektronen können andererseits angelagert werden. Das Gleichgewicht zwischen Kernladung und Elektronenschale ist damit gestört. Die geladenen Teilchen (positiv geladen bei Verlust, negativ bei Überschuß eines Elektrons) heißen **Ionen** (s. auch S. 12), der Vorgang der Ionenbildung **Ionisation**. Bei Einwirkung von Strahlen auf das biologische Objekt beträgt die Mindestenergie, die einen Ionisationsvorgang auslöst, etwa 34 Elektronenvolt (s. S. 17). Wird der Ionisationsvorgang durch elektromagnetische Wellen ausgelöst (Absorption von 1 Photon), spricht man auch von *Photoeffekt*. Kernphysikalische Untersuchungen führten zur Entdeckung weiterer Elementarteilchen: Das positiv geladene elektrische Elementarteilchen, *Positron* *(β⁺)*, mit der Masse eines Elektrons wurde 1932 *(Anderson)* in der Höhenstrahlung entdeckt und später auch bei Kernzerfallsvorgängen nachgewiesen (s. S. 27).

Aufgrund theoretischer Überlegungen vermutete *Yukawa* (1937), daß die Kernkraft, die die *Nukleonen (Protonen, Neutronen)* zusammenhält, mit dem Austausch bestimmter Teilchen zwischen den Kernbausteinen zusammenhinge. Die von ihm vermuteten Teilchen wurden 1947 in der kosmischen Strahlung, 1948 in den Trümmern nuklearer Prozesse im Beschleuniger in Berkeley (Kalifornien) nachgewiesen. Sie sind *mittelschwer* und erhielten die Bezeichnung Meson. Neben den Pi(π)-Mesonen (Pionen), die elektrisch neutral oder positiv bzw. negativ geladen sein können und etwa 270 mal schwerer sind als Elektronen, gibt es K-Mesonen (Kaonen), die positiv oder neutral sein können und etwa 970 mal schwerer sind als Elektronen. Alle Mesonen sind kurzlebig.

Schließlich wurde noch aufgrund der Tatsache, daß beim Betazerfall eines Atoms ein Energiedefizit entsteht, das sogenannte **Neutrino** „errechnet". Später wurde es nachgewiesen. Es hat keine Ladung und sicher nur eine geringe Masse.

Die Elementarteilchen des Kernes sind nicht unveränderlich. Sie können sich durch **Kernprozesse** ineinander umwandeln. Zu den Kernprozessen gehören neben den **Kernumwandlungen** auch isomere **Übergänge**. Isomere eines Nuklids sind Atomarten desselben Nuklids, deren Kerne sich in verschiedenen Energiezuständen befinden. Man versteht darunter den Übergang eines **Isomers**, d. h. eines Nuklids, das sich in einem angeregten, metastabilen Zustand (gekennzeichnet durch den Zusatz von „m", z. B. ^{99m}Tc = metastabiles Technetium) befindet, in einen energetisch tieferen Zustand, meist den Grundzustand (unter Aussendung eines Gammaquants).

Kernumwandlungen sind durch äußere Einwirkung (Kernreaktionen unter der Einwirkung von Photonen oder Teilchen) ausgelöste oder spontan, also ohne äußere Einwirkung (radioaktive Umwandlung) auftretende Umwandlungen von Atomkernen in Kerne anderer Nuklide.

Tab. 4-2: Periodisches System der Elemente

Gruppe / Periode	I a	I b	II a	II b	III b	III a	IV b	IV a	V b	V a
0	1 H Wasserstoff 1,0									
1	3 Li Lithium 6,9		4 Be Beryllium 9,0		5 B Bor 10,8		6 C Kohlenstoff 12,0		7 N Stickstoff 14,0	
2	11 Na Natrium 23,0		12 Mg Magnesium 24,3		13 Al Aluminium 27,0		14 Si Silicium 28,1		15 P Phosphor 31,0	
3	19 K Kalium 39,1		20 Ca Calcium 40,1			21 Sc Scandium 45,1	22 Ti Titan 47,9		23 V Vanadium 51,0	
3		29 Cu Kupfer 63,5		30 Zn Zink 65,4		31 Ga Gallium 69,7		32 Ge Germanium 72,6		33 As Arsen 74,9
4	37 Rb Rubidium 85,5		38 Sr Strontium 87,6			39 Y Yttrium 88,9	40 Zr Zirkon 91,2		41 Nb Niob 92,9	
4		47 Ag Silber 107,9		48 Cd Cadmium 112,4		49 In Indium 114,8		50 Sn Zinn 118,7		51 Sb Antimon 121,8
5	55 Cs Caesium 132,9		56 Ba Barium 137,4		57–71 Selt. Erden		72 Hf Hafnium 178,6		73 Ta Tantal 180,9	
5		79 Au Gold 197,2		80 Hg Quecksilber 200,6		81 Tl Thallium 204,4		82 Pb Blei 207,2		83 Bi Wismut 209,0
6	87 Fr* Francium 223***		88 Ra Radium 226***		89 Ac (90–105) Actinium 227***		90 Th Thorium 232,1		91 Pa Protactinium 231***	
Gruppenbenennung	Alkalimetalle	Kupfergruppe	Erdalkalimetalle	Zinkgruppe	Scandiumgruppe Aluminiumgruppe		Titangruppe Kohlenstoffgruppe		Vanadiumgruppe Stickstoffgruppe	

Seltene Erden:

57 La Lanthan 138,9	58 Ce Cer 140,1	59 Pr Praseodym 140,9	60 Nd Neodym 144,3	61 Pm* Promethium 146	62 Sm Samarium 150,4	63 Eu Europium 152,0

Transurane**:

93 Np* Neptunium 237***	94 Pu Plutonium 242***	95 Am* Americium 243***	96 Cm* Curium 245***	97 Bk* Berkelium 247***	98 Cf* Californium 239***

a Hauptgruppe   b Nebengruppe

  * Künstlich hergestellt.

 ** Die Transurane zusammen mit den Elementen 89 bis 92 gehören wahrscheinlich als Actiniden in die Rubrik des Actiniums, ebenso wie die seltenen Erden als Lanthaniden in die Rubrik des Lanthans gehören. Nach neueren Forschungen ist zu erwarten, daß schwere Kerne bis zur Kernladungszahl 164 hergestellt werden können.

*** Massenzahl des (bekannten) Isotops mit der längsten HWZ.

VI b	VI a	VII b	VII a	VIII			0	Anzahl der Elektronenschalen	Name äußersten
							2 He Helium 4,0	1	K-Schale
	8 O Sauerstoff 16,0		9 F Fluor 19,0				10 Ne Neon 20,2	2	L-Schale
	16 S Schwefel 32,1		17 Cl Chlor 35,5				18 A Argon 39,9	3	M-Schale
24 Cr Chrom 52,0		25 Mn Mangan 54,9		26 Fe Eisen 55,9	27 Co Kobalt 58,9	28 Ni Nickel 58,7		4	N-Schale
	34 Se Selen 79,0		35 Br Brom 79,9				36 Kr Krypton 83,7		
42 Mo Molybdän 96,0		43 Tc* Technetium 99		44 Ru Ruthenium 101,7	45 Rh Rhodium 102,9	46 Pd Palladium 106,7		5	O-Schale
	52 Te Tellur 127,6		53 J Jod 126,9				54 Xe Xenon 131,3		
74 W Wolfram 183,9		75 Re Rhenium 186,3		76 Os Osmium 190,2	77 Ir Iridium 193,1	78 Pt Platin 195,2		6	P-Schale
	84 Po Polonium ***210		85 At* Astatin ***210				86 Rn Radon 222***		
92 U Uran 238,1		93–98 Transurane						7	Q-Schale
Chromgruppe	Sauerstoffgruppe	Mangangruppe	Halogene	Eisengruppe und Platingruppe			Edelgase		

64 Gd Gadolinium 156,9	65 Tb Terbium 159,2	66 Dy Dysprosium 162,5	67 Ho Holmium 164,9	68 Er Erbium 167,2	69 Tm Thulium 169,4	70 Yb Ytterbium 173,0	71 Lu Lutetium 175

99 Es* Einsteinium 254***	100 Fm* Fermium 253***	101 Md* Mendelerium 256***	102 No* Nobelium 253***	103 Lr* Lawrencium 257***	104 Ku* Kurtschatovium	105*(?) 1967

4.4 Radioaktivität

> **Radioaktivität** ist die Eigenschaft von **Nukli-den**, spontan *Teilchen-* oder *Gammastrahlung* aus dem Atomkern auszusenden oder nach Einfang eines Hüllenelektrons *Röntgenstrahlung* aus der Hülle zu emittieren.

Die Radioaktivität umfaßt alle spontan ablaufenden Kernprozesse. Radioaktive Nuklide heißen **Radionuklide**. Sie kommen in der Natur vor (*natürliche Radioaktivität*, 1896 von *Becquerel* im Uran entdeckt) oder können durch **Kernreaktionen** hergestellt werden (*künstliche Radioaktivität, Joliot* 1934). Nach Kernprozessen entstehende Nuklide können ebenfalls noch radioaktiv sein.

Alphazerfall ist eine radioaktive Umwandlung unter Aussendung eines Alphateilchens, d. h. eines Heliumkerns (^{4}He). Die Kernladungszahl vermindert sich um 2, das Atomgewicht um 4. Alphazerfall tritt fast ausschließlich bei Nukliden mit einer Protonen-(Kernladungs-)zahl über 82 auf. **Betazerfall** ist eine radioaktive Umwandlung, bei der ein Betateilchen, d. h. ein negativ geladenes Elektron (β^--Zerfall) oder ein positiv geladenes Elektron (β^+-Zerfall) ausgesandt wird. Beim β^--Zerfall wandelt sich ein Neutron unter Aussendung eines negativ geladenen Elektrons in ein Proton um. Es entsteht dabei ein Nuklid mit einer um 1 erhöhten Kernladungszahl. Beim β^+-Zerfall wandelt sich ein Proton unter Aussendung eines Positrons in ein Neutron um. Es entsteht ein Nuklid mit einer um 1 erniedrigten Ordnungszahl. Unter **Elektroneneinfang** versteht man eine radioaktive Umwandlung, bei der ein Elektron aus einer der inneren Schalen der Atomhülle eingefangen wird, d. h. in den Kern übergeht. Meist stammen diese Elektronen aus der K-Schale (**K-Einfang**). Beim Auffüllen der Atomhülle wird eine charakteristische Röntgenstrahlung (Linienspektrum, s. S. 52) ausgesandt. Das Auffüllen kann auch strahlungslos verlaufen. Die freiwerdende Energie geht dann auf ein weiter außen liegendes Elektron über, das den Atomverband verläßt (innere Absorption, *Auger-Effekt*). Das Folgenuklid, in dem ein Proton durch Aufnahme des Elektrons in ein Neutron umgewandelt ist, hat eine um 1 erniedrigte Ordnungszahl.

Der Umwandlung der Atome (α-, β^--, β^+-Zerfall) folgt oft die Abstrahlung weiterer Energie in Form von Gammastrahlung. Die überschüssige Energie kann auch auf ein Hüllenelektron übertragen werden (Konversion), das dadurch aus seiner Schale gelöst wird (**Konversionselektron**). Wie beim Elektroneneinfang wird die Lücke unter Aussendung eines charakteristischen Röntgenstrahls aufgefüllt. Zwischen der Umwandlung und der Emission von Gammaquanten (oder Konversionselektronen) ist der Zustand des Nuklids *metastabil*.

Der Atomzerfall erfolgt so, daß in der Zeiteinheit annähernd der gleiche Anteil der vorhandenen Atome umgewandelt wird. Die Aktivität, d. h. die Zahl der Zerfallsvorgänge und damit die pro Sekunde ausgesandte Strahlenmenge, wird langsam geringer, ohne je den Wert 0 zu erreichen.

Der Zerfallsrhythmus der radioaktiven Elemente wird charakterisiert durch die *physikalische Halbwertzeit*.

> Die (physikalische) **Halbwertzeit (HWZ)** $T_{1/2}$ ist die Zeit, in der die Aktivität eines Radionuklids auf die Hälfte abnimmt.

Die Halbwertzeit kann aus der Zerfallskonstanten (λ), d. h. dem pro Sekunde zerfallenden Anteil des Radionuklids errechnet werden:

$$HWZ = \frac{0,693}{\lambda}$$

Die *mittlere Lebensdauer* ist die Zeit, in der ein Radionuklid bei als gleichbleibend angenommener Strahlung vollkommen zerfallen wäre:

$$\text{Mittlere Lebensdauer} = \frac{HWZ}{0,693}$$
$$= HWZ \cdot 1,44 = \frac{1}{\lambda}$$

Die gesamte Strahlenmenge, die ein Stoff ausstrahlt, ist gleich Aktivität × mittlerer Lebensdauer. Die Halbwertzeiten radioaktiver Substanzen reichen von Bruchteilen von Sekunden bis zu mehreren tausend Jahren.

Einheit der Radioaktivität war das Curie (Ci).
SI-Einheit ist das Becquerel (Bq), s. S. 33.

4.4.1 Natürliche Radioaktivität

Es gibt 3 natürliche Zerfallsreihen, die *Uran-Radium-*, die *Thorium-* und die *Uran-Actiniumreihe*. Die beiden ersten (Tab. 4-3) hatten medizinische Bedeutung. Endprodukt der natürlichen Zerfallsreihen ist das Blei. Die natürlich radioaktiven Elemente können *3 Strahlenarten* aussenden (**Teilchenstrahlung**), die aufgrund ihres Verhaltens im magnetischen und elektrischen Feld zu isolieren sind (Abb. 4-1).

- **Alphastrahlen** (α); Alphazerfall s. S. 24
- **Betastrahlen** (β); Betazerfall s. S. 24 und **Photonenstrahlung**
- **Gammastrahlen** (γ)
- **Alphastrahlen** bestehen aus energiereichen Heliumkernen, die beim Alphazerfall vom Atomkern emittiert werden. Die Anfangsenergie ist für das aussendende Radionuklid charakteristisch.
- **Betastrahlen** bestehen aus negativen (β^-) oder positiven (β^+) Elektronen (Positronen), die beim Betazerfall aus dem Atomkern emittiert werden.

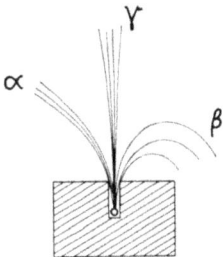

Abb. 4-1: Gegensinnige Ablenkung der Alpha- und Betastrahlen eines in einem Bleiblock liegenden Radiumpräparates im elektrischen oder magnetischen Feld. Die Gammastrahlen bleiben unbeeinflußt

Das Energiespektrum der Betastrahlung ist kontinuierlich. Der Höchstwert, im allgemeinen als *Betaenergie* des Nuklids bezeichnet, ist charakteristisch für das betreffende Radionuklid.

- Die **Gammastrahlen** sind Photonen-(Quanten-)strahlen hoher Energie bzw. großer Härte. Das Spektrum der Gammastrahlung ist ein Linienspektrum mit für das betreffende Radionuklid charakteristischen Photonenenergien. Die Bezeichnung *Gammastrahlen* charakterisiert die Herkunft aus einem Radionuklid, bedeutet aber nicht, daß ein Wesensunterschied gegenüber den ebenfalls zu den Photonenstrahlen gehörenden, technisch erzeugten Röntgenstrahlen besteht. Bei der Aussendung eines Gammaquants, die auf der inneren Umordnung des Atoms (Änderung des Energiezustandes) beruht, bleiben Ordnungszahl und Atomgewicht unverändert.

In der Natur gibt es außerhalb der Zerfallsreihen zahlreiche andere Radionuklide (z.B. Kalium-40 (^{40}K); s. Körpereigenstrahlung S. 254).

4.4.2 Künstliche Radioaktivität

Neue Möglichkeiten wurden auch für die Medizin durch die experimentelle Physik eröffnet; es gelang, inaktive Elemente durch Beschießen mit Elementarteilchen (Korpuskularstrahlen) künstlich radioaktiv zu machen (*Joliot* 1934).

Künstlich radioaktive Atome – **Isotope** der inaktiven, nicht strahlenden chemisch-gleichartigen Atome – senden bei ihrem Zerfall aus:
- **Betastrahlen** (Elektronen), als negativ geladene „Negatronen" (β^-), oder seltener als positiv geladene Positronen (β^+). (Kernumwandlung infolge Elektronenemission s. S. 24),
- **Gammastrahlen** (γ),
- **Röntgenstrahlen** (charakteristische Strahlung nach Elektroneneinfang oder Konversion; s. S. 24).

Abgesehen von Transuranen wie dem Plutonium senden die künstlich radioaktiven Stoffe *keine Alphastrahlen* (α) aus. Die meisten künstlich radioaktiven Elemente sind *Beta-* (β-) *und Gamma-*

Tab. 4-3: Nuklide der natürlichen Zerfallsreihen

Uran-Radium-Reihe

Nuklid	Historische Namen und Symbole		Strahlenart	Halbwertzeit*	Kernladungszahl
^{238}U	Uran I	UI	α	4,5·10^9 a	92
^{234}Th	Uran X$_1$	UX$_1$	$\beta(\gamma)$	24 d	90
^{234}Pa^m	Uran X$_2$	UX$_2$	$\beta(\gamma)$	1,14 m	91
^{234}Pa	Uran Z	UZ	$\beta(\gamma)$	6,66 h	91
^{234}U	Uran II	UII	α	2,3·10^5 a	92
^{230}Th	Ionium	Io	$\alpha(\gamma)$	8,3·10^4 a	90
^{226}Ra	Radium	Ra	$\alpha(\gamma)$	1590 a	88
^{222}Rn**	Radon (Radium-Emanation)	Rn	α	3,8 d	86
^{218}Po	Radium A	Ra A	α	3 m	84
^{214}Pb	Radium B	Ra B	$\beta(\gamma)$	26,8 m	82
^{214}Bi	Radium C	Ra C	$\alpha, \beta(\gamma)$	19,7 m	83
^{214}Po	Radium C'	Ra C'	α	1,6·10^{-4} s	84
^{210}Tl	Radium C''	Ra C''	β	1,32 m	81
^{210}Pb	Radium D	Ra D	$\beta(\gamma)$	22 a	82
^{210}Bi	Radium E	Ra E	$\beta(\gamma)$	5 d	83
^{210}Po	Radium F (Polonium)	Ra F (Po)	$\alpha(\gamma)$	140 d	84
^{206}Pb	Radium G	Ra G	–	–	82

Thorium-Reihe

Nuklid	Historische Namen und Symbole		Strahlenart	Halbwertzeit*	Kernladungszahl
^{232}Th	Thorium	Th	α	1,4·10^{10} a	90
^{228}Ra	Mesothorium 1	Ms Th$_1$	β	6,7 a	88
^{228}Ac	Mesothorium 2	Ms Th$_2$	$\beta(\gamma)$	6,1 h	89
^{228}Th	Radiothorium	Rd Th	α	1,9 a	90
^{224}Ra	Thorium X	Th X	α	3,6 d	88
^{220}Ra**	Thoron (Thorium-Emanation)	Tn	α	54,5 s	86
^{216}Po	Thorium A	Th A	α	0,16 s	84
^{212}Pb	Thorium B	Th B	$\beta(\gamma)$	10,6 h	82
^{212}Bi	Thorium C	Th C	α, β	1 h	83
^{212}Po	Thorium C'	Th C'	α	3·10^{-7} s	84
^{208}Tl	Thorium C''	Th C''	$\beta(\gamma)$	3,1 m	81
^{208}Pb	Thorium D	Th D	–	–	82

* a = Jahre; d = Tage; h = Stunden; m = Minuten; s = Sekunden.
** gasförmig (die anderen Elemente sind fest)

strahler. Abgestrahlte Positronen vereinigen sich bald mit einem Negatron. Dabei entstehen 2 harte, in entgegengesetzter Richtung fliegende Gammaquanten, die **Vernichtungsstrahlung** (s. auch Paarbildung, S. 80 f.). Als Beispiel eines Positronenstrahlers sei Arsen-74, eines K-Strahlers Chrom-51 genannt.

Da es sich beim **Elektroneneinfang** (**K-Einfang**) primär um eine Elektronenbewegung von der Hülle zum Kern handelt, spricht man auch von *inverser Betastrahlung.* Die emittierte charakteristische Röntgenstrahlung hat keine sehr hohe Energie.

Technisch werden die künstlich radioaktiven Isotope aus den normalen inaktiven Elementen gewonnen durch

– Beschuß mit energiereichen Teilchen (Alphateilchen, Protonen, Deuteronen), die von entsprechenden Beschleunigungsmaschinen geliefert werden,
– Neutronenbeschuß im Kernreaktor,
– chemische Abtrennung aus Gemischen von Spaltprodukten.

Der Bau von **Kernreaktoren** beruht auf der Entdeckung der **Spaltung des Urankerns** (U 235) durch *Hahn* und *Strassmann* (1938). Das Uranisotop U 235, das nur zu einem geringen Teil im natürlichen Uranerz vorhanden ist, aber künstlich angereichert werden kann, spaltet sich bei Einfangen eines Neutrons in zwei Spaltprodukte etwa des halben Atomgewichts. Die Spaltung setzt sich als *Kettenreaktion* fort. Der entstehende Überschuß an Neutronen kann zur Produktion bzw. Erzeugung von künstlich radioaktiven Isotopen benutzt werden.

Es gibt heute zahlreiche **Typen von Kernreaktoren,** die speziellen Verwendungszwecken angepaßt sind, z. B. Versuchs-, Forschungs- und Kraftreaktoren (letztere dienen der Energieerzeugung).

Bauelemente eines Kernreaktors sind

– der **Brennstoff,** d. h. spaltbares Material (Uran, Plutonium, Thorium),
– die **Brems- oder Moderatorsubstanz** (Graphit, Wasser, schweres Wasser), die die Aufgabe hat, schnelle Neutronen abzubremsen, die dann als langsame, „thermische" (d. h. Geschwindigkeit entsprechend der Wärmebewegung) Neutronen die Kernreaktionen in Form der sogenannten **Kettenreaktion** unterhalten,
– die **Absorbersubstanz,** die die Aufgabe hat, Neutronen einzufangen und damit die Reaktion zu regulieren

bzw. zu unterbrechen (leichtatomige Stoffe wie Cadmium oder Bor). Bei zu starker Hitzeentwicklung werden die Absorberstäbe (Kontrollstäbe) automatisch in den Reaktor hineingeschoben.
– die **Schutzstoffe,** die dem Strahlenschutz dienen (Spezialbeton, Wasser).

Die Funktion der Reaktoren beruht darauf, daß bei einer bestimmten Brennstoffmenge (**kritische Masse**) durch vereinzelte Neutronen (Höhenstrahlung, spaltbares Material) die für den Reaktorbetrieb notwendige **Kettenreaktion** ausgelöst wird, d. h. bei jedem Spaltprozeß entstehen neue Neutronen, die die Reaktionen, also die Kernspaltung, fortsetzen.

Der erste mit Uran als spaltbarem Material arbeitende Versuchsreaktor wurde 1942 von *Fermi* in Chicago gebaut.

Im **Uranmeiler** ist das als Brennstoff dienende natürliche oder mit U 235 angereicherte Uran in Graphit (Moderator) eingelagert. Die Steuerung erfolgt durch Einschieben von Kontrollstäben (s. o.). Eine weitere Möglichkeit ist die Verringerung der kritischen Masse (Entfernung von Uranstäben). In den Schwimmbadreaktoren ist der feste Brennstoff in Wasser eingelagert. Im **Brutreaktor** wird für verbrauchtes spaltbares Material (Uran) im Überschuß neuer Brennstoff (Plutonium) gewonnen. In **Homogenreaktoren** wird das Uran nicht in fester Form benutzt, sondern in der Bremssubstanz (Wasser, schweres Wasser) gelöst. Die Leistung eines Reaktors wird in MW angegeben.

Radioaktive Substanzen werden dadurch gewonnen, daß das entsprechende Material (z. B. natürliches inaktives Kobalt) in den Reaktor gebracht und damit dem *Neutronenfluß* ausgesetzt wird. Je stärker dieser ist, desto kürzer ist die zur Erlangung einer bestimmten Aktivität notwendige Expositionszeit.

Atomkraftwerke können als Energielieferanten die mit Kohle oder Öl betriebenen Kraftwerke ersetzen. Atomkraftreaktoren (Leistung in kW) betreiben unter Einschaltung eines Wärmeaustauschers (meist zweiter Kreislauf zur Ausschaltung der Gefahr radioaktiver Verseuchung) eine Dampfturbine, die dann die Energie liefert.

Besondere Probleme liegen in der **Kühlung** (Kühlsubstanzen: Wasser, flüssiges Natrium, Helium u. a.) und im **Strahlenschutz** (Schutzstoffe: Beton, Wasser, Kohlendioxid).

Praktisch lassen sich von allen Elementen künstliche radioaktive Isotope herstellen. Unter der **spezifischen Aktivität** versteht man das Verhältnis der Aktivität zur Masse der Substanz (Bq/g). Sind sämtliche Atome einer Substanz aktiviert, ist sie **trägerfrei**. Von großer praktischer Bedeutung bezüglich des Strahlenschutzes (s. S. 260) ist es, ob die radioaktiven Stoffe als **offene** oder **umschlossene Präparate** verwandt werden. Im letzten Fall sind sie durch einen inaktiven Mantel gegen die Umgebung abgesichert.

Bei Betastrahlern ist die maximale Teilchenenergie (Betaenergie) entscheidend für die Reichweite (Eindringtiefe). Die Energie ist proportional dem Quadrat der Geschwindigkeit. In der graphischen Darstellung kontinuierlicher Betastrahlenspektren (Abb. 4-2) erkennt man, daß die meisten Teilchen etwa $1/3$ der maximalen Energie, die im allgemeinen zur Charakterisierung eines Betastrahlers angegeben wird, haben.

Die verschiedenen Komponenten des Linienspektrums eines Gammastrahlers können bezüglich ihrer Energie erheblich differieren. Diejenige Komponente, die den größten Anteil der Dosisleistung liefert, ist praktisch am wichtigsten. Die maximale Strahlenenergie ist, auch wenn sie relativ klein ist, für den Strahlenschutz bedeutsam.

Nuklide werden durch Angabe der Massenzahl (Atomgewicht) und der Kernladungszahl (Protonenzahl) bezeichnet. Die offizielle Schreibung ist so, daß beide Zahlen (klein) links von dem chemischen Symbol stehen, z. B. $^{131}_{53}J$. Die untenstehende Kernladungszahl wird vielfach weggelassen. Im Sprachgebrauch und im Text wird die Massenzahl oft nach dem chemischen Symbol genannt, z. B. J-131, oder ausgeschrieben: Jod-131.

Zu den Korpuskularstrahlen gehören neben den Alpha-(α)- und Beta(β^- und β^+)strahlen der natürlichen und künstlichen radioaktiven Substanzen die Neutronenstrahlen (n), die bei Kernprozessen entstehen, sowie die mit Hilfe von Beschleunigungsmaschinen nutzbar gemachten Protonen(p)- und Deuteronen(d)- (Kerne des schweren Wasserstoffs, bestehend aus 1 Proton und 1 Neutron)-Strahlen.

Korpuskular- und energiereiche elektromagnetische *Wellenstrahlen* kommen in der Natur (natürliche Radioaktivität) vor und können künstlich erzeugt werden.

Die praktische Anwendung der Radioaktivität bzw. der Korpuskularstrahlen in der Medizin ist auf S. 181 ff., 246 ff. und 249 ff. abgehandelt.

Normblätter: DIN 6814 Teil 2. Strahlenphysik, Teil 4. Radioaktivität

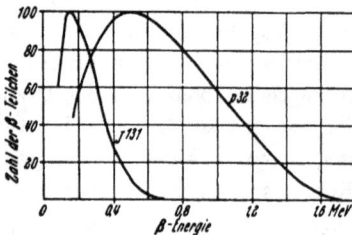

Abb. 4-2: Spektrum der Betateilchen des radioaktiven Jods (J-131) und Phosphors (P-32).

5. Messung von Strahlen (Dosimetrie)

W. *Schlungbaum*

5.1 Methoden der Dosimetrie

Auf allen Gebieten der Radiologie, also der Röntgendiagnostik, der Strahlentherapie und der Nuklearmedizin ist die Dosimetrie unentbehrlich. Größte Bedeutung hat vor allem die Bestimmung der **Dosis** für die Strahlentherapie und für die Beurteilung der Strahlengefährdung mit den sich daraus ergebenden Problemen des Strahlenschutzes.

In der modernen Röntgendiagnostik ist die Dosimetrie Grundlage der Belichtungsautomatik (s. S. 66 f.). Besondere Meßmethoden erfordert die Nuklearmedizin (Tracertechnik, Verteilungsmessungen, gezielte Strahlentherapie).

Bedauerlicherweise wird der Dosisbegriff nicht einheitlich angewandt. Unter **Dosis** kann verstanden werden:

• die auf den Organismus einwirkende *Strahlenmenge* bzw. in der Nuklearmedizin die *Aktivität*,
• die *biologisch wirksame,* d. h. die in einem bestimmten Volumen absorbierte Strahlenenergie.

In der *Strahlentherapie* ist nur dieser Anteil der Strahlung als eigentliche Dosis anzusprechen.

Schon bald nach der Entdeckung der Röntgenstrahlen bemühte man sich um geeignete Meßmethoden, vor allem dann, als man die biologische Wirkung der neuen Strahlen erkannt hatte. Da eine direkte Messung der absorbierten Strahlenenergie nicht möglich war, wurden die physikalischen und chemischen Wirkungen der Strahlen quantitativ untersucht, um eine Beziehung zu der im biologischen Objekt wirksamen Dosis herzustellen.

Die Dosis kann direkt durch *Standard-* oder *Absolutverfahren* oder indirekt durch *Relativverfahren* bestimmt werden. Bei dem **Absolutverfahren** wird aus der strahleninduzierten Änderung eines physikalischen oder auch chemischen Systems die auf das System übertragene Energie bestimmt. Die primäre Änderung ist direkt proportional der absorbierten Energie. Ein Absolutverfahren zur Messung von Energie und Ionendosis beruht stets darauf, daß die Definitionsgrößen gemessen werden.

• Die **chemische Wirkung** der Röntgenstrahlen wurde zuerst zur quantitativen Dosimetrie herangezogen.

Das **Chromoradiometer** von *Holzknecht* (1902) bestand aus Kaliumsulfat, das unter Bestrahlung seine Farbe veränderte (ockergelb-grüngelb-oliv).

Das **Radiometer** von *Sabouraud-Noiré* (1904) und später das **Chromoradiometer II** von *Holzknecht* benutzten die Verfärbung von Bariumplatinzyanür (gelbgrün-gelbbraun).

Chemische Dosimeter, bei denen also durch die Strahlung die Änderung der Konsistenz eines chemischen Systems eintritt, werden in der Standarddosimetrie benutzt. Am bekanntesten ist das **Eisensulfatdosimeter** (Frickelösung).

• Nach der **photochemischen Methode** (Schwärzung der photographischen Schicht) arbeitete das **Quantimeter** von *Kienböck* (1905 bis 1906). Später wurde die Filmschwärzungsmethode von *Holthusen* und *Hamann* für die Radiumdosimetrie benutzt, wobei die Filme nach Durchstrahlung eines Hartholzwürfels belichtet wurden. Die Schwärzung durch ein bestimmtes Präparat wurde dann mit der von einem Standardpräparat erzeugten Schwärzung verglichen. Eine Wiederbelebung hat die Methode in der Strahlenschutz-Filmdosimetrie gefunden (s. S. 40 f.).

Die **Änderung der Leitfähigkeit** bestimmter Stoffe unter der Strahleneinwirkung wurde in dem *Fürstenau*-Intensimeter (Selen) und im Dosimeter von *Thaller* (Selen und Tellur) gemessen. Diese Methode wurde in den Kristallzählern und Halbleiterdetektoren weiterentwickelt (s. S. 38 f.).

• Die **Helligkeit eines Leuchtschirmes**, also die Fluoreszenzerregung der Strahlen, war die Grundlage des Röntgenphotometers von *Wintz* und *Rump* sowie des Dosiskops *(Auer)*. Neuerdings wird die Fluoreszenz als Meßprinzip wieder in den Szintillationszählern (s. S. 184 f.) benutzt.

In neuerer Zeit werden auch Stoffe zur Dosimetrie verwandt, die nach Bestrahlung nicht direkt aufleuchten, sondern erst nach Erhitzen: **Thermolumineszenz** (z. B. Lithium- oder Kalziumfluoridkristalle; LiF bzw. CaF_2) oder nach Lichteinwirkung (UV-Licht); **Radiophotolumineszenz** (z. B. mit Silber aktiviertes Phosphatglas) aufleuchten.

Die Dosimetrie mit Hilfe der Thermolumineszenz und der Radiophotolumineszenz sowie der Änderung der Leitfähigkeit von Kristallen (s. S. 25 und S. 38 ff.) wird auch als **Festkörperdosimetrie** bezeichnet.

• Direkte **kalorimetrische Verfahren**, die also die Wärmeerzeugung messen, haben nur als Absolutverfahren Bedeutung.

Der Aufbau eines kalorimetrisch arbeitenden Dosimeters ist sehr aufwendig und daher für die täglich anfallenden Routinemessungen an verschiedenen Arbeitsplätzen ungeeignet. Meßeinrichtungen dieser Art gibt es in Instituten, die sich mit der Kalibrierung von Dosimetern befassen.

• Einen entscheidenden Fortschritt bedeutete es, als die **ionometrische Methode** ausgearbeitet und in die Praxis eingeführt wurde (erste Untersuchungen durch *Villard* schon 1908, dann *Behnken* 1924). Untersucht und als Bezugswert benutzt wird hier die **Ionisation von Gasen**, in der Praxis von Luft. Die bei Bestrahlung entstehenden Ionen machen als elektrisch geladene Teilchen das untersuchte Luftvolumen leitfähig. Diese Leitfähigkeit kann gemessen werden. Luft ist als Bezugsstoff für Körpergewebe besonders geeignet, da ihre effektive Ordnungszahl (Z_{eff}), die aus der prozentualen Zusammensetzung der verschiedenen Elemente errechnet werden kann, weitgehend mit der des Weichteilgewebes übereinstimmt ($Z_{eff} \approx 7,6$). Daraus ergibt sich, daß die auf die Masseneinheit bezogene Ionisierung, der *Elektronenumsatz*, bei gleichen Bedingungen etwa gleich groß ist.

Auch im *Geiger-Müller*-Zählrohr, mit dessen Hilfe Radioaktivitätsmessungen durchgeführt werden, leiten Ionisationen den Meßprozeß ein (s. S. 37 f.).

• Grundlage einer *praktischen Dosierung* in der **Strahlentherapie** war vor Einführung der ionometrischen Methode die Beobachtung der **biologischen Wirkung**: Hauteinheitsdosis nach *Seitz* und *Wintz* (s. S. 226).

5.2 Dosiseinheiten

5.2.1 Ionendosis

Die Einheit der Ionendosis J war das „Röntgen", zunächst „R", dann „r", seit dem X. Internationalen Radiologenkongreß in Montreal 1962 wieder „R" abgekürzt. Sie wurde auf dem II. Internationalen Radiologenkongreß 1928 beschlossen. Auf den nachfolgenden Kongressen (Chicago 1937, Kopenhagen 1953) wurde sie in ihrer Definition modifiziert. Nach den Vorschlägen der ICRU (International Commission on Radiological Units and Measurements = Internationale Kommission für radiologische Einheiten und Messungen) soll der Begriff Dosis für die Energiedosis (s. S. 31) reserviert bleiben. Die Ionendosis heißt „exposure" (Exposition, früher „exposure dose"). Von Eigennamen abgeleitete Abkürzungen sollen mit großen Buchstaben geschrieben werden (s. DIN 6814, Teil 3).

Die auf die Ionisation bezogene Definition lautete schließlich: Die **Ionendosis** beträgt 1 R, wenn die durch Röntgen- oder Gammastrahlung pro 0,001293 g Luft = 1 ccm trockener Luft bei 0° und 760 Hg Druck hervorgerufene Elektronenemission so groß ist, daß die erzeugten Ionen die Elektrizitätsmenge von je 1 elektrostatischen Einheit (esE)* beider Vorzeichen transportieren.

Die Ionendosis ist definiert als der Quotient aus dem Betrag dQ der Ladung der Ionen eines Vorzeichens, die durch eine ionisierende Strahlung in einem Volumenelement Luft erzeugt wurde und der Masse dm_a der in diesem Volumenelement enthaltenen Luft mit der Dichte ρ_a.

---

* 1 Coulomb (C) = $3 \cdot 10^9$ elektrostatische Einheiten (esE), s. S. 1

$$J = \frac{dQ}{dm_a} = \frac{1}{\rho_a} \frac{dQ}{dV}$$

Einheit der Ionendosis im Internationalen Einheitensystem (SI) ist das *Coulomb durch Kilogramm* $(C \cdot kg^{-1})$. Für die Umrechnung der Einheit R ergibt sich:

$$1\,R = 2{,}58 \cdot 10^{-4} \cdot C \cdot kg^{-1}$$

1 R erzeugt in 1 cm^3 Luft etwa 2,1 Milliarden, in 1 g Luft $1{,}61 \cdot 10^{12}$ Ionenpaare. Bei einem Energieverbrauch von etwa 34 eV für die Erzeugung eines Ionenpaares beträgt die gesamte absorbierte Energie in 1 g Luft etwa 88 erg (1 erg = 10^{-7} Joule, s. S. 11), im Wasser und dementsprechend auch im Weichteilgewebe in Abhängigkeit von der Energie 91–97 erg/g (100–400 kV), bei energiereichen Gammastrahlen 98 erg/g.

Die **Standard-Ionendosis** J_s ist die Ionendosis bei Elektronengleichgewicht in Luft. Die **Ionendosisleistung** $\dot{J}$ bestimmt sich aus der Ionendosis dJ, die in einer Zeitspanne dt erzeugt worden ist

$$\dot{j} = \frac{dJ}{dt}$$

Die Ionendosisleistung besitzt also die Einheit Rs^{-1} oder in den SI-Einheiten *Ampere durch Kilogramm* $(A \cdot kg^{-1}$ bzw. $C \cdot s^{-1} \cdot kg^{-1})$.

$$1\,\frac{R}{s} = 2{,}58 \cdot 10^{-4} \cdot A \cdot kg^{-1}$$

Der große **Vorteil** der ionometrischen Methode ist, daß

• sie auf *reproduzierbaren* physikalischen *Messungen* beruht,

• die Meßergebnisse in bestimmten Grenzen *wellenlängen-* (also energie-)*unabhängig* sind und praktisch *allgemein anwendbar* ist.

Ihr **Nachteil** ist dagegen, daß

• sie nicht für die Messung aller Strahlenarten, besonders auch nicht ultraharter Strahlen, anwendbar ist,

• zwar die Strahlenmenge in Luft gemessen werden kann, nicht aber die wahre Absorption, d. h. also die Dosis (z. B. im Knochen).

5.2.2 Energiedosis

Von der „R"-Einheit wurde als vergleichbare Dosiseinheit für beliebige ionisierende Strahlen das „rep" (röntgen equivalent physical) abgeleitet (1 rep = 1 R, wenn die absorbierte Energie in 1 g Luft 88 erg – früher 84 erg – beträgt), damit wurde bereits der Vergleich von Strahlungen auf die Bestimmung der absorbierten Energie zurückgeführt. Die Energiedosis ist die Energie, die auf das Material in einem Volumenelement übertragen wird.

Auf dem internationalen Radiologenkongreß in Kopenhagen 1953 wurde die Energiedosis D festgelegt als Quotient aus absorbierter Energie dE und Masse dm, in dem die Energie absorbiert wird.

$$D = \frac{dE}{dm}$$

Als Einheit der Energiedosis wurde das **Rad** (radiation absorbed dose) mit dem Kurzzeichen rd bestimmt. Die Energiedosis 1 rd bedeutete die Absorption von 100 erg in 1 g beliebigen Materials. 1 rd = 100 erg/g = 10^{-2} J/kg

Im Juni 1975 wurde im Rahmen des internationalen Einheitensystems (Système international = SI) für die Energiedosis die Einheit „Gray" mit dem Kurzzeichen Gy bestimmt:

Einheit der *Energiedosis* ist das **Gray (Gy)**.
1 Gy = 1 Ws/kg = 1 J $\cdot$ kg^{-1} = 10^4 erg/g = 100 rd

Die **Kerma** (kinetic energy released in material) K ist die Summe der Anfangswerte der kinetischen Energien aller geladenen Teilchen, die von indirekt ionisierender Strahlung aus dem Material in einem Volumenelement freigesetzt werden. Bei Angaben der Kerma muß immer das Bezugsmaterial genannt werden (Luftkerma, Wasserkerma), Einheit der Kerma ist ebenfalls das Gray (Gy).

Die **Energiedosisleistung** $\dot{D}$ ist definiert als der Quotient aus der Energiedosis dE und der Zeit dt, in der die Energiedosis auf die Materie übertragen wird.

Einheit der Energielei- stung ist das Watt durch Kilogramm (W · kg^{-1})	$1\,\dfrac{rd}{s} = 10^{-2} \cdot \dfrac{W}{kg}$ $1\,\dfrac{Gy}{s} = 1\,\dfrac{W}{kg}$

Die direkte Messung der Energiedosis im bestrahlten Objekt ist nicht möglich. Statt dessen wird durch Umrechnung aus der gemessenen Standardionendosis (Ionendosis bei Elektronengleichgewicht) die Energiedosis berechnet.

Die Beziehung der Energiedosis zur Standardionendosis (Ionendosis bei Elektronengleichgewicht) für bestimmte Strahlenqualitäten und Stoffe zeigt Tabelle 5-1. Mit zunehmender Spannung gleichen sich die Absorptionsunterschiede in den Körpergeweben an.

Tab. 5-1: Verhältnis der Energiedosis zur Standardionendosis

Strahlenqualität	Quotient aus $\dfrac{\text{Energiedosis (Gy)}}{\text{Standard-Ionendosis (R)}}$ in			
Spannung kV	HWS mm Cu	Luft	Wasser Weichteil	Knochen
100	0,25	0,88	0,91	3,1
250	1,0	0,88	0,95	1,8
400	4,2	0,88	0,97	1,1

5.2.3 Äquivalentdosis

Die Tatsache, daß verschiedene Strahlenarten und -energien sich bezüglich der biologischen Wirkung unterscheiden, veranlaßte *Parker* 1948, als neue Dosiseinheit das *Rem* (radiation equivalent men) vorzuschlagen. 1 rem entsprach der biologischen Wirkung harter Röntgen- oder Gammastrahlen. Das biologische Dosisäquivalent, dessen Einheit das rem darstellte, war direkt nicht meßbar. Es ergab sich aus der Energiedosis und empirisch ermittelten Korrekturfaktoren. Der zahlenmäßigen Errechnung diente der RBW-Faktor (RBW = Relative biologische Wirksamkeit), jetzt als Qualitätsfaktor (Q) bezeichnet.

Die vergleichende Untersuchung der biologischen Wirkung (Reaktion biologischer Systeme, u. a. Zellteilungsgeschwindigkeit, -größe, Verhältnis absterbender zu überlebenden Zellen) ergab, daß neben der Strahlenart- und -energie die Eigenschaften des biologischen Objekts und die Bestrahlungsmethode (räumliche und zeitliche Verteilung) zu berücksichtigen sind, also ein einheitlicher Wert nicht angegeben werden kann.

Die Einheit des für Strahlenschutzuntersuchungen geprägten Begriffs *Äquivalentdosis* ist das Sievert (schwedischer Physiker, Einheitszeichen Sv). Die Äquivalentdosis H ist definiert als Produkt der *Energiedosis* D im Gewebe und dem *Bewertungsfaktor* q. Dieser ist das Produkt aus dem *Qualitätsfaktor* Q und allen weiteren die biologische Wirkung modifizierenden Faktoren N.

$H = q \cdot D$
$1\ Sv = 1\ J/kg = 100\ rem$
$q = Q \cdot N$

Werte für Q und N werden aufgrund von Vereinbarungen so festgesetzt, daß gleiche Äquivalentdosen verschiedener Strahlenarten und Strahlenschutzgesichtspunkten gleich bewertet werden können.

Beispiel:
Harte Röntgen- und Gammastrahlen, Elektronen q = 1
Neutronen   q = 10
Alphastrahlen   q = 20
Danach entsprechen
1 Gy harte Röntgenstrahlen   1 Sv
1 Gy Alphastrahlen   20 Sv

Für die Berechnung der „effektiven Dosis" bei beruflich strahlenexponierten Personen sind in der Röntgen- und Strahlenschutzverordnung Wichtungsfaktoren festgelegt.

Zur Berechnung der effektiven Dosis bei Ganz- oder Teilkörperexposition werden die Äquivalentdosen von Organen bzw. Geweben mit den Wichtungsfaktoren (Tab. 2 in der Röntgenverordnung) multipliziert und die so erhaltenen Produkte addiert.

5.2.4 Radioaktivität

Größere Schwierigkeiten bereitete die Dosimetrie der harten Gammastrahlen, wie sie bei der Anwendung radioaktiver Substanzen wirksam sind. Sie beruhen darauf, daß

• die Reichweite der erzeugten Primärelektronen relativ groß ist,

• exakte Messungen in unmittelbarer Präparatnähe wegen der räumlichen Ausdehnung des Präparats und des großen Einflusses des Abstandes sehr schwierig sind.

Lange Zeit wurden deshalb bei Applikation radioaktiver Substanzen nur die verabfolgten Mengen von strahlenden Stoffen, d. h. die Aktivität, angegeben. Die Einheit der Radioaktivität war bis zur Einführung der SI-Einheiten das Curie (Ci). 1 Curie entsprach $3,7 \cdot 10^{10}$ Zerfallsvorgängen/s.

Diese Einheit bzw. ihre Bruchteile (mCi und μCi) sind ursprünglich vom Radium abgeleitet, und zwar wurde die Strahlung von 1 g Radium mit 1 Curie gleichgesetzt. Technische Schwierigkeiten, besonders bei der Gewinnung reiner Radiumpräparate, haben dazu geführt, daß die exakte physikalische Definition (s. o.) gewählt wurde, die auf alle radioaktiven Stoffe angewandt werden kann. Aus der praktischen Radiumanwendung stammt auch die „Dosierung" nach Milligrammelementstunden (mgEh) oder – übertragen auf die Anwendung anderer geschlossener Strahler – Millicuriestunden (mCih). Es wird hier das Produkt aus der Menge bzw. der Aktivität strahlender Substanzen (in mg oder mCi) und der Applikationsdauer (z. B. bei Verwendung von 50 mg Radium und einer Dauer von 10 Stunden = 500 mgEh) angegeben. Die Angabe von Aktivität und Zeit ermöglicht aber keinesfalls eine Bestimmung der Dosis (Energiedosis), da die räumliche Verteilung der Radionuklide nicht berücksichtigt ist. Im Einzelfall muß die Dosis (Isodosen, s. S. 236, 242 f.) gemessen und angegeben werden.

Die Definitionsgleichung der Aktivität A ist gegeben durch die Zahl der Zerfälle dN und die Zeit dt, in der diese Zerfälle sich ereignen.

$$A = \frac{dN}{dt}$$

Im internationalen Einheitensystem (SI) wurde als Einheit der Aktivität das „Becquerel" mit dem Kurzzeichen **Bq** bestimmt. 1 Bq entspricht 1 Zerfall pro Sekunde.

$$\boxed{\begin{array}{l} 1 \text{ Bq} = 1 \text{ s}^{-1} \\ 1 \text{ Ci} = 3,7 \cdot 10^{10} \text{ Bq} \end{array}}$$

Die **Dosisleistungskonstante** Γ_δ (früher **spezifische Gammastrahlenkonstante**) gibt die von einer punktförmigen Strahlenquelle im Abstand r von der Quelle mit der Aktivität A erzeugte Luftkermaleistung K_δ unter der Voraussetzung an, daß diese Luftkermaleistung von allen Photonen mit Energien $E \geq \delta$ erzeugt wird. Es wird also angenommen, daß weder in der Quelle noch auf der Wegstrecke r eine Wechselwirkung der Strahlung mit der Materie erfolgt.

Multipliziert man die Dosisleistungskonstante Γ_δ mit der Aktivität A und dividiert durch das Quadrat des Abstandes r des interessierenden Ortes von einer beliebigen Strahlenquelle, so erhält man die an diesem Ort anzutreffende Luftkermaleistung K_δ. Diese Berechnung gilt im Grunde genommen nur für geometrisch kleine Quellen oder aber nur bei genügend großem Abstand von der Quelle.

$$\Gamma_\delta = \frac{K_\delta \cdot r^2}{A}$$

SI-Einheit von Γ_δ ist das

$$\frac{\text{Gray mal Meter zum Quadrat}}{\text{Stunde mal Becquerel}} = \text{Gy m}^2 \text{ h}^{-1} \text{ Bq}^{-1}$$

Gebräuchlich ist die Angabe in m Gy m^{-1} h^{-1} G Bq

Zur Kennzeichnung der von einem Gammastrahler emittierten Strahlung dient die Angabe der Dosisleistungskonstanten. Zahlenmäßig entspricht dieser Wert der Dosisleistung in Gy/h in 1 m Entfernung von einer punktförmigen Strahlenquelle mit einer Aktivität von 1 GBq.

Die Dosisleistungskonstante unterscheidet sich von der früher angegebenen „spezifischen

Gammastrahlenkonstanten" dadurch, daß die Dosisleistungskonstante auch den Beitrag der charakteristischen Röntgenstrahlung infolge Elektroneneinfang und innerer Konversion umfaßt und daß sie anstelle durch die Standard-Ionendosisleistung durch die Luftkermaleistung definiert ist. Für die Umrechnung der spezifischen Gammastrahlenkonstanten ($R\ m^2\ h^{-1}Ci^{-1}$) gilt die Beziehung:

$$1\ R\ m^2\ h^{-1}\ Ci^{-1} \triangleq 0,236\ mGy\ m^2\ h^{-1}\ G\ Bq^{-1}$$

Für Zwecke des Strahlenschutzes wird die Dosisleistungskonstante Γ_H definiert durch den Quotienten aus dem Produkt der Äquivalentdosisleistung gegeben durch alle Photonen mit Energien > 20 KeV und dem Quadrat des Abstandes von der punktförmig angenommenen Strahlenquelle, dividiert durch die Aktivität A der Strahlenquelle. Die Einheit der Dosisleistungskonstanten Γ_H ist gegeben durch $Sv\ m^2\ s^{-1}\ Bq^{-1}$.

Es wird also unterschieden zwischen einer Dosisleistungskonstanten Γ_δ, die nur die Strahlung oberhalb einer durch δ angegebenen unteren Grenzenergie berücksichtigt, und einer für den Strahlenschutz maßgeblichen Dosisleistungskonstanten Γ_H, deren Grenzenergie mit $\geq$ 20 KeV festgelegt worden ist. Wenn für Strahlenschutzberechnungen niedrige Energien berücksichtigt werden

müssen, so ist deren Beitrag zur Dosisleistungskonstanten Γ_H gesondert zu ermitteln.

Bei Verabfolgung von künstlich radioaktiven Isotopen wurde, soweit es sich um offene Präparate handelte, meist nach mCi oder mCi/Gewichtseinheit des Körpers oder Gewebes „dosiert" (jetzt nach Bq). Eine echte Dosisangabe ist teilweise anhand komplizierter Formeln möglich, so z.B. bei der Applikation von Jod-131 bei Schilddrüsenerkrankungen (s. S. 196 f.). Bei allen Berechnungen müssen vor allem die (physikalische) Halbwertzeit (HWZ; s. S. 24) und der Ausscheidungsmodus berücksichtigt werden. Dieser wird durch die **biologische Halbwertzeit** charakterisiert. Sie gibt an, in welcher Zeit die Hälfte des verabfolgten Präparats ausgeschieden ist. Aus physikalischer und biologischer Halbwertzeit ergibt sich die **effektive Halbwertzeit** als praktisch wichtiger Wert. Er bezeichnet die Zeitspanne, nach der (nach Verabfolgung des Präparats) noch die Hälfte der Aktivität im Organismus wirksam ist:

$$HWZ_{eff} = \frac{HWZ_{phys} \cdot HWZ_{biol}}{HWZ_{phys} + HWZ_{biol}}$$

Normblätter: DIN 6814, Teil 3
Dosisgrößen und Dosiseinheiten,
Teil 4 Radioaktivität

5.3 Meßgeräte

Entsprechend dem dosimetrischen Aufgabenbereich sind unterschiedliche Meßinstrumente und Meßsysteme entwickelt worden. Auf dem Gebiet der Standarddosimetrie, die sich mit der Bestimmung der Ionendosis und der Energiedosis in Anlehnung an die Definitionsgleichung dieser Größen (S. 31 und S. 32) befaßt, haben sich ionometrische und kalorimetrische Dosismeßverfahren durchgesetzt, daneben wird häufig eine optisch-chemische Methode (Frickedosimeter) benutzt. In der täglichen Praxis werden Relativmethoden angewandt, für die zunächst jeder reproduzierbare physikalische oder chemische Prozeß herangezogen werden kann. In der Röntgendiagnostik und Strahlentherapie haben sich im wesentlichen ionometrisch arbeitende Maßsysteme

bewährt. Für spezielle Aufgaben kommen auch Festkörperdosimeter zum Einsatz (Strahlentherapie und Strahlenschutz).

5.3.1 Meßmethoden der Standarddosimetrie

Bei der Bestimmung der Ionendosis ist es erforderlich, in einem möglichst genau definierten Volumen die in ihm enthaltene Luftmenge dm_L und die in ihm durch die Strahlung erzeugten elektrischen Ladungen dQ_L zu bestimmen (s. S. 9).

Die Definitionsgleichung der Energiedosis erfordert die Bestimmung des Volumens und der Dichte bzw. der Masse und der in diesem Volumen absorbierten Energie. Dies ist mit kalorimetrischen Meßapparaturen möglich.

In einem Kalorimeter wird die Temperaturerhöhung bestimmt, die in einer wohldefinierten Masse mit genau bekannter spezifischer Wärme durch die Absorption der Strahlenenergie eintritt. Aus der Temperaturerhöhung kann die absorbierte Energie rechnerisch ermittelt werden. Andere Kalorimeter arbeiten komparativ, d. h. es wird die gleiche Temperaturerhöhung, die durch die absorbierte Strahlenenergie erzeugt wurde, durch elektrische Heizung (elektrische Energiezufuhr) der Absorbermasse erreicht. Die elektrische Energie ist dann identisch der absorbierten Strahlenenergie. Die Energiedosis ergibt sich aus dem Quotienten von absorbierter Energie und Masse.

Das Frickedosimeter beruht auf der durch Bestrahlung induzierten Oxidation von Fe^{2+}- zu Fe^{3+}-Ionen. Diese strahleninduzierte Oxidation macht sich in einer Änderung der optischen Dichte der entsprechend vorbereiteten Eisen-Ammoniumsulfatlösung bemerkbar. Aus der Änderung der optischen Dichte ist auf die Zahl der oxidierten Fe^{2+}-Ionen zu schließen. Die für die Oxidation eines Fe^{2+}-Ions in ein Fe^{3+}-Ion erforderliche Energie beträgt etwa 6,41 eV (im allgemeinen werden pro 100 eV etwa 13–16 Ionen im Energiebereich der Strahlung 50 KeV–30 MeV oxidiert). Aus der Anzahl der Oxidationsereignisse, bestimmt über die optische Dichte, läßt sich die in der Absorberlösung absorbierte Energie, d. h. die Energiedosis ermitteln.

5.3.2 Meßprinzipien der praktischen Dosimetrie

In der Praxis haben sich Relativmethoden bewährt, bei der die Meßsonde bzw. der Detektor zusammen mit dem Meßinstrument als eine Einheit für jede Messung zunächst einmal mittels einer radioaktiven Kontrollvorrichtung justiert werden muß. Die Meßergebnisse werden stets auf die Messung mit der radioaktiven Kontrolleinrichtung bezogen. Alle zwei Jahre ist jedes Dosimeter mit einem Standarddosimeter zu vergleichen. Diese Kalibrierung wird von den entsprechend ausgerü-

steten Instituten (Physikalisch Technische Bundesanstalt in der Bundesrepublik Deutschland, Eichämter) durchgeführt.

5.3.2.1 Ionisationskammer

Im Vordergrund der praktischen Dosimetrie stehen die ionometrisch arbeitenden Instrumente, die auf allen Gebieten eingesetzt werden.

Die Abbildung 5-1 a zeigt schematisch den Aufbau eines Dosimeters mit einer Ionisationskammer. Über die Spannungsquelle U und den Widerstand R wird die Ionisationskammer aufgeladen. Wenn die Ionisationskammer einer Strahlung ausgesetzt wird, so werden in ihr Ladungsträger erzeugt, die aufgrund der angelegten Spannung einen Strom in der Kammer durch den Widerstand R zur Folge haben. Entsprechend dem Ohmschen Gesetz (s. S. 10) entsteht an dem Widerstand ein Spannungssignal U_s, das der Zahl der Elektronen bzw. den strahleninduzierten Ionen proportional ist. Das Spannungssignal wird einem Verstärker V zugeführt, in dem ein dem Signal proportionaler größerer Spannungswert erzeugt wird. Dieser wird an einem Meßinstrument M angezeigt. Der Strom I, der in dem primären Kreis fließt, ist proportional den in der Zeit t erzeugten Ionen. Das Spannungssignal $U_s = I \cdot R$, die Instrumentenanzeige, ist daher proportional der Ionendosisleistung. Wenn der Widerstand R durch einen Kondensator C ersetzt wird, wird die Ladung auf diesem in der Zeit t, entsprechend der Anzahl der erzeugten Ionen, geändert. Die an dem Kondensator gemessene Spannung ist dann proportional der Zahl der erzeugten Ionen. Die Anzeige am Meßinstrument ist ein Maß für die Ionendosis.

Da der Kondensator C entsprechend der Beziehung (s. S. 9) Q = U/C nur eine bestimmte maximale Ladung aufnehmen kann, ist nach einer bestimmten Zeit t durch einen Schalter, der im allgemeinen elektronisch automatisch geschlossen und wieder geöffnet wird, die Kapazität zu entladen. Jeder Ladevorgang entspricht einer bestimmten Ionendosis. Die Summe der Ladevorgänge ist zu zählen und ergibt die gesamte Ionendosis. In einer bestrahlten Ionisationskammer laufen in Abhängigkeit der an die Kammer angelegten

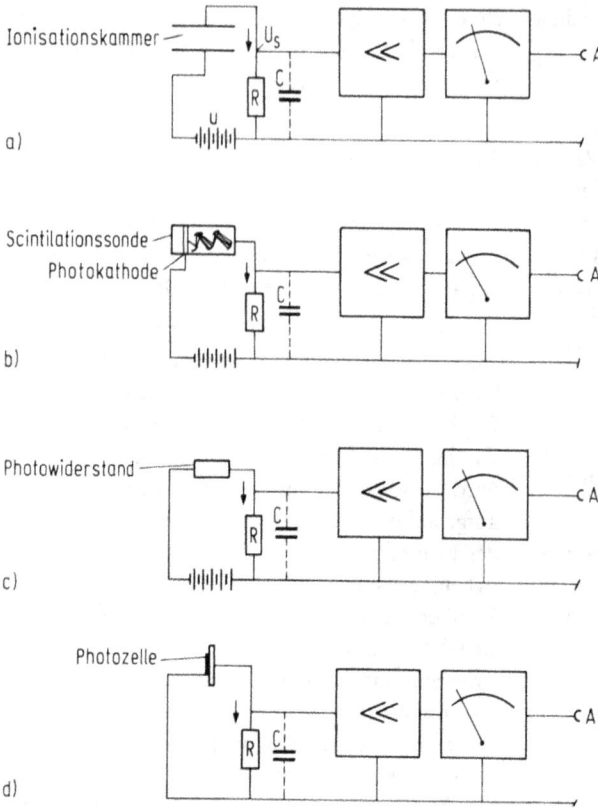

Abb. 5-1: Aufbau verschiedener Dosimeter. **a.** Ionisationsdosimeter; **b.** Szintillationszähler und Festkörperdosimeter mit **c.** Photowiderstand; **d.** Photozelle

Spannung U verschiedene Vorgänge ab, die das Verhalten der Kammer bestimmen.

In Abbildung 5-2 ist graphisch die Zahl N der Ionen in Abhängigkeit der an einer Ionisationskammer angelegten Spannung U (Kennlinie) bei konstanten Bestrahlungsverhältnissen dargestellt. Durch die Bestrahlung werden Ladungsträger beiderlei Vorzeichen gebildet, die durch die Potentialdifferenz zwischen den Kondensatorplatten voneinander getrennt und auf den Platten gesammelt werden bzw. zur Zählung gelangen. Im Bereich A ist die Spannung U zu klein, um eine vollständige Trennung der Ladungsträger zu erreichen. Es treten Rekombinationen auf, d. h. es werden wieder Moleküle gebildet. Im Bereich B, dem Ionisationsbereich, ist die Spannung gerade so groß, um eine Trennung zu erreichen, aber klein genug, um sekundäre Effekte zu vermeiden. In diesem Bereich arbeitet die Ionisationskammer. Im Spannungsbereich C, dem Pro-

portionalitätsbereich, ist die Zahl der durch sekundäre Ionisation, Stoßionisation, erzeugten Ladungsträger proportional der durch die Strahlung primär ausgelösten Elektronen und Ionen. Gegenüber dem Ionisationsbereich tritt eine Vervielfachung der Ladungsträger auf, deren Anzahl immer noch der Strahlung proportional ist. Der Bereich C ist der Arbeitsbereich des **Proportionalzählers**. Im Bereich D ist die Proportionalität nicht mehr gewährleistet, es treten bereits Lawinenbildungen auf. Im Auslösebereich E ist die Ionisation unabhängig von der primären Ionisation. Jedes ionisierende Korpuskel oder γ-Quant erzeugt durch weitere Stöße der sekundären elektrischen Ladungsträger eine gleiche Zahl Ionen N. Im Bereich F erfolgt dann bereits die selbständige Entladung. Eine einzige Ionisation führt zu einer Glimmentladung oder dauernden Funkentladung, die selbständig für die Bildung neuer Ladungsträger sorgt.

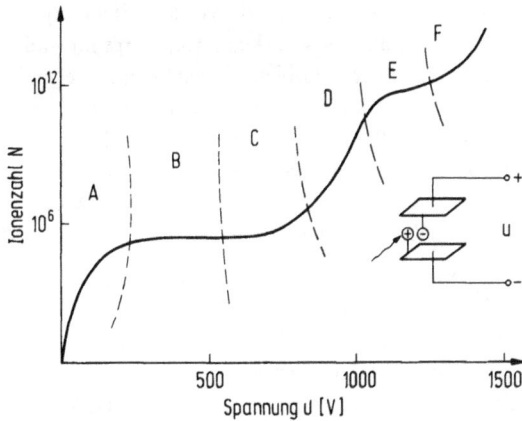

Abb. 5-2: Kennlinie einer Ionisationskammer. Zur Messung gelangende Ladungsträger N als Funktion der Spannung U an einer Ionisationskammer

Wichtiger Bestandteil der Ionometer ist die **Ionisationskammer.** Der Bau der Kammern ist von ihrem Verwendungszweck, besonders auch von der zu messenden Strahlenqualität abhängig. Für Standardmessungen werden sehr große Kammern mit relativ kleinem eigentlichem Meßvolumen gebaut, wobei das „Meßvolumen" von einem großen zusätzlichen „Ionisationsvolumen" umgeben ist, damit alle, auch die weiter fliegenden Teilchen, die Kammer nicht verlassen (Eichstand nach *Küstner*). In den üblichen Kleinkammern, z. B. der Fingerhutkammer, ist die Wandung der Kammer luftäquivalent: Luftwändematerial (gleiche effektive Ordnungszahl wie Luft, aber größere Dichte). Es genügt dann schon eine Wandstärke von 0,5 mm zur Erfassung sämtlicher Elektronen. Das notwendige Elektronengleichgewicht ist auch hier erreicht, wenn die Kammer ganz im Strahlenkegel liegt (ausgeleuchtet wird). Unter Kondensatorkammern (s. Abb. 5-9 e, S. 46) versteht man Kammern, die getrennt vom Meßinstrument benutzt werden. Diese Kondensatorkammern werden zunächst mittels des Meßinstrumentes wie ein Kondensator mit einer bestimmten Ladung versehen bzw. auf eine bestimmte Spannung aufgeladen. Nach der Bestrahlung wird die Restladung bzw. Restspannung gemessen.

Für die Messung an der **Nahbestrahlungsröhre** verwendet man **Phantomkammern,** in denen ein flaches Luftvolumen in ein dem Weichteilgewebe äquivalentes Material eingebettet ist, wodurch bei der Messung auch die Streustrahlung der Umgebung mit erfaßt wird. Die Kammer ist durch eine Kunststoffplatte, auf die die Röhre aufgesetzt wird, verschlossen.

Zur Messung sehr weicher Strahlung gibt es „Topfkammern" mit einem Zellophanfenster, das nur eine ganz geringe Filterwirkung hat. Die Kammer ist mit luftäquivalentem Material ausgekleidet und mit Ausnahme des Eintrittfensters durch Blei gegen Strahlen geschützt. Die Streustrahlung der Umgebung wird hier also nicht gemessen. Grenzstrahlkammern arbeiten mit flachem Luftvolumen ohne besonderes Eintrittfenster.

Sehr flache **Ionisationskammern** werden in den **Belichtungsautomaten** (s. S. 66 f.) angewandt. Auch Dosimeter, die zur Feststellung der bei einer Durchleuchtung den Patienten treffende Dosis eingesetzt sind (Messung des „Flächendosisproduktes"; gebräuchliche Einheit Gy/cm²), bedienen sich einer Ionisationskammer, die dicht vor der Blende des Röntgenstrahlers zwischen Blende und dem Patienten angebracht wird.

Zur Bestimmung der Aktivität wird in der Nuklearmedizin eine relativ große Ionisationskammer (Faßkammer, 4π-Kammer), die wie ein doppelwandiges Gefäß geformt ist, benutzt. Das radioaktive Material wird in der Mitte dieser Kammer eingesetzt und fast vollständig von ihr umschlossen. Es werden fast alle von der Probe emittierten Korpuskel bzw. γ-Quanten durch die Ionisationskammer zur Messung erfaßt (s. auch S. 186 Bohrlochkristall).

Im Gegensatz zu Messungen im Elektronengleichgewicht (s. S. 31) bis zu 3 MeV wird die Messung von Strahlen höherer Energie unter Berücksichtigung der **Bragg-Gray-Bedingungen** durchgeführt. Hier ist das Meßvolumen im Verhältnis zu der großen Reichweite der energiereichen Elektronen klein. Die Wand der Meßkammer soll gewebeäquivalent oder bei beliebiger Zusammensetzung sehr dünn sein. Die Energiedosis wird durch Multiplikation der gemessenen Ionendosis mit dem Quotienten des Elektronenbremsvermögens von Objekt und Luft errechnet.

Das **Geiger-Müller-Zählrohr** ist eine der ältesten für die Radioaktivitätsmessungen verwandte

Meßsonde. Sie besteht aus einem Glas- oder Metallzylinder mit Gas (Edelgas) oder Luft und evtl. noch einem Zusatz von Alkohol. Die Zählrohrwand hat gegenüber einem durch die Mitte des Zylinders gezogenen dünnen Draht über einen Widerstand eine Spannung von etwas über 1000 V. Beim Eindringen von Strahlen werden Ionisationen ausgelöst.

Negative Teilchen werden in der Umgebung des Drahtes stark beschleunigt und lösen hier eine lawinenartige „Stoßionisation" aus. Eine Entladung des Drahtes kann an einem Meßsystem, wie es Abb. 5-1 für eine Ionisationskammer zeigt, als Impuls angezeigt werden. Meist wird hinter einem Verstärker ein Zählwerk betrieben. Nach der Entladung ist das Zählrohr erst nach einer gewissen Zeit wieder ansprechbar. Die sogenannte Totzeit (meist etwa 10^{-4} s) kann durch den Alkoholzusatz verkürzt werden. Das Auflösungsvermögen des Zählrohres wird dadurch erhöht. Die „Arbeitsspannung" sollte immer etwas höher liegen als die „Einsatzspannung", bei der das Zählrohr eben anspricht. Im Bereich des Plateaus (Bereich F, s. Abb. 5-2, S. 37) ist der Einfluß der Spannung auf die Zählung gering. Zählrohre für Betastrahlung haben ein dünnes Eintrittsfenster (geringe Flächendichte gemessen in mg/cm^2) aus Glimmer oder Aluminium oder sind ganz offen (Spitzenzähler). Betazählrohre erfassen alle eindringenden Betateilchen (Wirkungsgrad 100 %). Gammazählrohre haben ein relativ dickes Fenster, der Wirkungsgrad liegt um 1 %. Es gibt Zählrohre verschiedener Größen und Längen. Befindet sich das Eintrittsfenster am Ende des Rohres, spricht man auch von Glocken- oder Endfensterzählrohre.

5.3.2.2 Festkörperdosimeter

Die Ionisationskammer und das Geiger-Müller-Zählrohr beruhen auf der strahleninduzierten Ionisation eines Gasraumes. Es werden elektrische Ladungsträger erzeugt, die Leitfähigkeit des Gasraumes ändert sich. Bei Festkörperdosimetern wie Photoelement und Photowiderstand und auch dem Kristallzähler tritt ebenfalls eine Wechselwirkung der Strahlung mit den Hüllenelektronen der den Festkörper aufbauenden Atome ein.

In einem **Photowiderstand** werden Elektronen durch die Strahlung von dem Atom getrennt und können sich in den Halbleiterbausteinen bewegen. Durch diese zusätzlichen Elektronen wird die Leitfähigkeit des Photowiderstandes erhöht. In einem geschlossenen Stromkreis (Abb. 5-1, S. 36) fließt ein größerer Strom, da der resultierende Widerstand des Kreises kleiner wird.

Ein Photoelement besitzt im allgemeinen einen Halbleiter mit zwei unterschiedlich mit Fremdatomen dotierten Zonen oder einen Metallträger, der mit einem Halbleiter engen Kontakt hat. Wenn die Anordnung einer Strahlung ausgesetzt wird, so werden wie bei dem Photowiderstand freie Elektronen erzeugt. Die Zahl der freigesetzten Elektronen ist allerdings in beiden Schichten unterschiedlich. Durch die verschiedenen Elektronenkonzentrationen entsteht eine Potentialdifferenz zwischen den beiden Schichten, die in einem äußeren Stromkreis (Abb. 5-1d, S. 36) einen Strom I zur Folge hat.

Bei dem **Szintillationszähler** wird durch die primär einfallende Strahlung der Energiezustand der Elektronen geändert, analog dem Anregungszustand in einem einzelnen Atom (s. S. 21). Nach einer sehr kurzen Zeit geht das Elektron unter Emission eines Photons in seinen Grundzustand zurück. Das Photon löst aus der Photokathode eines Photomultipliers (SEV, Sekundärelektronenvervielfacher) Sekundärelektronen aus, die durch die angelegte Spannung beschleunigt werden und aus den nachgeschalteten Dynoden weitere Elektronen freisetzen. Die Elektronenzahl wird vervielfacht. Sie ist proportional der Zahl der in dem Photomultiplier einfallenden Photonen und damit auch proportional der primären Stahlung (s. S. 36).

Für die Messung von Gammastrahlen haben sich besonders mit Thallium dotierte Natriumjodid (NaJ)-kristalle als Szintillationskristalle bewährt. In jüngster Zeit werden auch Kunststoffszintillatoren (plastische Szintillatoren, z. B. p-Terphenyl in Polysterol) verwandt. Für Betastrahlenmessungen sind organische Kristalle (z. B. Anthracen, p-Terphenyl) geeignet. Organische Lösungsmittel mit geringen Mengen fester organische Leuchtstoffe (z. B. Xylol mit p-Terphenyl) werden auch verwandt. Oftmals wird die Szintillationsflüssigkeit direkt mit dem zu untersuchenden betastrahlenden Material vermischt, um die Absorption der Betastrahlen in den Gefäßwandungen zu umgehen. Auch bei den **Thermolumineszenz**dosimetern wird zunächst ein Anregungszustand von Elektronen in dem Kristall erreicht. Die Eigenschaften der Thermolumineszenz zeigen z. B. Calciumfluorid-Kristalle dotiert mit Mangan (CaF_2, Mn) und Lithiumfluorid (LiF). Im Gegensatz zu den Kristallzählern wird der Anregungszustand bei normaler Umgebungstemperatur beibehalten. Ein solcher Zustand wird auch Haftstelle genannt, da in ihm das Elektron örtlich und energetisch fixiert ist. Erst durch Erwärmung auf ca. 200–300 °C geht das Elektron unter Emission eines Photons wieder in seinen Grundzustand zurück. Das Photon kann ebenfalls mit einem Photomultiplier registriert werden. In gewissen Grenzen ist die gesamte von dem Kristall emittierte Lichtenergie der Energiedosis proportional.

Eine mit der Thermolumineszenz und der Szintillation physikalisch verwandte Erscheinung ist die **Radiophotolumineszenz.** Durch Bestrahlung lumineszierender Kristalle, der sogenannten Phosphore (z. B. Natriumchlorid mit zwischengelagerten Silberatomen und Phosphatgläsern – 28 % Phosphor – ebenfalls dotiert mit Silberatomen), ist es möglich, in deren periodischem Kristallgitter Fehler zu erzeugen. Sie werden Fluoreszenzzentren genannt. Die Kristallgitterfehler erzeugen im Energieniveauschema des Kristalls lokal fixierte Energieniveaus, die unterschiedlich zu bewerten sind. Eine Befreiung von Elektronen aus diesen Energiezuständen ist durch Bestrahlung mit ultraviolettem Licht möglich. Beim Übergang eines Elektrons in einen solchen Energiezustand aus einem höher angeregten Energiezustand (im allgemeinen aus dem Leitfähigkeitsband), wird ein Photon mit bestimmter Energie emittiert. Bei kontinuierlicher Einstrahlung von kurzwelligem ultravioletten Licht strahlt der Kristall kontinuierlich Licht aus. Der Kristall fluoresziert. Das Spektrum der Fluoreszenz ist zur langwelligen Seite hin verschoben. Je nachdem, ob bei der Bestrahlung mit γ-Quanten oder Korpuskeln nur gleichartige oder verschiedenartige Zentren entstanden sind, enthält das Spektrum ein- oder mehrere Intensitätsmaxima. Die Intensität des Lichtes ist proportional der Zahl der gebildeten Zentren, sie hängt von der eingestrahlen Dosis ab.

Unter Normalbedingungen bleiben die durch die Strahlen erzeugten Gitterfehler, die Zentren, erhalten. Bei wiederholter Bestrahlung werden neue Zentren gebildet. Es kann daher durch wiederholte Messung des Fluoreszenzlichtes die Kumulation von Einzeldosen bestimmt werden. Erst durch Temperaturerhöhung auf 300–400 °C ist es möglich, die strahleninduzierten Zentren zu zerstören; die Gitterfehler werden behoben.

Zur Dosismessung werden nach der Bestrahlung – es handelt sich dabei meistens um mit Silber dotierte Phosphatgläser – optisch klarsichtige Kristalle in eine Meßanordnung gebracht, wie sie Abb. 5-3 zeigt.

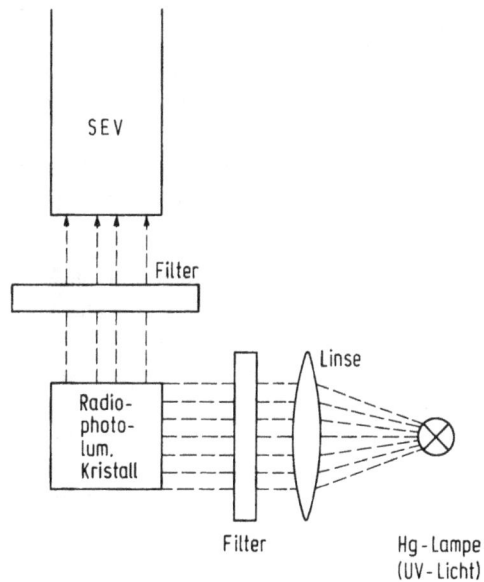

Abb. 5-3: Meßprinzip des Radiophotolumineszenzdosimeters

Der Kristall wird durch ein Filter- und Linsensystem von einem Sekundärelektronenvervielfacher beobachtet. Senkrecht zu dieser Anordnung wird in den Kristall ebenfalls über ein Filtersystem Licht mit einer Wellenlänge eingestrahlt, das energetisch in der Lage ist, die Elektronen aus der Haftstelle zu befreien. Bei dieser Anordnung ist die von dem Kristall emittierte Lichtenergie der primären absorbierten Energiedosis proportional.

Die Ionisationsenergie eines Moleküls der Atmosphäre beträgt im Mittel 34 eV. In einem Halbleiterelement beträgt die Energie zur Erzeugung eines freien Elektrons, das sich innerhalb des Festkörpers frei von Atom zu Atom bewegen kann, nur 2,8 eV für Germanium-Halbleiter, 6,3 eV bei Galliumarsenid-Halbleitern bzw. 10 eV bei Diamant. Die Energie beträgt etwa $1/10$–$1/3$ der Ionisierungsenergie von Gasen. Wegen der höheren Packungsdichte der Atome in einem Festkörper gegenüber Luft ist die Zahl der strahleninduzierten Ladungsträger pro Volumeneinheit wesentlich höher, was zu einer größeren Empfindlichkeit, bezogen auf das Volumen der Sonde, führt. Für die Dosimetrie werden Halbleitersonden nur auf dem Gebiet der Relativmessung eingesetzt. Hier haben sie wegen ihrer geringen Abmessungen wesentliche Vorteile gegenüber den relativ großen Ionisationskammern, besonders dann, wenn es darum geht, örtliche Dosisverteilungen für die Bestrahlungsplanung zu erfassen. Für die Standarddosimetrie sind die Festkörperdosimeter noch nicht eingesetzt worden, da hier die Bestimmung des eigentlichen Kammervolumens bzw. der Masse Schwierigkeiten bereitet.

Die in der Abb. 5-1, S. 36 zusammengefaßten Darstellungen der verschiedenen Meßsonden mit ihren Meßanordnungen zeigen gewisse Übereinstimmungen. Sie besitzen alle einen primären Meßkreis mit der Meßsonde, einer Spannungsquelle U und einen Widerstand R und/oder einer Kapazität C. An dem Widerstand oder der Kapazität C wird jeweils das Signal, das im einfachsten Fall ein ionisierendes Ereignis anzeigt, abgegriffen und einem Verstärker zugeführt. Nach der Verstärkung des Signals und einer evtl. elektrischen Verarbeitung wird es an einem Meßinstrument M angezeigt. Das Meßinstrument kann ein Drehspulinstrument, ein digital anzeigendes Voltmeter, ein Schreiber oder irgendein dem Problem angepaßtes Registriersystem sein.

Ist in dem primären Meßkreis ein Widerstand R vorhanden, so ist das Spannungssignal U_s gegeben durch das Produkt aus dem Strom I und dem Widerstand R. Der Strom I ist um so größer, je größer die Zahl der Ionisationen in einer gewissen Zeit t ist. Der Strom ist also proportional der Dosislei-

stung und somit auch dem Spannungssignal U_s. Wenn der Widerstand durch einen Kondensator ersetzt wird, so führt der Strom I, der so lange fließen kann, wie durch die Strahlung Ladungsträger erzeugt werden, zu einer Aufladung des Kondensators, die wiederum proportional einem Spannungssignal ist. Im Gegensatz zu dem Spannungssignal an dem Widerstand R ist dieses aber der Summe der in einer Zeit t eintretenden Ereignisse proportional. In diesem Fall wird also ein der Dosis proportionales Signal erzeugt. Eine Dosis zu messen bedeutet immer, über eine gewisse Zeit die Dosisleistung zu integrieren. Die Messung dauert also jeweils so lange, wie eine Bestrahlung stattfindet. Wenn eine weitere Messung erfolgen soll, so ist zunächst bei einer Dosismessung der Kondensator C zu entladen. Dies geschieht durch einen Schalter, der elektronisch ausgeführt sein kann (Rückladung) oder aber auch jeweils manuell betätigt werden muß. Wird der Schalter nicht betätigt, so werden die Dosiswerte der einzelnen Bestrahlungsintervalle additiv angezeigt.

5.3.2.3 Filmdosimeter

Aus der Schwärzung der einer Strahlung ausgesetzten Photoschicht kann auf die Qualität und Quantität dieser Strahlung geschlossen werden. Dazu wird nach Exposition und Entwicklung von dem Filmmaterial mit einem **Densitometer** die **Transparenz**, das ist das Verhältnis durchgelassener zu einfallender Lichtintensität, gemessen. Aus ihr wird unter Berücksichtigung der Lichtabsorption des Trägermaterials und der Filmemulsion die Dichte errechnet. Sie ist unter bestimmten Bedingungen der Dosis proportional und kann als Maß für diese genutzt werden.

Filmdosimeter zeigen als primäres Meßergebnis Ionendosiswerte an. Ihre häufigste Anwendung findet sich in der Personendosimetrie des Strahlenschutzes. In der Personendosimetrie wird Filmmaterial, wie es auch in der Größe zu Zahnaufnahmen benutzt wird, in Plaketten aus Hartpreßstoff eingelegt. Beiderseits des Films liegen in der Plakette Filter aus Blei und Kupferblech in unterschiedlicher Stärke und Anordnung. Bei einer Bestrahlung von irgendeiner Seite der Plakette (Abb. 5-4) entstehen aufgrund der unterschiedlichen Absorption der Filter verschiedene Schwärzungsmuster auf dem Film. Aus der Lage der Muster und der in den einzelnen Flächenstücken gemessenen Transparenz ist auf die Durchstrahlungsrichtung, die Energiedosis und die Strahlenart zu schließen.

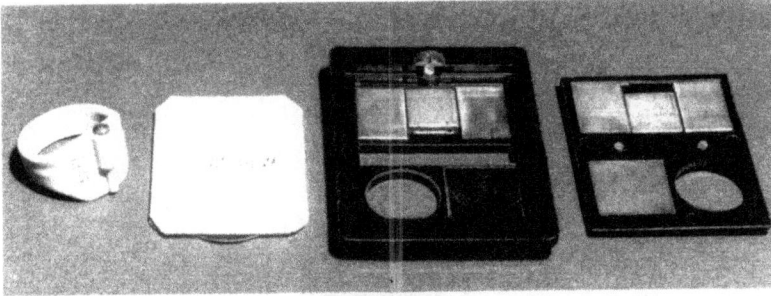

Abb. 5-4: Geöffnete Filmplakette und Fingerringdosimeter für die Personendosimetrie

5.4 Spezielle Ausführungsformen von Meßgeräten

5.4.1 Dosimeter für den allgemeinen Strahlenschutz

Die einfachste Ausführungsform eines Ionisationsdosimeters ist das für Strahlenschutzzwecke konzipierte **Taschendosimeter** (Abb. 5-5). Bei diesem ist ein Kondensator (3) mit einem Ladegerät zunächst einmal elektrisch über den Federkontakt (7) aufzuladen. Die Verschiebung der Ladungen hat zwischen den Elektroden eine Potentialdifferenz zur Folge. Sie wird durch einen Quarzfaden, der metallisch bedampft ist und auf einer stabförmigen Elektrode (2) angebracht ist, über eine Optik (4) und (5) an einer Vergleichsskala (1) in Skalenteilen abgelesen. Die elektrischen Ladungen auf dem metallisierten Quarzfaden und auf der dicken mittleren Elektrode entfernen sich möglichst weit voneinander, da sie das gleiche Vorzeichen besitzen. Wenn das Dosimeter einer Strahlung ausgesetzt ist, werden in dem Raum der Ionisationskammer (6) zusätzlich Ionen und Elektronen erzeugt, die zu einer Entladung des Kondensators entsprechend der Zahl der gebildeten Ionen führt. Die auf den Quarzfaden wirkenden elektrostatischen Kräfte lassen nach, und der Faden wird in Richtung seiner Lage bei ungeladenem Dosimeter wandern. Bei erneuter Bestrahlung tritt der Vorgang wieder

ein. Ein Taschendosimeter registriert additiv die Ionendosis.

Ein ähnliches Gerät, das für die Ortsdosismessung im Strahlenschutz, also hauptsächlich für Streustrahlungsmessungen eingesetzt wird, ist in Abb. 5-6 dargestellt. Die Funktion dieses Gerätes entspricht grundsätzlich der eines Taschendosimeters. Die Ionisationskammer und der Kondensator wurden nur wesentlich vergrößert, um eine höhere Empfindlichkeit zu erreichen. Das Ladegerät wurde in das Meßgerät integriert, um damit eine ständig betriebsbereite Einheit zur Verfügung zu haben. Während das Taschendosimeter im Bereich von ca. 100 μSv ($2,58 \cdot 10^{-7}$ C/kg) und größeren Ionendosiswerten arbeitet, ist die Streustrahlenkammer noch im Bereich von bis zu 0,1 μSv ($2,58 \cdot 10^{-10}$ C/kg) einsatzfähig.

Für die regelmäßige Strahlenschutzüberwachung beim Arbeiten mit offenen radioaktiven Stoffen sind **Hand-Fuß-Kleidermonitore** mit großflächigen Proportionalzählrohren ausgerüstet (Abb. 5-7). Die Zählrohre arbeiten im Proportionalbereich Abb. 5-1, Bereich E. Mit dem abgebildeten Hand-Fuß-Monitor ist es möglich, gleichzeitig die Schuhsohlen sowie die Hände auf eine Verschmutzung mit radioaktivem Material hin zu prüfen. Die

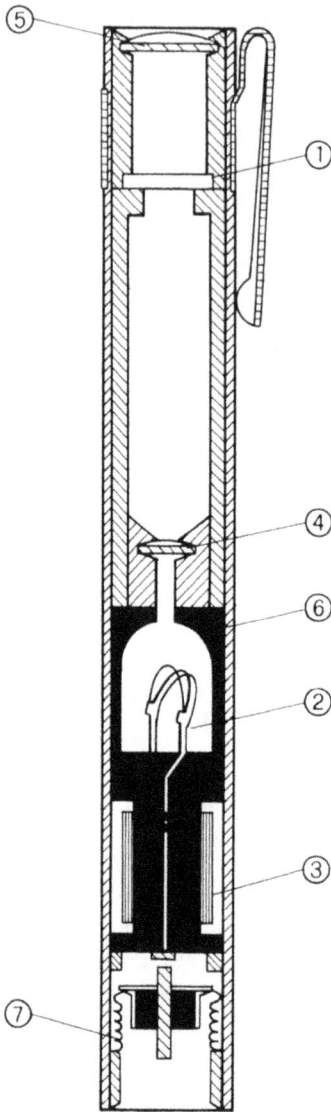

Abb. 5-5: Aufbau eines Taschendosimeters

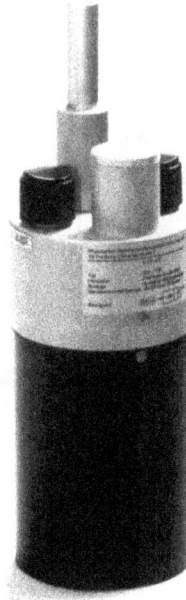

Abb. 5-6: Streustrahlendosimeter (Fa. PTW)

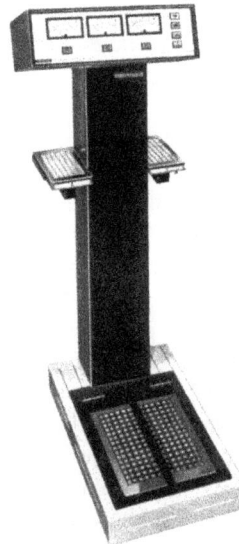

Abb. 5-7: Hand-Fuß-Monitor (Fa. Berthold)

Ionisationskammern befinden sich unter den mit Schutzgittern versehenen Abdeckplatten einmal in der Trittkonsole für die Überwachung der Füße und zum anderen beiderseits des Instrumentenstativs in Höhe der Hüfte zur Überwachung der Hände. Üblicherweise werden die Gitter mit einer dünnen Kunststoffolie abgedeckt, um eine Kontamination des Geräts zu vermeiden bzw. schnell beseitigen zu können. Nach Angaben des Herstellers ist es möglich, auch bei sehr energiearmen Strahlen (J-125, 25 keV) noch Aktivitäten von ca. 2 nCi auf einer Fläche von 100 cm² nachzuweisen. Die Handmonitore sind von der Halterung abnehmbar, um mit ihnen auf der Kleidung eine Kontamination feststellen zu können. Die Meßinstrumente in der abgebildeten Form zeigen für jede Sonde die registrierten Impulse an, unter Berücksichtigung der Hintergrundstrahlung, die von vornherein als Nulleffekt abgezogen wird. Beim Überschreiten einer bestimmten Impulsrate (Korpuskeln bzw. Gammaquanten/Beobachtungszeit) wird ein akustischer und optischer Alarm gegeben, der andeutet, daß die beobachtete Aktivität deutlich über der zulässigen Grenze liegt.

Für die **Überwachung** der im **Kontroll- und Überwachungsbereich** tätigen Personen über längere Zeiten hinweg werden **Filmdosimeter** und **Thermolumineszenz-** sowie **Radiophotolumineszenzdosimeter** eingesetzt. Die Abb. 5-4 zeigt eine geöffnete Filmplakette, wie sie in der Röntgendiagnostik üblicherweise getragen wird. Die auf dem Film eingeprägte Ziffer ist zur Identifizierung der Tragezeit und der Zuordnung der Plakette zum Plakettenträger notwendig. Auch auf dem abgebildeten Fingerringdosimeter ist eine entsprechende Nummer eingeprägt. Die Wulst auf dem Ring enthält eine Bohrung für die Aufnahme der kleinen Thermolumineszenzsonde. Die übliche Tragezeit dieser die Dosis akkumulierend messenden Dosimeter beträgt ca. 1 Monat. Die Auswertung der Filme und Sonden übernimmt im allgemeinen die nach dem Landesrecht zuständige Meßstelle (s. auch S. 264 Messung der Personendosis).

Die Ganzkörperzähler („human body counter") arbeiten mit Szintillatoren (anorganische Kristalle, flüssige oder plastische Szintillatoren). In einer gegen die Umgebungs- und die Höhenstrahlung abge-

schirmten Kammer wird die Aktivität der zu untersuchenden Person gemessen. Ganzkörperzähler sind wichtig für die Überwachung des Personals, das mit radioaktiven Substanzen umgeht. Eine Kontamination bzw. Inkorporation kann mit seiner Hilfe entdeckt und ihr Ausmaß festgestellt werden.

Auch die Aufnahme radioaktiven Materials aus den Spaltprodukten von Atombombenexplosionen (der aus der Atmosphäre kommende „fall out" bzw. sein in den Körper aufgenommener, „inkorporierter" Anteil) kann so gemessen werden. Gut geeignet sind für die Ganzkörperzähler die große Körperabschnitte umgebenden Szintillatoren. Mit Hilfe eines Vielkanalanalysators kann das Spektrum der Gammastrahlen registriert und graphisch dargestellt werden. So läßt sich feststellen, welches Nuklid inkorporiert worden ist.

5.4.2 Dosimeter für die Röntgendiagnostik

Für die röntgendiagnostischen Geräte sind spezielle Ionisationskammern in Form der Flachkammern konstruiert worden. Sie werden einmal als Meßsonden für die Belichtungssteuerung (Belichtungsautomatik, S. 66 f.) eingesetzt für die Dosisüberwachung und zum anderen zur Messung der Eintrittsdosis bzw. des Flächendosisproduktes.

Ein Maß für die Strahlenbelastung eines Objektes ist die Eintrittsdosis; dies ist die Dosis, die an der der Strahlenquelle zugewandten Oberfläche des Körpers gemessen wird. Die Eintrittsdosis kann durch Montage einer Flachkammer vor das letzte Blendensystem (die Flachkammer muß größer als die maximale Blendenöffnung sein) erfaßt werden. Durch die Messung wird nicht die Dosis selbst, sondern das Produkt aus bestrahlter Fläche und Dosis angezeigt. Dieses Produkt ist unabhängig von der Entfernung Strahlenquelle–Meßsonde (Abb. 5-8). Es ist also nicht erforderlich, die Ionisationskammer auf der Oberfläche des Objektes anzubringen. Aus der Röntgenaufnahme kann auf die bestrahlte Fläche geschlossen werden und damit aus dem Flächendosisprodukt die Eintrittsdosis errechnet werden. Ionisationskammern, die in der Belichtungsautomatik eingesetzt werden, sind für einen Dosisbereich von wenigen μGy ausge-

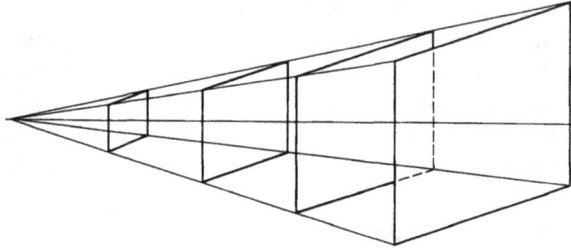

Entfernung	r	:	r_0	$2r_0$	$3r_0$	$4r_0$	$r = x \cdot r_0$
Fläche	F	:	F_0	$4F_0$	$9F_0$	$16F_0$	$F = x^2 \cdot F_0$
Dosis	D	:	D_0	$1/4 D_0$	$1/9 D_0$	$1/16 D_0$	$D = 1/x^2 D_0$
Dosis × Fläche	D F	:	$D_0 F_0$	$D_0 F_0$	$D_0 F_0$	$D_0 F_0$	$D \cdot F = D_0 F_0$

Abb. 5-8: Zusammenhang zwischen Entfernung r Quelle-bestrahlter Fläche, Flächenausdehnung F, Dosis D und Dosisflächenprodukt D · F

legt. Meßkammern, die zur Bestimmung des Flächendosisproduktes eingesetzt werden, müssen im Dosisbereich von einigen mGy arbeiten.

Die Empfindlichkeit der Dosimeter ist nicht nur von der Meßsonde abhängig, sondern auch von den eingesetzten Verstärkern. So ist z. B. das Meßgerät für die Messung des Flächendosisproduktes einmal für stark absorbierende Objekte und einmal für dünne Objekte erhältlich. Beide Geräte unterscheiden sich nur im Aufbau der Elektronik. Das Gerät für dünnere Objekte (Kinder) ist um den Faktor zehn empfindlicher bzw. genauer in der Anzeige. Das abgebildete Meßinstrument zeigt an einem vierstelligen Digitalzähler das Produkt aus Dosis und bestrahlter Fläche an, die aus einer oder mehreren Bestrahlungen resultieren. Durch Berühren der unter dem Anzeigefeld angeordneten Löschtaste (reset, s. S. 35 Schalter) wird die Anzeige gelöscht. Bei wiederholter Bestrahlung (Aufnahmeserie, wiederholte Durchleuchtung) ohne zwischenzeitliche Löschung wird die Summe des Flächendosisproduktes von allen Aufnahmen und allen Durchleuchtungsphasen angegeben. Durch Zusätze ist die getrennte Anzeige der beiden Anteile – Aufnahme/Durchleuchtung – des Flächendosisproduktes und die Anzeige der gesamten Durchleuchtungszeit möglich.

Für die Funktionsüberwachung in der Röntgendiagnostik wurde von den Physikalisch-Technischen Werkstätten ein Gerät entwickelt, bestehend aus Ionisationskammer mit Vorverstärker, dem Anzeigegerät und einer radioaktiven Kontrollvorrich-

tung (ca. 3,7 MBq C-14), das für Dosisleistung und Dosismessung im Bereich von 5–2000 μR_s^{-1} bzw. 0,05–0,5 mR einsatzfähig ist. Für Dosisleistungsmessung und Dosismessung sind zwei speziell dafür geeignete Ionisationskammern zu benutzen.

Mit der Ionisationskammer für Dosisleistungsmessung kann die Dosisleistung am Bildverstärkereingang eines Röntgengerätes überprüft werden. Dosisleistung und Bildverstärkung sollen so eingestellt werden, daß bei bester Bildqualität die Dosisleistung am Eingang des Bildverstärkers so niedrig wie möglich bleibt. Der Rahmen der Ionisationskammer hat die Größe einer Filmkassette, so daß die Kammer im Kassettenhalter leicht aufgenommen werden kann.

Die Ionisationskammer für Dosismessung ist z. B. für den Einsatz an den Röntgengeräten mit Kinoradiographieeinrichtungen gedacht. Es wird die Dosis für eine Anzahl von Röntgenimpulsen bestimmt. Bei bester Bildqualität ist durch Einstellung der Röntgenimpulssteuerung ein Minimum der Dosis für das einzelne Bild der Serie zu erreichen.

Vor der Messung ist jeweils mit der radioaktiven Kontrollvorrichtung die Ionisationskammer mit dem Anzeigegerät zu prüfen und evtl. eine Korrektur an entsprechenden Stellpotentiometern vorzunehmen. Die Meßergebnisse sind bei Benutzung der radioaktiven Kontrollvorrichtung auf ± 3 % reproduzierbar. Es ist selbstverständlich, daß für die Bestrahlungen bei der Einstellung der Geräte nur mit Patientenphantomen gearbeitet wird.

5.4.3 Dosimeter für die Strahlentherapie

In der Röntgendiagnostik ist eine Kenntnis der örtlichen Verteilung der Dosisleistung nicht erforderlich. Für eine gute Bildqualität wird von vornherein eine möglichst homogene Ausleuchtung des Bildausschnittes gefordert. Dieses ist bei punktförmiger Strahlenquelle, wie sie in der Röntgendiagnostik unter Berücksichtigung der Größe des Bildfeldes, des Abstandes Strahlenquelle–Bildfeld und der Größe des Brennfleckes fast immer erfüllt.

In der Strahlentherapie dagegen steht das Bestreben im Vordergrund, eine inhomogene Dosisverteilung zu erzeugen. Die Dosis an dem zu bestrahlenden Krankheitsherd, dem Zielvolumen, soll möglichst hoch sein und innerhalb des Zielvolumens an allen Orten gleiche Werte annehmen. In dem umliegenden, völlig gesunden Gewebe sollte die Dosis aber möglichst gering sein. In Richtung des Krankheitsherdes soll also an der Grenze zwischen gesundem und krankem Gewebe, innerhalb einer kurzen Strecke, die Dosisleistung von niedrigen Werten auf hohe Werte ansteigen.

Hier ist der Einfachheit halber nur an Krankheitsherde mit lokalisierbarer Grenze gedacht, also in erster Linie an Tumoren. Die Forderung ist bei nicht scharf abzugrenzenden Karzinomen und Infiltraten ebenso zu erheben. Es wird dann nicht mehr von einem Krankheitsherd zu reden sein, sondern nur noch von einem Zielvolumen. Eine hohe Belastung noch gesunden Gewebes innerhalb dieses Volumens muß leider akzeptiert werden.

Um solche ortsabhängigen Dosisleistungswerte messen zu können, ist es natürlich erforderlich, daß die Meßsonden geometrisch kleine Abmessungen besitzen und die Empfindlichkeit der Sonde richtungsunabhängig ist. Selbstverständlich wird auch hier gefordert, daß die Anzeige des Meßsystems möglichst unabhängig von der Strahlungsenergie ist. Sonden, die diese Bedingungen mit gewissen Einschränkungen erfüllen (es gibt keine Anordnung, die alle Forderungen vollständig befriedigt), sind in den Abb. 5-9 wiedergegeben. Diese Meßfühler werden in der Strahlentherapie zur Vermessung von Isodosenfeldern eingesetzt, auf denen dann die Bestrahlungsplanung basiert.

In den Abb. 5-9 sind zwei Ionisationsdosimeter dargestellt, die in der Strahlentherapie zur Vermessung von Isodosenfeldern eingesetzt werden. Selbstverständlich können durch Benutzung unterschiedlicher Kammern, wie sie in Abb. 5-9 wiedergegeben sind, auch andere Meßanforderungen erfüllt werden. So ist das Gerät der Firma PTW, ausgerüstet mit der Streustrahlenkammer, auch für Strahlenschutzmessungen einsatzfähig. Das Gerät der Firma Scanditronex ist sowohl für den Einsatz von Festkörperdosimetern als auch von Ionisationskammern nutzbar. Durch Kombination dieser Meßgeräte mit motorisch bewegten und elektrisch gesteuerten Koordinatenmechaniken ist es möglich, die Isodosenfelder in wassergefüllten Plexiglasbehältern automatisch zu vermessen. Neue Geräte mit Rechnersteuerung und automatischer Meßwerterfassung ermöglichen schnellere Messungen.

Für die experimentelle Überprüfung der theoretisch berechneten Isodosenfelder, die in der Strahlentherapie zur Anwendung kommen sollen, werden die Thermolumineszenzdosimeter eingesetzt. Diese zeichnen sich durch sehr kleine Abmessungen aus. Bei der Verteilung der Dosimeter in einem Phantom können bei einer Bestrahlung gleichzeitig die Dosiswerte an allen interessierenden Punkten registriert werden. Die Auswertung der Messungen erfolgt in einem Thermolumineszenzmeßstand.

Die Meßanordnung besteht im wesentlichen aus einem „Ofen", in dem auch ein Photomultiplier eingebaut ist. Die thermolumineszierenden Kristalle sind in einen Polyvenylschlauch von ca. 2 mm Durchmesser eingelegt. Jede Sonde hat etwa eine Länge von 5 mm. Die bestrahlten Sonden in den Schläuchen werden in dem Thermolumineszenzdosimeter durch den kleinen Ofen gezogen. Durch den Photomultiplier wird die bei der Erwärmung der Thermolumineszenzsonde auftretende Photonenstrahlung beobachtet und in ein elektrisches Signal umgesetzt, das der absorbierten Energiedosis proportional ist. Die Thermolumineszenzdosimetrie eignet sich auch für die Messung während der Therapie selbst, da die Sonden sehr geringe Abmessungen besitzen und daher ohne Belastung des Patienten leicht in Körperhöhlen eingeführt werden können. Für ein Absolutverfahren ist das TLD nicht geeignet, da die Thermolumineszenz von sehr vielen Faktoren, wie z. B. thermischer Vorbehandlung, Strahlenvorbelastung und Aufheizgeschwindigkeit abhängt.

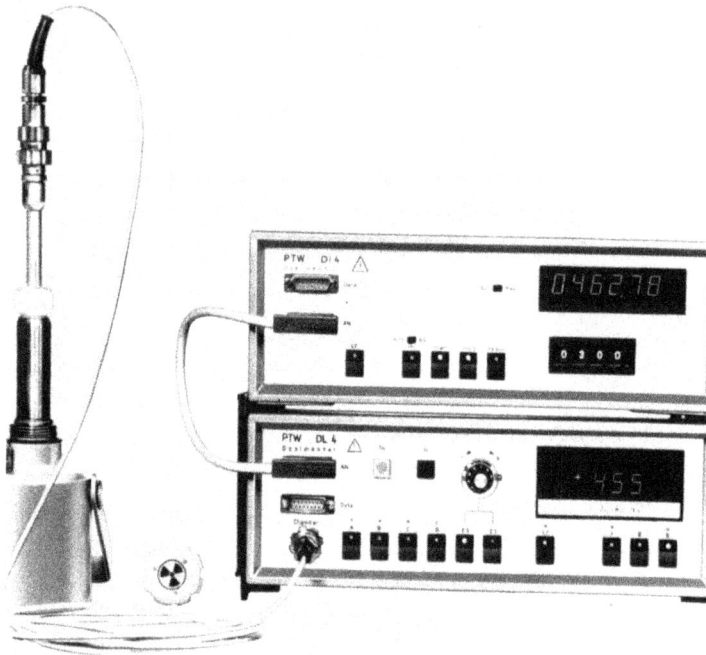

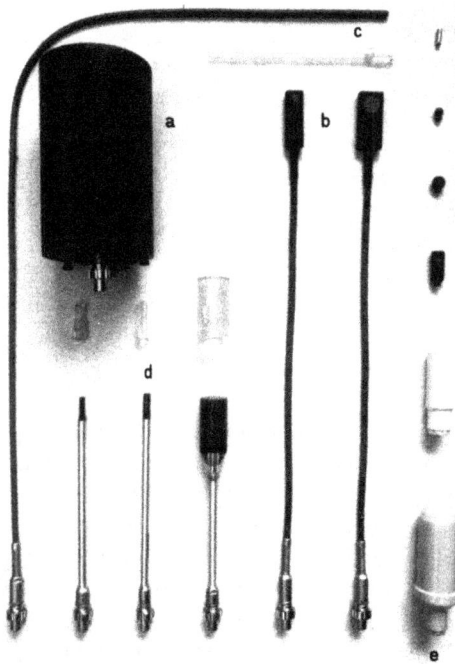

Abb. 5-9: Dosimeter DI 4 – Verschiedene Ionisationskammern, Kontrollvorrichtung und dazugehörige
Kunststoffkappen (Fa. PTW). **a.** Große Streustrahlenkammer; **b.** Weichstrahlkammer; **c.** flexible Kammer
mit Volumen von 0,1 cm³; **d.** Kammern zwischen 0,3
und 30 cm³; **e.** Kondensatorkammer mit Durchmesser
6–45 mm.
Die abgebildeten Kunststoffkappen sind für die energiereichen Strahlen (z. B. Co-60, 1,3 MeV) zu verwenden

5.4.4 Auswahlkriterien für Dosimeter

Die Auswahl eines Meßsystems hängt von verschiedenen Faktoren ab. Zu einem Meßsystem gehören folgende Komponenten:

- *Meßsonde,*
- *Verstärker,*
- *Anzeigegerät* und
- *radioaktive Kontrollvorrichtung.*

Im allgemeinen ist das Anzeigegerät mit dem Verstärker zusammengefaßt, so daß beide auch elektrisch aneinander angepaßt sind. Die Wahl dieses Meßgerätes hängt im wesentlichen von den elektrischen Eigenschaften der für das Problem erforderlichen Sonde ab.

Entsprechend dem Anwendungsbereich ist die eine oder andere Sonde besonders geeignet. Behält man die Einteilung der Meßsonden aufgrund ihres physikalischen oder chemischen Prinzips bei, so besitzen die einzelnen Gruppen bestimmte charakteristische Eigenschaften, aus denen der Einsatz für bestimmte Anwendungsbereiche herauszulesen ist.

Ein wesentliches Merkmal für den Anwendungsbereich ist gegeben durch den Bereich der Energiedosis und der Energiedosisleistung, in denen die Sonden einsatzfähig sind. In Tab. 5-2 sind graphisch die Bereiche der verschiedenen Sonden gegenübergestellt. Die ausgezogenen Linien überspannen den jeweiligen Energiedosisbereich, die punktierten Linien den dazugehörigen Energiedosisleistungsbereich. Es ist daraus zu ersehen, daß z. B. die Ionisationskammern zwar für geringste Dosisleistungen von ca. 10^{-11} rd/s einsatzfähig sind, die zu messende Dosis aber wenigstens im Bereich von 10^{-6} rd liegen, also eine entsprechende Bestrahlungszeit bzw. Meßdauer von ca. 10^5 s (ca. 10 h) vorliegen muß. Eisensulfatdosimeter, Filmdosimeter und auch Radiothermolumineszenzdosimeter sind für höhere Dosisleistungen einsatzfähig. Aus den Angaben der Energiedosis geht hervor, daß für den Nachweis von sehr hohen Energiedosen die Ionisationskammer wiederum überlegen ist. Dagegen ist sie aufgrund ihres Meßprinzips zu träge, um hohe Energiedosisleistungen anzeigen zu können, die auch durch kleine Energiedosen in extrem kurzen Zeiten erbracht werden können ($\dot{J}= dJ/dt$). Die Laufzeit der in der Ionisationskammer gebildeten Ladungsträger ist zu langsam, um bei kurzzeitigen Messungen noch zur Anzeige zu gelangen.

Eine Dosisleistungsangabe für einen strahlungsempfindlichen Film zu machen ist sehr schwierig, da die Schwärzung des Films als Resultante vieler Einzelergebnisse zu betrachten ist. Im Gegensatz zu den anderen aufgeführten Dosimetern ist es aber möglich, mit Spurenemulsionen die Bahnen einzelner Korpuskeln nachzuweisen und daraus deren Energie zu bestimmen. In diesem Fall ist

Tab. 5-2: Meßbereiche für Dosis (Gy) ———— und Dosisleistung (Gys^{-1}) ·········· verschiedener Dosimeter

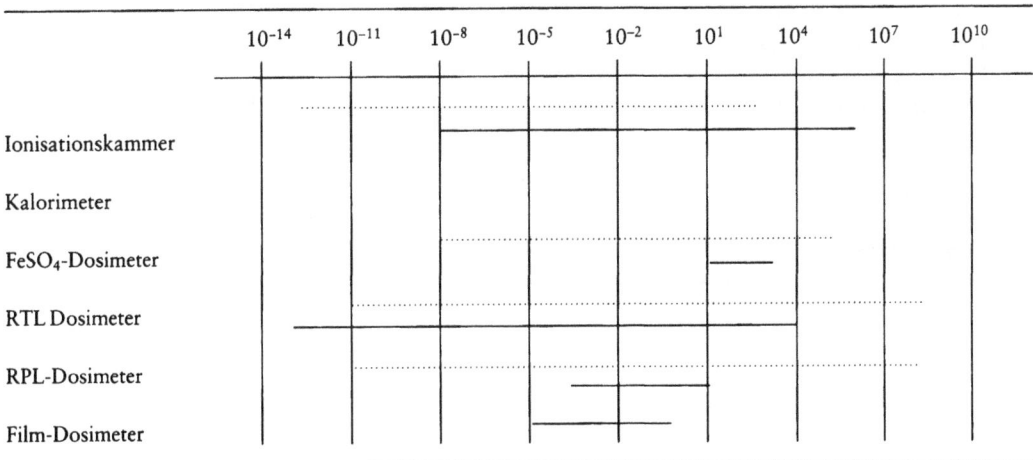

	10^{-14}	10^{-11}	10^{-8}	10^{-5}	10^{-2}	10^1	10^4	10^7	10^{10}
Ionisationskammer									
Kalorimeter									
FeSO$_4$-Dosimeter									
RTL Dosimeter									
RPL-Dosimeter									
Film-Dosimeter									

natürlich von einer Dosisleistungsangabe nicht mehr zu reden, da die Definitionsgleichung dieser Größe nicht mehr gültig ist.

Neben dem möglichen Energiedosisbereich und Energiedosisleistungsbereich spielen noch einige andere Faktoren für den Einsatz eines Dosimeters eine Rolle. Diese sind in der Tab. 5-3 für die verschiedenen Dosimetertypen, geordnet nach dem Funktionsprinzip, aufgeführt.

In der Bestrahlungsplanung zur Erfassung von Isodosenfeldern ist eine gute örtliche Auflösung der Energiedosis bzw. Energiedosisleistung erforderlich. Die geometrischen Abmessungen der Sonde sollten daher möglichst klein sein. Auch für den Einsatz bei der in vivo-Dosimetrie während einer Bestrahlung ist ein kleines Dosimeter vorzuziehen.

Für den Einsatz im Strahlenschutz sind Dosimeter mit kleinen geometrischen Abmessungen vorteilhaft, gleichzeitig ist bei ihnen zu fordern, daß die Dosisanzeige additiv ist und über längere Zeiträume registriert werden kann. Eine Speicherung der Dosis ist also hier sinnvoll.

Ein wesentlicher Punkt ist die Angabe der relativen Meßgenauigkeit, wobei diese Angabe jeweils noch für die unterschiedlichen Energiebereiche verschieden sein kann. Auf dem Gebiet des Strahlenschutzes und dem Gebiet der diagnostischen Geräte ist es ausreichend, Geräte einzusetzen, die eine Gesamtmeßunsicherheit von 10–20 % besitzen. In der Strahlentherapie, in der die Bestrahlungsplanung auf der Messung relativ einfacher Isodosenfelder aufgebaut ist, wird eine weitaus höhere Meßgenauigkeit gefordert, da anzunehmen ist, daß die Meßfehler sich auf jeden Fall additiv zu einem Gesamtfehler zusammensetzen. Der relative Fehler bei den Standardmessungen liegt z. Zt. bei etwa ± 2–3 %. Diese Angabe bezieht sich auf die Reproduzierbarkeit der Ergebnisse.

Tab. 5-3: Zusammenfassung verschiedener Eigenschaften von Dosimetersonden unterschiedlichen Typus

	Ionisationskammer	Kalorimeter	Fe$_2$SO$_4$-Dosimeter	RTL-Dosimeter	RPL-Dosimeter	Film-Dosimeter	Halbleiter-Dosimeter (Relativmessung)
Standardmessung	x	x	x				
Energieunabhängigkeit	x	x	x	x		x	
Richtungsabhängigkeit	x		x	x			
Dosisanzeige	x	x	x	x	x	x	x
Dosisleistungsanzeige	x						
hohe Meßgenauigkeit	x	x	x			x	x
hohes Auflösungsvermögen				x		x	x
Anwendung in Diagnost.	x					x	x
Anwendung in Therapie	x		(x)	x		x	x
Anwendung in Strahlensch.	x			x	x	x	
Langzeitspeicherung						x!	

6. Erzeugung von Röntgenstrahlen

U. Flesch

Die Röntgenstrahlung ist wie das sichtbare Licht ein Teil der elektromagnetischen Wellenstrahlung (s. S. 17). Sie liegt im *elektromagnetischen Spektrum* auf der kurzwelligen Seite jenseits des UV-Lichtes. Die Röntgenstrahlung ist wie das Licht auch eine *Photonenstrahlung.* Sie entsteht in der Atomhülle oder dem Coulombschen Feld von Atomen mit einer Photonenenergie, die eine indirekte Ionisation durch Stoß ermöglicht (DIN 6814, T. 2). Bei der Röntgenstrahlung ist zu unterscheiden zwischen

• der **Bremsstrahlung** mit einem kontinuierlichen *Quantenspektrum* und
• der charakteristischen **Eigenstrahlung von Atomen** mit einem *Linienspektrum,* das für die strahlenden Atome charakteristisch ist.

Die Röntgenstrahlen wurden 1895 von *W. C. Röntgen* beim Experimentieren mit Kathodenstrahlröhren entdeckt (Mitteilung: *Über eine neue Art von Strahlen*). Im Ausland werden die Röntgenstrahlen vielfach, wie auch von *Röntgen* selbst, als **X-Strahlen** bezeichnet (x-rays).

6.1 Röntgenröhre

Die in der Medizin angewandten **Röntgenstrahlen** *entstehen beim Abbremsen schneller Elektronen:* **Bremsstrahlung.** Elektronen werden in einem elektromagnetischen Feld auf eine hohe Geschwindigkeit beschleunigt. Beim Auftreffen auf Materie werden die Elektronen abgebremst. Die Bewegungsenergie wird im wesentlichen in Wärmeenergie umgewandelt. Ein kleiner Anteil wird jedoch in elektromagnetische Energie, die Röntgenstrahlung, umgesetzt. Erzeugung, Beschleunigung und Abbremsung der Elektronen erfolgen in der Röntgenröhre. Die Einheit Röntgenröhre – Röhrengehäuse heißt **Röntgenstrahler.**

6.1.1 Aufbau und Eigenschaften

Die erste Röntgenröhre war die von Röntgen verwandte Ionenröhre *(Gasentladungsröhre),* die heute nur noch historische Bedeutung hat.

Die Ionenröhre ist gasarm (10^{-3} m bar Druck). Sie arbeitet als Gasentladungsröhre, also ohne Glühkathode (s. u.). Bei Anlagen einer Spannung werden die im Füllgas vorhandenen positiven Ionen beschleunigt. Sie prallen auf die (kalte) Kathode und schlagen dort Elektronen heraus. Diese wandern beschleunigt zur Anode. Hier oder an einer zwischengeschalteten 3. Elektrode (Antikathode) werden sie abgebremst.

Bedingt durch die sich ändernde Gasladung der Ionenröhre ist die Dosisleistung nicht konstant und die Lebensdauer sehr begrenzt. Röhrenspannung und -strom beeinflussen sich, wodurch Qualität und Quantität der erzeugten Strahlung weitgehend voneinander abhängig sind.

Den entscheidenden Fortschritt brachte eine von der Gasentladung unabhängige Elektronenerzeugung. Nach einem Vorläufer (*Lilienfeld* 1912) konstruierte der amerikanische Physiker *Coolidge* 1913 die **Glühkathodenröhre,** wie sie im Prinzip noch heute gebraucht wird.

Die Glühkathodenröhre ist im Prinzip eine *Elektronenröhre,* wie sie auch zu anderen Zwecken verwendet wird. Elektronenröhren bestehen aus einem Vakuumgefäß aus Glas oder Metall (Druck 10^{-7} mbar), in das 2 Elektroden, eine Kathode (–) und eine Anode (+), elektrisch isoliert eingeschmolzen sind. Die Kathode besteht aus einem

„Heizdraht" (Wolfram), der einen hohen Schmelzpunkt (3400 °C) hat.

Beim Erhitzen des Drahtes der Glühkathode – in der Praxis auf etwa 2000 °C – verlassen Elektronen den Draht. Sie umgeben die Kathode als *„Elektronenwolke"*. Durch Anlegen einer Spannung (Hochspannung) zwischen Kathode und Anode der Röhre werden die Elektronen von der Kathode abgelöst und zur Anode beschleunigt. Die Röhre ist evakuiert (Hochvakuum), damit keine Luftmoleküle den Elektronenstrom behindern.

> Beim Auftreffen der Elektronen (Kathodenstrahlen) auf die Anode entstehen:
> - Wärme,
> - elektromagnetische Wellen: Röntgenstrahlen, Lumineszenz,
> - Sekundärelektronen

Der überwiegende Anteil der der Röhre zugeführten Energie wird in **Wärme** umgewandelt. Die Wärmeproduktion charakterisiert die *Belastbarkeit einer Röhre*. Damit ist die Anzahl der Röntgenaufnahmen in der Zeit begrenzt. Die für die Lebensdauer der Anode wesentliche Maximaltemperatur darf nicht überschritten werden. Die **Ausbeute an Röntgenstrahlen** in Röntgenröhren beträgt etwa nur 0,1–0,5 % der Gesamtenergie der Elektronen.

Eine Überlastung der Röntgenröhre führt zu einer übermäßigen Erhitzung der Anode mit Elektronenemission (schon ab 1200 °C).

Bei noch höheren Temperaturen verdampft das Anodenmaterial und lagert sich auf kälteren Anteilen der Röhre ab. Die Oberfläche der Anode verändert sich in eine bizarre Fläche. Die von der Anode bei hohen Temperaturen ausgehenden Elektronen stören die Funktion der Röntgenröhre.

Um die Belastbarkeit der Anode zu verbessern, wird die Anode als **Drehanode** ausgeführt, damit die Wärmebelastung über eine größere Fläche der Anode verteilt wird. Der Aufbau einer modernen Drehanoden-Röntgenröhre ist aus der Abb. 6-7 zu ersehen. Die Rotation der Anode erfolgt mit Hilfe des als Kurzschlußläufer ausgebildeten Rotors im Glaskolben der Röhre durch das Drehfeld, das außerhalb der Röntgenröhre in einem Stator erzeugt wird.

Die aus der *Kathode* austretenden Strahlen werden durch eine um die Kathode angeordnete Elektrode *(Wehnelt)* so gebündelt, daß sie auf die *Anode* nur in einem kleinen „Brennfleck" auftreffen. Diese Maßnahme wird als **Fokussierung** bezeichnet. Die fokussierende Wirkung der Wehnelt-Elektrode wird durch eine geringe negative Vorspannung gegenüber der Kathode verstärkt.

> **Vorteile der Glühkathodenröhre** sind:
> - Durch die Regulierung der *Temperatur des Heizdrahts* kann die Zahl der Elektronen und damit die Erzeugung von Röntgenstrahlen verändert werden.
> - Die Beschleunigung der Elektronen und damit die Energie der erzeugten Röntgenstrahlen läßt sich durch die angelegte *Hochspannung* regulieren.
> - Durch die *Fokussierung* der Kathodenstrahlen kann ein bestimmter *„Brennfleck"* erzeugt werden.
> - Die Röhrenwand wird nicht durch auftreffende Elektronen erwärmt.

Um einen unterschiedlich großen Brennfleck auf der Anode für die verschiedenen Anwendungsfälle bei dann auch unterschiedlicher Belastbarkeit zu erzeugen, sind die modernen Röntgenröhren mit 2 Heizspiralen unterschiedlicher Größe ausgestattet. Diese Röhren werden als **Doppelfokusröhren** bezeichnet.

Der im wesentlichen von der Temperatur der Kathode abhängige **Röhrenstrom** kann durch den Heizstrom reguliert werden (Abb. 6-1). Der Röhrenstrom ist aber auch von der Spannung abhängig (Abb. 6-2), die graphische Darstellung der Abhängigkeit des Röhrenstroms von Heizstromstärke und Spannung nennt man **Emissionskurve** oder **Emissionscharakteristik**.

Bei niedriger Spannung werden nicht alle Elektronen von der Kathode abgelöst und zur Anode hin beschleunigt. In der Umgebung der Kathode entsteht eine *Elektronenwolke*, die eine negative „Raumladung" verursacht. Die Spannung, bei der alle in der Kathode erzeugten Elektronen abgelöst und beschleunigt werden, nennt man „Sättigungsspannung". Die graphische Darstellung der Ab-

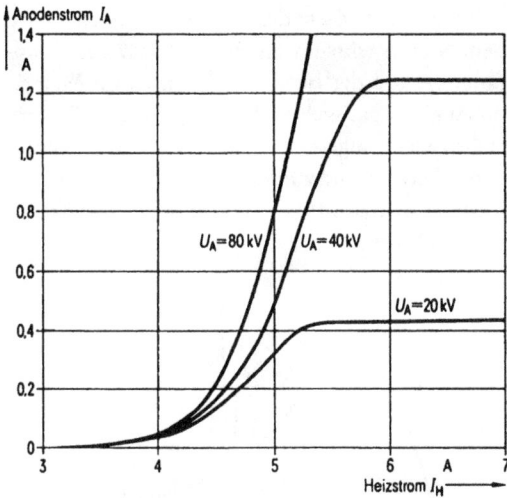

Abb. 6-1: Anodenstrom I_A als Funktion des Heizstroms I_A mit der Anodenspannung U_A als Parameter

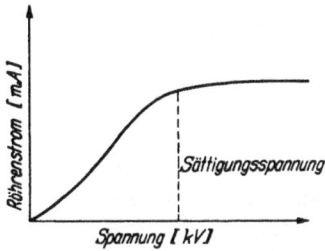

Abb. 6-2: Strom-Spannungs-Kennlinie (Durchgriff): Röhrenanodenstrom als Funktion der Anodenspannung bei konstantem Heizstrom

hängigkeit des Röhrenstroms von der Spannung bei konstantem Heizstrom heißt **Strom-Spannungs-Kennlinie** (*Durchgriff*, Abb. 6-2).

Sie ist für jede Röhre kennzeichnend. Die Abhängigkeit wirkt sich besonders im Bereich mittlerer Spannungen aus und wird um so geringer, je mehr sich die Spannung der Sättigungsspannung nähert. Der Durchgriff ist von der jeweiligen Raumladung abhängig, die ihrerseits von der Form der Kathode beeinflußt wird. Eine hohe Raumladung schwächt den Einfluß des Anodenpotentials auf die Röhrenstromstärke, den „Durchgriff" zur Kathode. Bei Drehstromgeneratoren, die mit großen Anodenstromstärken arbeiten, werden Röhren mit großem Durchgriff (geringe Abhängigkeit des

Röhrenstromes von der Röhrenspannung) bevorzugt, bei kleinen Generatoren und Therapieröhren dagegen Röhren kleinen Durchgriffs. Der Quotient aus der Änderung des Anodenstromes zur Änderung der Anodenspannung bei gleichbleibendem Heizstrom wird als *innere Leitfähigkeit* der Röntgenröhre bezeichnet. Eine hohe Leitfähigkeit der Röntgenröhre bedeutet eine deutliche Abhängigkeit des Röhrenstromes von der Anodenspannung.

Die auf die Anode auftreffenden Elektronen dringen unterschiedlich tief in die Anode ein (Abb. 6-3). Sie treten in Wechselwirkung mit dem **Coulombschen elektrostatischen Feld** des Atoms.

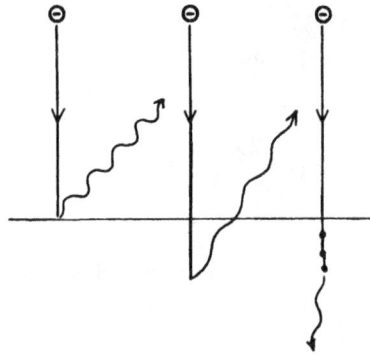

Abb. 6-3: Entstehung von Röntgenstrahlen beim Auftreffen von Elektronen auf die Anode: Umwandlung der gesamten Elektronenenergie: Grenzenergie mit Grenzwellenlänge (links); Absorption eines Teils der Elektronenenergie mit Umwandlung in Wärme (Mitte); Totalabsorption (rechts) und Umwandlung in Wärme

Durch das Coulombsche elektrostatische Feld des Atoms wird das Elektron abgelenkt und abgebremst. Es entstehen **Röntgenbremsstrahlung**, Wärme und Sekundärelektronen. Die Energie der entstehenden Röntgenstrahlen ist von der an die Röhre (Kathode-Anode) angelegten Spannung sowie dem Anodenmaterial (Eindringtiefe, Absorption) abhängig. Wird die der Röhrenspitzenspannung proportionale Elektronenenergie ganz in Röntgenstrahlen, d. h. Quantenenergie umgewandelt, entsteht das energiereichste Röntgenquant („**Grenzenergie**") mit der **Grenzwellenlänge** (λ_{gr}) oder **Grenzfrequenz** (ν_{gr}). Diese Möglichkeit stellt aber nur einen seltenen Sonderfall dar. Die meisten Röntgenquanten sind energieärmer als die erzeugenden Elektronen, da ein großer Teil der Energie für die Erzeugung von Sekundärelektronen bzw. Wärme verbraucht wird. So entsteht ein Spektrum von elektromagnetischen Wellen (Röntgenstrahlen), das sogenannte Bremsspektrum, das auf der einen Seite durch die Grenzwellenlänge begrenzt ist, auf der anderen aber ins Unendliche ausläuft. Jede Wellenlänge, die größer ist als die Grenzwellenlänge, ist vertreten: es handelt sich um ein kontinuierliches Spektrum (Abb. 6-4). Die Grenzwellenlänge steht in direkter Abhängigkeit von der Spannung: nach dem *Duane-Hunt*schen Gesetz ist die

Gl. 6.1   Grenzwellenlänge (λ_{gr})

$$= \frac{1,235}{\text{max. Röhrenspannung (in kV)}} \text{nm}$$

$$\boxed{\lambda_{gr} = \frac{1,235}{U_s \text{ (in kV)}} \text{nm}}$$

Die Beziehung zwischen Grenzwellenlänge und Scheitelspannung zeigt

Gl. 6.2 $h \cdot \nu_{gr} = e \cdot U_s$

h – Plancksches Wirkungsquantum
e – Elektronenladung
U_s – maximale Röhrenspannung (Scheitelspannung)

Aus der Scheitelspannung zwischen Kathode und Anode kann damit die kürzeste Wellenlänge des Bremsspektrums errechnet werden. In der graphischen Darstellung des Bremsspektrums wird auf der Abszisse die Wellenlänge, auf der Ordinate die Intensität der Strahlung aufgetragen. Das Intensitätsmaximum liegt bei einer Wellenlänge in der Nähe der Grenzwellenlänge. Danach fällt die Intensität deutlich ab. Die **Bremsstrahlung** besteht aus einem Gemisch aus Röntgenstrahlen vieler Wellenlängen:

• Die *effektive Wellenlänge* (λ_{eff}) ist diejenige Wellenlänge einer heterogenen Strahlung, die als monochromatische Strahlung, d.h. als Strahlung einer einzigen Wellenlänge, annähernd genauso geschwächt wird wie die gesamte heterogene Strahlung.

• Beim Abbremsen der Elektronen wird neben dem Bremsspektrum die *charakteristische Strahlung*, die von der Natur der bremsenden Materie abhängig ist, ausgelöst (**Linienspektrum**). Sie entsteht, wenn angeregte Elektronen der Atome in den Grundzustand zurückkehren. Das Linienspektrum ist dem kontinuierlichem Spektrum überlagert (Abb. 6-4).

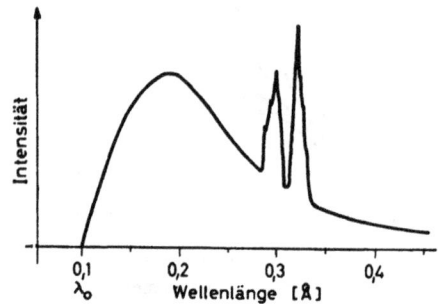

Abb. 6-4: Bremsspektrum mit charakteristischer Strahlung, Grenzwellenlänge: 0,01 nm

6.1.2 Brennfleck

Der für die Bildentstehung wichtigste Teil der Röntgenröhre ist der Brennfleck, d.h. die Stirnfläche der Anode, die von den Elektronen getroffen wird. Wegen der hohen Temperaturen, die im Brennfleck entstehen, besteht die Anode, ebenso wie die Kathode, aus einem Material mit hohem Schmelzpunkt wie Wolfram (3400 °C). Bei thermischer Überlastung kann das Anodenmaterial schmelzen. Die Zerstörung der Oberfläche führt zu Unebenheiten, verursacht eine schlechte Bildgebung und verschlechtert die Ausbeute an Röntgenstrahlen. Eine thermische Überlastung des Brennfleckes und damit der Röntgenröhre kann durch eine Automatik bzw. einen Überlastungsschutz vermieden werden. Um eine möglichst geringe geometrische Unschärfe beim Röntgenbild zu erreichen, soll der Brennfleck so klein wie möglich sein. Die thermische Belastbarkeit setzt eine Grenze für eine Verkleinerung des Brennfleckes. Die ständige Nutzung des kleinen Brennfleckes bei Doppelfokusröhren verkürzt die Lebensdauer einer Röntgenröhre. Bei Therapieröhren ist die Größe des Brennfleckes von untergeordneter Bedeutung.

Der **elektronische Brennfleck** ist die von dem Elektronenbündel getroffene Anodenfläche. Der Mittelpunkt der Fläche des elektronischen Brennflecks heißt **Fokus**. Da bei einer Drehanode (s. S. 50) ein ringförmiger Teil des Anodentellers mit dem Kathodenstrahl belastet wird, wird diese Brennfleckbahn auch als **thermischer Brennfleck** bezeichnet. Bei Fest- oder Stehanoden sind elektronischer und thermischer Brennfleck identisch.

Die Röntgenstrahlen werden senkrecht zur Einfallsrichtung der Elektronen auf den Anodenteller abgestrahlt. Der in der Linie ausgehend vom Fokus durch die Mitte des Strahlaustrittsfensters des Röntgenstrahlers verlaufende Strahl wird als **Zentralstrahl** bezeichnet. Die rechtwinklige Parallelprojektion des elektronischen Brennfleckes auf eine zum Zentralstrahl senkrechte Ebene heißt **optischer Brennfleck** (kurz: **Brennfleck**). Der *optisch wirksame Brennfleck* ist die Projektion des elektronischen Brennfleckes parallel zur Verbindungslinie Fokus-Objektelement auf die Bildauffangebene (Abb. 6-5).

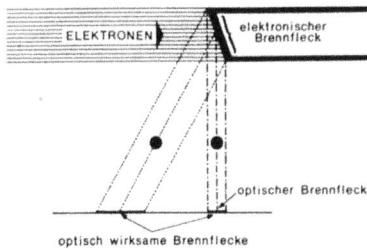

Abb. 6-5: Elektronischer, optischer und optisch wirksamer Brennfleck: Die Größe des elektrischen Brennflecks und die von der Neigung der Anodenfläche abhängige Größe des optischen Brennflecks sind nach DIN 6823 Kennzeichen der Röntgenröhre

Die Größe des elektronischen Brennflecks und die von der Neigung der Anodenfläche abhängige Größe des optischen Brennflecks sind nach DIN 6823 Kennzeichen der Röntgenröhre. Beachtet werden muß, daß der elektronische Brennfleck und damit auch der optische Brennfleck bei höheren Anodenstromstärken etwas größer wird (bedingt durch die höhere Anzahl der auf die Anode auftreffenden Elektronen). Die Emission der Röntgenstrahlung ist nicht auf der gesamten Fläche des Brennflecks konstant. Röntgenröhren mit zwei

Brennflecken heißen **Doppelfokusröhren**. Die Wahl des Fokus erfolgt vom Schalttisch. In der Röntgendiagnostik werden Röhren mit Brennfleckgrößen zwischen 0,1×0,1 mm (Feinstfokus z. B. für Vergrößerungsaufnahmen) und 2×2 mm verwandt.

Ursprünglich war der Anodenteller aus **reinem Wolfram** hergestellt worden. Um die thermomechanische Belastbarkeit und die Lebensdauer der Röntgenröhre zu steigern, wird heute **Rhenium** bis 15 % hinzulegiert. Außerdem besteht der Anodenteller aus einem Verbund mit einer Oberfläche aus **Wolfram-Rhenium** und einer Dicke von 1–2 mm mit einem **Molybdän-** und teilweise zusätzlich einem **Graphit**grundkörper zur Steigerung der Wärmekapazität (Abb. 6-6). Es werden auch Legierungen des Molybdäns z. B. mit Titan und Zirkonium verwandt. Radiäre oder ringförmige Nuten bzw. Schlitze verbessern die Formstabilität des Anodentellers und vermindern die durch die Erhitzung entstehende mechanische Spannung.

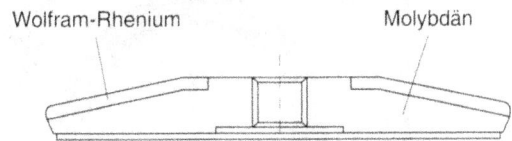

a) 250 000 Ws

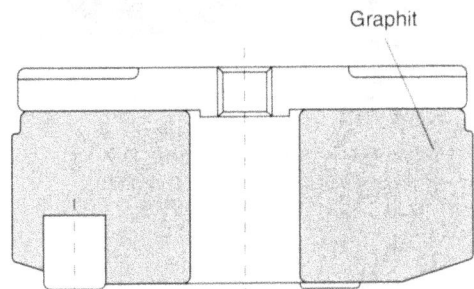

b) 2 000 000 Ws

Abb. 6-6: Wärmespeicherfähigkeit einer Wolfram-Rhenium-Molybdän-Anode bei 250 000 Ws ohne (a) und mit Graphitgrundkörper bei 2 000 000 Ws (b)

Röhren, die für Mammographien und Weichteilaufnahmen eingesetzt werden, sind durch eine hohe Strahlenausbeute bei niedriger Anodenspannung (30 kV) ausgezeichnet. Diese Spezialröhre ist charakterisiert durch eine Anode aus **Molybdän**, eine Filterung durch Molybdän (0,03 mm) und ein **Berylliumfenster**.

Außer der Bremsstrahlung wird hier auch die charakteristische Strahlung des Molybdäns ausgenutzt (Linie aus der K-Gruppe). Der Anteil der charakteristischen Strahlung an der Gesamtstrahlung liegt bei etwa 20–30 %. Diese Röhre wird mit einer Anodenspannung zwischen 20 und 35 kV betrieben. Bei sehr voluminösen Mammae kann eine etwas höhere Spannung erforderlich sein. In diesen Fällen und bei Xeroxaufnahmen ist es zweckmäßig, statt des Molybdänfilters ein *Aluminiumfilter* (0,5 mm) zu benutzen.

Moderne Doppelfokusröhren für die Mammographie haben eine Brennflecknenngröße von 0,15, was nach

IEC 336 bzw. DIN 6823 einer zulässigen Größe 0,15–0,23 mm in der Breite und Länge entspricht.

Bei der Doppelwinkelröhre (Abb. 6-7) ist der Anodenteller mit 2 Brennfleckbahnen belegt, deren eine die übliche Neigung aufweist (etwa 20°), während der Neigungswinkel der anderen etwa 10° beträgt.

Die 2 verschiedenen Brennflecke können vom Schalttisch aus geschaltet werden (Doppelfokusröhren). Für spezielle Zwecke (Vergrößerungsaufnahmen, Feinstfokus) gibt es auch Röhren, deren Brennfleck einen Durchmesser von nur 0,1 mm hat (Leistung 3 kW).

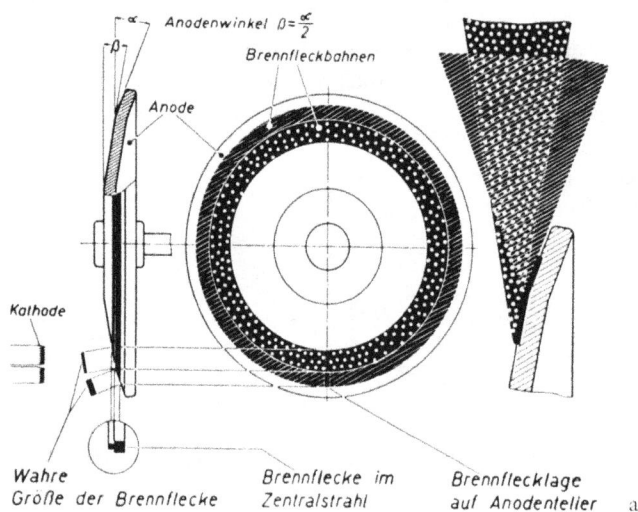

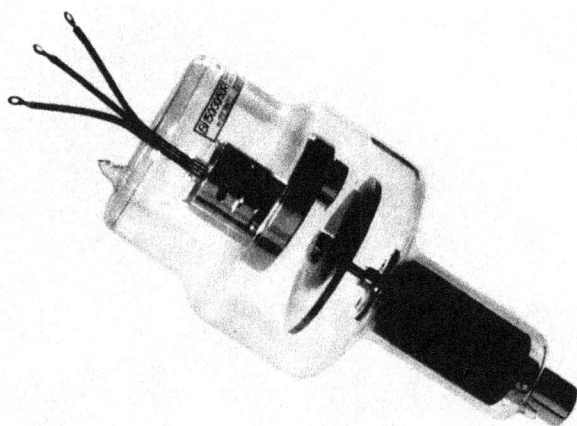

Abb. 6-7: Doppelwinkelröhre Biangulix (Siemens): **a** Schematisch; **b** Original

Die Belastbarkeit bzw. Leistung der Röntgenröhren wird durch die maximale Temperatur des Anodentellers begrenzt. **Erwärmungs- und Abkühlkurven** der Anode können aus einem für jede Röhre charakteristischen Diagramm (Abb. 6-8) entnommen werden.

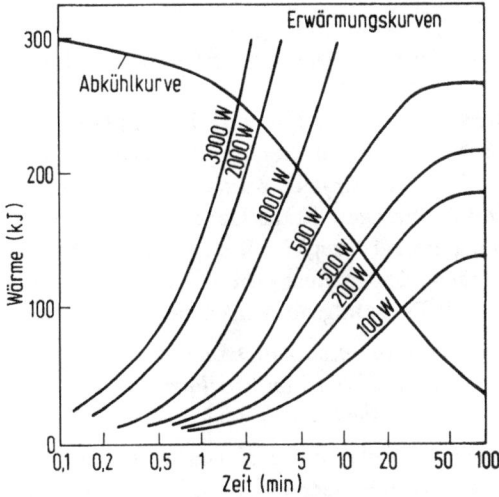

Abb. 6-8: Erwärmungs- und Abkühlkurven der Anode für verschiedene Leistungen

Die höchste Röhrenleistung, die Röntgenröhren-Nennleistung, wird für Röhren mit Drehanode für 0,1 s, für Festanodenröhren für 1 s Einschaltdauer und für Therapieröhren für den Dauerbetrieb angegeben (DIN 6814, T. 6). Die Angabe erfolgt in Kilowatt. Moderne Röntgenröhren haben eine Nennleistung bis zu 100 kW. Die Leistung einer Feinstfokusröhre beträgt nur 3 kW. Die Leistung (Belastbarkeit) einer Röntgenröhre (P) errechnet sich nach der Formel:

Gl. 6.3 $P (kW) = k \cdot U (kV) \cdot I (A)$

Dabei bedeuten U die Spitzenspannung, l die Röhrenstromstärke und k ein Korrekturfaktor, der die Welligkeit der Spannung berücksichtigt (Vierventilgenerator k = 0,7, mehr als 4 Ventile k = 0,98).

Für jede Röntgenröhre kann ein Nomogramm aufgestellt werden (Abb. 6-9), auf dem die Höchstbelastung abgelesen werden kann. Dabei sind Spannung (kV), Stromstärke (A) und Belichtungszeit in Beziehung zu setzen. Sind 2 Faktoren be-

kannt, kann der Höchstwert des dritten Faktors (sog. Grenz- oder Nennlast) abgelesen werden.
Bei längeren Einschaltzeiten ist die Leistung geringer. Werden alle Aufnahmen mit voller Belastung (**Höchstlast**) durchgeführt, läßt die Strahlenausbeute schnell nach (Abb. 6-10).

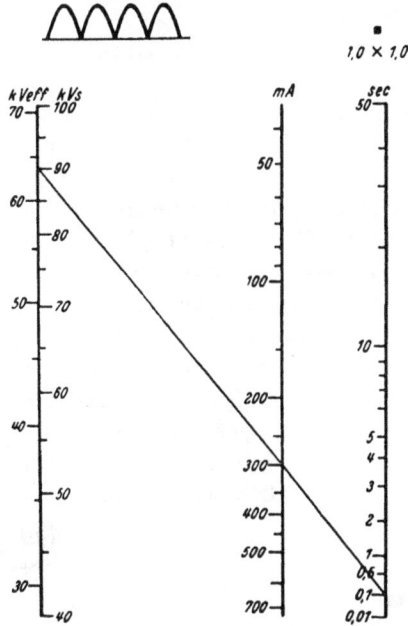

Abb. 6-9: Röhrennomogramm zur Bestimmung der Grenzlast. Nach *Schoen-Bunde:* Medizinische Röntgentechnik, Band II, 2. Auflage, Georg Thieme-Verlag, Stuttgart 1958

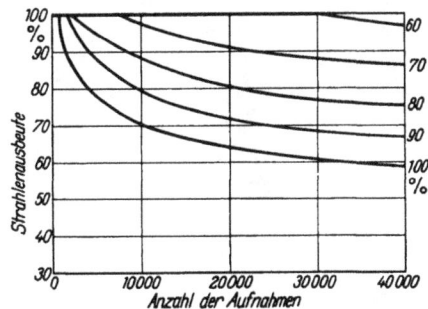

Abb. 6-10: Alterungskurve einer Drehanodenröhre (nach *Kuntke*), rechts auf der Ordinate Röhrenbelastung (% der Höchstlast)

Die **Belastung des Brennflecks** ist abhängig von der
• Schmelztemperatur des Anodenmaterials,
• Form und Größe des *Brennflecks,*

- zugeführte *Leistung* und *Belastungsdauer,*
- *Kühlung* bzw. *Wärmeableitung* der Röhre.

Möglichkeiten der Kühlung sind:
- Ableitung durch wärmeleitende Metalle (Silber, Kupfer),
- Kühlung durch Wasser oder Ölkonvektion und durch Luftventilation.

Der thermische Zustand des Anodentellers kann meßtechnisch und rechnerisch ermittelt werden. Bei der rechnerischen Lösung wird mit einem **Röhrenlastrechner** ständig die aufgelaufene Belastung auf Grund der Erwärmungskurve bei Berücksichtigung der Abkühlkurve ermittelt und in prozentualen **HU-(Heat-Units-)-Werten** der maximalen zulässigen Erwärmung angezeigt. Manche Rechner geben auch die Anzahl der Aufnahmen an, die noch bei der gleichen Einstellung durchgeführt werden können bis eine Abkühlpause einzulegen ist. Beim meßtechnischen Verfahren wird die Rotfärbung der glühenden Anodenrückseite erfaßt (**direkte** thermische Kontrolle der Röhrenbelastung, LOADIX/Siemens).

Bei flachem Anodenwinkel kann sich der *Heel-Effekt* (Abb. 6-11) auswirken. Es handelt sich dabei um eine verminderte Dosisleistung auf der Anodenseite des Strahlenbündels. Ursache ist die

verstärkte Absorption von unter der Anodenoberfläche entstehenden Röntgenstrahlen, die innerhalb der Anode einen längeren Weg durchlaufen.

Der Heel-Effekt kann z. B. für die Mammographieaufnahme genutzt werden, um bei unterschiedlicher Dicke des Untersuchungsobjektes die richtige Belichtung zu erhalten.

6.1.3 Hochspannungs- und Strahlenschutz

Röntgenröhren sind in ein Schutzgehäuse eingebaut. Die Einheit *Röntgenröhre-Schutzgehäuse* heißt Röntgenstrahler. Beim „Einkessel-Röntgenstrahlenerzeuger" ist das Gehäuse des Hochspannungserzeugers zugleich **Röntgenstrahlen-Schutzgehäuse**. Das Schutzgehäuse besteht heute aus Metall. Es hat folgende Funktionen zu erfüllen:

- *Hochspannungsisolation* und *Kühlung,*
- *Implosions- und Strahlenschutz,*
- *mechanischer Schutz eines Röntgenstrahlers.*

Der prinzipielle Aufbau mit einem die Temperatur überwachenden Gerät ist aus der Abb. 6-12 zu ersehen.

Der metallische Entladungsraum, der durch eine vakuumdichte Verschmelzung von Glas und Metall ermöglicht wird, bietet einen Schutz der Glaswand vor Sekundärelektronen. Dadurch wird auch die extrafokale Röntgenstrahlung außerhalb des Brennflecks vermindert. Grundsätzlich muß berücksichtigt werden, daß auch ein optimal aufgebautes Röhrenschutzgehäuse keinen absoluten Schutz vor Röntgenstrahlen darstellt. Ein Teil der Strahlung durchdringt auch die absorbierende Bleipanzerung. Leckstrahlung durch das Röhrengehäuse gelangt damit in die Umgebung. Diese Leckstrahlung wird für jeden Strahler im gesamten Umkreis ermittelt und muß unter einem zulässigen Grenzwert liegen.

Obwohl die Leckstrahlung bei den modernen Röntgenstrahlern deutlich unter dem zugelassenen Grenzwert liegt, sollte man sich dennoch aus Strahlenschutzgründen in der Nähe eines strahlenden Röntgenstrahlers nicht ohne Schutzkleidung aufhalten.

Gegenüber der früher verwendeten Isolierung der Hochspannung durch Luft und Porzellan hat sich heute das geerdete mit Öl gefüllte Schutzgehäuse durchgesetzt. So läßt sich gleichzeitig auch eine

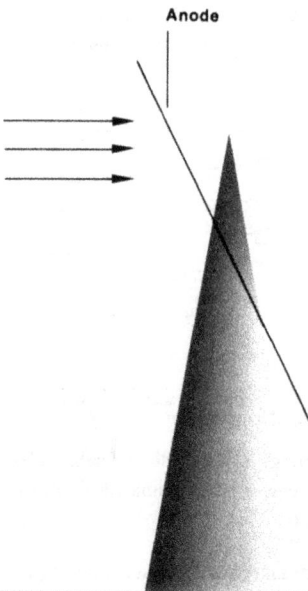

Abb. 6-11: Heel-Effekt

Röhre   Meßzelle   Stator   Schutzgehäuse

Meßverstärker

Schalter

LOADIX-Anzeige

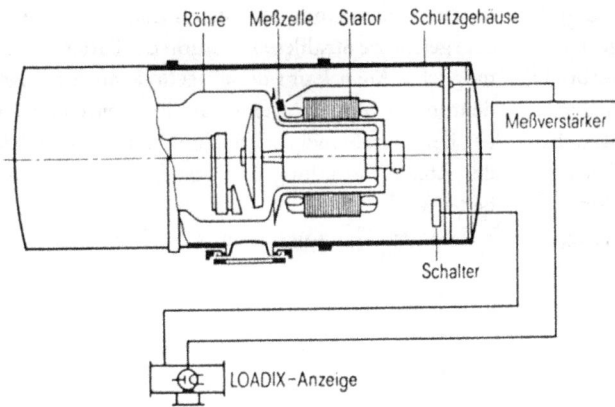

Abb. 6-12: Röntgenstrahler mit Röntgen-
röhren-Schutzgehäuse und der eingebauten
Röntgenröhre. Die Temperatur des
Anodentellers wird durch ein Gerät
(LOADIX/Siemens) überwacht

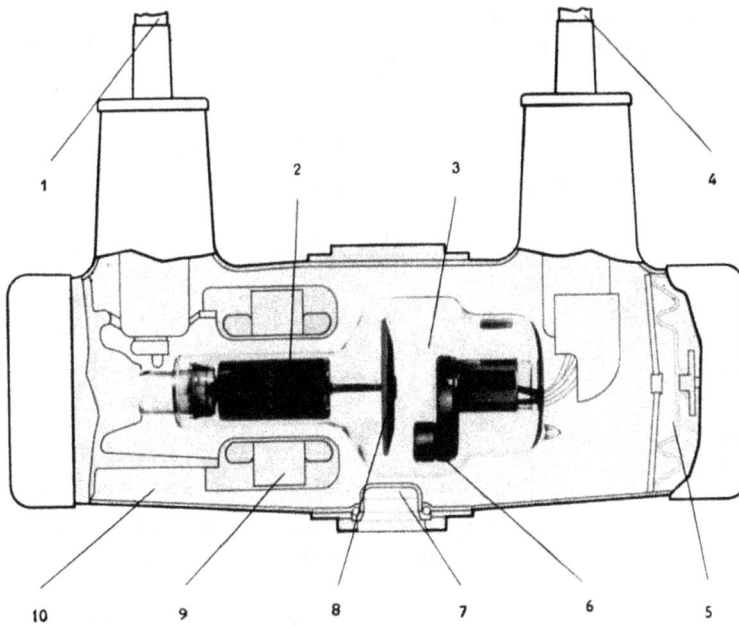

Abb. 6-13: Schnitt durch
Röhrengehäuse mit Dreh-
anodenröhre (Philips). 1 Hoch-
spannungskabel (Anode);
2 Rotor der Drehanode auf
Kugellagern; 3 Müller-Dreh-
anodenröhre; 4 Hochspan-
nungskabel (Kathode) 5 Öl-
ausdehnungsgefäß; 6 Glüh-
kathode; 7 Strahlenaus-
trittsfenster; 8 Anodenteller;
9 Stator zum Antrieb der Drehanode; 10 Ölfüllung

wirksame Kühlung durchführen. Ein Schnitt durch
ein modernes Röhrengehäuse zeigt Abb. 6-13.

Das Strahlenaustrittsfenster ist meist durch Kunststoff verschlossen. Außen am Gehäuse befinden
sich Halterungsmöglichkeiten für Filter, Blenden
und Tuben. Die Filter dürfen für den Betrieb aus
Strahlenschutzgründen nicht entfernt werden
(Mindestwert 2 mm Al, DIN 6815). Innerhalb des
Röhrengehäuses befindet sich bei Drehanoden-
röhren auch die Statorwicklung für die Drehanode.

6.1.4 Besonderheiten verschiedener Bauformen

• **Metall-Keramikröhre.** Bei dieser Röhre ist die
Achse der Anode auf beiden Seiten in Keramik-
einsätzen gelagert. Durch das Ganzmetallgehäuse
ist eine gute Kühlung und damit eine höhere
Belastbarkeit gewährleistet. Die Kurzzeitbe-
lastbarkeit und die Lebensdauer der Röhren liegen höher als bei herkömmlichen Diagnostikröhren.

• **Gittergesteuerte Röntgenröhre.** Durch den Einbau einer dritten Elektrode zwischen Kathode und

Anode kann der Elektronenstrom auf die Anode und damit die Röntgenstrahlung gesteuert werden. Eine negative Gitterspannung unterbricht den Elektronenstrom. Mit der gittergesteuerten Röntgenröhre kann bei hohen Bildaufnahmefrequenzen *(Röntgenkinomatographie)* in den Aufnahmepausen die Röntgenstrahlenemission unterbrochen werden. Damit wird eine geringere Belastung der Anode bei höherer Bildfrequenz und eine geringere Strahlenexposition des Patienten ermöglicht. Auch kann diese Technik noch an Bedeutung gewinnen, wenn zur Strahlenreduktion bei der Durchleuchtungstechnik mit Pulsbetrieb der Röntgenstrahlung und Speicherbildern gearbeitet wird.

• **Röntgen-Therapieröhren** (s. S. 75 f.)

6.2 Röntgengenerator

Der Röntgengenerator ist die Gesamtheit aller Komponenten, die für die Erzeugung, Regelung und Steuerung der elektrischen Energie für die Röntgenröhre notwendig sind.

> **Der Röntgengenerator besteht aus:**
> • dem *Hochspannungserzeuger* (Transformator) für die Anodenspannung,
> • dem **Heizstromerzeuger** für die Glühkathode,
> • dem **Schalttisch** mit den Schalt-, Regel- und Meßeinrichtungen,
> • der automatischen Koordination von Geräte- und Generatorfunktionen,
> • den notwendigen Verbindungsleitungen,
> • der Steuerung von hochauflösenden Fernsehsystemen.

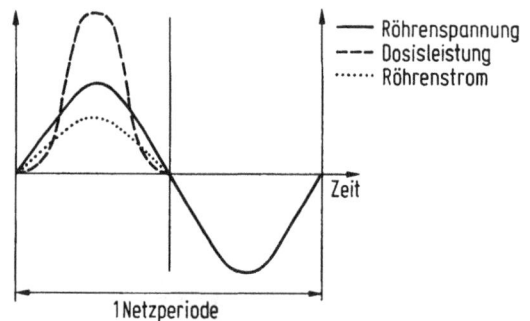

Abb. 6-14: Spannungs- und Stromverlauf beim Einpulsgenerator

6.2.1 Hochspannungserzeuger und Gleichrichter

• **Einpulsgenerator.** Die einfachste Form eines Röntgengenerators, der Einpulsgenerator, gibt während einer Periode der primären Wechselspannung einen relativ zur Kathode positiven Spannungsimpuls (Lasthalbperiode) an die Anode der Röntgenröhre. Wenn keine Gleichrichter vorhanden sind, wirkt die Röntgenröhre in der unbelasteten Halbperiode selbst als Hochspannungsgleichrichter (Abb. 6-14, 15 a). Eine bildwirksame Strahlung wird nur in einem Teil der Halbwelle erreicht. Als Nachteile ergeben sich lange Belichtungszeiten infolge der niedrigen Dosisleistung sowie eine hohe Strahlenexposition des Patienten durch Absorption der weichen, bildunwirksamen Strahlenanteile.

Durch Gleichrichtung nach dem Prinzip der *Graetzschen Schaltung* wurde eine Verbesserung der Leistung erreicht: **Zweipulsgenerator** (Abb. 6-15 b). Als Gleichrichter wurden früher „Ventilröhren" verwandt (deshalb „Vierventilgenerator"), heute Festkörperbauelemente (Abb. 6-15 b). Er gibt während einer Wechselspannungsperiode 2 Impulse an die Anode. Zu beachten ist, daß die Stromrichtung von + nach – dem Elektronenfluß entgegengesetzt ist. Bei 4 Gleichrichtern sperren 2 den Strom, 2 lassen ihn durch. An der Röhre entsteht so eine pulsierende Gleichspannung (in jeder Halbwelle Pulsation von 0–100 % der Scheitelspannung).

• **Drehstromgenerator.** Höhere Leistungen mit **annähernd konstanter Gleichspannung**, wie sie für kurze Belichtungszeiten in der Röntgendiagnostik erforderlich sind, werden ermöglicht durch Dreh-

Benennung	Schaltschema	Zeitlicher Verlauf der Röhrenspannung während einer Periode der Primärspannung
a) **Einpulsgenerator**	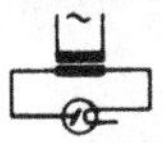	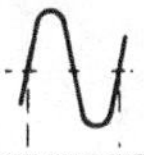
b) **Zweipulsgenerator**	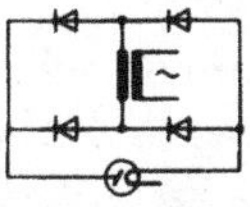	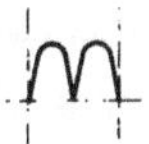
c) **Sechspulsgenerator**	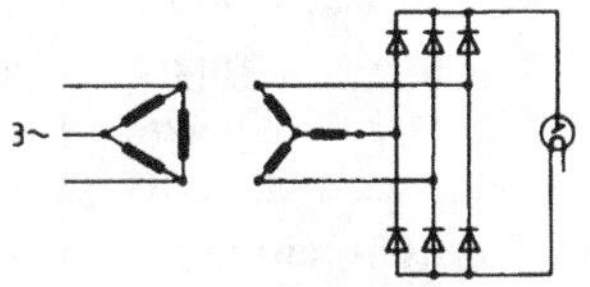	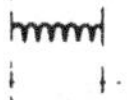
d) **Zwölfpulsgenerator**	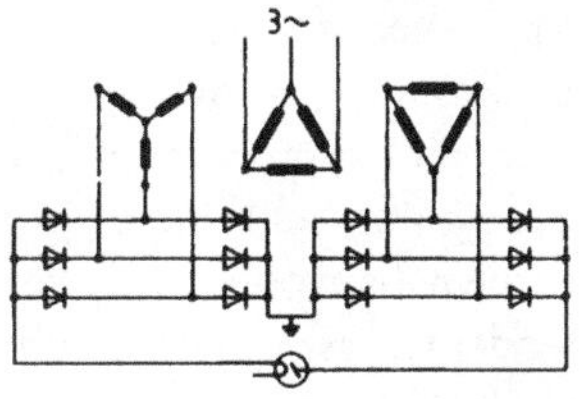	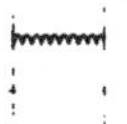
e) **Sekundärseitig geregelter Röntgengenerator**	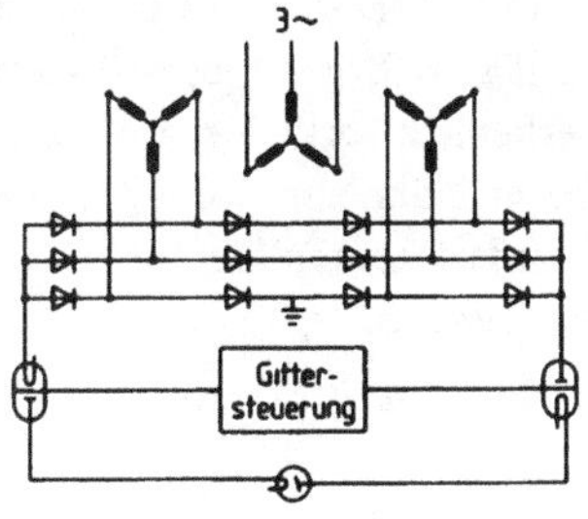	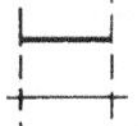

Abb. 6-15: Schaltungen von Röntgengeneratoren (Diagnostik)

stromgeneratoren mit Schaltungen als **Sechspuls-** und **Zwölfpulsgenerator.** In einer Periode der primären dreiphasigen Wechselspannung werden 6 bzw. 12 Spannungsimpulse an die Anode gegeben (Abb. 6-15 c, d). Einer weiteren Verminderung der Welligkeit dient eine zusätzliche Hochspannungsglättung.

• **Generatoren mit Hochspannungsglättung** sind Generatoren mit Gleichrichtern und parallel zur Röntgenröhre geschalteten Kondensatoren, die so bemessen sind, daß sie unter periodischer Energiespeicherung auch bei hoher Anodeneingangsleistung eine wesentliche Verminderung der prozentualen Welligkeit der Röntgenröhrenspannung bewirken.

• **Sekundärseitig geregelte Röntgengeneratoren** z. B. mit Hochspannungstrioden oder -tetroden haben auf der Gleichspannungsseite (Röhrenseite) Schaltmittel, die sehr schnelle Schalt- und Regelfunktionen ausüben. Hierdurch wird die Röntgenröhre mit sehr geringer Welligkeit betrieben (Abb. 6-15 e)

• Bei **Speichergeneratoren** wird die Energie den Kondensatoren oder Batterien entnommen.
Größte praktische Bedeutung haben in letzter Zeit die Konvertergeneratoren.

6.2.2 Konvertergenerator

Der Konvertergenerator (im deutschen Sprachgebrauch auch **Mittelfrequenz-** oder wegen der hohen Impulszahl **Multipulsgenerator**, im amerikanischen Sprachgebrauch **Hochfrequenzgenerator**) ist ein Röntgengenerator, bei dem die primäre Wechselspannung für die Hochspannungserzeugung durch einen Konverter erzeugt wird, der z. B. von einer Batterie oder einer Wechselspannungsquelle mit nachgeschalteten Gleichrichtern gespeist wird. Der Generatortyp ist von der Spannung eines Dreh- oder Wechselstromnetzes sowie vom Röhrenstrom unabhängig und ermöglicht eine konstante Röhrenspannung mit schnellen Spannungsänderungen bei kleinem Bauvolumen. Dabei wird aus dem Wechsel- oder Drehstrom des Netzes von 50 oder 60 Hz eine Hochspannung mit der Frequenz von 400 Hz bis 15 KHz erzeugt. Mit der Erhöhung der Frequenz läßt sich der Querschnitt des Transformators erheblich verkleinern, so daß er auch in unmittelbarer Nähe zur Röhre untergebracht werden kann und die teuren Hochspannungsleitungen verringert werden.

Aufbau und Funktion des Konvertergenerators zeigt Abb. 6-16:

a) Die Wechselspannung wird gleichgerichtet bzw. geglättet.
b) Mit Hilfe eines Wechselrichters wird die hohe Frequenz erzeugt.
c) Mit Hilfe eines Transformators wird die Hochspannung erzeugt.
d) Durch einen Hochspannungsgleichrichter wird die Wechselspannung gleichgerichtet.
e) zeigt den gesamten Leistungskreis.

Der Vorteil dieser Methode liegt auch in der vollelektronischen Spannungsregelung: Im kV-Regler erfolgt ständig ein Vergleich der eingestellten mit der momentanen Röhrenspannung. Eine Differenz führt innerhalb von 20 µs zu einer Frequenzänderung im Wechselrichter, und die Abweichung wird ausgeregelt. Diese enorme Regelgeschwindigkeit ist die Grundlage für die hohe Genauigkeit, Konstanz und Reproduzierbarkeit der Aufnahmeparameter.

> Die besonderen **Vorteile** des Hochfrequenz- oder Multipulsgenerators sind:
> • Netzanschluß *ein-* oder *dreiphasig* (220–440 V), *Steckdosenanschluß* ausreichend, auch *Batterieanschluß*,
> • *schnelle Spannungsregulierung* (20 µs) der Anodenspannung (Ist-/Sollwert) über die Zwischenkreisspannung unabhängig vom Röhrenstrom,
> • Einschaltung der *Röhrenspannung zu jedem beliebigen Zeitpunkt*,
> • sehr *kleines Bauvolumen* des Hochspannungserzeugers (Bauvolumen 20 %, Gewicht 25 % eines konventionellen Generators).

Die *Konstanz der Anodenspannung* ist eine wichtige Größe bei Aufnahmetechniken mit langen Belichtungs- und Szenezeiten und gibt Auskunft über Schwankungen der Aufnahmeparameter während der Belichtung, z. B. bei der Kinematographie, der DSA und Tomographien (Schichten) sowie bei Kontroll- und Serienaufnahmen.

> Konvertergeneratoren sind ideal für *Angiographien* mit einer hohen Bildfolgefrequenz und für die *digitale Subtraktionsangiographie* (s. S. 176 f.).

Jeder Brennfleck einer Röhre für Leistungen bis 100 kW kann mit allen diagnostisch relevanten Bildfrequenzen für Serien- und Kinotechnik bis 120 Bildern pro Sekunde betrieben werden. Die Toleranz von <5 % der Werte für Spannung, Strom und Belichtungszeit ist heute Stand der Technik. Diese Werte werden mit konventionellen Generatoren nicht erreicht. Auch können an einen Konvertergenerator bis zu 4 unterschiedliche Strahler angeschlossen werden, die im Time-sharing-Verfahren betrieben werden. Die geringe Baugröße ist ebenfalls vorteilhaft.

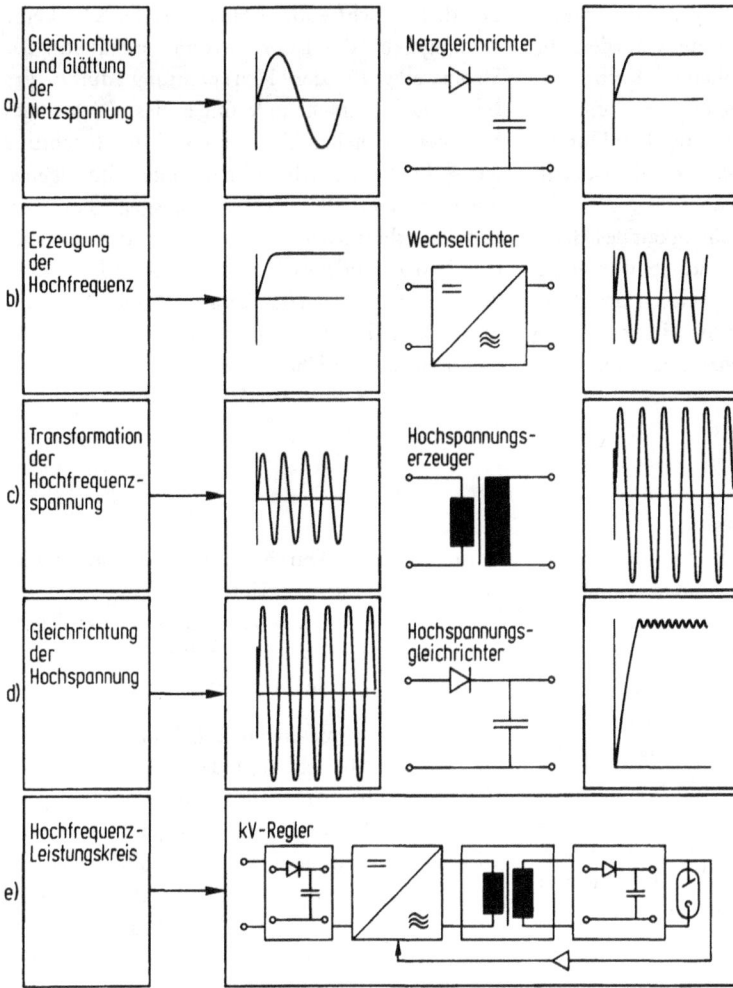

Abb. 6-16: Konverter:
a Gleichrichtung und Glättung der Netzspannung; b Erzeugung der Hochfrequenz; c Transformation der Hochfrequenzspannung; d Gleichrichtung der Hochspannung; e Hochfrequenz-Leistungskreis

6.2.3 Heizstromerzeuger

Die in der Kathode vorhandenen Elektronen können auch bei einer an die Kathode und Anode angelegten Hochspannung die Kathode erst in größerer Anzahl verlassen, wenn die Kathode auf Rotglut (in der Praxis bis 2000 °C) erwärmt wird. Das Erhitzen der Glühkathode erfolgt über den Widerstand des Heizdrahts mit relativ hoher Stromstärke und relativ geringer Spannung (10–20 V): **Heiztransformator,** Heizwandler, Heizstromerzeuger, Niederspannungstransformator. Der glühende Heizdraht der Kathode wird im Hochvakuum bei fehlender Anodenspannung von einer Elektronenwolke umgeben. Die Röhren-

spannung erzeugt dann eine Beschleunigung der Elektronen. Der Heizstrom der Kathode hat einen Einfluß auf die Anzahl der zur Beschleunigung zur Verfügung stehenden Elektronen und damit auf den Röhrenstrom. Beim Heizen der Kathode müssen im wesentlichen 3 Bereiche unterschieden werden:

– die *Vorheizung,* wenn kein Röhrenstrom fließt,
– die *Durchleuchtungsheizung* (I = 0, 1–4 mA),
– die *Aufnahmeheizung* (I = 1,6 A).

Während einer Belichtung mit einer konstanten Last kann die Heizung der Kathode konstant gehalten werden. Bei einer Regelung mit einer **kontinuierlich fallenden Last** ist der Heizstrom entsprechend zu reduzieren. Bei der Röntgenaufnahme ist eine Voreinstellung des Heizstromes erforderlich, da wegen der thermischen Trägheit die Kathodentemperatur nur langsam ansteigt. Eine schnelle Rücknahme der erhöhten Heizung bei Durchleuchtung und Aufnahme erhöht die Lebensdauer der Kathode bzw. der Röntgenröhre.

Sowohl eine erwünschte Unabhängigkeit des Heizstromes von der Netzfrequenz und -spannung als auch die schnelle Regelungsmöglichkeit des Röhrenstromkreises erfordern auch im Heizkreis eine Hochfrequenz mit Puls-Frequenzmodulation.

Bei dem Hochfrequenz-Heizkreis besteht keine Abhängigkeit des Röhrenstromes mehr von der Stromwelligkeit der Heizspannung durch das Netz. Auch können Änderungen des Heizstromes bei einem schnellen Wechsel von Durchleuchtung auf Aufnahmebetrieb und bei hohen Bildfolgefrequenzen innerhalb von 50 ms ausgeglichen werden. Die thermische Zeitkonstante der Kathode liegt in der Größenordnung von 50–200 ms. Zeitliche Veränderungen des Röhrenstromes (Betriebsart: fallende Last) lassen sich damit ohne Schwierigkeiten verwirklichen.

6.3 Schalttisch

Am Schalttisch von Diagnostikgeneratoren werden die Bedingungen für eine Röntgenaufnahme (oder Durchleuchtung) eingestellt und die Belichtung ausgelöst. **Im einzelnen sind zu schalten:**

1. Ein **Hauptschalter** für die Untersuchungseinheit mit dem **Notausschalter** befindet sich in jedem Untersuchungsraum. Danach wird am Schalttisch der **Netzschalter** betätigt, der die Röntgeneinrichtung mit dem Netz verbindet. Dieser **Netzschalter** ist bei den Schalttischen der unterschiedlichen Fabrikate einheitlich mit dem Punkt in einem Kreis für Ein und dem Punkt außerhalb des Kreises für Aus gekennzeichnet.

Da teilweise mit dem Netzschalter schon die Heizung für die Kathode geschaltet wird, sollte ein Röntgengenerator *nicht unnötigerweise längere Zeit eingeschaltet* werden bzw. bleiben.

Die Netzregulierung und die Regulierung von Heizstrom sowie Bildverstärker-Fernsehkette erfolgt automatisch. Nach der Warmlaufphase und dem Abgleich schaltet das Gerät von selbst auf den Betriebszustand (Abb. 6-17).

2. Falls an dem Generator mehrere Röntgengeräte oder Röhren angeschlossen sind, kann über die **Arbeitsplatz-Anwahl** die gewünschte Röhre an den Generator geschaltet werden.

3. Danach wird der **Fokus** ausgewählt (Standard: großer Fokus) und die **Aufnahmespannung und das mAs-Produkt** manuell für die Aufnahme eingestellt. Die Schaltung der Durchleuchtung mit der

Einstellung von Durchleuchtungsspannung und -strom erfolgt meist am Untersuchungsgerät.

Nach der *Röntgenverordnung* müssen Durchleuchtungsgeräte oder Schalttische mit einer Zeituhr ausgestattet sein, die die Durchleuchtungszeit anzeigt.

Beim Arbeiten mit einem **Belichtungsautomaten** müssen das Meßfeld und der Schwärzungsausgleich gewählt werden sowie die Aufnahmespannung. Durch die Wahl einer Zeitanpassung können kürzeste Aufnahmezeiten bei voller Generatorleistung, hohe mAs-Werte oder lange Strahlzeiten für Spezialaufnahmen wie der Veratmungstechnik eingestellt werden. Alle diese Werte lassen sich auch auf einem Feld für organprogrammierte Bedienung ohne Programmierkenntnisse fest einstellen und mit 1 oder 2 Tasten wieder abrufen.

4. Der **Betriebsschalter** für die Röntgenaufnahme hat teilweise 2 Stellungen. Bei der ersten Stellung wird die Heizung der Röntgenröhre vorbereitet und die Drehanode auf Betriebsbedingung beschleunigt. Danach kann mit der zweiten Stellung die Hochspannung zwischen Kathode und Anode eingeschaltet werden, wodurch die Erzeugung der Röntgenstrahlen ausgelöst und der Röntgenfilm oder das Bildempfangssystem exponiert werden. Bei manchen Geräten erfolgt Vorbereitung und Auslösung der Röntgenstrahlung nach Betätigen des Betriebsschalters automatisch. Die volle Drehzahl der Drehanode kann ebenso wie der Ausfall nach einem Defekt z. B. am Stator akustisch im

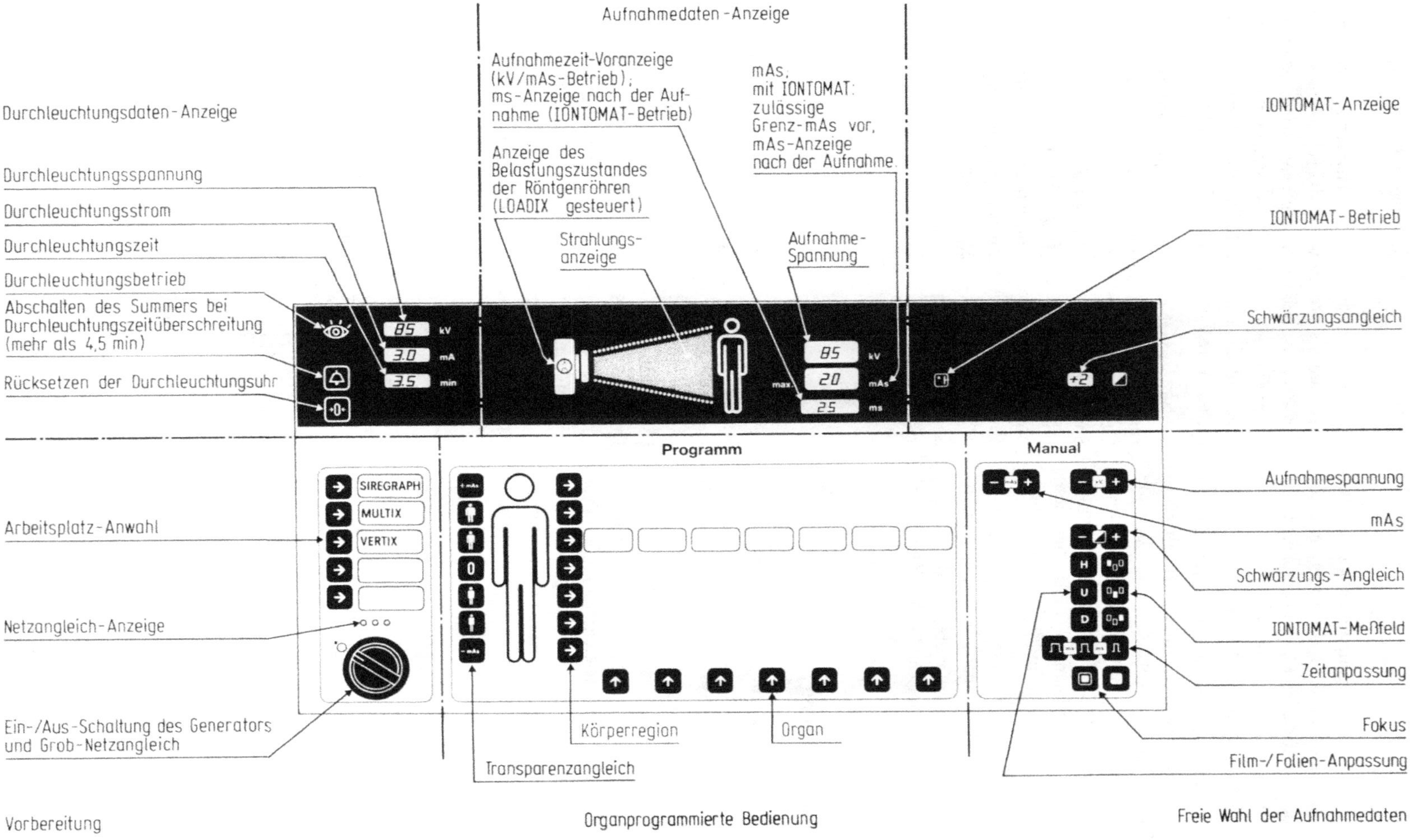

Abb. 6-17: Funktion der Bedienelemente des Schalttisches von Diagnostikgeneratoren (Siemens)

63

Untersuchungsraum wahrgenommen werden. Bei
Funktionsausfällen wird die Hochspannung automatisch blockiert, so daß eine Überlastung der Röhre vermieden wird. Während der Einschaltzeit der
Röhre leuchtet am Schalttisch eine Anzeigelampe.

Die Spannungs- und Stromstärkenregulierung
erfolgt heute mit moderner Mikroprozessorsteue-
rung vollautomatisch. Es werden nur noch die
Parameter eingestellt, die für die Untersuchungstechnik variabel sind. Die technisch bedingten
Parameter werden automatisch kontrolliert und
gesteuert sowie durch regelmäßige Qualitätskontrollen überprüft.

Moderne Schalttische zeigen den Belastungszu-
stand der Röntgenröhre an, wobei der Belastungs-
wert entweder meßtechnisch (LOADIX/Siemens)

oder rechnerisch im Röhrenlastrechner ermittelt
wird und als prozentualer HU-(Heat-units-)Wert
der Maximalbelastung angezeigt wird. Manche
Rechner geben die noch freie Anzahl der mit gleicher Einstelltechnik noch durchführbaren Aufnahmen und die Wartezeiten für die Abkühlung an.

Mit Hilfe einer einfachen Aufnahmeprogrammie-
rung können die für eine Untersuchungsart und
Organ optimal gefundenen Einstelldaten in einem
Speicher festgehalten werden. Diese Einstellparameter stehen für alle folgenden Untersuchungen
über eine Organtaste mit einem Tastendruck zur
Verfügung. Alle Aufnahmedaten können ohne einen Programmier-Spezialisten gespeichert, bei Bedarf gelöscht und mit geänderten Werten neu eingegeben werden.

6.4 Automatisierung

Moderne Generatoren sind durch ihre Schaltung
so aufgebaut, daß eine Überlastung der Röhre und
damit eine Zerstörung verhindert wird und für
jede Aufnahme die für das Gerät optimalen Parameter mit hoher Konstanz eingehalten werden.
Um die große Anzahl der bestehenden Parameter
zu optimieren, werden heute Generatoren mit Prozessoren gesteuert. Der Aufbau des **prozessorgesteuerten Generators** mit seinen Komponenten ist
aus der Abb. 6-18 zu ersehen.

Um das Prinzip der Steuerung zu verstehen, sind
im wesentlichen 2 Diagramme erforderlich, die
Anodenerwärmungs- und -abkühlungskurven
(Abb. 6-19) und die **Röhrenbelastungskurven**
(Abb. 6-20).

Der Anodenteller kann im kalten Zustand mit
einem höheren Anodenstrom belastet werden. Hat
der Anodenteller sich jedoch auf seine maximal
zulässige Temperatur erwärmt, darf nur noch der
Anodenstrom zugeführt werden, dessen Wärme-

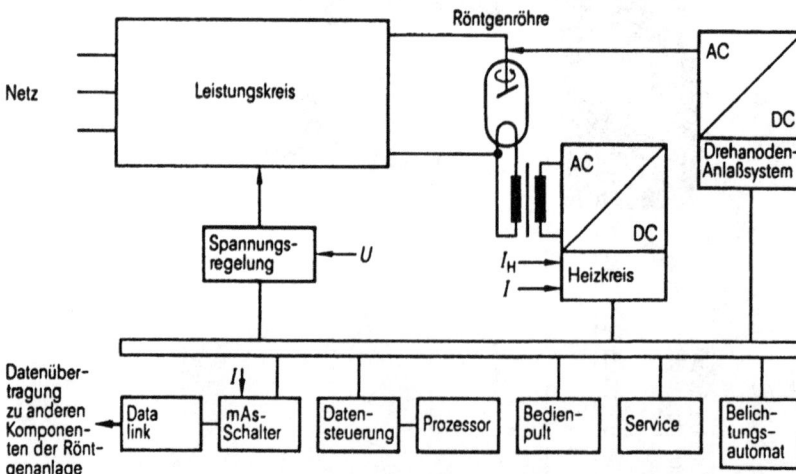

Abb. 6-18: Prinzipieller Aufbau eines prozessorgesteuerten Generators mit seinen Komponenten

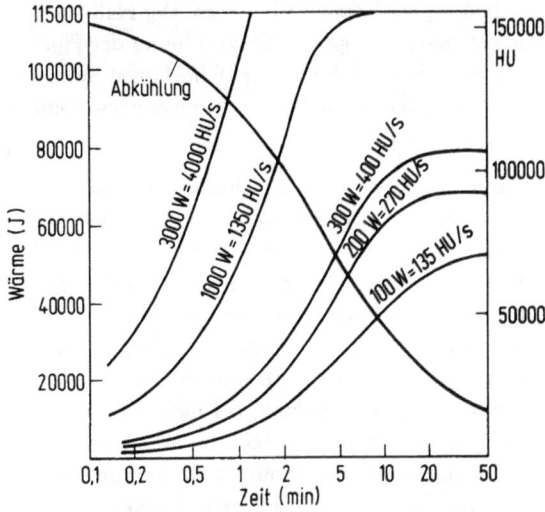

Abb. 6-19: Anodenerwärmungs- und -abkühlungskurven

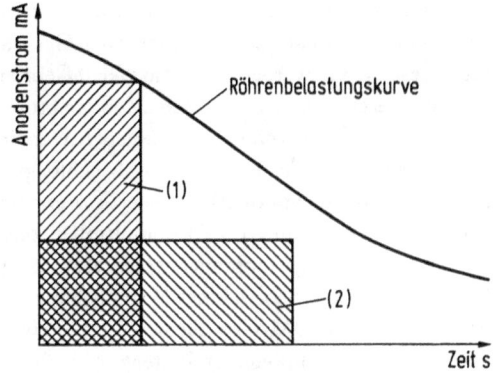

Abb. 6-21: Zwei mögliche mAs-Produkte mit (1) kurzer Zeit und hohem Anodenstrom, (2) langer Zeit und kleinem Anodenstrom im Röhrenbelastungs-Diagramm. Um eine überwärmung der Anode zu vermeiden, müssen die Anodenströme über den Zeitverlauf immer unter der Röhrenbelastungskurve liegen

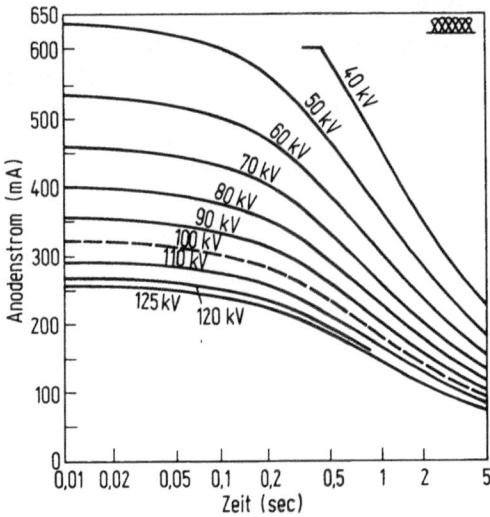

Abb. 6-20: Röhrenbelastungskurven

produktion durch die Kühlung abgeleitet werden kann. Dieser Zusammenhang ist aus der Röhrenbelastungskurve zu ersehen. Zum Aufnahmebeginn kann die Röntgenröhre also mit einem hohen Anodenstrom betrieben werden, der dann jedoch zurückgenommen werden muß, damit eine Überwärmung der Anode vermieden wird.

Das **mAs-Produkt,** das die Schwärzung des Röntgenfilmes wesentlich bestimmt, muß immer so gewählt werden, daß zu keiner Zeit Anodenströme

erreicht werden, die die Röhrenbelastungskurve überschreiten (Abb. 6-21). Prinzipiell können unterhalb der Röhrenbelastungskurve mehrere Werte eingestellt werden, Werte mit kurzer Zeit und hohem Anodenstrom und Werte mit langer Zeit und kleinem Anodenstrom. Bei gleichem mAs-Produkt erreichen nicht alle Einstellungen die Grenze der Röhrenbelastungskurve. Das mAs-Produkt 1 der Abb. 6-21 zeigt eine kurzbelichtete Aufnahme mit Ausnutzung der Röhrenleistung zum Ende der Belichtung. Das mAs-Produkt 2 der Abb. 6-21 zeigt eine lange Belichtungszeit wie sie für Verwischungsaufnahmen verwendet wird, wobei die Röntgenröhre zu keiner Zeit voll ausgelastet ist. Beide mAs-Produkte erzeugen die gleiche Schwärzung auf dem Röntgenfilm.

Im allgemeinen wünscht man, um eine Bewegungsunschärfe zu vermeiden, eine möglichst kurze Belichtungszeit. Der **Röhrenlastrechner** ermöglicht eine Einstellung des Anodenstromes bei vorgegebenem mAs-Produkt, so daß der Anodenstrom kontinuierlich immer unmittelbar unterhalb der Röhrenbelastungskurve bleibt. Auf diese Art und Weise werden bei maximaler möglicher Auslastung der Röntgenröhre die kürzest möglichen Zeiten für eine Aufnahme erreicht. Diese Belichtungsart wird als **kontinuierlich fallende Last** bezeichnet.

Die für die gewünschte optische Dichte des Röntgenfilms notwendige Dosis am Film wird heute meist durch eine Belichtungsautomatik ermittelt. Diese Automatik kann an jeden modernen Generator angeschlossen werden und ist in vielen Geräten von vornherein schon vorhanden. Meßdetektoren im Bereich der Bildempfängerfläche geben nach Erreichen der erforderlichen Dosis ein Abschaltsignal an den Röntgengenerator. Als Meßdetektoren werden Ionisationskammern, Photomultiplier oder Halbleiterstrahlungsempfänger (HSE) verwendet. Die Funktionsweise solch eines Systems kann am Beispiel des IONTOMATen (Siemens) gezeigt werden, das aus 2 Komponenten besteht (Abb. 6-22): *Meßdetektor* und *Auswerte- und Steuerelektronik*. Die **Meßkammer** (5 der Abb. 6-23) liegt zwischen dem Streustrahlenraster und dem Film. Meßgröße bei einer Ionisationskammer ist der *Ionisationsstrom*, beim Photomultiplier der erzeugte *Photostrom* und beim HSE-Detektor die *Widerstandsänderung*. Die verschiedenen Meßsysteme haben Empfindlichkeitsunterschiede in den unterschiedlichen Spannungsbereichen. Die im Strahlengang liegenden Kammern schwächen den Strahlengang gering. Nur bei sehr dünnen, wenig absorbierenden Objekten (z. B. Kinderlungen) kann es zur

Abbildung der Kammern kommen. Der Halbleiter-Strahlungsempfänger (HSE) wird hinter der Filmkassette oder auch hinter dem Film-Folien-System eingesetzt, da er im Röntgenstrahlengang sonst abgebildet wird.

Die Abschaltkurve des Belichtungsautomaten ist so ausgelegt, daß unabhängig von der wirksamen Einfalldosisleistung (dünner oder dicker Patient) die optische Dichte einen festen am Belichtungsautomaten voreingestellten Wert erreicht. Der Belichtungsautomat mißt unabhängig vom Volumen des Patienten die gesamte aus dem Objekt austretende Strahlung, bei dicken Patienten auch die Streustrahlung. Bei dicken Patienten erreicht die Belichtungsautomatik daher früher den Sollwert und der Film zeigt eine geringere optische Dichte. Erfahrene Anwender verändern daher jeweils objektabhängig den Dosissollwert mit Hilfe des Schwärzungsangleichs.

Bei den meisten Belichtungsautomaten wird die Belichtungszeit und der aufgelaufene mAs-Wert dem Untersucher nach einer Aufnahme angezeigt.

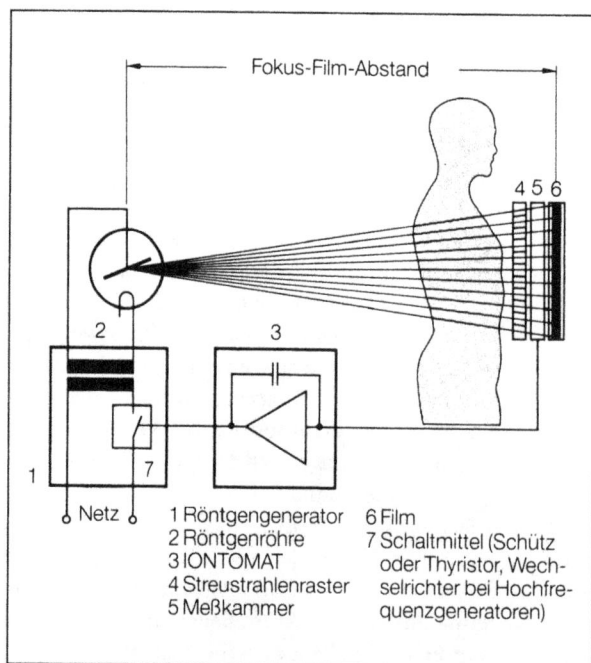

1 Röntgengenerator
2 Röntgenröhre
3 IONTOMAT
4 Streustrahlenraster
5 Meßkammer
6 Film
7 Schaltmittel (Schütz oder Thyristor, Wechselrichter bei Hochfrequenzgeneratoren)

Abb. 6-22: Funktionsprinzip des IONTO-MAT. Röhrenspannung, Fokus-Film-Abstand, Stärke und Dichte des Patienten und Streustrahlenraster beeinflussen die Dosisleistung am Film

Beim Arbeiten mit Belichtungsautomaten muß folgendes beachtet werden:

1. Es ist zweckmäßig, mit gleichen **Film-Folien-Kombinationen** und **Kassetten** gleichen Typs zu arbeiten.

2. Die **Meßkammer** muß im Bereich eines charakteristischen Objektausschnitts ("Dominante") liegen. Die **Einblendung** darf nicht kleiner als das Meßfeld sein. Die Automaten haben oft mehrere **Meßfelder**, die wahlweise oder auch kombiniert benutzt werden können (Abb. 6-23).

• Bei *Lungenaufnahmen* muß über den Lungenfeldern, also nicht im Mediastinalschatten, gemessen werden. Bei *Thoraxaufnahmen von Kleinkindern* mit Erwachsenengerät liegen die Meßkammern außerhalb des dominanten Bildausschnittes.

• Bei *Knochenaufnahmen* ist eine besonders sorgfältige Einstellung erforderlich. So schaltet der Automat z. B. zu früh ab, wenn bei *seitlichen Wirbelsäulenaufnahmen* der Meßbereich außerhalb der Wirbelsäule liegt. Im allgemeinen muß der Meßbereich über die größte Objektdicke bzw. -dichte gebracht werden (z. B. lumbosakraler Übergang bei seitlichen LWS-Aufnahmen). Sonst besteht ebenfalls die Gefahr einer zu geringen Belichtung.

3. Bei sehr dicken Objekten, z. B. seitlichen Aufnahmen dicker Patienten, beendet die Überlastungsautomatik des Generators die Aufnahme, sie ist unterbelichtet. Dann muß eine *höhere Spannung*

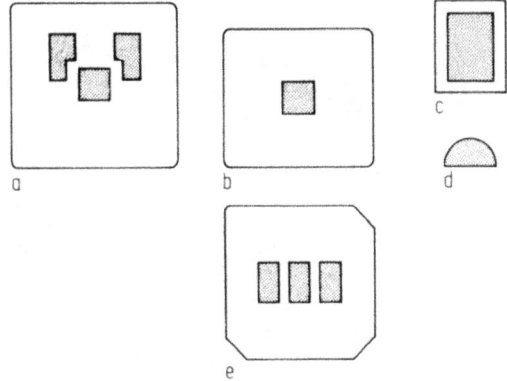

Abb. 6-23: Meßkammern-Ausführungsformen.   Die Meßdetektoren **c** und **d** sind gegenüber den übrigen Kammern vergrößert dargestellt: **a** Dreifelder-Kammer für EXPLORATOR® 35 oder 35 E; **b** Einfeld-Kammer für EXPLORATOR® 30, 25 oder 24 S; **c** HSE-Detektor

gewählt werden, wobei die Röntgenstrahlen eine geringere Absorption durch das zu untersuchende Objekt aufweisen.

Bei Verwendung von Belichtungs- und Entwicklungsautomaten werden Fehlaufnahmen vermieden. Eine Kenntnis der Arbeitsweise der Belichtungsautomaten und eine an die jeweilige Untersuchungsart und die Dicke des Patienten erforderliche Korrektur erscheint jedoch unverzichtbar.

7. Strahlenbetrieb: Anwendungs-, Zusatzgeräte, Zubehör

U. Flesch

Unter einem **Strahlenbetrieb** bzw. Röntgenbetrieb versteht man die Gesamtheit der technischen Einrichtungen einschließlich der baulichen Mittel sowie der sonstigen Einrichtungen (z. B. Dunkelraum, Büro, Archiv) und des Personals. Die Gliederung eines Strahlenbetriebes ist aus der Abb. 7-1 zu ersehen (vgl. DIN 6814). Im Strahlenbetrieb sind während der Einschaltzeit der Strahler 2 Bereiche wegen des Strahlenschutzes besonders zu beachten: Der **Kontrollbereich** und der **betriebliche Überwachungsbereich** (vgl. Röntgenverordnung s. S. 263). Die Röntgenanlage besteht aus der Gesamtheit der Röntgeneinrichtung, den Installationen, den zugehörigen baulichen Mitteln, insbesondere für den Strahlenschutz, und der Energieversorgung. In der Ausrüstung sind die Röntgenstrahlenerzeuger, die Anwendungsgeräte, die für die Bildgebung notwendige technische Ausrüstung (bildgebendes System), die Zusatzgeräte und das Zubehör enthalten. **Röntgenstrahlenerzeuger** ist die Gesamtheit aus Röntgenstrahler, erforderlichem Zubehör, Generator und Verbindungsleitungen.

Sind die einzelnen Komponenten in einer Einheit zusammengefaßt, wird die Röntgeneinrichtung auch als **Röntgengerät** bezeichnet. An verschiedenen Orten nutzbare transportable Röntgengeräte heißen **ortsveränderlich**.

Um Röntgenstrahler, Patient und Bildempfangsystem in eine für die Untersuchung geeignete Lage zu bringen, werden in der medizinischen Radiologie technische Mittel verwendet, die als **Anwendungsgeräte** zur Anwendung von Röntgenstrahlen bezeichnet werden.

Weitere technische Mittel zur Anwendung von Röntgenstrahlung in der Medizin sind Zusatzgeräte und Zubehör, die die praktische Anwendung der von Röntgengenerator und Röntgenröhre erzeugten Röntgenstrahlung ermöglichen.

Funktionen der Anwendungs- und Zusatzgeräte sowie des Zubehörs sind

- Halterung des Röntgenstrahlers und Bildempfangsystems *(Stative)*,
- Lagerung und Fixierung des Patienten *(Lagerungshilfen)*,
- Einstellung des Nutzstrahlenbündels *(Zentralstrahl, Bestrahlungsfeld)*,
- Bildverbesserung durch *Verminderung der Streustrahlung*,
- Änderung der Strahlenqualität (Filter),
- Halterung und Fixierung des Bildempfangsystems (Kassette, Film, Raster),
- Schaffung spezieller technischer Voraussetzungen für Spezialmethoden in Diagnostik und Therapie.

Die technischen Mittel können konstruktiv in *einem* Gerät vereinigt sein.

7.1 Stative

Stative sind Halterungen für Baugruppen (z. B. Röntgenstrahler, Bildempfangsystem) der Röntgeneinrichtung. Sie bestehen oft aus einer senkrechten Teleskopsäule, die fest oder beweglich an einem Schlitten montiert ist. Grundsätzlich können nach der Art der Befestigung im Raum Boden-, Wand-, Decken-, Boden-Decken- und Boden-Wandstative unterschieden werden. Der Strahler ist allgemein drehbar und höhenverstellbar angebracht. Die Fixierung der Säule und des Strahlers erfolgt meist durch elektromagnetische Bremsen oder Arretierungen.

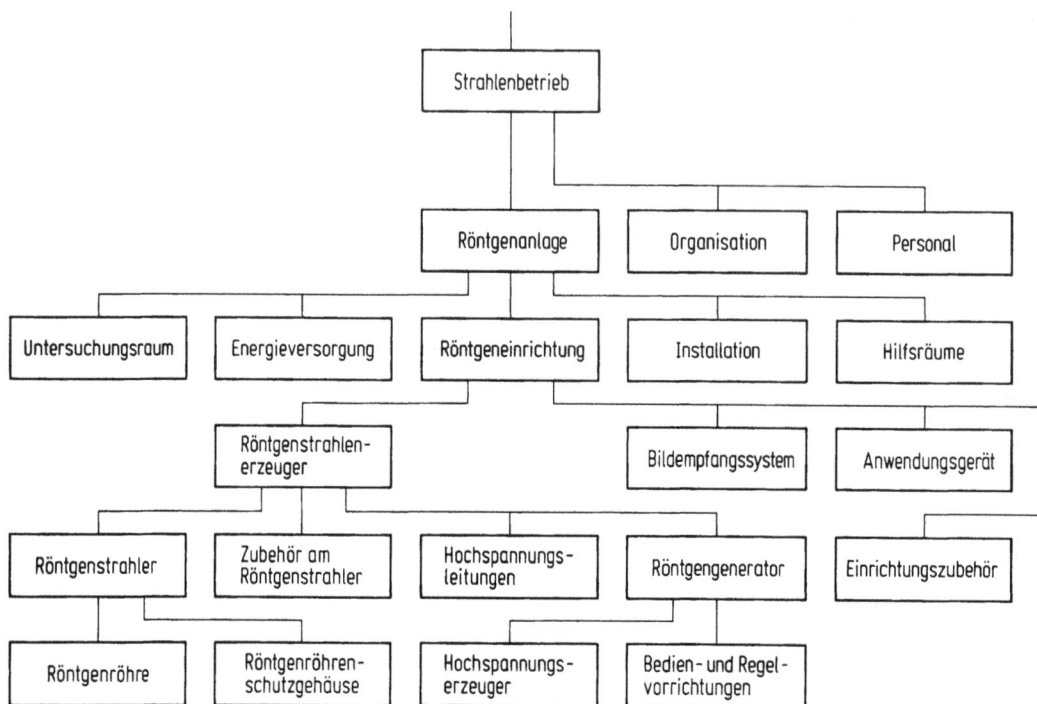

Abb. 7-1: Aufteilung eines Strahlenbetriebes (Nomenklatur)

Deckenstative haben den Vorteil der Bodenfreiheit. Die Lagerung wird dadurch vereinfacht und das Personal ist bei Hantierungen am Patienten nicht behindert. Durch ein zweckmäßiges Schienensystem an der Decke sind sie in allen Richtungen ausreichend beweglich. Ein Deckenstativ, das Bewegungen in 3 Raumrichtungen zuläßt, wird häufig als **3-D-Stativ** bezeichnet.

Die freie Beweglichkeit der Deckenstative ermöglicht ohne Schwierigkeiten die Versorgung mehrerer Arbeitsplätze (Abb. 7-2).

Besonders vorteilhaft ist die Deckenaufhängung bei Spezialuntersuchungen mit mehreren Röhren (in verschiedenen Ebenen), und mit Bildverstär-

kern, die ebenfalls an der Decke aufgehängt werden können. Für die Schädel- und Unfalldiagnostik kann die am Deckenstativ hängende Röntgenröhre auch mit einem an der Decke hängenden System und einem Pendelarm kombiniert werden.

Die Bedienung des Deckenstativs erfolgt leicht mit Hilfe eines am Röntgenstrahler (mit Tiefenblende) angebrachten Kommandoarms.

Transportable Röntgengeräte (Abb. 6-16), in denen die Bestandteile einer Röntgeneinrichtung in einer Einheit zusammengefaßt sind, dienen speziellen Anwendungszwecken wie Aufnahmen im Operationssaal, am Bett, in Spezialabteilungen wie Beatmungsstationen u. a. mehr.

7.2 Lagerungshilfen

Lagerungshilfen (Tische, Platten) müssen aus strahlendurchlässigem Material (Holz, Kunststoff) bestehen. Als *„Rasteraufnahmetische"* (frü-

her Flachblendentische oder Bucky-Tische) enthalten sie den Kassettenwagen mit dem beweglichen Streustrahlenraster (s. S. 134 ff.). Die Verschieb-

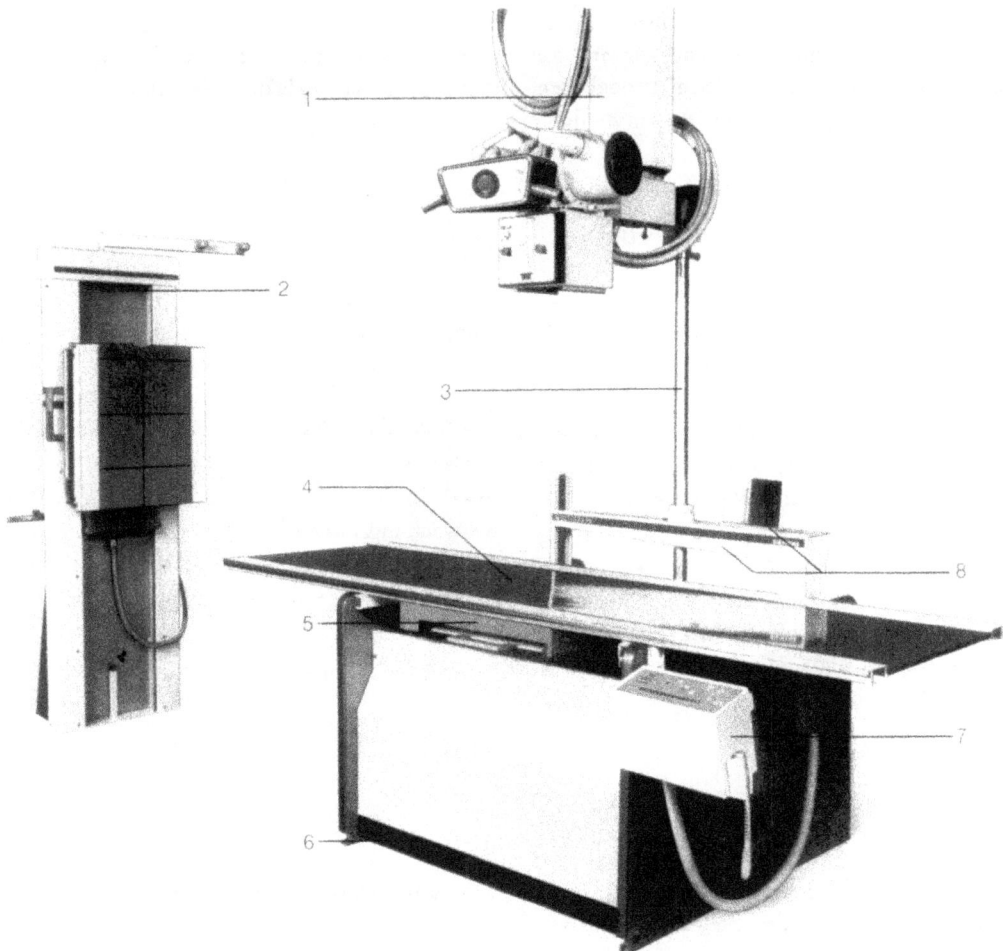

Abb. 7-2: Anlagenkombination MULTIGRAPH mit Rasterwandgerät und Deckenaufhängung (Siemens) Gerätebeschreibung: **1** Teleskop mit Röntgenstrahler, Kommandoarm und Tiefenblende; **2** Rasterwandgerät; **3** Schichtstange zur Übertragung der Stativbewegungen gegenläufig auf die Rasterlade; **4** Schwimmende Tischplatte; **5** Rasterlade; **6** Fußleiste zum Lösen der Tischplattenarretierung; **7** Bedientableau, wegschwenkbar; **8** Seitliches Lichtvisier mit Spiegel zum Einstellen bzw. Kontrollieren der Schichthöhe

barkeit der Tischplatte in Längs- und Querrichtung (Schwimmende Tischplatte), erleichtert die Arbeit besonders bei der Untersuchung von Unfallverletzten.

An Durchleuchtungsgeräten verwendet man umlegbare und verschiebbare Lagerungsplatten, die die Untersuchung in verschiedenen Positionen ermöglichen (s. S. 92 ff.).

Für die Lagerung und Fixierung des Kranken werden als Zubehör Gurte (auch zur Kompression im Abdominalbereich), keilförmige Lagerungsbretter, -matten, Schaumgummikeile und -formen (z. B. für die Lagerung des Kopfes), Bein- und Kopfstützen, Drehmulden u. a. benötigt. Hilfsmittel aus Schaumgummi sollen aus hygienischen Gründen mit einem leicht abwaschbaren Plastiküberzug versehen sein. Für die Untersuchung von *Kindern* sind besondere Hilfsmittel erforderlich (s. S. 167 ff.) ebenso für die Untersuchung von *Unfallverletzten* (s. S. 172 f.).

Für die Umlagerung des Patienten gibt es Umlagerungshilfen, die sowohl eine Höhenverschiebung des Bettes (**Bettenlift**) als auch eine Horizontalverschiebung des Patienten aus dem Bett auf den Röntgentisch und umgekehrt leicht ermöglichen. Bei der Horizontalverschiebung werden moderne **Luftkissenmatten** eingesetzt. Die Verwendung solcher Hilfen ist erforderlich, um übermäßige Belastungen des Personals zu vermeiden.

7.3 Einstellung des Nutzstrahlbündels

Mit Hilfe der **Tiefenblende** und des **Lichtvisiers** werden **Feldbegrenzung** und **Zentralstrahl** festgelegt. Die Kontrolle der Justierung gehört zur Qualitätssicherung der Röntgeneinrichtungen.

Tuben zur Kompression und *Blenden* am Röntgenstrahler dienen der Streustrahlenverminderung und Verbesserung des Strahlenschutzes.

Jeder Röntgenstrahler hat einen *Eigenfilterwert*. Er entspricht der Filterung der Nutzstrahlung durch die zu durchdringenden Wandungen und sonstigen filternden Stoffschichten, die Teile des Röntgenstrahlers sind und sich nicht entfernen lassen. Darüber hinaus können „Zusatzfilter" am Röhrengehäuse angebracht werden. Sie dienen einer Aufhärtung der Strahlung und sollen die für die Bildgebung nicht zu verwertenden weichen Strahlen absorbieren und damit die Strahlenexposition der Patienten vermindern. Vorgeschriebene Filter dürfen nicht entfernt werden.

Spezielle am Röhrengehäuse anzubringende Schwächungsfilter sollen die Intensitätsverteilung verändern (Keilfilter, Ausgleichsfilter bei erheblichen Dicke- oder Dichteunterschieden des Objekts).

[Filter in der Therapie s. S. 237, 243]

7.4 Anwendungsgeräte

Die **Kassette** wird meist vom Kassettenwagen des Laufrastertisches oder des Zielgerätes gehalten. Gesonderte Halterungen bestehen oft für den **Streustrahlenraster** (s. S. 134 ff.), der der Streustrahlenverminderung dient. Für die verschiedenen Bildempfangssysteme werden sehr unterschiedliche Halterungen verwendet.

In der Praxis werden 2 unterschiedliche Gerätearten eingesetzt:

• *Universalgeräte*, die möglichst vielseitig anwendbar sind (Durchleuchtung, Aufnahmen, Schichtuntersuchung).

• Geräte, die für *spezielle Untersuchungen* oder Anwendungsgebiete als *Spezialgeräte* konstruiert sind.

An speziellen Untersuchungsgeräten sind zu nennen:

• **Röntgen-Schichtaufnahmegeräte** (Verwischungstomographie): Geräte zur *Darstellung* einer oder mehrerer *ausgewählter Schichten* des Untersuchungsobjektes. Dabei wird durch eine gekoppelte Bewegung von Röntgenstrahler und Bildempfangssystem eine oder mehrere Schichten des Patienten scharf dargestellt (Synonyme: **Tomographie**, Planigraphie oder Stratigraphie). In der Abb. 7-3 ist ein Gerät dargestellt, mit dem in sehr unterschiedlichen Positionen und Lagerungen Tomographien in verschiedenen Verwischungstechniken möglich sind (s. S. 141 ff.).

• **Röntgen-Computertomographen.**

Darstellung der örtlichen Verteilung der Schwächungseigenschaften kleiner Volumenelemente von ausgewählten Schichten des Patienten (s. S. 144 ff.).

• Geräte für **Röntgen-Schirmbildphotographie**: Röntgenaufnahmen werden durch Photographie von einem Leuchtschirmbild hergestellt (indirektes Aufnahmeverfahren). Wegen der relativ hohen Strahlenexposition wird dieses Verfahren nur noch *selten* eingesetzt (s. S. 151).

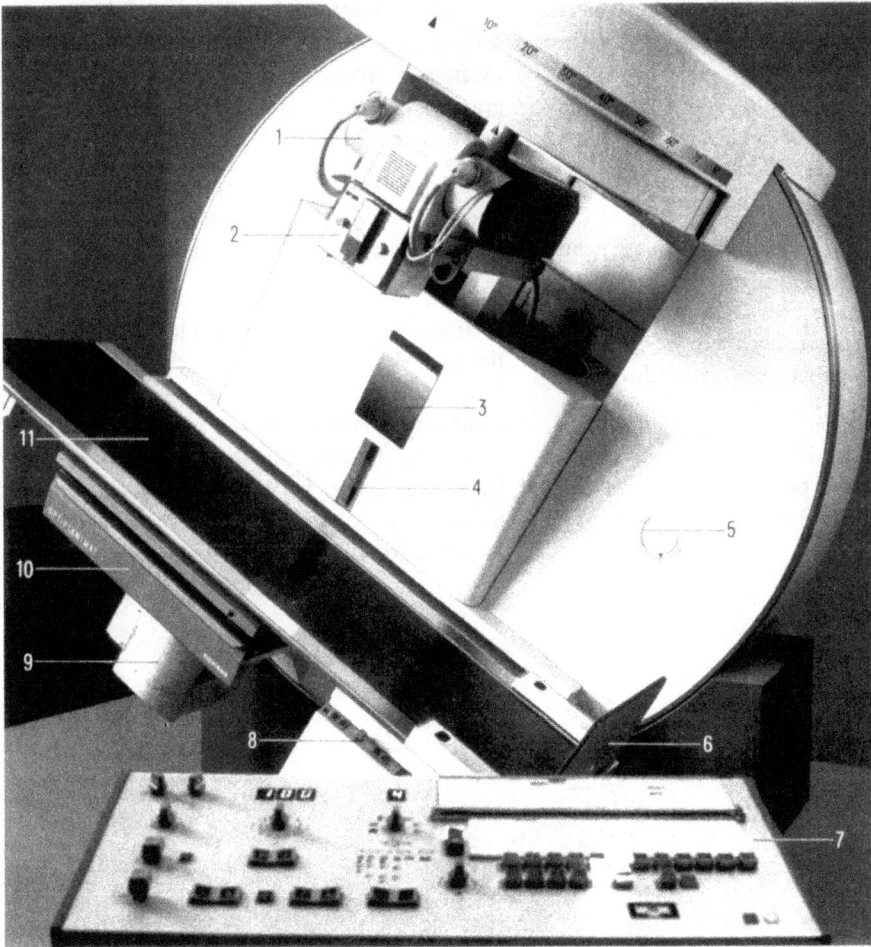

Abb. 7-3: Universelles Tomographiegerät (Optiplanimat – Siemens): 1 Röntgenstrahlergehäuse; 2 Feldausblendung; 3 Lichtvisier zur Schichthöhenkontrolle; 4 Schichthöhenanzeige; 5 Winkelanzeige; 6 Fußhalterung; 7 Bedienpult; 8 Kontrollanzeige; 9 Bildempfänger; 10 Automatische Rasterblende; 11 Patiententischplatte

• **Geräte für Röntgen-Bildverstärkerphotographie:** Röntgenaufnahmen werden durch Photographie vom Röntgen-Bildverstärkerausgangsschirm (indirektes Aufnahmeverfahren) hergestellt (s. S. 151 f.).

• **Geräte für Röntgen-Funktionsdiagnostik:** In vorwählbaren Zeitabständen, ggf. auch in Abhängigkeit von Änderungen der Funktion oder Zustandes eines Organs werden Röntgenaufnahmen angefertigt, aus denen Aussagen über dessen Funktion möglich werden. Dabei wird auch Kontrastmittel eingesetzt.

• **Geräte für Röntgendiagnostik des Schädels und neurologische Untersuchungen:** Den besonderen Aufgaben und Techniken der Untersuchung des *Schädels,* der *Wirbelsäule,* des *Gehirns* und des *Rückenmarks* angepaßt.

• **Röntgengeräte für kardiologische Untersuchungen:** Zur *Funktionsdiagnostik des Herzens* und der *Herzgefäße* ausgestattet, so daß Röntgenkinoaufnahmen in schneller Bildfolge in 2 Ebenen angefertigt werden können. Außerdem sind Vorrichtungen zu Meßzwecken über den Herzkatheter möglich.

• **Röntgengeräte für traumatologische Untersuchungen:** Dienen einer möglichst *umlagerungsfreien Untersuchung* (Durchleuchtung und Aufnahmen). Sie sollen vitale Sofortmaßnahmen nicht behindern. Zusatzgeräte sind spezielle Unfalltransporttische mit strahlendurchlässiger Lagerungsplatte (s. S. 172 f.).

• **Röntgengeräte für urologische Untersuchungen:** Erlauben Röntgenaufnahmen und Durchleuchtungen in urologischer Lagerung. Wegen des Strahlenschutzes sollten auch für diese Untersuchungen nur Geräte mit einer Untertischröhre verwendet werden.

• **Röntgengeräte für Kleinkinder:** Spezialgeräte, bei denen der Säugling oder das Kleinkind sitzend, liegend oder hängend fixiert und untersucht werden kann (s. S. 167 f.).

• **Röntgengeräte für Mammographien und Weichteildiagnostik:** Aufnahmen der Brustdrüse (Mammographie, Galaktographie, Pneumocystographie, stereotaktische Markierung und Biopsie) und anderer Weichteile (s. S. 170 f.).

• **Röntgengeräte für Untersuchungen der Zähne und des Kiefers:** Überlagerungsfreie Darstellung der Zähne bzw. des Ober- und Unterkiefers (s. S. 169 f.).

• **Röntgengeräte für Angiographien und interventionelle Maßnahmen:** Ermöglichen mit großem Bildempfänger und hoher örtlicher und zeitlicher Auflösung überlagerungsfrei eine schnelle Röntgenuntersuchung in Aufnahmetechnik und Durchleuchtung. Dabei wird vorwiegend die digitale Subtraktionstechnik verwendet sowie aus Strahlenschutzgründen eine Untertischröhre.

8. Einrichtungen für Strahlentherapie

W. Schlungbaum

8.1 Röntgentherapie

In der **Therapie** ist nicht mit einer hohen Stoßbelastung der Röhren wie in der Röntgendiagnostik zu rechnen, sondern mit einer relativ niedrigen Dauerbelastung (Röhrenstrom 2–30 mA).

8.1.1 Röntgentherapieröhren

Da die Größe des Brennflecks von geringerer Bedeutung ist, benötigen Therapieröhren (Abb. 8-1) keine Drehanode, sie sind mit einer Festanode ausgestattet. Bei den angewandten Spannungen bis zu 250 kV und mehr sowie der Dauerbelastung (lange Schaltzeiten) ist die *Kühlung* besonders wichtig.

Man benutzt eine **Ölkühlung**. Das Öl wird dabei durch die hohle Anode mit einer Ölpumpe (Umlauf 15 l/min und mehr) unmittelbar an die hintere Fläche des Brennfleckes geführt. Das erhitzte Öl wird dann über einen Wärmetauscher mit Leitungswasser rückgekühlt. Öl wird zur direkten Kühlung wegen seiner *isolierenden Eigenschaften* bevorzugt.

Der *Strahlenschutz* wird wie bei den Diagnostikröhren durch das Röhrengehäuse erreicht. An dem Strahlenaustrittsfenster sind die Einschuböffnungen für die Filter und die Filtersicherungen angebracht.

Für die **Oberflächentherapie**, die mit relativ geringen Spannungen arbeitet, wurden besondere Röhren konstruiert, die den Forderungen der Nah- bzw. Oberflächen- und Körperhöhlenbestrahlung genügen. Ziel dieser Konstruktion ist es, einen steilen Abfall zur Tiefe hin zu erreichen, damit die Strahlenwirkung im wesentlichen auf einen kleinen Raum des oberflächennahen Erkrankungsherdes begrenzt wurde.

Der *steile Dosisabfall* wird erreicht durch:

- **Wahl der geeigneten Strahlenqualität**, d. h. Verwendung *weicher Strahlen*, in Verbindung mit einem speziellen Austrittsfenster, das nur minimal schwächt (*Bucky* 1922).

- **Wahl** eines *geringen Fokus-Haut-Abstandes* (*Schäfer-Witte, Chaoul* 1931/32: Dosisabfall nach dem Abstands- und Absorptionsgesetz).

Bei den **Nahbestrahlungsröhren** ist die Anode geerdet. Als sog. Hohlanode besteht sie aus einem Metallrohr, das in die Röhre eingeschmolzen ist. Das Ende der Hohlanode dient als Antikathode dem Abbremsen der Elektronen. Die das Abschlußblech (Kupfer mit aufgedampftem Gold) durchsetzenden Strahlen bilden das Nutzstrahlbündel. Die Hohlanode wird von einem zweiten Rohr umgeben, dem Kühlmantel, in dem Wasser mittels einer Pumpe strömt. Durch eine Kunststoffkappe oder eine Metallfolie wird der Kühlmantel abgeschlossen.

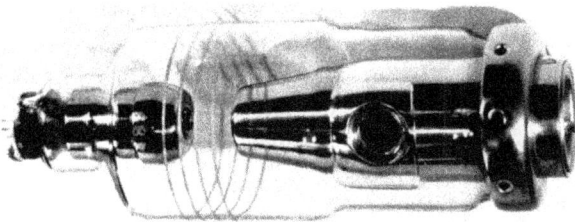

Abb. 8-1: Tiefentherapieröhre (Philips)

Die Gesamtfilterung der Strahlung beträgt bei diesem Röhrentyp 0,2 mm Kupfer. Die *Chaoulsche* Röhre wurde mit 60 kV betrieben.

Sog. Weichstrahlröhren waren ursprünglich für die Grenzstrahlentherapie (Bucky-Therapie) vorgesehen. Moderne Röhren ermöglichen eine Oberflächentherapie mit Spannungen von 10–100 kV. Damit die weiche Strahlung wirksam werden kann, haben sie ein Berylliumfenster.

8.1.2 Therapiegeneratoren

Die Erzielung einer konstanten Gleichspannung ist bei Therapiegeneratoren leichter, da

• **keine Kurzzeiten** geschaltet zu werden brauchen, und deshalb das Ein- und Ausschalten der Hochspannung bei Verwendung von Kondensatoren auch auf der Primärseite erfolgen kann,

• nur eine geringe Kapazität der Kondensatoren notwendig ist, weil im allgemeinen nur **relativ geringe Ströme** benötigt werden.

Bei entsprechender Schaltung kann der Wirkungsgrad der Hochspannungstransformation vervielfacht, die notwendige Transformatorleistung also verringert werden. Schaltungen, die einer derartigen Spannungsvervielfachung dienen (Abb. 8-2), sind:

• **Villardschaltung** (Abb. 8-2 a). Hier arbeiten 2 Ventile und 2 Kondensatoren mit einem Transformator zusammen. Die Spannung wird nur während des Spannungsmaximums im Transformator verdoppelt. Sie pulsiert zwischen 0 und 200 % der Transformatorscheitelspannung. Die Dosisleistung ist entsprechend geringer als bei konstanter Gleichspannung. Eine Glättung der Spannungskurve durch Gleichspannungszusätze ist möglich.

• **Witka-Schaltung** (Abb. 8-2 b). Auch hier arbeiten 2 Ventile und 2 Kondensatoren. Die Spannung wird verdreifacht. Sie pulsiert zwischen 100 und 300 % der Transformatorscheitelspannung.

• **Greinacherschaltung** (Abb. 8-2 c). Hier werden neben dem Transformator 2 Kondensatoren über je einen Gleichrichter parallel zum Transformator geschaltet. Bei Röhrenheizung wird die Spannung beider Kondensatoren wirksam, also die doppelte Transformatorspannung. Es wird eine sogenannte kontinuierlich konstante Gleichspannung erzielt. Die sog. **halbe Greinacherschaltung** wird bei Nahbestrahlungsgeneratoren verwandt. Sie enthält einen Kondensator und ein Ventil. Die Röhre ist geerdet. Eine Veränderung der Transformatorspannung erfolgt hier nicht.

• **Kaskadenschaltung** (Abb. 8-2 d). Mehrere Kondensatoren und Ventile sind hier mit einem Transformator (relativ niedriger Scheitelspannung) kombiniert. Bei Verwendung von 4 Kondensatoren wird die Transformatorspannung vervierfacht. Die Ventile müssen bei 200 kV Betriebsspannung 100 kV sperren.

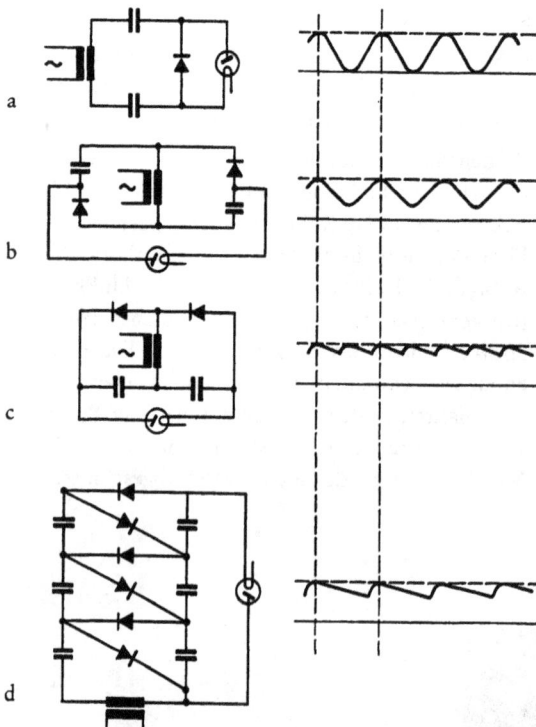

Abb. 8-2: Schaltungen von Röntgengeneratoren mit Spannungsvervielfachung (Therapie): **a** Villard-, **b** Witka-, **c** Greinacher-, **d** Kaskadenschaltung (hier sechsstufig)

8.2 Therapie mit Beschleunigern

Die Möglichkeit, *ultraharte Strahlen* (>1000 keV Energie) für die Strahlentherapie nutzbar zu machen, bedeutete einen großen Fortschritt für die Behandlung bösartiger Geschwülste (Krebs, Sarkom u. a.). In der Praxis hat sich der **Linearbeschleuniger** durchgesetzt.

Er wurde ursprünglich für die Beschleunigung schwerer Teilchen konstruiert. Vorläufer waren der *Kaskadengenerator* mit einer Energie bis zu 3 MeV, der *Bandgenerator* nach van de Graaf mit einer Energie bis zu 2 MeV sowie das *Betatron* (Elektronenschleuder) mit einem ringförmigen Beschleunigungsrohr und Energien bis zu 42 MeV.

Linearbeschleuniger sind Elektronenbeschleuniger, bei denen die Elektronen bei einmaligem Durchlaufen einer Beschleunigungsstrecke (Hohlleiter) beschleunigt werden. Die Beschleunigung erfolgt durch Einwirkung eines mit den Elektronen mitlaufenden hochfrequenten elektrischen Feldes (*Wanderwellenbeschleuniger*) oder durch periodische Einwirkung eines längs des Hohlleiters aufgebauten stehenden hochfrequenten elektrischen Feldes (*Stehwellenbeschleuniger*, DIN 6814, Teil 8, 7.3.1.3). Im **Wanderwellenbeschleuniger** werden die aus der Kathode emittierten Elektronen synchron mit der Mikrowellenenergie des „Magnetrons" in das Beschleunigungsrohr eingeschossen. Bei zunehmender Phasengeschwindigkeit der Mikrowelle werden die Elektronen, deren Phasenschwingung mit der Mikrowelle übereinstimmt, beschleunigt. Für die Therapie stehen die *beschleunigten Elektronen* und die durch Abbremsung erzeugten *ultraharten Röntgenstrahlen* zur Verfügung. Das Prinzip eines Linearbeschleunigers (Philips SL) mit der Beschleunigung im Wanderwellenbeschleunigungsrohr zeigt Abb. 8-3. Moderne Geräte ermöglichen eine Bestrahlung mit

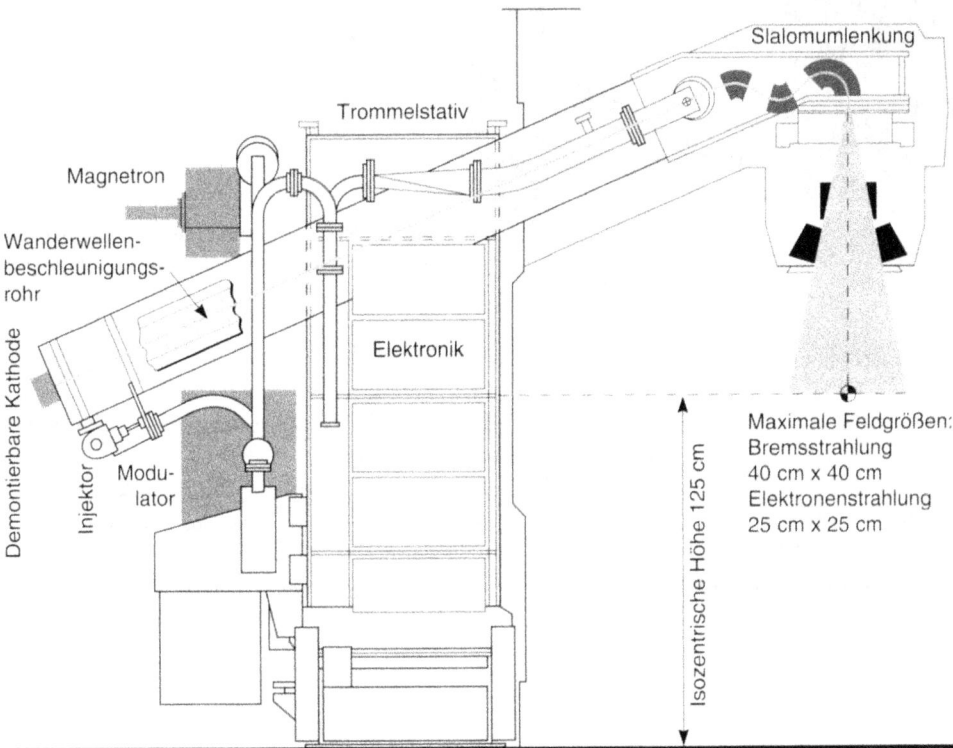

Abb. 8-3: Prinzip eines Linearbeschleunigers (Philips SL) mit der Beschleunigung im Wanderwellenbeschleunigungsrohr

Photonen und mit *Elektronen*. Die Energie der Strahlung beträgt bis zu 25 MeV und mehr. Mit Hilfe eines Säulentisches kann der Abstand so vergrößert werden, daß eine Großfeldbestrahlung durchgeführt werden kann (Abb. 8-4).

Bei der heute kaum noch betriebenen Elektronenschleuder *(Betatron)* erfolgte die Elektronenbeschleunigung auf einer Kreisbahn in einer Vakuumröhre. Dabei durchlaufen die schon beschleunigten Elektronen immer wieder ein elektromagnetisches Beschleunigungsfeld.

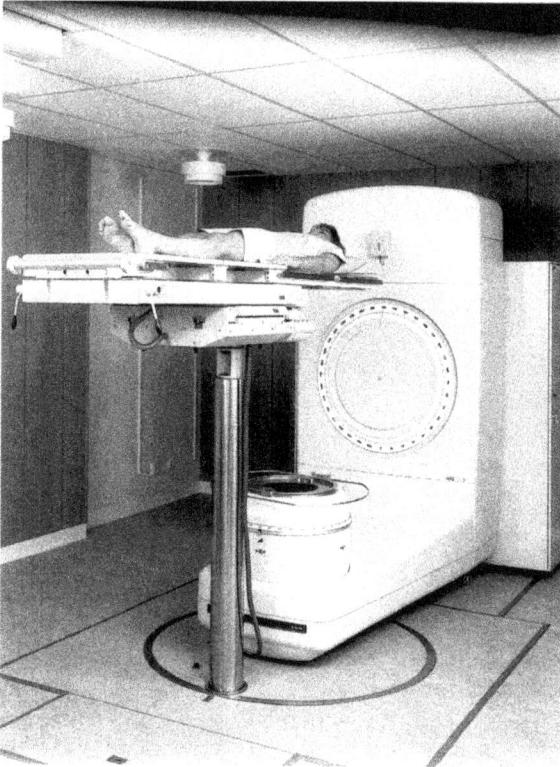

Abb. 8-4: Linearbeschleuniger (Philips) mit Einstellung des Tisches zur Großfeldbestrahlung

8.3 Gammastrahlentherapie

Die Telegammatherapie wird heute fast ausschließlich mit *Co-60-Kobaltquellen* durchgeführt (früher auch Caesium-137). Die fast homogene Gammastrahlung mit den Komponenten 1,17 und 1,33 MeV ist etwa einer Bremsstrahlung von 2,5 MeV gleichwertig. Große Aktivitäten

(6000 Ci ≈ 222 TBq) ermöglichen relativ kurze Bestrahlungszeiten.

Infolge der großen Variationsmöglichkeiten der Linearbeschleuniger verlieren die Kobaltbestrahlungseinrichtungen zunehmend an Bedeutung.

Weitere Einzelheiten s. im Kapitel Strahlentherapie.

9. Eigenschaften energiereicher Strahlen

U. Flesch

Energiereiche Strahlen (Röntgen-, Gamma-strahlen)

• durchdringen Materie *(Durchdringungs-fähigkeit)*, werden beim Durchgang durch Materie geschwächt *(Schwächung)* und erzeugen Sekundärstrahlung.

• verhalten sich wie *Lichtstrahlen* (geradlinige Ausbreitung, Brechung, Beugung, Interferenz, Reflexion; s. S. 85).

Durch die Ablenkbarkeit im magnetischen und elektrischen Feld unterscheiden sich Quanten- und elektrisch geladene Korpuskularstrahlen (s. Abb. 4.1, S. 25).

• erzeugen *Lumineszenz* (Leuchtschirm, Verstärkungsfolie, Szintillationszähler, Szintigraphie).

• üben eine *photochemische Wirkung* aus (Schwärzung der photographischen Schicht).

• verändern die *Aufladung von Selenschichten* (Anwendung: Xeroradiographie, s. S. 178 f.) und die *Leitfähigkeit von Halbleitern* (Anwendung: *Dosimetrie*, s. S. 29, 38).

• *ionisieren Gase* (Prinzip der ionometrischen Dosimetrie, s. S. 30).

• haben *biologische Wirkungen* (erwünscht: Strahlentherapie, unerwünscht: Strahlengefährdung), s. Kap. 14.

9.1 Verhalten beim Durchgang durch Materie

Die Durchdringungsfähigkeit bzw. die Eindringtiefe der ionisierenden Strahlen ist abhängig von der Art der Strahlung (elektromagnetische Wellen, Korpuskularstrahlen) und ihrer Energie bzw. ihrer Zusammensetzung (Spektrum). Man spricht hier auch von Strahlenqualität oder Härte. Die Härte der Strahlung ist also ein Maß der Durchdringungsfähigkeit. Je härter eine Strahlung ist, desto tiefer dringt sie in Materie ein bzw. desto größer ist der durchdringende Anteil der Strahlung, der **unbeeinflußte Strahlenrest** (s. Abb. 9-1).

9.1.1 Reichweite

Die Reichweite der Korpuskularstrahlen ist geringer als die der elektromagnetischen Wellen (Abb. 9-1). So dringen Alphastrahlen nur Bruchteile von mm in Wasser bzw. Gewebe ein. Die

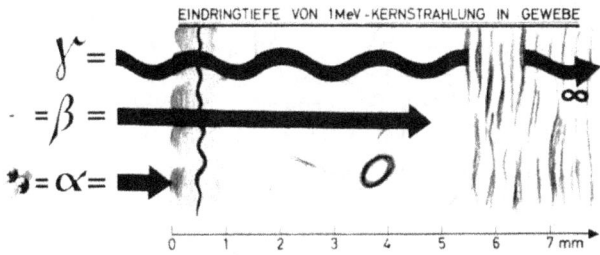

Abb. 9-1: Eindringtiefe verschiedener Strahlen (schematisch)

Reichweite der Betastrahlen bzw. schneller Elektronen ist von ihrer Energie abhängig; in Luft liegt sie in der Größenordnung m, in Wasser in der Größenordnung mm bis cm. So beträgt sie bei 5 MeV etwa 27 mm, bei 10 MeV etwa 52 mm, bei 20 MeV etwa 93 mm.

Die Korpuskularstrahlen lösen in der Materie sekundäre Prozesse aus. Es kommt zu Ionisationen und zur Bildung von Sekundärelektronen, die die Energie der primären Strahlung teilweise übernehmen und ihrerseits wieder Tertiärelektronen usw. auslösen, bis die Energie aufgebraucht ist.

Die Reichweite der Röntgen- bzw. Gammastrahlen ist unter Berücksichtigung der Schwächungsgesetze theoretisch unbegrenzt, es gibt also auch keine 100 %ige Abschirmung gegen diese Strahlen. Die große Durchdringungsfähigkeit ist darauf zurückzuführen, daß die Wellenlänge kleiner ist als der mittlere Atomabstand. So können die Strahlen bzw. die Quanten ohne „Zusammenstoß" mit den Atomen oder ihren Bestandteilen die Materie durchstrahlen.

9.1.2 Streuung

Der in Wechselwirkung mit der Materie durchdringende Strahlenanteil wird zum Teil absorbiert, d. h. die Energie der Quanten wird in eine andere Energieform umgewandelt, nämlich in die Bewegungsenergie („kinetische Energie") der beim Ionisationsvorgang entstehenden Teilchen. Ein weiterer Anteil wird aus seiner Richtung abgelenkt. Diese Erscheinung der Ablenkung nennt man auch Streuung. Die „Schwächung" des Pimärstrahls setzt sich also zusammen aus Absorption und Streuung.

> Schwächung = Absorption + Streuung

Bei der klassischen Streuung wird das Strahlenquant unter Erhaltung seiner vollen Energie aus seiner Richtung abgelenkt.

9.1.3 Absorption

Die reine Absorption, Photoabsorption, ist entscheidend bei relativ weichen Strahlen (Weich-

strahltechnik). Ihr Anteil nimmt bei höheren Energien schnell ab und verschwindet bei etwa 200 keV ganz (Abb. 9-2). Bei der Photoabsorption (Photoeffekt) übergibt das Quant fast seine gesamte Energie als kinetische Energie an das aus dem Atomverband gelöste Elektron (Photoelektron). Nur ein geringer Teil der Energie wird für die Herauslösung des Elektrons aus dem Atomverband verbraucht (Abtrennungsarbeit). Dieser Energieverlust nimmt mit der Schwere der Atome zu.

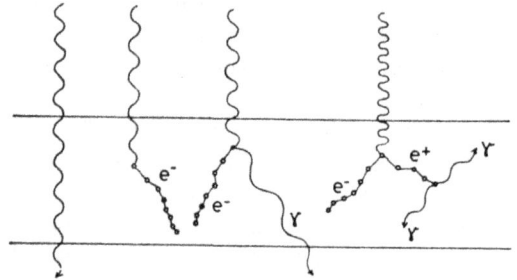

Abb. 9-2: Verhalten von Röntgenstrahlen beim Durchgang durch Materie (von links nach rechts: unbeeinflußter Durchgang, Photoeffekt, *Compton*-Effekt, Paarbildung)

Bei größeren Energien, besonders über 100 keV (s. auch Hartstrahltechnik), spielt der Photoeffekt kaum noch eine Rolle. Bei der hier auftretenden sogenannten **Streuabsorption** (Streuerweichung, *Compton*-Effekt) geht nur ein Teil der primären Energie auf die herausgelösten Elektronen über. Der Energierest wird als energieärmeres längerwelliges Strahlenquant gestreut. Mit steigender Energie nehmen die Elektronen (*Compton*-Elektronen) und die gestreute Strahlung immer mehr die Richtung des Primärstrahls an (besonders über 1 MeV).

Bei Quantenenergien über 1 MeV entstehen Elektronenpaare (je 1 negatives Elektron und 1 Positron): sogenannte **Paarbildung**. Der Energieverbrauch ist 2 × 511 keV, die Restenergie wird in Bewegungsenergie umgewandelt. Die Umwandlung von Energiequanten in bewegte Teilchen wie bei der Paarbildung wird auch als Materialisation bezeichnet, da hier aus Energie Materieteilchen entstehen. Das entstandene Elektron vereinigt sich schließlich wieder mit einem Atom. Am Bahnende des Positrons entsteht nach Vereinigung mit einem freien „vagabundierenden" Elektron wieder ein Photonenpaar mit je 511 keV Energie, die sogenannte Vernichtungsstrahlung. Aus Teilchen entsteht also wieder Energie (Zerstrahlung der Materie).

Die Paarbildung nimmt besonders stark bei Energien über 20 MeV zu, wodurch der unbeeinflußte Strahlenrest verkleinert wird (Abb. 9-3).

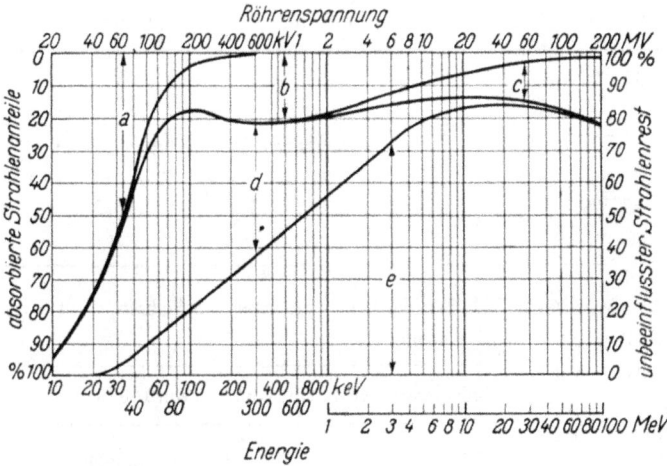

Abb. 9-3: Absorption: **a** Photoabsorption; **b** Absorption beim *Compton*-Effekt; **c** Paarbildung, Streuung; **d** klassische Streuung + Streuung beim *Compton*-Effekt; **e** unbeeinflußter Strahlenrest von Röntgenstrahlen beim Durchgang durch eine Wasserschicht von 10 cm in Abhängigkeit von Röhrenspannung, bzw. Strahlenenergie (nach *Wachsmann*)

Wenn die durch Veränderungen ihrer Elektronenschale angeregten Atome wieder in ihren Ausgangszustand zurückkehren, wird Energie frei. Es entsteht ein Strahlenquant, die sogenannte **charakteristische Strahlung**.

Das **Ausmaß der Schwächung** ist von folgenden Faktoren abhängig:
1. **Energie** der Strahlung
2. **Eigenschaften** des durchstrahlten Objekts (**Materie**):
 • *Ordnungszahl*
 • *Dicke* der durchstrahlten Schicht
 • *Dichte* der Materie

Der unbeeinflußte Strahlenrest nimmt mit der Energie der Strahlen zu, d.h. also, er ist um so größer, je energiereicher bzw. kurzwelliger die Strahlung ist. Erst über 20 MeV kommt es infolge der Paarbildung zu einem leichten Abfall.

Beispiele der Schwächung bei Wellenlängen 0,02 und 0,01 nm (61,5 und 123 kV) zeigt Tab. 9-1.

9.1.4 Ordnungszahl

Hieraus ergibt sich, abgesehen vom Einfluß der Strahlenqualität, die große Bedeutung der **Ordnungszahl**, die besonders im Weichstrahlgebiet große Unterschiede der Schwächung verursacht, während sie bei härterer Strahlung weniger ausschlaggebend ist. Die großen Schwächungsunterschiede, die durch die Ordnungszahl der durchstrahlten Materie bedingt sind, haben entscheidende Bedeutung für die Röntgendiagnostik und den Strahlenschutz.

Für die röntgenologische Praxis bedeutsame Ordnungszahlen sind:

H	(Wasserstoff)	1
C	(Kohlenstoff)	6
O	(Sauerstoff)	8
P	(Phosphor)	15
Ca	(Calcium)	20
J	(Jod)	53
Ba	(Barium)	56
W	(Wolfram)	74
Pt	(Platin)	78
Pb	(Blei)	82
Bi	(Wismut)	83

Tab. 9-1: Schwächung von Röntgenstrahlen der Wellenlängen 0,02 nm und 0,01 nm (61,5 und 123 kV) durch verschiedene Stoffe

Eine Schicht von	schwächt eine Srahlung der Wellenlänge 0,02 nm bzw. 0,01 nm von 100 % auf		Relation, aus der sich Strahlungs- und Schwärzungskontrast ergeben	
	0,02 nm	0,01 nm	0,02 nm	0,01 nm
1 mm Silber ⋯⋯ (Ag; Z = 47)	0,3 %	33,6 %		
1 mm Eisen ⋯⋯ (Fe; Z = 26)	43,4 %	79,7 %	Ag:Fe:Al wie	Ag:Fe:Al wie
1 mm Aluminium ⋯⋯ (Al; Z = 13)	93 %	95,7 %	1:145:310	1:2,38:2,85

Es zeigt sich hier, daß die am stärksten absorbierenden Stoffe im lebenden Organismus (Phosphor und Calcium als Bestandteile des Knochens) auch die höchsten Ordnungszahlen haben, daß weiterhin eine Stoffgruppe, die in der Kontrastmitteltechnik unentbehrlich geworden ist (Jod, Barium, s. S. 155 ff.) ebenfalls durch hohe Ordnungszahlen ausgezeichnet ist, und daß manche Stoffe, die als Schutzsubstanzen verwandt werden (besonders Blei) sehr hohe Ordnungszahlen haben, wodurch eben ihre Abschirmwirkung (große Schwächung!) erklärt ist. Aus der obenstehenden Tab. 9-1 geht auch hervor, daß die Bedeutung der Ordnungszahl für die Schwächung bei höheren Energien abnimmt, eine Tatsache, die in der Hartstrahltechnik (s. S. 132 f.) größte Bedeutung hat.

9.1.5 Schichtdicke

Jede **Schichtdicke** eines Stoffes schwächt eine monochromatische Strahlung um einen bestimmten Prozentsatz (Tab. 9-2, 9-3).

Keine Schichtdicke schwächt die Strahlung nicht. Die graphische Darstellung zeigt einen „exponentiellen" Abfall (Abb. 9-4a), auf halblogarithmischem Raster eine Gerade (Abb. 9-4b). Die Dosisleistung „0" wird nie erreicht.

Die Schwächungsunterschiede verschiedener Schichtdicken werden bei härterer Strahlung geringer. Auch diese Tatsache wirkt sich in der Hartstrahltechnik positiv aus.

Tab. 9-2: Einfluß mehrerer Schichten auf die Schwächung

Wellenlänge	Schwächung durch	von 100 % auf
0,02 nm (61,5 kV)	1 mm Fe nochmals 1 mm Fe	43,4 % 43,4 % von 43,4 % = 18,9 %
0,01 nm (123 kV)	1 mm Fe nochmals 1 mm Fe	79,8 % 79,8 % von 79,8 % = 63,8 %

Tab. 9-3: Einfluß verschiedener Schichten auf die Schwächung

Wellenlänge	Schwächung durch	von 100 % auf	
0,02 nm (61,5 kV)	1 mm Ag	0,3 %	
	5 mm Ag	0 %	Relation 10^{12}:1
	1 mm Fe	43,4 %	
	5 mm Fe	1,5 %	Relation 28,9:1
	1 mm Al	93 %	
	5 mm Al	69 %	Relation 1,35:1
0,01 nm (123 kV)	1 mm Ag	33,6 %	
	5 mm Ag	0,4 %	Relation 84:1
	1 mm Fe	79,8 %	
	5 mm Fe	32,5 %	Relation 2,46:1
	1 mm Al	95,7 %	
	5 mm Al	80,2 %	Relation 1,19:1

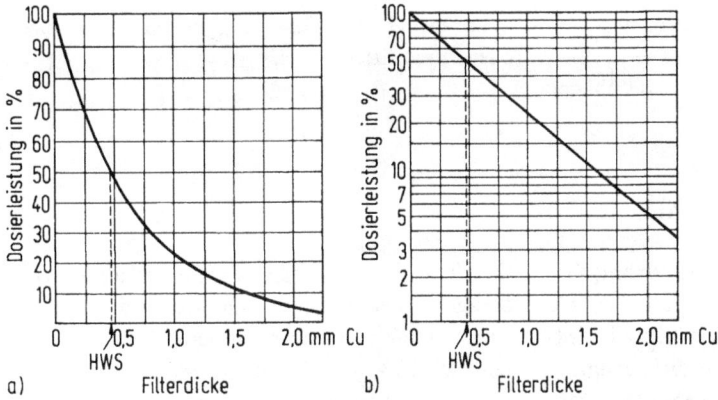

Abb. 9-4: Einfluß der Schichtdicke (Filterdicke) auf die Dosisleistung (bei monochromatischer Strahlung): a Normale graphische Darstellung; b auf halblogarithmischem Raster

Die **Dichte** der durchstrahlten Schicht wirkt sich auf die Schwächung der Strahlung linear aus, d. h. bei doppelter Dichte ist auch die Schwächung doppelt so groß. Unter Dichte (ρ) versteht man das Verhältnis von Masse (m) zu Volumen (V). Die Dichte von Geweben und von Luft [g cm^{-3}] zeigt die folgende Tabelle 9-4.

Tab. 9-4: Dichte verschiedener Gewebe und Substanzen [gcm^{-3}]

Knochen	1,9	Wasser	1
Knorpel	1,09	Fett	0,92
Weichteile	1,01 (z. B. Muskulatur)	Luft	0,0013

Daraus ergibt sich der nur geringe dichtebedingte Schwächungsunterschied der Körpergewebe mit Ausnahme des Knochens und außerdem die unterschiedliche Schwächung von Gasen (wie Luft) und den fast wasseräquivalenten Geweben. Diese Tatsache hat größte Bedeutung in der Kontrastmitteltechnik (s. S. 155 ff.).

Der prozentuale Anteil der Streustrahlung ist abhängig von der:

• **Dicke.** Schichten einer bestimmten Dicke verwandeln etwa den gleichen Prozentsatz der auftreffenden Primärstrahlen in Streustrahlen;

• **Dichte.** Mit steigender Dichte verringert sich die Streuung;

• **Wellenlänge.** Kurzwellige Strahlen werden stärker gestreut als langwellige.

Die Relation Absorption – Streuung ist besonders abhängig von der Ordnungszahl und der Wellenlänge (Abb. 9-5 a, b). Die Absorption ist größer bei hohen Ordnungszahlen (deshalb Blei als Schutzstoff!), trotzdem ist auch hier die Streuung an der Oberfläche zu berücksichtigen.

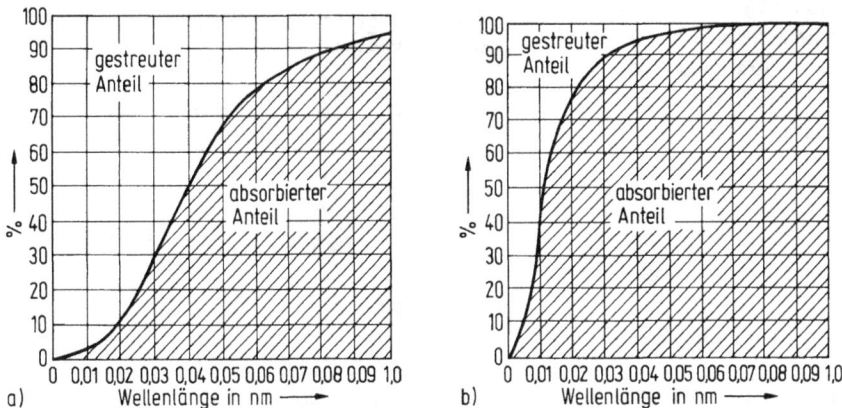

Abb. 9-5: Abhängigkeit der Absorption und Streuung von der Wellenlänge (Abszisse): a In Wasser; b in Kupfer

Die o. a. Schwächungsgesetze gelten für den Sonderfall einer monochromatischen (aus einer Wellenlänge bestehenden) Strahlung. Für die übliche
zusammengesetzte Strahlung gelten sie entsprechend modifiziert.

9.2 Qualität der Quantenstrahlen

Die Strahlenqualität wird, wie schon erwähnt, charakterisiert durch die Energie der Strahlen und die
davon abhängige Durchdringungsfähigkeit. Entscheidend ist die höchste Energie, bei technisch
erzeugten Strahlen gegeben durch die Scheitelspannung und zu ersehen aus der spektralen Zusammensetzung. Bei radioaktiven Substanzen kann die
spektrale Zusammensetzung im einzelnen angegeben werden. So sendet z. B. das Kobalt 60 Gammastrahlen mit Energie von 1,17 und 1,33 MeV aus
(s. S. 250). Die Strahlen werden nach ihrer härtesten
Komponente wie folgt benannt:

> **Diagnostik:**
> • weich bis 100 kV Scheitelspannung, also
> 100 keV maximale Energie
> • hart über 100 kV s. Hartstahltechnik S. 132
> **Therapie:**
> • weich bis 100 kV (keV)
> • hart 100–1000 kV (keV) [früher bis 250]
> • ultrahart über 1 MV (MeV)

Ein Maß der Durchdringungsfähigkeit ist die
Halbwertschichtdicke, auch Halbwertdicke, Symbol nach DIN "s".

> Die **Halbwertschichtdicke** s (kurz Halbwert-
> dicke) gibt an, welche Schichtdicke eines be-
> stimmten Stoffes eine Strahlung um 50 %
> schwächt, d. h. die Standard-Ionendosislei-
> stung auf die Hälfte herabgesetzt.

Für Halbwertschichtdickenbestimmung sind geeignet bei:
• *überweichen* Strahlen **Cellon**, Cellophan, *weichen* Strahlen **Aluminium**
• *mittelharten* Strahlen **Aluminium, Kupfer,** *harten* Strahlen **Kupfer**
• *sehr harten* und *ultraharten* Strahlen **Blei, Kupfer, Zinn.**

Durch die Einschaltung einer Halbwertdicke wird
die Zusammensetzung und damit auch die Qualität
einer inhomogenen Strahlung verändert. Die Strahlung wird „gefiltert". Durch ein eingeschaltetes
Filter wird in erster Linie der weiche Strahlenanteil
absorbiert. Durch Verringerung des weichen Strah-
lenanteils wird die Strahlung als ganzes durchdrin-
gungsfähiger, sie wird „aufgehärtet", d. h. „s" der
gefilterten Strahlung wird größer. Natürlich bleibt
die maximale Energie (entsprechend der Grenzwellenlänge) unverändert. Die spektrale Verteilung
wird einheitlicher, „homogener", da der weiche
Strahlenanteil sozusagen abgeschnitten wird.

> Daraus ergibt sich die **dreifache Wirkung eines
> Filters** (Abb. 9-6): *Schwächung, Aufhärtung,
> Homogenisierung.*

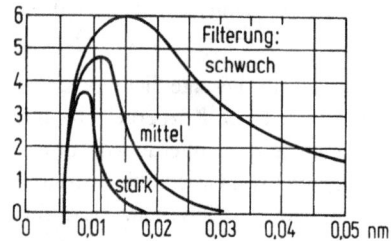

Abb. 9-6: Einfluß der Filterung auf das Bremsspektrum
(nach *Wachsmann*)

Als geeignete Stoffe zur Filterung stehen ebenso
wie für die Halbwertbestimmung vor allem Aluminium, Kupfer und Blei (u. U. auch zusammengesetzte Filter wie das *Thoräus*-Filter aus 0,4 mm
Zinn, 0,25 mm Kupfer und 1 mm Aluminium) zur
Verfügung.

Eine bestimmte Filterung der primären Strahlung
wird sowohl in der Diagnostik als auch in der Therapie angestrebt. Eine geringe Filterwirkung wird
bereits durch die Röhrenwandung („Eigenfilte-
rung") erreicht (mit Ausnahme der kaum filtern-

den Weichstrahlröhren, s. S. 75, 244). Das Ausmaß der Röhrenfilterung wird im allgemeinen in „Aluminiumgleichwert" angegeben, d. h. der Schichtdicke Aluminium, die die gleiche Filterwirkung hat wie die Röhrenwandung. In der Röntgendiagnostik wird heute aus praktischen Gründen (Verminderung der Exposition) eine etwas stärkere Filterung (4–6 mm Al gegenüber bisher 1–2 mm) angestrebt. In der Therapie wird durch die Filterung eine relativ größere Durchdringungsfähigkeit der Strahlung erreicht (der weiche Strahlenanteil wird absorbiert!). Gleichzeitig wird hierdurch die Belastung der Haut verringert.

Filter, die einer Änderung der spektralen Verteilung einer heterogenen Röntgenstrahlung dienen (Aufhärtung durch stärkere Schwächung der weichen Anteile), werden **Härtungsfilter** genannt.

Schwächungsfilter dienen einer Änderung der Intensitätsverteilung der Strahlung (in der Diagnostik z. B. Anwendung eines Keilfilters zum Dickenausgleich: „Ausgleichfilter"), der unteren Extremität bei gleichzeitiger Aufnahme von Ober- und Unterschenkel.

Aus der einfachen Halbwertdickenbestimmung kann die Zusammensetzung einer Strahlung noch nicht ausreichend beurteilt werden. Es wird dann eine **2. Halbwertschichtdicke** bestimmt. Da die Durchdringungsfähigkeit der Strahlung infolge der Filterung durch die 1. Halbwertdicke größer geworden ist, muß die 2. Halbwertdicke größer sein als die 1. Die Differenz ist um so größer, je inhomogener die Strahlung bzw. je größer der weiche Strahlenanteil ist. Das Verhältnis der beiden Halbwertschichtdicke läßt also einen Rückschluß auf die Zusammensetzung bzw. Qualität der primären Strahlung zu.

$$\frac{s_1}{s_2} = \text{Homogenitätsgrad (H)}$$

Bei völlig homogener, d. h. monochromatischer Strahlung ist $H = 1$. Bei heterogener Strahlung ist der Homogenitätsgrad kleiner als 1. Eine für praktische Zwecke ausreichende Homogenität ist anzunehmen, wenn der Homogenitätsgrad größer als 0,66 ist.

Die **Qualität einer Röntgenstrahlung** ist gekennzeichnet durch: *maximale Energie, Halbwertschichtdicke, Homogenitätsgrad.*

9.3 Allgemeine Eigenschaften

Elektromagnetische Wellen **breiten sich geradlinig aus.** Diese Eigenschaft ist eine Voraussetzung der Röntgenphotographie bzw. der gesamten Röntgendiagnostik (s. S. 124 ff.). Quantenstrahlen verhalten sich grundsätzlich wie Lichtstrahlen.

Der Nachweis der **Beugung** und **Interferenz** (*v. Laue, Friedrich* und *Knipping* 1912) an Kristallgittern war wesentlich für die Klärung der Natur der Röntgenstrahlen als elektromagnetische Wellen. Später konnte bei Auftreffen der Strahlen in kleinen, von der Wellenlänge abhängigen Winkeln auf polierten Glasplatten auch die *Reflexion* nachgewiesen werden (*Compton* 1920), ebenso auch die **Brechung** (*Larsson, Siegbahn, Waller* 1924). Die Beugung hat praktische Bedeutung für die Feinstrukturanalyse, z. B. von Kunststoffen, die Kristallographie und die Röntgenspektralanalyse.

Röntgen- und Gammastrahlen einerseits und Korpuskularstrahlen andererseits unterscheiden sich durch ihr Verhalten im magnetischen und elektrischen Feld:

- **Korpuskularstrahlen** sind, soweit sie Träger elektrischer Ladung sind, wie z. B. die *Alpha-, Beta-, Protonen- und Positronenstrahlen*, ablenkbar;
- **Quantenstrahlen** als elektromagnetische Schwingungen sind allgemein nicht ablenkbar (s. Abb. 4-1, S. 25).

9.4 Lumineszenz

Energiereiche Strahlen – Röntgenstrahlen ebenso
wie Korpuskularstrahlen, z. B. die aus Elektronen
bestehenden Kathodenstrahlen – bringen bestimmte Stoffe *(Luminophore)* zum Aufleuchten,
d. h. ihre Energie wird in sichtbares Licht umgewandelt. Unter *Lumineszenz* werden alle Licht-
emissionen verstanden, die nicht allein durch die
Temperatur des Stoffes bedingt sind. Dagegen
wird die thermische Energie eines Stoffes, die jeder
Körper allein auf Grund seiner Temperatur ausstrahlt, als **Temperaturstrahlung** bezeichnet.

Je nach Anregung der Lumineszenz werden unterschieden:

- *Fotolumineszenz:* Anregung der Lichtemission durch Licht
- *Kathodolumineszenz:* Anregung der Lichtemission durch Elektronen
- *Elektrolumineszenz:* Anregung der Lichtemission durch elektrische Felder
- *Thermolumineszenz:* Anregung der Lichtemission durch Temperaturerhöhung
- *Chemolumineszenz:* Anregung der Lichtemission durch freiwerdende Energie chemischer Reaktionen
- *Biolumineszenz:* Anregung der Lichtemission in Lebewesen
- *Tribolumineszenz:* Anregung der Lichtemission durch mechanische Zerkleinerung

---

Die früher übliche Unterscheidung in **Fluoreszenz** und
Phosphoreszenz ist heute nicht mehr gebräuchlich. Dabei
wurde unter Fluoreszenz eine unmittelbar nach Anregung
erfolgte Lichtemission und unter Phosphoreszenz eine
Emission über eine bestimmte Zeit (bis zu Tagen) verstanden. Phosphorisierende Stoffe können die Anregungsener-
gie in Speicherniveaus halten und erst langsam abgeben.

Jedem **Luminophor** kommt ein bestimmtes, durch
Zusätze allerdings zu veränderndes, Lichtspek-
trum zu, z. B.

- *Zinkcadmiumsulfid* ein gelbes-gelbgrünes Licht (Intensitätsmaximum bei einer Wellenlänge von 550 bis
600 nm),
- *Zinksulfid, Cadmiumwolframat* und *Kalziumwolfra-
mat* blaues Licht (Intensitätsmaximum bei einer Wellenlänge unter 500 nm),

- *Zinksilikat* und *Bariumtetracyanoplatinat-II* grünes
Licht.

Praktische Anwendung finden diese Stoffe:

- in der *Bildverstärker-Fernsehkette* (Durchleuchtung) (s. u.),
- in *Verstärkungsfolien* (Röntgenaufnahmen)
(s. S. 93 ff.),
- als *Szintillationskristalle* (Dosimetrie, Szintigraphie) (s. S. 38, 184 ff.).

9.4.1 Durchleuchtung

Die Durchleuchtung unterscheidet sich von der
Röntgenaufnahme dadurch, daß sich der Patient
über eine längere Zeit im Strahlengang eines Röntgenstrahlers befindet, und in der Bildempfängerfläche während der gesamten Durchstrahlungs-
dauer das Röntgenbild zu erkennen ist.

Auf diese Art können Bewegungsvorgänge untersucht und
die gewünschte anatomische Region aufgesucht werden.
Statt des Röntgenfilmes für die Röntgenaufnahme war
früher ein **Leuchtschirm** in der Bildempfängerfläche angeordnet, dessen Leuchtstoffe durch die Röntgenstrahlen
zum Leuchten angeregt wurden. Nach einer Dunkeladap-
tation der Augen betrachtete der Radiologe den schwach
leuchtenden Leuchtschirm. Dies änderte sich erst in den
fünfziger Jahren nach Einführung der elektronenoptischen *Röntgen-Bildverstärkerröhre* (*Coltmann*, 1948).

Wegen der hohen Strahlenexposition werden derartige Leuchtschirme für die Durchleuchtung nicht
mehr verwendet. Bei der Durchleuchtung werden
heute nur noch **Bildverstärker-Fernsehketten** eingesetzt, teilweise schon in digitaler Technik mit
Pulsbetrieb und Bildspeichern (Abb. 9-7).

9.4.2 Röntgen-Bildverstärker

Die **Röntgen-Bildverstärkerröhre** besteht aus einer
Vakuumröhre. Auf der einen Seite der Vakuumröhre ist ein Fluoreszenzschirm angeordnet, der
als **Eingangsleuchtschirm** oder **Röntgen-Leuchtschirm** bezeichnet wird. Dort regen die Röntgenstrahlen, nachdem sie den Patienten verlassen haben, ein schwaches Fluoreszenzbild an. In einem

Röntgenröhre **Bildverstärker** **Fernsehanlage**

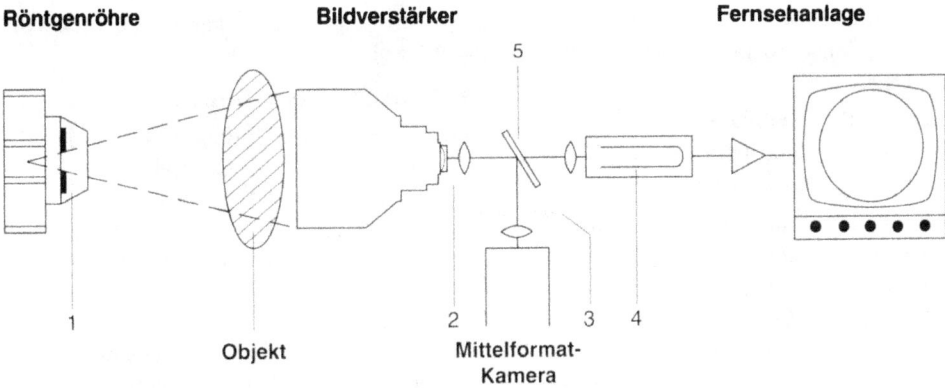

1 Automatische Tiefenblende mit
Iris-Lamellen, zur Ausblendung
auf das runde BV-Format

2 Die präfokussierte Optik
garantiert eine konstante und
optimale Bildübertragung

3 Programmierte Blende für die
unabhängige Dosiswahl bei
Mittelformat-Aufnahmen

4 Fernsehaufnahmeröhre mit
erhöhter Auflösung

Abb. 9-7: Bildverstärker-Fernsehkette: 1 Automatische Tiefenblende mit Irislamellen zur Ausblendung auf das runde Bildverstärker-Format; 2 Präfokussierende Optik; 3 Programmierte Blende für unabhängige Dosiswahl; 4 Fernsehaufnahmeröhre; 5 Halbdurchlässiger Spiegel

engen optischen Kontakt zum Röntgen-Leuchtschirm befindet sich eine **Photokathode.** Dort erzeugt die Helligkeitsverteilung des Röntgen-Leuchtschirmes eine Elektronendichteverteilung. Zwischen Kathode und Anode besteht eine Potentialdifferenz. Die Elektronen auf der Photokathode werden im Innern der Vakuumröhre bei der Potentialdifferenz zur Anode hin beschleunigt. Die Anode ist als **Ausgangsleuchtschirm** gestaltet. Durch das elektrische Feld im Innern der Vakuumröhre werden die Elektronen so abgelenkt, daß die Dichteverteilung auf dem Ausgangsbildschirm der Photokathode entspricht (elektronenoptische Abbildung). Bei der Beschleunigung im elektrischen Feld zwischen Kathode und Anode erhalten die Elektronen eine hohe Bewegungsenergie. Bei einer Potentialdifferenz von 25–35 kV hat ein Elektron eine Energie, um 1000 Lichtquanten auf dem Ausgangsbildschirm zu erzeugen. Damit wird ein verkleinertes, jedoch sehr helles Bild auf dem Ausgangsbildschirm erzeugt. Das lichtschwache Röntgenbild auf dem Eingangsleuchtschirm wird in ein sichtbares Bild mit hoher Leuchtdichte auf dem Ausgangsbildschirm umgewandelt (Abb. 9-8).

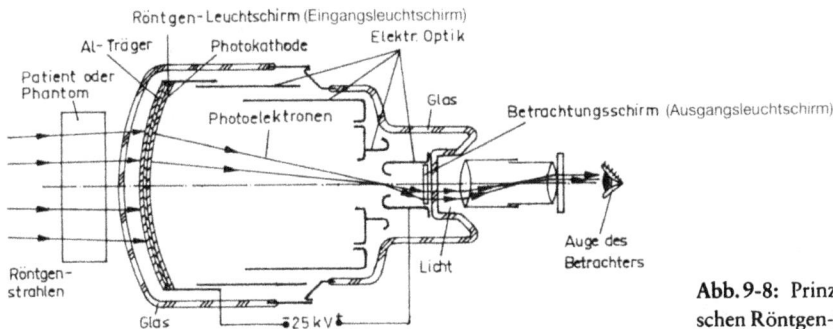

Abb. 9-8: Prinzip des elektronenoptischen Röntgen-Bildverstärkers

Röntgenbildverstärker werden heute mit einem Durchmesser des Eingangsfeldes zwischen 15 und 57 cm hergestellt.

Das Gehäuse des Röntgenbildverstärkers besteht aus Edelstahl und das Eintrittfenster aus 1,2 mm dickem Aluminiumblech oder einer Titanfolie.

Der Eingangsleuchtschirm des Röntgen-Bildverstärkers bestimmt wesentlich die Qualität des Bildverstärkers. Dabei muß ein Kompromiß zwischen einer *hohen Empfindlichkeit* mit einer hohen Quantenabsorption und damit einer großen Dicke des Röntgenleuchtstoffes und einer *hohen Auflösung* mit geringer Leuchtstoffschicht gefunden werden. Als Röntgenleuchtstoff wird heute für den Eingangsleuchtschirm mit Natrium dotiertes Cäsiumjodid verwendet (CsJ : Na).

Für den Ausgangsbildschirm wird allgemein eine nur wenige Mikrometer dicke Leuchtstoffschicht von mit Silber dotiertem Zinkkadmiumsulfid (Zn-CdS : Ag) verwendet.

Das **Auflösungsvermögen** wird von den beiden Leuchtschirmen des Röntgenbildverstärkers und der Güte der elektronenoptischen Abbildung bestimmt. Die beiden wichtigsten Bildgütemerkmale sind die *Ortsauflösung* und der *Kontrast*. Beides ist aus der Modulationsübertragungsfunktion (*MTF* = modulation transfer function) ableitbar. Angegeben wird u. a. die Auflösung in Linienpaaren pro Millimeter (LP/mm). In der Praxis sind auch Beurteilungsmethoden gebräuchlich, die im Bild vorhandene Teststrukturen zu bewerten versuchen (ROC-Kurven, Kontrast-Detail-Diagramm). Damit lassen sich die für die Medizin wichtigen Kriterien mit den Eigenschaften des Untersuchers beurteilen.

Ein Maß für die Leistungsfähigkeit eines Röntgenbildverstärkers ist außerdem die **Helligkeitsverstärkung**. Dabei wird die Leuchtdichte des Ausgangsbildschirmes gemessen (Einheit: cd/m^2; cd-Candela, Einheit der Lichtstärke) bei einer eingestrahlten Dosisleistung und genormter Röntgenstrahlenqualität (ICRU, 20 mm Al-Vorfilterung und 7 mm Aluminium erste Halbwertschichtdicke, DIN 6814 Teil 2). Die Helligkeitsverstärkung ist dabei das Verhältnis der Leuchtdichte des Ausgangsbildschirmes zu der einfallenden Standard-Ionendosisleistung und wird auch als

Konversionsfaktor Gx bezeichnet (Einheit: cd/m^2/µGy/s).

Normblätter: DIN 6825 Bildverstärker

Blatt 1: Bestimmung des Konversionsfaktors von elektronenoptischen Röntgen-Bildverstärkern und Röntgen-Bildverstärkerröhren.

Blatt 2: Eingangsdurchmesser von elektronenoptischen Röntgen-Bildverstärkern und Röntgenbildverstärkerröhren.

Blatt 3: Bestimmung der Leuchtdichteverteilung von elektronenoptischen Röntgen-Bildverstärkern und Röntgen-Bildverstärkerröhren.

Blatt 4: Bestimmung der Verzeichnung von elektronenoptischen Röntgen-Bildverstärkern und Röntgen-Bildverstärkerröhren.

Blatt 5: Modulationsübertragungsfunktion von elektronenoptischen Röntgen-Bildverstärkern und Röntgen-Bildverstärkerröhren.

9.4.3 Röntgen-Fernsehen

Anfangs wurde das stark verkleinerte Ausgangsbild des Röntgenbildverstärkers mit der Lupe betrachtet. Heute wird das Ausgangsbild durch eine **Fernsehkamera** aufgenommen und auf einem Bildschirm (Monitor) dargestellt (**Bildverstärkerfernsehen**). Moderne Geräte haben eine Einzelbildspeicherung, bei der das zuletzt erhaltene Durchleuchtungsbild aus dem Speicher betrachtet werden kann.

Dazu wird das Videobild der Fernsehkamera vom analogen Signal in ein digitales umgesetzt und gespeichert. Danach kann das Bild nach digitaler-analoger Umsetzung auf dem Monitor betrachtet werden.

An den Bildverstärker kann auch eine **Filmkamera** sowie die 70- oder **100-mm-Kamera** für die Photographie des Bildverstärkerausgangsschirmes einzeln oder über einen 3-Kanal-Lichtverteiler (Abb. 9-9) angeschlossen werden (s. S. 151).

Elektrooptische Bildverstärker, bei denen das Bild eines Röntgenleuchtschirmes optisch auf die Fotokathode der Lichtverstärkerröhre projiziert wurde (Cinelix, de Oudl Delft), sind nicht mehr gebräuchlich.

Angewendet wird noch ein **Röntgen-Linear-Bildverstärker** (Flachbildverstärker). Dabei handelt es

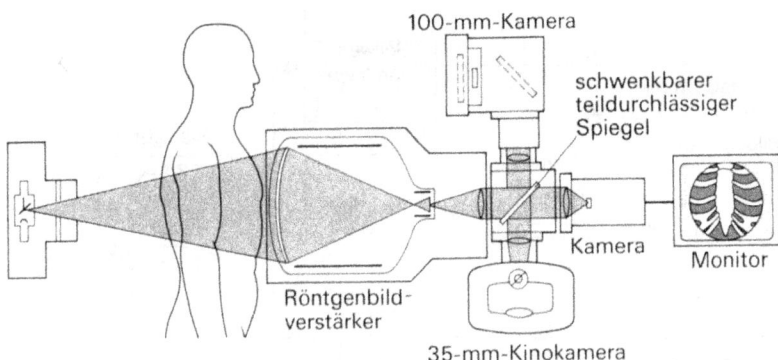

Abb. 9-9: Röntgeneinrichtung mit 3-Kanal-Lichtverteiler. Fernsehmonitorbild, Kino- und Einzelaufnahmen über einen teildurchlässigen Lichtverteilerspiegel

sich um eine Flachbauweise des Röntgenbildverstärkers ohne elektronenoptische Abbildung und Vakuum, jedoch mit mehreren Verstärkerstufen. Der Vorteil des Flachbildverstärkers liegt in einer trägheitslosen Abbildung.

Die Fernsehkameras, mit denen das Bild des Ausgangsbildschirmes des Röntgenbildverstärkers aufgenommen werden, arbeiten nach dem **Vidikon**-Prinzip. Hierbei wird das Bild über eine Optik auf die aus einem elektrischen Halbleiter (Photohalbleiter) bestehende „Signalplatte" übertragen. Ein Elektronenstrahl, der durch ein Ablenksystem zeilenweise und mit vertikalem Vorschub über diese Signalplatte geführt wird, tastet die Helligkeitsverteilung auf dieser Signalplatte ab. Entsprechend der Helligkeitsverteilung wird im „Abtaststrahl" ein Signalstrom erhalten, der einem

Bildpunkt entspricht. Der Signalstrom wird verstärkt und dient als Bildsignal für das Fernsehbild (Abb. 9-10).

Für die Untersuchung ist es wichtig, daß die Bildhelligkeit des Durchleuchtungsbildes im wesentlichen gleich bleibt. Diese Regelung wird allgemein automatisch durch Änderung der Dosisleistung der Röntgenstrahlung als auch durch Veränderung der Verstärkung und Empfindlichkeit der Fernsehübertragung realisiert (Abb. 9-11).

Die **Bildverstärker-Fernsehkette** zeichnet sich durch folgende *Leistungsmerkmale* aus:

• Die elektronenoptische Umschaltung des Formats erlaubt die *Vergrößerung von Bildausschnitten*.

• Störende *Helligkeitsschwankungen* auf dem Sichtgerät infolge Änderungen des Objekts (Dre-

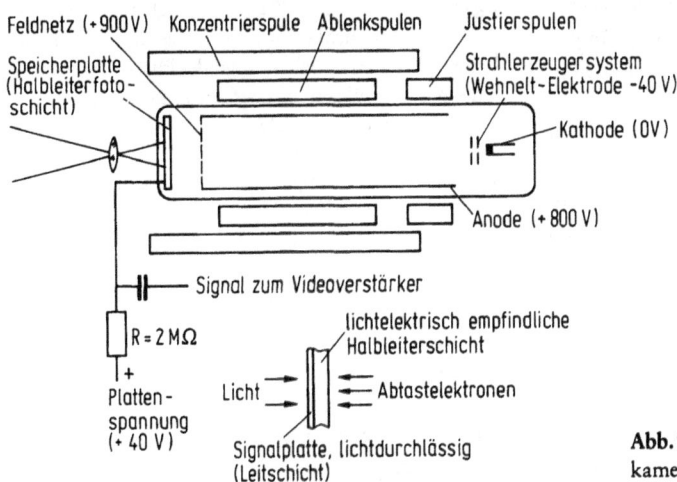

Abb. 9-10: Prinzip der Vidikon-Fernsehkamera

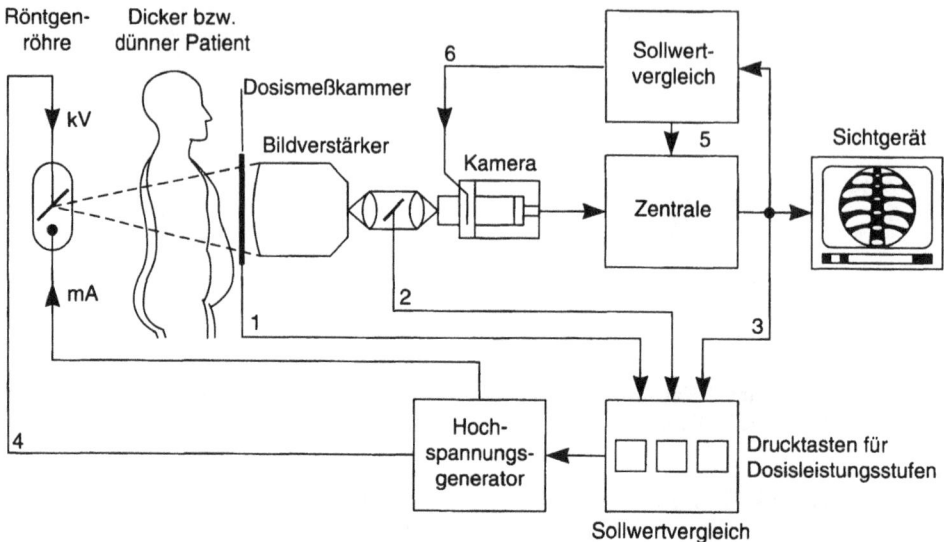

Abb. 9-11: Helligkeitsregelung einer Röntgen-Fernsehkette: 1 Dosismeßkammer; 2 Lichtstrom; 3 Ausgangssignal; 4 Dosisleistung; 5 Verstärkung Fernsehkette; 6 Plattenspannung Kamera

hung) und der Durchleuchtungsbedingungen werden automatisch korrigiert.

• Der *Kontrast* auf dem Fernsehschirm kann elektronisch angehoben werden, was besonders bei Durchleuchtung von Organen mit geringem Kontrast wichtig ist.

• Durch eine *Blendenautomatik* stellt sich die Blende auf das Format des Bildverstärkers und bei Zielaufnahmen auf das gewählte Filmformat ein. Eine *unnötige Strahlenexposition* wird dadurch vermieden.

• Die *Qualität des Fernsehbildes* wurde wesentlich verbessert. Die Zeilenzahl von ursprünglich 615 wurde auf 1249 erhöht (hochauflösende Fernsehkette). Dabei muß jedoch bedacht werden, daß dann auch mit einem entsprechend kleinem Fokus gearbeitet werden muß.

• Das *Durchleuchtungsbild kann auf dem Fernsehschirm fixiert werden.* Bei einem digitalen Bildspeicher können mehrere Bilder der untersuchten Szene auf dem Monitor wieder dargestellt werden.

• Die *Bilder* der Fernsehkamera können analog auf einem Magnetband oder in einem digitalen Bildspeicher *gespeichert werden.* Die Durchleuchtung wird dabei nicht beeinflußt. Anschließend können Einzelbilder vom Band oder Speicher wie-

der dargestellt und ausgewertet werden. *Zeitlupe und Zeitraffung* sowie eine weitere Bildverarbeitung wie *Kontrastanhebung, Verstärkung* bestimmter Detailgrößen, *Kontrastumkehr, Subtraktion* u. a. sind möglich.

Die Beobachtung des gespeicherten Durchleuchtungsvorganges, die im gewünschten Moment angehalten werden kann, gewährt zusätzliche Informationen, die bei einmaliger Durchleuchtung einschließlich weniger Zielaufnahmen dem Untersucher entgehen können. Besonders bewährt hat sich diese Technik bereits bei Untersuchungen
– des *Schluckaktes* bzw. der *Speiseröhre* sowie des ganzen *Magen-Darm-Traktes*, da sich gerade hier zusätzliche Möglichkeiten einer Beurteilung der Funktion besonders schnell ablaufender Phasen ergeben,
– des *Nierenhohlraumsystems* und seiner Funktion,
– des *Herzens* und der Gefäße,
– des Spinalraumes *(Myelographie)*
Besonders zweckmäßig ist auch die Anwendung der gespeicherten Durchleuchtung im Rahmen der *Ausbildung,* bei *Demonstrationen* und *Besprechungen.* Zusätzlich können auch *Tonaufzeichnungen* erfolgen.

Bei vielen Anwendungen lassen sich die *Durchleuchtungszeit* und damit die *Dosis* wesentlich reduzieren, indem die Durchleuchtungsbilder ständig gespeichert und anschließend ohne Strahlung betrachtet werden. Dabei werden 3 *Techniken* unterschieden:

• Durchleuchtung mit Speicherung des jeweils letzten Fernsehbildes,
• gepulste Durchleuchtung mit festem Zeittakt,
• Schnappschußtechnik.

Die Linsenoptik zwischen Bildverstärker und Fernsehaufnahmeröhre erfordert eine größere Baulänge des gesamten Systems. Für viele klinische Anwendungen ist dies störend. Außerdem besitzt jede Linsenoptik einen Helligkeits- und

Schärfeabfall zum Bildrand hin, und der Bildkontrast wird durch Linsenstreuung reduziert. Eine gute Lösung dieses Problems ist eine Glasfaseroptik zwischen dem Ausgangsbildschirm des Bildverstärkers und dem Eingang der Fernsehaufnahmeröhre, die aus mehreren Millionen haarfeinen Glasfasern besteht. In der Abbildung 9-12 ist ein Vergleich zwischen beiden Systemen zu sehen.

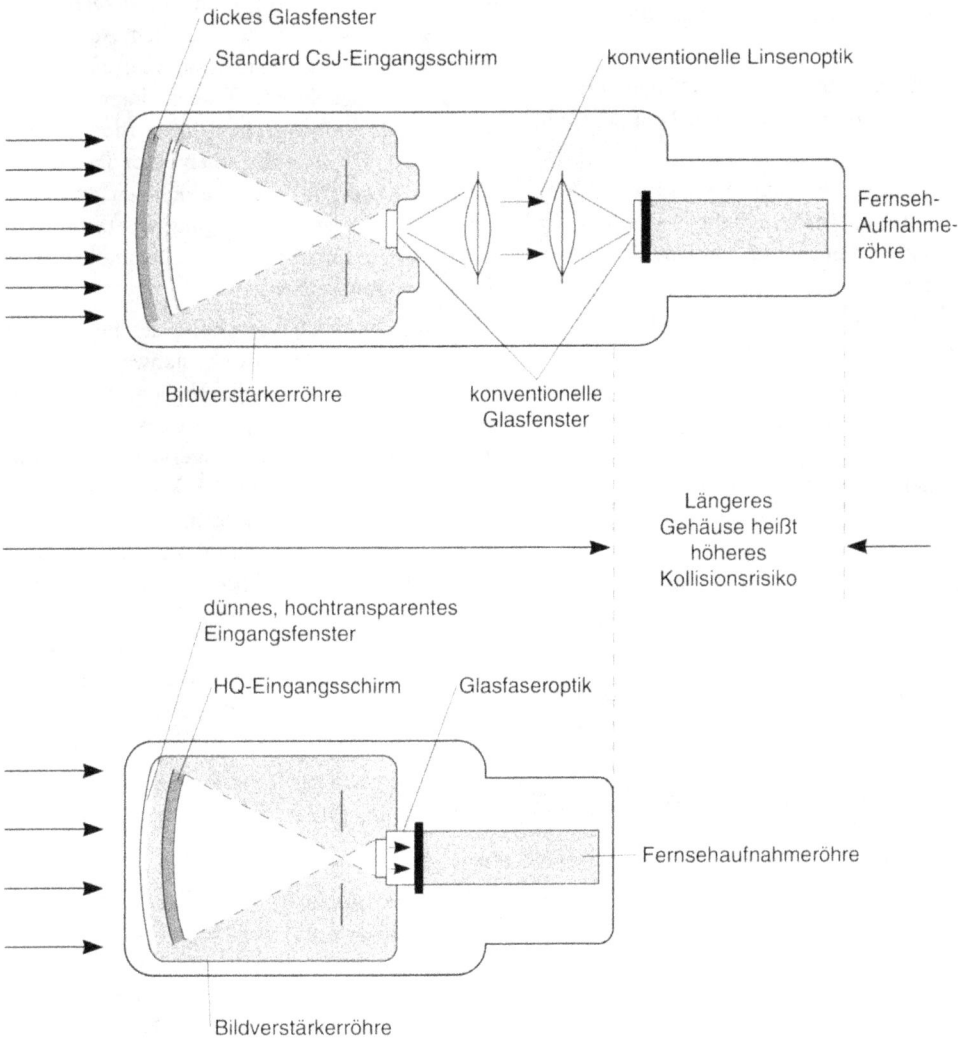

Abb. 9-12: Vergleich konventionelle Linsenoptik und Glasfaseroptik zwischen Bildverstärker und Fernsehaufnahmeröhre

9.4.4 Durchleuchtungsgeräte

Bei Durchleuchtungsgeräten sind Röntgen- und Bildverstärkerröhre so gekoppelt, daß der Zentralstrahl stets auf die Mitte der Bildverstärkerröhre (und damit bei Zielbetrieb auch auf die Mitte der Kassette) gerichtet ist. Bei manchen Durchleuchtungsgeräten kann die Röntgenröhre „ausgefahren" werden. Der Abstand Brennfleck-Objekt wird damit vergrößert (**Distator**). Dadurch werden die geometrischen Bedingungen für Aufnahmen verbessert.

Die wesentlichen Bestandteile des Durchleuchtungsgerätes sind abgesehen vom Röntgenstrahler:

• eine strahlendurchlässige *Stützwand* für den Kranken mit Umlegevorrichtung und einer Einrichtung für die Seiten- und Höhenverschiebung des Patienten,
• der *Bildverstärkerwagen* mit *Zielgerät*,
• *Blenden*.

Die **Stützwand** ist elektromotorisch umlegbar. Die Bewegung kann in jeder Stellung arretiert werden, so daß Durchleuchtungen in Schräg-, Horizontal- und Kopftieflagen möglich sind. Die Fixierung des Patienten erfolgt durch Gurte und Schulterstützen.

Eine bessere Fixierung des Patienten in Schräg- oder Seitenlage wird durch drehbare Mulden ermöglicht.

Spezielle Vorrichtungen bzw. Geräte (s. S. 167 f.) erleichtern die Untersuchung von Säuglingen und Kleinkindern.

Der **Bildverstärkerwagen** muß leicht beweglich sein. Dies wird durch eine elektromotorische Servoeinrichtung gewährleistet. In dem Bildverstärkerwagen ist auch das **Zielgerät** angebracht, das die Anfertigung von *Zielaufnahmen* unter Durchleuchtung ermöglicht.

Die Aufnahme erfolgt während der Durchleuchtung. Dabei wird der Durchleuchtungsvorgang kurz unterbrochen, die Kassette vor den Bildverstärker geschoben und ein Anodenstrom für die Röntgenaufnahme ausgelöst. Eine Meßkammer mit einem Belichtungsautomaten ermöglicht eine exakte Belichtung. Einstell- und Bedienungsvor-

richtungen sind am Rande des Zielgerätes in übersichtlicher Form zusammengefaßt. Es können Einzelaufnahmen unterschiedlicher Kassettengrößen und Mehrfachaufnahmen mit Unterteilungen des Kassettenformates angefertigt werden.

Bei der **Magazintechnik** wird meist mit einer 100 mm Kamera vom Bildverstärkerausgang aufgenommen.

• **Blenden.** Durchleuchtungen sollen mit **möglichst kleinem Feld** vorgenommen werden (Kontrast, Strahlenschutz). Bei gezielten Aufnahmen wird das Nutzstrahlbündel automatisch auf die Filmgröße eingeblendet. Eine kleinere Einblendung kann jedoch auch gewählt werden. Zusätzlich werden bei Zielaufnahmen besondere *Tubusblenden* eingesetzt. Bei Aufnahmen wird ein *Streustrahlenraster* in Bewegung gesetzt, das bei besonderen Techniken (z. B. Kinematographie) herausgezogen werden kann.

Durch die räumliche Trennung der Bedienungsvorrichtung von dem Röntgenanwendungsgerät wird eine **Fernbedienung** möglich. Das Bedienungspult für alle Bewegungen des Gerätes bzw. der Röntgenröhre und der Lagerungsplatte, Kompression bzw. Dosierung der Kompression u.a. kann außerhalb des Röntgenraumes stehen. So wurde auch die Konstruktion universal verwendbarer Geräte mit Übertischröhren (für Durchleuchtung, Rasteraufnahmen, Schichtaufnahmen und andere Spezialuntersuchungen) möglich, wobei durch die Fernbedienung auch bei einer Übertischröhre ein weitgehender Strahlenschutz des untersuchenden Personals gewährleistet wird.

Die Durchleuchtung besitzt gegenüber der Röntgenaufnahme Vor- und Nachteile.

Vorteile der Durchleuchtung sind:

• Die Durchleuchtung ermöglicht eine Beobachtung und Beurteilung von Organen in ihrer Funktion (**Funktionsdiagnostik**). So können z. B. die *Herzaktion*, die *Zwerchfellbeweglichkeit*, der *Schluckakt*, die *Peristaltik* der Abdominalorgane u.a. m. beobachtet werden. Ein großer Vorteil ist es auch, daß mit Hilfe der Zielgeräte unter Beobachtung *Aufnahmen* bei bestimmten Stellungen oder in einem nur kurz dauernden Funktionszustand gemacht werden können.

• Einzelheiten, die auf einem Übersichtsbild überlagert oder ganz verdeckt sein können (z. B. hinter
dem Herzschatten), werden bei Durchleuchtung in
verschiedenen Durchmessern sichtbar. Die rotierende Durchleuchtung ermöglicht auf Grund der
Parallaxe (s. S. 126) die *Tiefenlokalisation* bestimmter Veränderungen. So kann unter rotieren-
der Durchleuchtung z. B. die intrathorakale Lage
von Prozessen ermittelt werden.

Nachteile der Durchleuchtung sind:

• Die **Detailerkennbarkeit** ist geringer als bei
Röntgenaufnahmen (6 Linienpaare/mm gegenüber bis 8 Linienpaare/mm bei einer feinzeichnenden Film-Folienkombination).

• Die Untersuchung und ihr Ergebnis sind weitgehend von den Erfahrungen des Untersuchers abhängig *(Durchleuchtung nur durch den Arzt!)*.

• Meist wird die Durchleuchtung nicht gespeichert. So bleibt die Untersuchung ohne sichtbare
und damit kontrollierbare Dokumentation.

• Die *Strahlenexposition* ist für den Patienten wesentlich höher als bei Röntgenaufnahmen.

Deswegen: Fremdkörpersuche bei Kindern mit der
Röntgenaufnahme und nicht mit einer Durchleuchtung!

Die Herabsetzung der Strahlenexposition muß bei
Durchleuchtungen unbedingt angestrebt werden.
Das **Einblenden des Feldes** mittels Blenden setzt
die Strahlenexposition unmittelbar herab. Die Verminderung der Streustrahlung und die dadurch er-
zielte Anhebung des Kontrasts ermöglichen eine
bessere Detailerkennbarkeit und damit eine Verkürzung der Untersuchungszeit.

Der **Kontrolle der Durchleuchtungzeit** und damit
einer Begrenzung der Strahlenexposition dient der
Einbau einer *Durchleuchtungsuhr,* die nach einer
bestimmten Zeit ein Klingelzeichen gibt oder die
Hochspannung abschaltet. Beim Fehlen einer Spe-
zialuhr soll die technische Assistentin (mit Hilfe einer Stoppuhr) den Durchleuchter auf eine eventu-
elle Zeitüberschreitung aufmerksam machen. Das
gilt vor allem auch bei Spezialuntersuchungen
(Herzkatheter, interventionelle Technik!).

Wegen der hohen Strahlenexposition bei der
Durchleuchtung muß die **Indikation zur Durchleuchtung** durch den fachkundigen Arzt geprüft

werden. Dabei sollte, wenn möglich, auf die Durchleuchtung verzichtet werden. Zumindest erscheint
es zweckmäßig zu sein, bei Lungenuntersuchungen
zuerst einen Röntgenfilm zu betrachten und dann –
gezielt bei besonderer Fragestellung – zu durch-
leuchten. Bei Magen-Darm-Untersuchungen ist die
Durchleuchtung mit ihren Möglichkeiten der Zielaufnahmen allerdings nicht zu entbehren.

9.4.5 Verstärkungsfolien

Durch die Verwendung von *Verstärkungsfolien*
wird die für eine bestimmte Filmschwärzung notwendige Dosis und damit die Exposition des Patienten verringert.

Ihre Wirkung beruht darauf, daß Röntgenstrahlen
in Metallsalzen Lumineszenz erzeugen, d. h. die
Kristalle zum Aufleuchten bringen. Es werden also
die kurzwelligen energiereichen Röntgenstrahlen
in die energieärmeren sichtbaren Lichtstrahlen
umgewandelt. Die in den Verstärkungsfolien absorbierte Energie der Röntgenstrahlen kann dann
auf den fest anliegenden Film übertragen werden.

Die älteste und bis heute verwendete Substanz für
Verstärkungsfolien ist **Calciumwolframat** (bereits
1896).

Calciumwolframat bedarf keiner Aktivierung
durch Fremdatome und leuchtet nach Anregung
durch Röntgenstrahlen blau-violett.

Das Aufleuchten der Kristalle bewirkt, daß der
Röntgenfilm durch das Licht der Folie geschwärzt
wird. Der Beitrag zur Gesamtschwärzung des Röntgenfilmes liegt heute bei modernen Verstärkungsfolien bei 95–98 %, d. h. daß der Röntgenfilm nur zu
2–5 % durch Röntgenstrahlen direkt belichtet wird.

Das Bestreben, mehr Strahlung in Licht umzuwan-
deln, führte 1968 zur Einführung von Leuchtstoffen auf der
Basis von **Seltenen Erden** (SE). Diese Elemente gehören in
die III. Nebengruppe des Periodensystems der Elemente
und werden auch als Lanthanide bezeichnet. Die häufigsten Vertreter dieser SE-Elemente sind *Lanthan, Gadolinium, Europium, Terbium* und *Yttrium.* Entgegen ihrer
Bezeichnung kommen sie häufiger auf der Erde vor als
z. B. Zinn und Blei. Diese Stoffe haben nicht nur die Eigenschaft, mehr von der Strahlung in Licht umzuwan-
deln als Calciumwolframat, sie absorbieren auch wegen
ihrer höheren Dichte mehr Röntgenstrahlen.

Tab. 9-5: Eigenschaften von Substanzen für Verstärkungsfolien

Substanzen	Emissionen bei λ (nm)			Absorption bei 80 keV %	Konversion %	Effizienzfaktor F*	Absorptionskante keV
$CaWO_4$	325	450	625**	27,0	5	1,4	69,5
LaOBr:Tb	380	415	440	41,5	17	7,1	38,9
LAOBr:Tm	370	460	–	41,5	17	7,1	38,9
Gd_2O_2S:Tb	545	–	–	37,7	18	6,8	50,2
BaFCl:Eu	375	460	–	39,7	16	6,4	37,4
Y_2O_2S:Tb	415	440	545	27,00	18	4,9	17,0
$YTaO_4$:Tm	350	460	–	40,0	11–17	4,4–6,8	70,0
(Y, SR, Li) TaO_4:Nb	330	380	440**	40,0	17	6,9	70,0

39 Y Ytrium, 41 Nb Niob, 56 Ba Barium, 63 Eu Europium, 64 Gd Gadolium, 65 Tb Terbium, 69 Tm Thulium, 73 Ta Tantal, 38 SR Strontium, 2 Li Lithium

$$* \ F = \frac{\text{Absorption} \times \text{Konversion}}{100}$$

** $CaWO_4$; (Y, SR, Li) TaO_4:Nb = kontinuierliche Spektren, ansonsten Linienspektren

Der Anteil der Umwandlung einer Strahlung in eine andere wird auch als **Konversion** bezeichnet, wobei das Ergebnis in Prozenten angegeben wird. Aus der Tabelle 9-5 sind die wesentlichen Eigenschaften der heute verwendeten Substanzen für Verstärkungsfolien angegeben.

Am häufigsten werden heute *Gadoliniumoxidsulfid* mit Terbium als Aktivator und *Yttriumtantalat* mit Thulium als Aktivator für Leuchtstoffe in Verstärkungsfolien verwandt. Weitere Leuchtstoffe sind Lanthanoxidsulfid, Yttriumoxidsulfid und Bariumbleisulfid. Für jeden Leuchtstofftyp müssen entsprechend sensibilisierte Filme zur Verfügung stehen. Nur wenn das Emissionsspektrum der Verstärkungsfolien optimal an das Absorptionsspektrum des Films angepaßt ist, kann der gewünschte Verstärkungseffekt erreicht werden.

Die wesentlichen Bestandteile einer Verstärkungsfolie sind neben der **Leuchtschicht** die **Trägerschicht**, die aus einer Polyesterfolie besteht, und eine **Reflexionsschicht**, die sich zwischen Träger und Leuchtschicht befindet. Zum Schutz der Leuchtschicht ist eine widerstandsfähige Schutzschicht aus gut transparentem Kunstharz aufgebracht. Die Dicke der Leuchtschicht beträgt je nach Verstärkerwirkung 0,1–0,5 mm. Die Korn- bzw. Kristallgrößen des Leuchtstoffs liegen zwischen 5 und 10 µm. Die Schutzschicht hat eine Dicke von 10–20 µm. Die Anordnung der Schichten sowie der prinzipielle Einfluß auf die wesentlichen Parameter wie Empfindlichkeit, Schärfe und Rauschen sind aus der Abbildung 9-13 zu ersehen.

Im Vergleich von Calciumwolframatfolien mit SE-Folien (z. B. Yttriumtantalat) haben letztere eine dünnere Leuchtschicht mit dem Ergebnis geringerer Unschärfe bei gleichbleibender bzw. leicht erhöhter Konversion.

Von modernen Verstärkungsfolien ist zu fordern:
- hohe *Absorption* der einfallenden Röntgenstrahlung, hohe *Konversion*,
- *optimale Anpassung* des emittierten Lichtes an die Absorptionseigenschaften des Films,
- *kein Nachleuchten* und möglichst *geringes Rauschen*.

Der Einfluß der Parameter der Verstärkungsfolien auf die Bildqualität ist aus der Tabelle 9-6 zu ersehen.

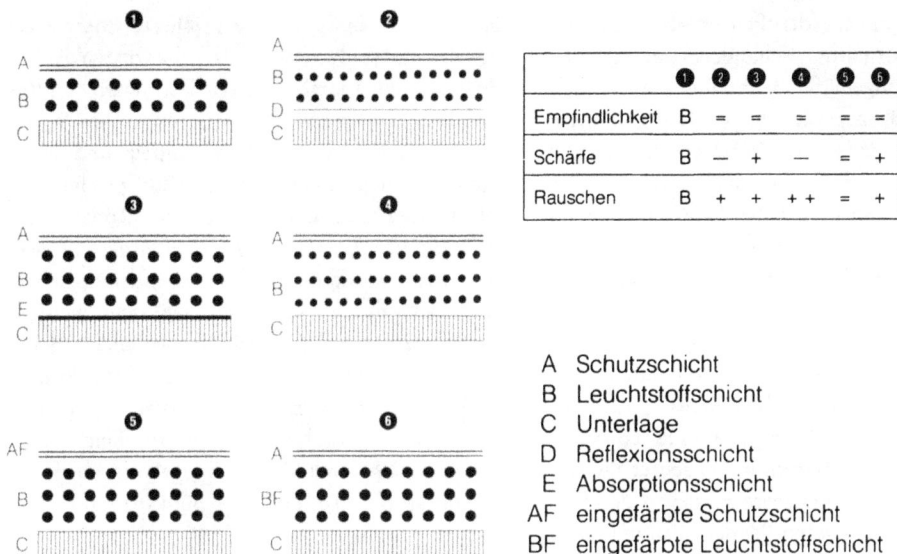

	❶	❷	❸	❹	❺	❻
Empfindlichkeit	B	=	=	=	=	=
Schärfe	B	−	+	−	=	+
Rauschen	B	+	+	+ +	=	+

A   Schutzschicht
B   Leuchtstoffschicht
C   Unterlage
D   Reflexionsschicht
E   Absorptionsschicht
AF   eingefärbte Schutzschicht
BF   eingefärbte Leuchtstoffschicht

Abb. 9-13: Aufbau der Schichten von Verstärkungsfolien und ihr Einfluß auf Empfindlichkeit, Schärfe und Rauschen

Tab. 9-6: Parameter der Verstärkungsfolien und ihr Einfluß auf die Bildqualität

Wichtung	Häufig genannte Parameter		Auswirkungen auf Bildqualität und physikalische Eigenschaften
1	Leuchtsubstanz		Spektrum, Absorption, Effizienz/Konversion (EK), Spannungsgang
2	Schichtdicke	Schärfe	Verstärkung (EK)
3	Korngröße	Schärfe, Rauschen	Streuung in der Schicht
4	Spezifische Dichte	Schärfe	Absorption, Belegungsdichte
5	Einfärbung und Transparenz, optische Eigenschaften der Kristalle, Antireflexschicht	Schärfe	Streuung, Diffusionslichthof, EK, Reflexion
6	Gemische, Schichten verschiedener Substanzen	Schärfe, Rauschen	Spektrum, Spannungsgang, EK

Die Verstärkungswirkung der Folien ist abhängig von der verwandten *Röhrenspannung*. Sie ändert sich mit der *Energie* der einfallenden Strahlung, da der Massenschwächungskoeffizient bei energiereicherer Strahlung abnimmt. Die Abhängigkeit der Verstärkungswirkung von der Strahlungsenergie wird als **Spannungsgang** bezeichnet. Der Spannungsgang jeder Folie muß bei der Einstellung der Belichtungsautomatik berücksichtigt werden.

Normalerweise verstärken die Folien das Licht gleichmäßig über die gesamte Fläche der Leucht-schicht. Bei Körperregionen, die große Absorptionsunterschiede aufweisen, verwendet man sog. **Ausgleichs- oder Verlaufsfolien.** Der **Verstärkungsfaktor** der Verstärkungsfolie innerhalb der Folienschicht wird aufgrund unterschiedlicher Dicke der Leuchtschicht verändert. Die Verlaufsfolien werden angewendet bei Wirbelsäulenaufnahmen. Bei Schädel- und Schulteraufnahmen werden auch **Diagonalfolien** angewendet. Der Verstärkungsfaktor ändert sich von wenig bis hochverstärkend diagonal über die gesamte Folienfläche.

Da die Folien außerordentlich empfindlich sind, müssen sie sorgfältig behandelt und gepflegt werden. Unsachgemäße Behandlung und starke mechanische Beanspruchung bei Tageslichtsystemen und automatischen Filmwechseln führt zu Schäden. Bei der Säuberung muß beachtet werden, daß die verschiedenen Fabrikate eine unterschiedliche Empfindlichkeit gegen Flüssigkeiten und Chemikalien haben. Die Reinigung erfolgt mit speziellen Folienreinigungsmitteln (entsprechend Herstellerempfehlung). Eine regelmäßige Säuberung soll trocken mit einem weichen Pinsel oder einem Wattebausch erfolgen. Nach einer feuchten Reinigung muß besonders auf eine sorgfältige Trocknung geachtet werden, damit nicht später eingelegte Filme an der Folie festkleben und diese dann bei der Lösung beschädigen. Folienfehler, besonders auch herausgeplatzte Schichtteilchen, bilden sich auf den Aufnahmen ab und können so die Ursache für Fehldiagnosen sein:

> **Fehlerhafte und fleckige Verstärkerfolien sind aus dem Röntgenbetrieb herauszunehmen!** Eine *durchlaufende Numerierung* von Folien und Kassetten erleichtert das Auffinden von Fehlern und Verunreinigungen.

Film-Foliensysteme s. S. 107

9.4.6 Digitale Lumineszenz-Radiographie, DLR

Bei der *DLR* wird statt eines Röntgenfilmes eine lumineszierende **Speicherfolie** *(Speicherleuchtstoffolie)* aus einer Schwermetall-Halogen-Phosphor-Verbindung als erster Bildträger verwendet. Die Röntgenstrahlen erzeugen auf dieser Folie ein Speicherbild, indem Elektronen der Lumineszenzschicht auf ein höheres Energieniveau gebracht werden. Dort können sie bis zu 7 Stunden ohne wesentliche Veränderungen bleiben. Die Bildinformation aus dieser Speicherfolie wird ausgelesen, indem ein Helium-Neon-Laserstrahl von 0,1 mm Durchmesser und 25 mW Leistung jeden Bildpunkt der Speicherfolie so anregt, daß

die in jedem Bildpunkt gespeicherte Energie als kleiner Lichtblitz wieder freigesetzt wird. Die Helligkeit des Lichtblitzes wird durch einen Photomultiplier gemessen, in ein elektrisches Signal umgesetzt, analog-digital gewandelt und kann dann in einem elektronischen Bildspeicher abgelegt, über eine Laserkamera ein Röntgenfilm belichtet oder auf einem Monitor dargestellt werden. Das Restbild der lumineszierenden Speicherfolie kann durch helles Licht gelöscht werden. Damit steht die Speicherfolie für eine erneute Röntgenaufnahme zur Verfügung. Das Prinzip des punkt- und zeilenförmigen Auslesevorganges ist aus der Abbildung 9-14 zu ersehen. Dabei bewegen sich sowohl der Spiegel als auch der Photomultiplier so, daß eine punktförmige Messung möglich ist.

Die DLR verfügt im Vergleich zu den konventionellen Film-Folien-Kombinationen (FFK) über eine ungleich höhere Signaldynamik. Die Lumineszenz des in der Speicherfolie verwendeten Leuchtstoffes ist in einem Bereich von 0,05 bis ca. 500 µGy direkt proportional der absorbierten Röntgenstrahlung. Dies ist aus dem Belichtungs-Dosis-Diagramm der Abbildung 9-15 im Vergleich zur Schwärzungskurve einer Film-Folien-Kombination zu ersehen.

In den Belichtungsbereichen, in denen mit einer normalen Film-Folien-Kombination entweder eine Unterbelichtung oder eine Überbelichtung erzielt worden wäre, können mit der DLR einwandfreie Bilder erhalten werden. In diesem großen Bereich besteht eine Proportionalität der Belichtung zur Strahlendosis.

Die Belichtungsdynamik der Speicherfolie ist größer als die des Photomultipliers beim Auslesevorgang. Die jeweils vorliegende Intensitätsverteilung der Speicherfolie, die je nach Aufnahmeobjekt, -technik, -dosis und -spannung variieren kann, wird durch einen schwachen Laser mit einem Bildpunkt von 1 mm Durchmesser und einer Leistung von 0,1 mW vom Photomultiplier gemessen und dient zur Abgleichung des Photomultipliers vor dem eigentlichen Auslesevorgang. Dies wird als automatisierte Histogrammanalyse zur Schwärzungsanpassung bezeichnet.

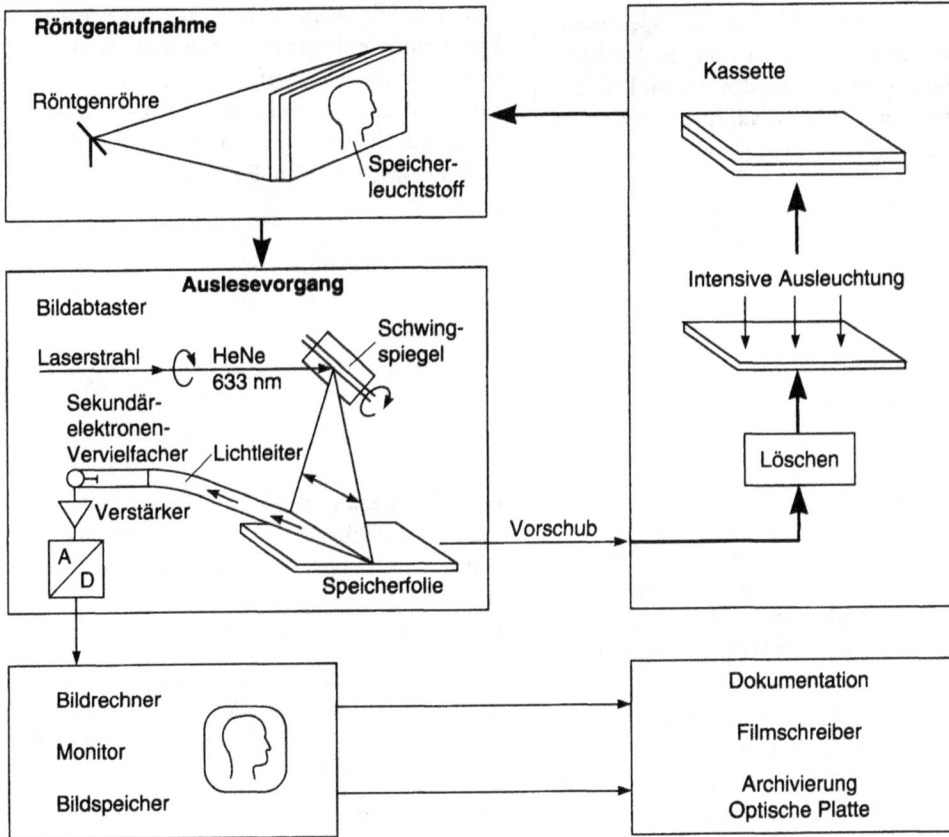

Abb. 9-14: Ablauf der Röntgenaufnahme mit der lumineszierenden Speicherfolie bei der digitalen Lumineszenz-Radiographie (DLR)

Der **Vorteil** der **DLR** liegt darin, daß früher fehlbelichtete Aufnahmen jetzt zu einem einwandfreien Ergebnis führen:

• Gerade bei *Bettaufnahmen,* wo üblicherweise keine Belichtungsautomatik verwendet wird, werden Fehlbelichtungen und damit Wiederholaufnahmen vermieden.

• Auch *kurzfristige Veränderungen des Patientenzustandes* (z. B. Infiltrate, Lungenstauungen bei Thoraxaufnahmen von Intensivpatienten) ergeben gute Bilder, und beim Thorax sind die Weichteile des Mediastinums, die Gefäße und der Knochen einwandfrei dargestellt.

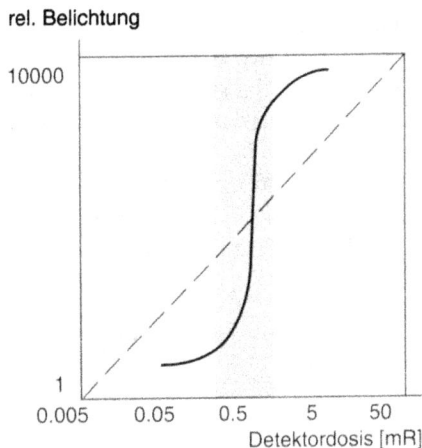

nutzbarer Dosisbereich
bei konventionellen FFK

– – – Dynamikbereich DLR

Abb. 9-15: Belichtungs-Dosis-Diagramm der digitalen Lumineszenz-Radiographie im Vergleich zur konventionellen Film-Folien-Kombination (FFK)

• Der *große Dynamikbereich* der Speicherfolien kann auch zur Reduzierung der Strahlenexposition verwendet werden. Damit läßt sich eine *Reduktion der Dosis auf ca. ein Drittel* des Wertes einer Film-Folien-Kombination erreichen.

Für die DLR lassen sich die bisherigen Kassetten und radiologischen Geräte unverändert verwenden. Die FFK wird ersetzt durch die Speicherleuchtstoffolie. Ergänzt werden muß die Ausleseeinheit für die Speicherfolie mit digitaler Speicherung und einer Laserkamera. Zusätzlich stehen dann jedoch auch alle Möglichkeiten der anschließenden digitalen Bildbearbeitung zur Verfügung.

9.5 Röntgenphotographie

9.5.1 Bildentstehung

Die Grundlage der Röntgenphotographie ist die **Schwärzung** einer photographischen Schicht *direkt* durch die *Röntgenstrahlen* (2–5 %) und *indirekt* durch die *Verstärkungsfolien* (95–98 %) (s.o.).

Die photographische Schicht, die als **Emulsion** bezeichnet wird, besteht aus unterschiedlich strukturierten Silberhalogenidkristallen, die in Gelatine eingebettet sind, überwiegend (98 %) Silberbromidkristalle und nur ca. 2 % Silberjodidkristalle. In den letzten 15 Jahren ist der Silbergehalt von 10–15 g Silber/m² auf 3–6 g Silber/m² der Filmfläche reduziert worden. Die Silberbromidkristalle haben einen Durchmesser von 0,3–2 μm. Die Röntgenfilme bestehen aus einer Polyesterträgerschicht und sind meist zweiseitig mit der Emulsion bedeckt. Nur für die Indirektradiographie (Laserkamera, Multiformatkamera, Monitorphotographie, Rollfilm u.a.) sowie der Mammographie wird ein einseitig beschichteter Röntgenfilm verwendet. Der Aufbau der Röntgenfilme ist aus den Abbildungen 9-16, 9-17 zu ersehen.

Eine **Reduzierung des Silbergehalts** bei Verbesserung der Bildschärfe und höherer Empfindlichkeit wurde durch die Verwendung tafelförmiger, flacher statt kugelförmiger, kubischer Silberbromidkristalle in der Emulsion erreicht.

In jedem cm² der Emulsion befinden sich etwa 10^3 Kristallkörner, in jedem Kristallkorn 10^{10} Moleküle, d.h. also in jedem cm² 10^{13} Moleküle, in 1 m² 3–5 g Silber. Der Schmelzpunkt der Schicht liegt bei 80° C.

Bei der Belichtung der photographischen Schicht entsteht ein **latentes** (verborgenes) Bild, d.h. die Silberhalogenidverbindungen sind durch die Strahleneinwirkung chemisch verändert worden – das später reale Bild ist schon vorgebildet –, aber es ist noch nicht sichtbar. Nach der Theorie von *Guerney* und *Mott* wird ein Röntgenquant oder ein Lichtquant von einem Bromid-Ion des AgBr absorbiert, wodurch ein Elektron frei wird und ein Bromatom zurückbleibt. Die Gelatine der Emulsion hält das Bromatom fest, während das Elektron einen „Reifekeim" mit Silbersulfid bildet.

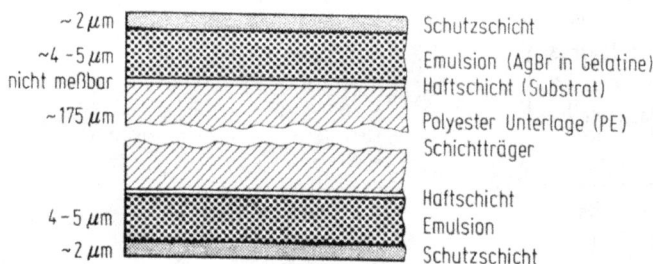

~2 μm	Schutzschicht
~4–5 μm	Emulsion (AgBr in Gelatine)
nicht meßbar	Haftschicht (Substrat)
~175 μm	Polyester Unterlage (PE)
	Schichtträger
	Haftschicht
4–5 μm	Emulsion
~2 μm	Schutzschicht

Abb. 9-16: Röntgenfilm, 2seitig beschichtet

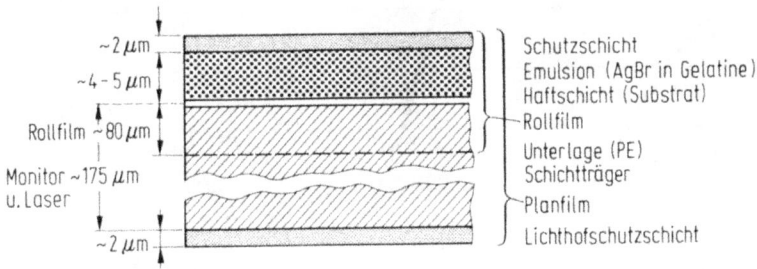

Abb. 9-17: Filme für die Indirektradiographie (Laser-, Multiformatkamera, Monitorphotographie, Rollfilm u.a.) sowie Mammographie, 1seitig beschichtet

Aus diesem Grunde müssen in der Emulsion schwefelhaltige organische Substanzen vorhanden sein. Danach wird ein in der Nähe liegendes positiv geladenes Silberion von dem Reifekeim entladen. Es bleibt ein Silberatom zurück. Jedes absorbierte Energiequant sichtbaren Lichts kann ein Silberatom abspalten, während absorbierte Röntgenquanten eine Vielzahl Silberbromidatome angreifen können.

Die Filmverarbeitung wandelt das latente Bild in ein sichtbares Röntgenbild um. Der **Entwicklungsvorgang** verstärkt den chemischen Prozeß der Reduktion des Silberions zum elementaren Silber und der Oxidation des Bromidions an den belichteten Stellen, wobei der Anteil an Silberatomen bis etwa millardenfach verstärkt werden kann. In Abhängigkeit von der Belichtung führt die Erzeugung der entwickelbaren Silberatome in der Gelatineschicht zu unterschiedlicher Schwärzung des Films.

Das abgespaltene Brom wird durch das Wässern und das ungespaltene, also noch lichtempfindliche Bromsilber durch das Fixierbad aus der Schicht entfernt, während der Silberniederschlag bleibt, d.h. „fixiert" wird.

> Das Bild ist ein *Negativbild*: Die Schwärzung – besser **optische Dichte** – ist dort am höchsten, wo die Strahleneinwirkung (Helligkeit) am größten war. Man bezeichnet *helle,* also *wenig* oder *nicht belichtete* Bereiche als **verschattet,** Bereiche hoher optischer Dichte mit starker Schwärzung, die *stark belichtet* worden sind, als **Aufhellungen.** Während die üblichen Röntgenfilme ein Negativbild zeigen, können Reproduktionen von Röntgenfilmen als *Positivabzüge* angefertigt werden. Es ist auch möglich, von Röntgenfilmen direkte (Negativ)-Kopien anzufertigen *(Direkt-Duplikatfilme).*

Die Größe der Kristallkörner hat einen Einfluß auf die Empfindlichkeit und die Bildschärfe. Je größer die Kristallkörner, desto höher die Empfindlichkeit und desto kürzer die Belichtungszeit. Andererseits vergrößert die Korngröße die Unschärfe.

Die photographische Schicht ist ohne weitere Zusätze empfindlich *(sensibel)* für das blaue Licht und kürzere Wellenlängen. Die UV-Absorption kann noch durch UV-Absorber verbessert werden, wobei man empfindlichere Schichten erhält (geringere Strahlenexposition). Damit ist die Emulsion relativ gut an die Verstärkungsfolie Calciumwolframat angepaßt (Abb. 9-18).

Bei der unsensibilisierten Emulsion führt nur die Belichtung durch UV-/blaues Licht zu einer Schwärzung. Die Verstärkungsfolien der seltenen Erden haben jedoch auch eine Emission im grünen Spektralbereich. Durch den Zusatz eines purpurfarbenen Sensibilisierungsfarbstoffes in die Emulsion um die Kristallkörner wird die Komplementärfarbe grün absorbiert. Elektronen werden freigesetzt, die wiederum Reifekeime bilden.

Das Ergebnis ist eine orthochromatische photographische Schicht mit einer spektralen Empfindlichkeit bis zum roten Licht. Zu beachten ist, daß die Dunkelkammerbeleuchtung für die erweiterte spektrale Empfindlichkeit ebenfalls abgedunkelt ist, damit es nicht zu einer Belichtung der Filme kommt.

9.5.2 Optische Dichte und Gradation

Für die **optische Dichte** (früher: **Schwärzung**) eines Röntgenbildes sind neben der Menge und der Art der absorbierten *Strahlung* und der verwendeten *Verstärkungsfolie* die Eigenschaften der *photographischen Schicht* und die *Filmverarbeitung* ent-

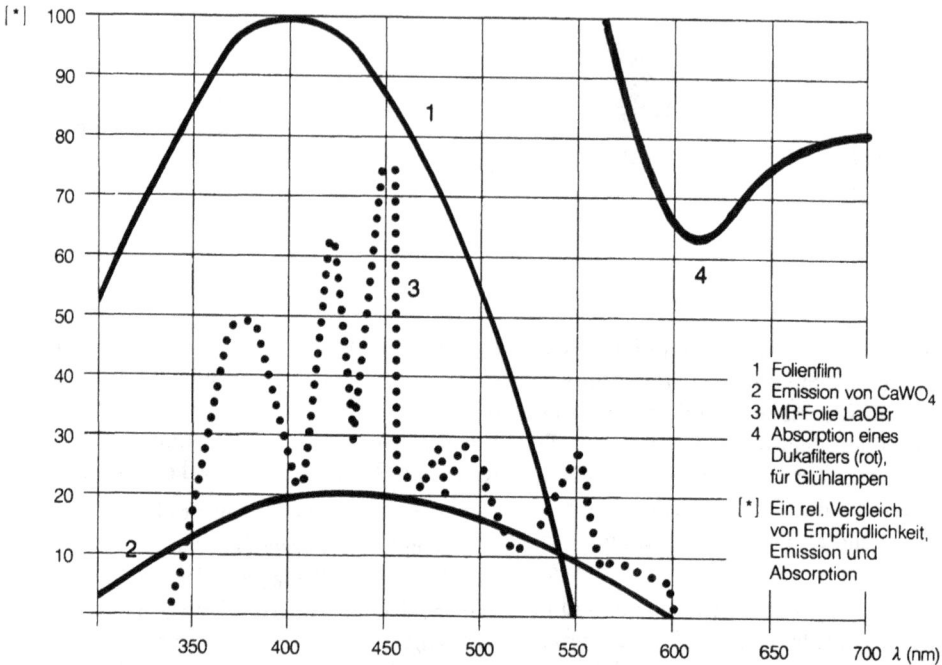

Abb. 9-18: Spektrale Empfindlichkeit der photographischen Schicht im Vergleich zur Verstärkerfolie CaWO$_4$ (rel. Vergleich). Mit dargestellt die Absorption des Dunkelkammerlichtes durch einen Filter (4)

scheidend. Der Einfluß der unterschiedlichen Faktoren auf die photographische Schicht läßt sich durch objektive physikalische Untersuchungen bestimmen bzw. messen: **Sensitometrie.** Die *optische Dichte* D ist definiert als der dekadische Logarithmus des Verhältnisses der Intensität I_0 der auf den Röntgenfilm einfallenden Lichtmenge zur Intensität I_1 des durchgelassenen Lichtes:

Gl. 9.5.1 $D = \lg I_0/I_1 = \lg I_0 - \lg I_1$

Das Verhältnis der auffallenden zur durchgelassenen Lichtmenge wird auch als **Opazität** bezeichnet, der reziproke Wert heißt **Transparenz.** Danach ist die **optische Dichte der dekadische Logarithmus der Opazität.**

Die optische Dichte übereinanderliegender Schichten ergibt sich durch einfache Addition der Einzelwerte.

Die optische Dichte einer photographischen Schicht ist in bestimmten Grenzen abhängig von der absorbierten Strahlenmenge *(Bunsen-Roscoesches-Gesetz)*, es ist also

Gl. 9.5.2 $D = f \cdot I \cdot t,$

wobei f eine Konstante ist, die sich aus dem Abstand und dem Einfallswinkel der Strahlenquelle ergibt, I die Intensität der Strahlung und t die Belichtungszeit. Bei gleicher Schwärzung können I und t verändert werden, wenn das Produkt unverändert bleibt. Die Formel (Gl. 9.5.2) gilt in dieser Form nur für die Belichtung mit Röntgenstrahlen. Bei optischen Dichten, die durch das Licht von Verstärkungsfolien hervorgerufen werden, können Intensität und Zeit nicht beliebig variiert werden. Bei geringerer Intensität ist für die gleiche Schwärzung eine größere Belichtungszeit erforderlich, als es der obigen Formel entspricht *(Schwarzschildsches Gesetz)*. Es wird dann

Gl. 9.5.3 $D = f \cdot I \cdot t^p.$

Hierbei ist **p** der *Schwarzschild-Exponent.* Er ist abhängig von der Emulsion und schwankt zwischen 0,8 und 0,95. Die Bedeutung des Exponenten ist im Normalbetrieb gering, da andere Faktoren den möglichen Fehler ausgleichen. Nicht zu vernachlässigen ist der *Schwarzschild-Exponent* allerdings bei der Verwendung von Belichtungsautomaten. Moderne Röntgengeneratoren berücksichtigen den *Schwarzschild*-Exponenten.

Eigenschaften bestimmter Filme und deren Verarbeitung werden durch „**Gradationskurven**" oder **sensitometrische Kurven** dokumentiert. Zwischen *Röntgen-* und *Lichtsensitometrie* ist zu differenzieren.

Bei der **Röntgensensitometrie** unterscheidet man zwischen *Zeit-* und *Intensitätssensitometrie*.

• Bei der **Zeitsensitometrie** wird ein Filmstreifen mit unterschiedlichen Zeiten belichtet. Die optische Dichte der einzelnen Abschnitte wird photometrisch gemessen, d. h. jedem Belichtungswert wird eine bestimmte optische Dichte zugeordnet. Das Prinzip ist aus der Abbildung 9-19 zu ersehen.

• Bei der **Intensitätssensitometrie** wird der Film durch eine *Aluminiumtreppe* belichtet. Die Alumini-

umtreppe besteht in der Regel aus 21 oder 32 einzelnen Stufen. Die Intensitätssensitometrie ist abhängig von der Röntgenspannung, da die Strahlenqualität das Ausmaß der Absorption beeinflußt. Es sind deshalb nur Sensitometerstreifen vergleichbar, die bei gleicher Röntgenspannung angefertigt worden sind.

Die erhaltenen Werte werden in ein Koordinatensystem eingetragen, so daß auf der Ordinate die optische Dichte und auf der Abszisse der dekadische Logarithmus der Belichtung abzulesen ist (Abb. 9-20): **Gradationskurve**.

Die **Lichtsensitometrie** darf nicht zu Filmvergleichen herangezogen werden, sondern sollte ausschließlich für Qualitätskontrollen angewandt werden.

Mit Hilfe der Gradationskurve können Empfindlichkeit, Kontrast (s. S. 128 ff.), Dichteumfang und Belichtungsspielraum ermittelt werden.

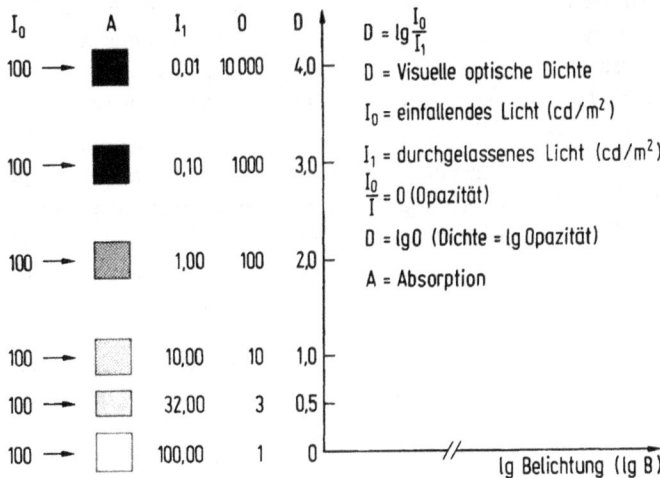

$$D = \lg \frac{I_0}{I_1}$$

D = Visuelle optische Dichte

I_0 = einfallendes Licht (cd/m²)

I_1 = durchgelassenes Licht (cd/m²)

$\frac{I_0}{I}$ = O (Opazität)

D = lg O (Dichte = lg Opazität)

A = Absorption

Abb. 9-19: Prinzip der Ermittlung der optischen Dichte und die dabei verwendeten Begriffe

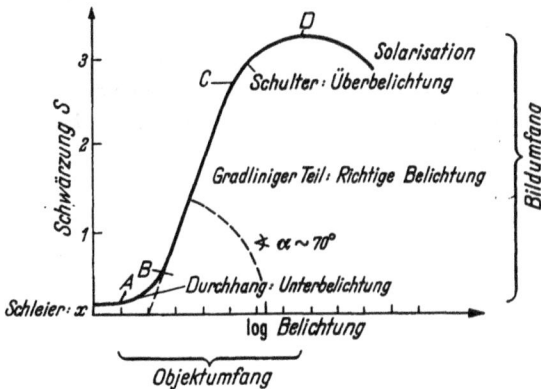

Abb. 9-20: Gradationskurve bezogen auf die Belichtung eines Röntgenfilmes

Die **sensitometrische Kurve** wird in folgende Teilbereiche gegliedert:

- *Grundschleier* (D_{min}) und *Durchhang* (Fuß)
- *geradliniger Teil* und *Schulter* (oberer Durchhang) und *Maximaldichte* (D_{max})

Der Grundschleier (a) ergibt sich aus der Transparenz der Filmunterlage und der Menge an elementarem Silber, die der chemische Entwicklungsprozeß auch ohne vorherige Belichtung bildet. Schleierwerte über einer optischen Dichte von 0,25 sind wegen der Verschlechterung des Kontrasts unerwünscht. Eine gute Filmemulsion zeigt bei optimaler Verarbeitung Schleierwerte von 0,18–0,23.

Die Mindestbelichtung (**Schwellenempfindlichkeit**), bei der eine dem Grundschleier deutlich überragende Schwärzung entsteht, ist mit **A** gekennzeichnet: **Schwellenwert**. Der Kurvenverlauf ist dann bogenförmig bis zum Punkt **B**. Der Abschnitt **A – B = b** heißt wegen seiner Form **Durchhang**. Eine relative Erhöhung der Belichtung bewirkt im Durchhang noch keine entsprechende Zunahme der optischen Dichte. Der Durchhang, auch **Fußempfindlichkeit** eines Röntgenfilmes, ist ein wichtiges Kriterium bei der Beurteilung von Aufnahmequalitäten z. B. in der gesamten Lungendiagnostik. Im folgenden geradlinigen Teil **B – C = c** werden geringe Veränderungen der Belichtung in deutliche Dichteunterschiede umgesetzt. Die Steilheit dieses Abschnittes charakterisiert die **Kontrastgebung** oder **Gradation** einer photographischen Emulsion (Abb. 9-20).

Bei der Beurteilung der photographischen Emulsion wird die Steigung der Kurve (Abb. 9-20) berechnet und als **Filmgradation** angegeben. Die Steigung der Kurve wird als Tangens (tg) des Winkels α charakterisiert: tg α = $\Delta D/\Delta \lg$ (B), bei einem Steigungswinkel von 45° ist tg α=1. Die Filmgradation wird auch durch den **Kontrastfaktor** oder den **mittleren Gradienten** angegeben. In der konventionellen Röntgendiagnostik werden deutlich höhere Kontraste als 1 bevorzugt, Werte von 2–2,5 sind üblich. Filme verschiedener Hersteller unterscheiden sich häufig durch die Filmgradation. Für die Lungendiagnostik stehen sog. *L-Filme* zur Verfügung. Diese Filme zeichnen sich durch eine deutlich flachere Gradation und einen dadurch größeren Belichtungsspielraum aus.

Für die qualitative Beurteilung von photographischen Emulsionen werden die verschiedenen Gradienten wie folgt angegeben:

Fußgradient: 0,25–1,0; *mittlerer Gradient:* 1,0–2,0; *Schultergradient:* 2,0–2,7

Ermittelt werden die Gradienten, indem die Dichtedifferenz durch die jeweilige Differenz des Logarithmus der Belichtung dividiert wird.

Bei weiterer Erhöhung der Belichtung flacht der Kurvenverlauf wieder ab. Man nennt diesen Abschnitt **C – D = d** auch **Schulter**. Die Detailerkennbarkeit ist in diesem Bereich wesentlich geringer. Bei weiterer Energieeinstrahlung erreicht die optische Dichte ein **Plateau** (Abb. 9-20), den Bereich der maximalen optischen Dichte. Steigt die Belichtung weiter, kommt es zu einer verminderten Schwärzung: **Solarisation**. Eine Erklärung dieses Effektes ist es, daß bei einer sehr hohen Energieabsorption im Silberbromidkristall die Abspaltung aus den Bromidionen wieder rückgängig gemacht wird. Bromatome fangen die gespaltenen Elektronen in Latenzbildzentren wieder ein, bevor sie zum Silberion gelangen.

Mit Hilfe der Gradationskurve kann die richtige Belichtung ermittelt werden, **Unterbelichtung** im Bereich des *Durchhanges* und **Überbelichtung** im Bereich der *Schulter*. Durch eine steile Gradation wird in dem betreffenden Bereich die Detailerkennbarkeit erhöht. Werte unter 1 entsprechen verminderten, Werte über 1 erhöhten Kontrasten. Wirken die Röntgenstrahlen nur allein auf die Emulsion, so fehlt eine Schwellenempfindlichkeit, da jedes absorbierte Röntgenquant die Emulsion angreift, während für den gleichen Effekt eine Vielzahl von Lichtquanten erforderlich sind. Die gleiche Intensität der Röntgenstrahlung erzeugt bei einem zweiseitig beschichteten Röntgenfilm fast die doppelte Schwärzung gegenüber einem einseitig beschichteten. Damit läßt sich eine deutliche Kontrasterhöhung erreichen.

9.5.3 Photographisches Material

9.5.3.1 Röntgenfilme

In der Röntgendiagnostik werden unterschiedliche Filme eingesetzt. Am häufigsten wurden Filme, die in Verbindung mit einer Verstärkungsfolie (Kap. 9.4.5) belichtet werden, verwandt: **Folienfilme**. Sie sind doppelseitig mit einer Emulsion begossen (Abb. 9-16). Man unterscheidet zwischen

• **Standardfilmen** (full speed filme), die einen Empfindlichkeitsfaktor von 1 haben, und

• **halbempfindlichen Filmen** (half-speed filme), die einen Empfindlichkeitsfaktor von 0,5 haben.

Außerdem wird unterschieden zwischen *UV/blau* empfindlichen Filmen und *grün* empfindlichen Filmen (orthochromatische Filme).

Die **Bildqualität** wird bei technisch richtiger Belichtung im wesentlichen durch den Film und die Verstärkungsfolie bestimmt. Kontrast, Auflösung und Körnigkeit sind eng miteinander verknüpft. Eine höhere Empfindlichkeit des Films bedingt eine geringere Auflösung, und dies führt zu einer zunehmenden Körnigkeit und umgekehrt. Mit der Einführung von Verstärkungsfolien auf der Basis von seltenen Erden ist ein hohes Maß der Empfindlichkeit von Film-Foliensystemen erreicht worden, ohne daß das Auflösungsvermögen nachgelassen hätte. Dies wurde auch ermöglicht durch Beachtung des *Durchbelichtungseffekts* (cross over) (Abb. 9-21).

Der **Durchbelichtungseffekt** ist besonders infolge der Einführung dünnerer Emulsionsschichten wirksam – das Folienlicht dringt dadurch leichter auf die gegenüberliegende zweite Emulsionsschicht. Die Durchbelichtung durch den Schichtträger auf die gegenüberliegende Seite bewirkt aber einen Verlust an Schärfe. Der Durchbelichtungseffekt läßt sich vermindern, wenn die Absorption der Filmemulsion optimal an das Emissionsspektrum der vorderen Verstärkungsfolie angepaßt ist, so daß nur ein geringer Anteil des Lichtes der Verstärkungsfolie über die Trägerfolie

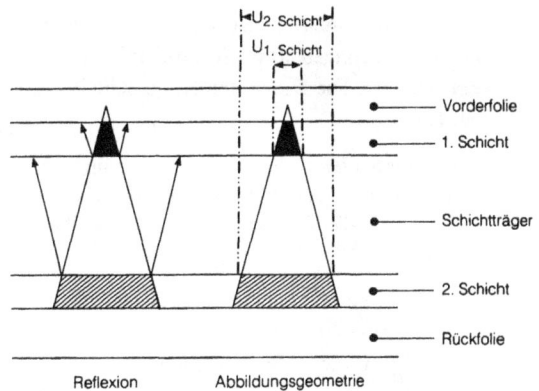

Abb. 9-21: Durchbelichtungseffekt (cross over) bei einem doppelseitig beschichteten Röntgenfilm und Verwendung einer Vorder- und Rückverstärkungsfolie (U-Unschärfe)

zur rückwärtigen Emulsion gelangt. Die hohe Absorption von UV-blauem Licht im unsensibilisierten Röntgenfilm bewirkt eine geringe Durchbelichtung und führt zu einer hohen Detailauflösung, wenn eine Verstärkungsfolie mit einem Emissionsspektrum im UV/blauen Bereich verwendet wird (z. B. Yttriumtantalat). Wenn die spektrale Emission sich ideal mit der Absorption des Filmes deckt, liegt ein optimaler Energietransfer von der Verstärkungsfolie zum Film vor. Bei einem orthochromatischen Film (s. o.) kann als Verstärkungsfolie mit Terbium aktiviertes Gadoliniumoxysulfid (Gd_2O_2S) mit einem Emissionsspektrum im grünen Spektralbereich verwendet werden.

Der Durchbelichtungseffekt kann vermindert werden, wenn zwischen der Emulsion und dem Schichtträger eine zusätzliche Licht absorbierende Schicht angeordnet wird. Dies führt allerdings zu einem Empfindlichkeitsverlust. Durch Veränderung der Kirstallform der Silberbromidkristalle in der Emulsion ließ sich der Durchbelichtungseffekt verringern. Angewendet werden flache tafelförmige Kristallformen, die gegenüber den konventionellen Formen eine 4–5fach größere Oberfläche haben und als lückenlose Barriere für das Licht der Verstärkerfolie in der Emulsion liegen.

Unterlage für die Filmemulsion ist eine blau eingefärbte *Polysterschicht*. Die Filme sind schwer zerreiß- und entflammbar. Diese *Sicherheitsfilme* sind durch Beschriftungen am Filmrand mit *„safety"* gekennzeichnet. Die Dicke der Trägerschicht liegt bei ca. 180 µm.

Weitere Eigenschaften der Polyesterunterlage sind neben der hohen Festigkeit und Formstabilität eine hohe Maßhaltigkeit sowie die Eigenschaft, nur gering Wasser aufzunehmen.

Die **Emulsion** besteht aus *Gelatine* und *Silbersalzen* und hat eine Dicke von ca. 5 µm (Abb. 9-16). Eine ca. 2 µm dicke **Schutzschicht** schützt die Filmemulsion vor mechanischer Beanspruchung, Feuchtigkeit und statischer Aufladung. Für die Filmverarbeitung sind die von den Herstellern angegebenen Temperatur- und Luftfeuchtigkeitsbereiche einzuhalten, da sonst Filmfehler entstehen.

Folgende **Eigenschaften** kennzeichnen den **Röntgenfilm**:
- **sensitimetrische Eigenschaften**, die durch die Gradationskurve gekennzeichnet sind: *Empfindlichkeit, Gradation, Schleier*.
- Eigenschaften, die die **Bildgüte** kennzeichnen: *Körnigkeit, Modulazionsübertragungsfunktion, Auflösungsvermögen*.
- **physikalisch-mechanische Eigenschaften**: *Verarbeitungsfähigkeit, Härtungszustand, Quellbarkeit* in den Verarbeitungslösungen, *Oberflächenbeschaffenheit* (Kratzempfindlichkeit), *Gleiteigenschaften* (automatische Filmwechsler, Tageslichtverarbeitung), *Maßhaltigkeit, Flexibilität* und *Welligkeit*.

Ein guter Röntgenfilm zeichnet sich durch eine hohe **Dunkelraumsicherheit** aus. Der Film soll gegenüber dem Licht von Dunkelkammerlampen unempfindlich sein. Es muß genau darauf geachtet werden, ob mit *UV/blau* oder *grün* empfindlichen Filmen gearbeitet wird:
- Bei der Verwendung von *grün empfindlichen Filmen* darf kein grünes/gelbes Dunkelraumlicht benutzt werden. Dies würde eine Anhebung des Filmschleiers bewirken.
- *Rotes Dunkelraumlicht* kann bei *UV/blau* und *grün* empfindlichen Filmen verwendet werden (s. Abb. 9-18).

Die **Dunkelraumbeleuchtung** muß nach der *Röntgenverordnung* im Rahmen der Abnahmeprüfung und nach Eingriffen in die Beleuchtungs- und Verdunklungseinrichtung geprüft werden, unabhängig davon mindestens *einmal jährlich.*

Die Prüfung erfolgt wie folgt: Ein Film wird zur Steigerung der Empfindlichkeit mittels Röntgenstrahlung auf die Dichte 0,6–1,0 vorbelichtet. Anschließend wird der Film bei vollständiger Dunkelheit mit einem Karton abgedeckt. Die Dunkelraumlampe wird eingeschaltet, und der Film wird stufenweise dem Dunkelraumlicht ausgesetzt mit den Zeiten 2 min, 1 min, 30 sec und 2 mal 15 sec. Der Film wird dann bei völliger Dunkelheit entwickelt. Aus der Zunahme der optischen Dichte ergibt sich die maximale Dauer, die der Film dem Dunkelraumlicht ausgesetzt werden darf. Die Zeit ergibt sich aus der Zeitstufe, bei der eine Dichtezunahme kleiner gleich $D_{opt} = 0,05$ gemessen wurde.

Die **Lagerfähigkeit** der Filme im unbelichteten Zustand bei einwandfreien Lagerungsbedingungen beträgt 2 Jahre. Das *Verfalldatum* ist auf der Filmpackung angegeben. Bei der Lagerung müssen auch die auf der Verpackung angegebenen klimatischen Bedingungen eingehalten werden. Das Filmlager muß vor Röntgen-, Gamma- und anderen durchdringenden Strahlen geschützt werden. Für eine gute Belüftung ist ebenfalls zu sorgen. Chemikaliendämpfe können die Haltbarkeit von Röntgenfilmen beeinflussen. Die Filmpackungen sind aufrecht zu stapeln, und zuerst eingelagerte Filme sind zuerst zu verbrauchen.

Photographische Emulsionen sind nicht nur lichtempfindlich, sie sind auch empfindlich gegen **mechanische Belastungen** wie *Druck, Knicken* oder *Stoßen*. Beschädigungen dieser Art äußern sich oft nicht in einer sichtbaren mechanischen Beschädigung, sondern als örtliche Desensibilisierung oder Sensibilisierung der Emulsion. Desensibilisierung führt zu Aufhellungen, Sensibilisierung zu einer erhöhten optischen Dichte. Das Auftreten und die Art von hellen oder dunklen Stellen hängt davon ab, ob die mechanische Einwirkung vor oder nach der Belichtung stattgefunden hat. Druck- oder Knickeinwirkungen *vor der Belichtung* führen allgemein zu dunkleren Strukturen auf dem Film. Die Einwirkung von Feuchtigkeit (Fingerabdruck) erzeugt ebenfalls eine Veränderung der optischen Dichte.

Der folienlose Film wird nur noch in bestimmten Teilgebieten der Röntgendiagnostik angewendet. Die Filme sind wie die Folienfilme auf blauer Polyesterunterlage doppelseitig beschichtet. Sie haben den gleichen Aufbau wie die Folienfilme, aber einen etwa dreifach höheren Silbergehalt. Dies führt zu einer Erhöhung der Strahlenempfindlichkeit. Die Strahlenexposition des Patienten ist jedoch bei Aufnahmen ohne Verstärkungsfolie etwa 5–10 mal höher als bei Aufnahmen mit Verstärkungsfolien. Diese Filme sind licht- und wasserdicht in einer umweltfreundlichen Hülle aus Kunststoff verpackt. *Einzeln verpackte Filme werden nur noch bei der Materialprüfung angewendet*, in der Mammographie sind sie wegen der deutlich höheren Strahlenexposition nicht mehr zulässig.

Einseitig mit einer Emulsion **beschichtete Filme** werden in der Radiologie für die Monitor- und Bildverstärkerphotographie verwendet. *Duplikatfilme* für die Erstellung von Röntgenkopien sind ebenfalls einseitig beschichtet. Diese Filmtypen sind mit Filmkerben an der Schmalseite des Filmblattes gekennzeichnet. Befindet sich die Kerbe am oberen Filmrand rechts (bzw. am unteren Filmrand links), dann schaut man auf die Emulsionsschicht. Auch die rot- und infrarotempfindlichen *Laserfilme* für die Laserkamera sind einseitig beschichtete Filme.

Laserfilme bestehen aus einer ca. 0,18 mm dicken, blau eingefärbten Polyesterunterlage. Eine Lichthofschutzschicht als Rückfläche erhöht die Bildschärfe. 2 Gruppen von Laserfilmen werden unterschieden:

• *Helium-Neon-Laser-Filme*, die eine maximale Empfindlichkeit im Spektralbereich von 630 nm haben, und

• *infrarote Laserfilme*, die eine maximale Empfindlichkeit im langwelligen Spektralbereich über 800 nm haben.

Laserfilme können in Entwicklungsmaschinen unter Standardbedingungen verarbeitet werden. Bei allen Laserfilmen ist auf eine spezielle Dunkelkammerbeleuchtung zu achten.

Auch beim **Monitorfilm** (MRF: Medical-Recording-Film) besteht statt einer zweiten Emulsionsschicht ein gelatinehaltiger eingefärbter Rückguß. Dieser dient als Lichthofschutz (Absorption des Restlichtes) und gewährleistet die Planlage des Films. Die Trägerschicht von Monitorfilmen ist meist blau eingefärbt, handelsüblich sind aber auch klare Polyesterunterlagen (Clear Base). Der Monitorfilm ist ein grünempfindlicher Film, der auf die speziellen Leuchtstoffe der Leuchtschirme sensibilisiert ist. Ein üblicher Phosphor in der Bildverstärkertechnik ist P45 und P20 (grün), seltener P31 bzw. P11 (blau).

Die Mammographie nimmt auch bei den Filmen eine Sonderstellung ein. In Verbindung mit feinzeichnenden Folien werden einseitig- und doppelseitig beschichtete Filme verwendet. **Mammographiefilme** sind in der Regel orthochromatisch, sie zeichnen sich durch eine hohe Detailauflösung und steile Gradation aus. Der einseitig beschichtete Film hat gegenüber dem doppelseitigen eine höhere Detailauflösung. Beim einseitig beschichteten Film führen jedoch eher Kratzer und Verunreinigungen zu einer Beschädigung der Emulsionsschicht. Diese Artefakte im Röntgenbild können die Diagnosequalität stark einschränken. Einseitig beschichtete Mammographiefilme reagieren auf Verarbeitungsschwankungen empfindlicher als doppelseitig beschichtete Folienfilme. Dies ist bei der Konstanzprüfung nach DIN 6868 zu berücksichtigen, sofern einseitig beschichtete Mammographiefilme zur Qualitätskontrolle verwendet werden.

Für Aufnahmen, die der **Feldkontrolle bei Bestrahlungen** mit harten und ultraharten Strahlen dienen, verwendet man unempfindliche und kontrastreiche Filme. Je nach Energie der Strahlung werden diese Filme zwischen 1 bzw. 2 mm dicken Blei- oder Eisenfolien gelagert und können während der gesamten Bestrahlungsdauer unter dem Patienten positioniert werden.

9.5.3.2 Röntgen-Kassette

Die Röntgenkassette schützt den Film vor *Lichteinfall* und das Film-Folien-System vor *Beschädigungen*.

Merkmale und Eigenschaften einer Röntgen-Kassette sind:

• beinhalten den *Röntgenfilm* und schützen ihn vor Licht,

• beinhalten *Verstärkungsfolien* und schützen Film und Folien vor *Beschädigung,* ermöglichen die ortsvariable Handhabung des Systems.

• Kassetten müssen *lichtdicht, stabil* und *strahlendurchlässig* sein und einen *optimalen Andruck Film/Folie* gewährleisten.

Der stabile Kassettenrahmen besteht aus Leichtmetall oder heute aus Kunststoff, die Vorderseite aus wenig absorbierendem Kunststoff. Eine dünne Bleifolie auf der Rückseite dient der Absorption der Streustrahlung (Rückstreuung). In der **Kinderradiologie** werden besonders strahlendurchlässige *Spezialkassetten* (Kevlar, Dupont) ohne Bleifolie verwandt. An der Vorder- und Rückwand liegen die Vorder- und Rückfolie. Eine Schaumgummischicht zwischen Kassettenwand und Folie dient der optimalen Anpressung des Films an die Folien.

Der korrekte Andruck der Verstärkungsfolie an den Röntgenfilm wird nach DIN 6832, Teil 2 mit einem Testgitter geprüft (Abb. 9-22).

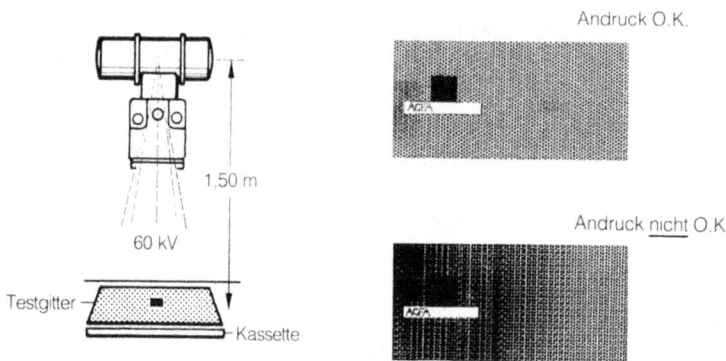

Abb. 9-22: Kontrolle des Andrucks der Verstärkungsfolie an den Röntgenfilm mit einem Testgitter nach DIN 6832 Teil 2

Nach dem Schließen der Kassette wird diese durch ein Magnetkissen zusammengehalten. Zur automatischen Aufbelichtung der Patientenidentifikation ist die Röntgen-Kassette mit einem Aufbelichtungsfenster versehen. Kassetten für den ausschließlichen Dunkelraumbetrieb und Kassetten für zentrale Tageslichtsysteme unterscheiden sich nur unwesentlich. Kassetten für zentrale Tageslichtsysteme werden in Abhängigkeit des Systems codiert, damit eine entsprechende Auswahl im Tageslichtsystem erfolgen kann. Für die verschiedenen Anwendungsfälle in der Röntgendiagnostik stehen unterschiedliche Kassetten zur Verfügung (z. B. flexible Kassetten, Sattelkassetten).

Für die Röntgendiagnostik sind nach DIN 6832 nur bestimmte **Abmessungen** vorgesehen. Bei dem Wunsch eines Zwischenformates muß das Feld einer größeren Kassette entsprechend eingeblendet werden.

Röntgenkassette DIN 6832 Teil 1

Nenngrößen	Außenmaße in mm			Innenmaße in mm		Masse ohne Blei einlage g max.
	Breite ±1	Länge ±1	Dicke Grenz- abmaße	Breite +1 −0,5	Länge +1 −0,5	
13 × 18*)	157,5	207,5	15		132	182	500
18 × 24*)	207,5	267,5	15	0 −2	182	242	800
18 × 43*)	207,75	459,5	15		182	434	1000
20 × 40*)	227,5	427,5	15		202	402	1000
24 × 24	267,5	267,5	15	0 −2	242	242	1000
24 × 30*)	267,5	327,5	15		242	302	1200
30 × 30	327,5	327,5	15		302	302	1400
30 × 40*)	327,5	427,5	15		302	402	1900
35 × 35*)	383,5	383,5	15	0 −2	358	358	1900
35 × 43*)	383,5	459,5	15		358	434	1900
40 × 40	427,5	427,5	15		402	402	1900
20 × 96	227,5	987,5	16,5		202	962	–
30 × 90	327,5	927,5	16,5	0 −3,5	302	902	–
30 × 120	327,5	1227,5	16,5		302	1202	–
Dentalradiographie (extraoral)						
13 × 30*)	157,5	332,5	15	0 −2	129	307	800
15 × 30*)	177,5	327,5	15		152	302	800

Die mit *) gekennzeichneten Nenngrößen sind Vorzugsmaße

9.5.3.3 Film-Folien-Systeme, FFS

Die früher verwendete Einteilung der Verstärkungsfolien in feinstzeichnende-, feinzeichnende-, universal-, hoch- und höchstverstärkende Folien reicht bei der Vielzahl der zur Verfügung stehenden Systeme nicht mehr aus. Daher werden das Bildempfangssystem – Kassette, Verstärkerfolie (Vorder- und Rückfolie) und Röntgenfilm – zur besseren Übersicht in **Empfindlichkeitsklassen** (**EK**) eingeteilt. Diese stellt ein ähnlich grobes Raster dar wie die Einteilung der Photofilme. Von einer EK zur Nächstfolgenden verdoppelt bzw. halbiert sich die Empfindlichkeit ähnlich, wie man es von den normalen Photofilmen kennt. Oft werden darüber hinaus für die Verstärkungsfolien Empfindlichkeitswerte angegeben, die für die Praxis nicht ausreichen, da die EK-Klassen nur für das gesamte System, Kassette mit dem Film-Folien-System, gelten.

Für ein FFS wird im Rahmen der Abnahmeprüfung nach DIN 6868 die Empfindlichkeit bestimmt. Als Symbol für die Empfindlichkeit wird der Buchstabe „S" verwendet, abgeleitet von dem englischen „speed". Aus der **Empfindlichkeit S** kann der Dosisbedarf für eine Röntgenaufnahme ermittelt werden. S ergibt sich aus dem mit K_o ($K_o =$ 1 mGy) multiplizierten Reziprokwert der zum Erreichen der optischen Dichte D = 1,0 über Schleier und Unterlage erforderlichen Luftkerma K_m in mGy in der Filmebene.

Gl. 9.5.1 $\quad S = K_o/K_m$

Die Kerma (engl. kinetic energy released in matter, kinetische Energie freigesetzt in Materie) ist dabei ein Maß für die Energiedosis, die in einer bestrahlten Materie freigesetzt wird (DIN 8614, Teil 3, s. auch S. 31). K_m entspricht dem Dosisbedarf in mGy für ein bestimmtes FFS zur Erzeugung der Nettodichte 1,0 (DIN 6867, Teil 1).

In den Leitlinien der Bundesärztekammer zur Qualitätssicherung in der Röntgendiagnostik wird der Dosisbedarf K_m und der Grenzwert für das visuelle Auflösungsvermögen bei Direkt-Aufnahmen mit FFS angegeben (Tab. 9-7).

Tab. 9-7: Dosisbedarf und Grenzwerte der visuellen Auflösung bei den verschiedenen Empfindlichkeitsklassen

Dosisbedarf K_m µGy	Empfindlichkeitsklasse S	Grenzwert des visuellen Auflösungsvermögen mm^{-1}
40	25	4,8
20	50	4,0
10	100	3,4
5	200	2,8
2,5	400	2,4
1,25	800	2,0

9.5.4 Filmverarbeitung

Die **Handentwicklung** von Röntgenfilmen wird bis auf wenige Ausnahmen in einer Röntgenabteilung nicht mehr durchgeführt. Deshalb wird auf sie nicht mehr eingegangen. Hohe Patienten- und Aufnahmezahlen und nicht zuletzt die hohen Qualitätskriterien und der Strahlenschutz erfordern ein schnelles und sicheres Verarbeiten von belichteten Röntgen-, Monitor- und Laserfilmen.

Die Forderungen an den Film, die Verarbeitungschemie und den Entwicklungsprozeß sind so hoch, daß sie nur durch eine **maschinelle automatische Verarbeitung** lösbar sind. Modernste Technologien ermöglichen Verarbeitungsprozesse der belichteten Filme in 45 sec (rapid access).

Der Verarbeitungsprozeß beinhaltet die **Filmentwicklung**, die **Fixierung**, die **Wässerung** und die **Trocknung**.

Bei der Handentwicklung und bei speziell ausgerüsteten Filmprozessoren erfolgt zwischen Entwicklung und Fixierung eine Zwischenwässerung.

9.5.4.1 Entwicklung

Der Entwickler wandelt das unsichtbare, **latente Bild** des belichteten Films in ein sichtbares, das aus kleinen Körnern aus metallischem Silber besteht. Die **Bestandteile des Röntgen-Maschinenentwicklers** sind *Wasser* als Lösungsmittel für die Verarbeitungschemikalien und zum Quellen der Gelatine der Emulsion. Die *Entwicklersubstanz* beinhaltet

Polyhydroxy- oder Polyaminoverbindungen, sub- stituierte Pyrazolidone, Metol, Hydrochinon, Phenidon sowie Ascorbinsäure (s. u.). Als *Beschleuniger* für den Entwicklungsvorgang verwendet man Natrium- (Kalium-)hydroxide. Um den Filmschleier möglichst niedrig zu halten, verwendet man sog. *Verzögerer* oder auch Antischleiermittel, bestehend aus Kaliumbromid. Dies verhindert eine Verminderung des Kontrastes und ermöglicht eine ausreichende Entwicklungszeit. Als Antioxidans *(Konservierungsmittel)* ist Natriumsulfit enthalten. Es fängt den Sauerstoff der Luft und des Wassers ab und wird dabei bis zum Sulfat oxidiert. Die Menge von Natriumsulfid ist spezifisch für jeden Entwickler. Bei zu geringen Mengen kommt es zu einem Schleieranstieg und zu niedriger maximaler optischer Dichte. *Härtemittel* aus Gerbsäure oder anderen organischen Substanzen, *Kalkschutzmittel* und *antibakterielle Substanzen* vervollständigen die Entwicklersubstanz.

Die wichtigsten Bestandteile eines Röntgen-Maschinenentwicklers sind:

Entwicklersubstanz:	Polyhydroxy- oder Polyaminoverbindungen substituierte Pyrazolidone, Metol Hydrochinon, Phenidon, Ascorbinsäure
Beschleuniger (Alkali):	Natrium- (Kalium-)hydroxyd
Antischleiermittel (Verzögerer):	Kaliumbromid
Konservierungsmittel (Antioxidans):	Natriumsulfit
Härtemittel:	Gerbsäure oder organische Substanzen
Kalkschutzmittel:	z. B. Calgon®

antibakterielle und andere Bestandteile

Einfluß auf die Dynamik des Entwicklungsvorganges haben der *Entwicklertyp* und:

Temperatur:	Gleichmäßigkeit, systemtypische Temperatur
Zeit:	Durchlaufgeschwindigkeit, Wegstrecke
Bewegung:	Umpumpung, Vorschub
Ansatz:	Reihenfolge, Konzentration, Homogenität
Regenerierung:	Dosierung, Regenerator-Ansatz, Badzustand

Für die Gleichmäßigkeit von Temperatur und Konzentration sorgt eine ständige Umwälzung. Wichtig dabei ist, daß die Verarbeitungschemie im Tank und den Regeneriereinheiten richtig angesetzt worden ist. Häufig werden in einem Prozessor Standardröntgenfilme, Mammographiefilme einseitig oder doppelseitig beschichtet – Monitorfilme und Kopierfilme gleichzeitig verarbeitet. In solchen Fällen müssen zwangsläufig Kompromisse hinsichtlich Ausentwicklung, Kontrast und Schleierverhalten gemacht werden.

Unabhängig vom Filmtyp sind **an einen Entwickler folgende Forderungen** zu stellen:

• er darf *nur belichtetes Silberbromid angreifen* (sonst: Schleieranstieg und Kontrastabfall);

• er muß *schnell* in die Emulsionsschicht bis an das Silberkorn diffundieren;

• er muß *das Silberion zu Silber reduzieren* (Wasserstoff verbindet sich mit dem Brom des Silberbromids, und es entsteht metallisches Silber und Bromsäure: H + AgBr → Ag + HBr). Danach folgt eine Oxidation, wobei die Bromsäure sich mit dem Alkali des Entwicklers verbindet: gelb-braune Oxidationsprodukte wie Natriumbikarbonat und Bromnatrium (HBr + Na_2CO_3 → $NaHCO_3$ + NaBr);

• er muß *haltbar*, also unempfindlich gegen Luftoxidation sein;

• er muß *ergiebig* sein, also viele Filme entwickeln;

• er muß *schnell* und *einfach* im Tank bzw. in den Regeneratoreinheiten *ansetzbar* sein.

Gebrauchsfertige Entwicklerlösungen werden aus Konzentrat und Wasser hergestellt. Ein Ansatz besteht in der Regel aus drei Komponenten, die aus den Teilen A – B – C bestehen (Abb. 9-23).

Die Vorschriften für den Ansatz einer gebrauchsfertigen Lösung müssen beachtet werden. Sonst gibt es Ausfällungen, die zum Aktivitätsverlust führen und den Entwicklungsprozeß stören. Gewöhnlich wird eine bestimmte Menge Wasser von ca. 10–13 l mit einer Temperatur von 5–40 °C vorgegeben. Anschließend werden unter ständigem Rühren die Teile A–C hinzugegeben, und zum Schluß wird auf 20 l mit Wasser aufgefüllt, womit die gebrauchsfertige Lösung vorliegt. Entwicklersubstanzen werden bei Inbetriebnahme und nach Reinigungs- und Wartungsarbeiten der Maschine

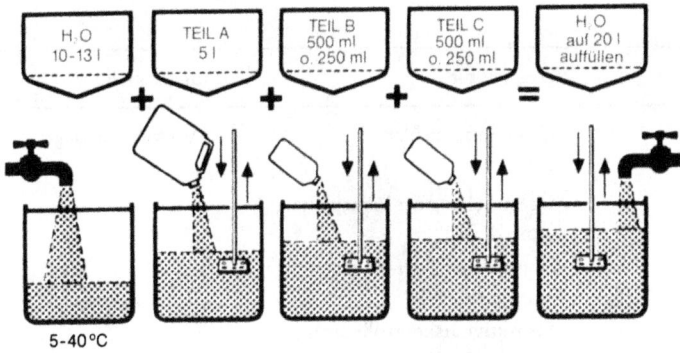

| H.O 10-13 l | TEIL A 5 l | TEIL B 500 ml o. 250 ml | TEIL C 500 ml o. 250 ml | H.O auf 20 l auffüllen |

5-40°C

G 137; G 138; G 121

Unbedingt einhalten:
Reihenfolge, Durchmischung,
Konzentration

Abb. 9-23: Entwickler- und Regeneratoransatz für die maschinelle Filmverarbeitung

direkt in der Entwicklungsmaschine und im Regeneratortank der Maschine angesetzt. Chemikalienmixer ermöglichen ein gleichmäßiges Mischen und sorgen für eine gleichbleibende Konzentration. Beim Neuansatz in der Entwicklermaschine wird noch eine sog. *Starterlösung* zugegeben. Der Starter besteht aus einer Bromidlösung. Diese reduziert die anfangs erhöhte Aktivität des Entwicklers auf normale Verarbeitungsbedingungen. Pro l Tankvolumen werden etwa 15 ml Starterlösung benötigt.

Bei der Filmverarbeitung wird **Entwickler verbraucht**, in Abhängigkeit vom Filmtyp pro Quadratmeter Film ca. 400–450 ml. Die spezifischen Reduktionsmittel werden durch den Prozeß ebenfalls verbraucht und in Oxidationsprodukte und Bromsalze umgewandelt, die die Entwicklung verzögern und die Schleierbildung fördern. Aus diesem Grund muß der Entwickler ständig regeneriert werden. Frische Entwicklerlösung aus dem Regeneratortank oder aus dem Chemikalienmixer wird in Abhängigkeit vom gemessenen Filmdurchlauf direkt in den Prozessor gepumpt. Dadurch wird eine konstante Konzentration der Verarbeitungschemikalien erreicht. Eine *zu hohe Regenerierungsrate* führt zu einer erhöhten optischen Dichte der Röntgenaufnahme, zur Änderung des Kontrasts, zur Erhöhung des Schleiers und zu steigenden Kosten. Eine *Unterregenerierung* hat ebenfalls Einfluß auf die optische Dichte, den Kontrast und das Schleierverhalten der Filme.

Mit Hilfe der Konstanzprüfung nach DIN 6868 Teil 2 kann eine optimale Regeneratorrate ermittelt werden. Eine korrekt eingestellte Regeneratorrate soll nicht ohne zwingenden Grund verändert werden.

Abgesehen vom Entwicklertyp ist die Entwicklungszeit von der Entwicklertemperatur abhängig. **Temperatur** und **Zeit** haben Einfluß auf die *Empfindlichkeitsausnutzung*, den *Kontrast* und das Schleierverhalten des Films. Mit steigender Temperatur steigt die optische Dichte und in der Regel der Schleier eines Filmes. Manche Filmemulsionen zeigen bei hohen Verarbeitungstemperaturen einen verminderten Kontrast. 32–36°C sind übliche Temperaturen bei der maschinellen Entwicklung. Bei der Handentwicklung sind 19–25°C die Normaltemperaturen. Die Verarbeitungszeit zeigt eine ähnliche Dynamik. Mit steigender Verweildauer der Filme steigen die optische Dichte und der Schleier. Der Kontrast kann, in Abhängigkeit des Filmes, bei längerer Verarbeitungszeit steigen bzw. wieder abfallen. Bei Rapidprozessoren sind Zeiten von 10–15 sec zu erzielen. Spezielle Filmemulsionen, Entwickler und Prozessoren sind dabei erforderlich. *Folienlose Filme* und *sehr silberhaltige Filme* benötigen längere Verarbeitungszeiten und niedrige Temperaturen. 60–120 sec Verweildauer im Entwickler bei Temperaturen um 27°C sind üblich. Der Entwickler läßt sich mit mehreren Methoden kontrollieren (Tab. 9-8).

Tab. 9-8: Kontrollmöglichkeit des Entwicklers

Meßgeräte	Meßgrößen	geeignet für	ungeeignet für
Spindel	Dichte (spez.)	grobe Ansatzfehler	Aktivitätsaussagen
pH-Papier	pH-Wert	–	–
Thermometer (Alkohol-)	Temperatur	Überwachung der Verarbeitung max. $\triangle T \pm 1°C$	–
Stoppuhr	Zeit	Überwachung der Verarbeitung max. $\triangle t \pm 5\%$	–
Sensitometer Densitometer	**Dichten** lgIxt, $\bar{G}$ usw.	für Aktivitätskontrolle einzig zuverlässige Meßmethode	–

9.5.4.2 Fixierung

Das **Fixierbad** hat die Aufgabe, den Entwicklungs-vorgang zu stoppen und die nicht belichteten Silber-bromidkristalle aus der Emulsion herauszulösen. Beim Fixierprozeß dringt die Fixiersalzlösung in die photographische Schicht ein, wandelt das verbliebe-ne Silberbromid in einen löslichen Komplex um und wäscht die entstandenen Silbersalze heraus. Der Film wird an den unbelichteten Stellen transparent, die optische Dichte wird deutlicher, und die milchige Trübung verschwindet. Der Film wird durch die Fixierung lichtunempfindlich, also lichtbeständig.

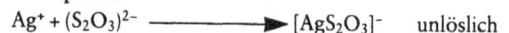

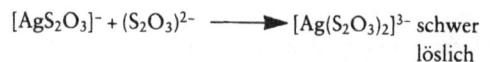

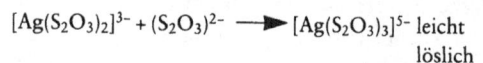

> Als *Faustregel* gilt: Die Fixierzeit von Folienfil-men ist doppelt so lange wie die Zeit, die der Film braucht, um klar bzw. transparent zu wer-den. Die Unterscheidung von *Fixierzeit* und *Klärzeit* ist notwendig, da ein Verschwinden der milchigen Trübung kein Hinweis ist für ei-nen korrekt ausfixierten Film. Wird keine aus-reichende Fixierzeit und Fixiersalzmenge ein-gehalten, entsteht später ein *gelblich brauner Schleier,* der die Qualität der Röntgenaufnah-me verschlechtert.

Die **Fixierzeit** hängt ab von emulsionstechnischen Parametern wie dem Gehalt an Silbersalzen und deren Zusammensetzung (AgBr, AgJ) und beson-ders von der Korngröße und der Schichtdicke. Feinkörnige Emulsionsschichten werden schneller fixiert als grobkörnige Schichten. Über die Bestim-mung des Restthiosulfatgehaltes im Film kann eine ausreichende Filmfixierung überprüft werden.

Neben der Lösung der Silberhalogenide in der Emulsion müssen die Silberkomplexverbindun-gen beim Fixieren leicht und ohne Zersetzung aus der Emulsion herausgewaschen werden. Die Ge-latine der Emulsion darf nicht angegriffen wer-den. Das Fixiersalz darf nur die Silberhalogenide lösen und nicht das Silber des entwickelten Bildes. Aus diesen Gründen verwendet man heute vor-wiegend Ammoniumsulfat, weniger Natriumthio-sulfat. Außerdem ist Ammoniumsulfat billiger. Das leicht lösliche Salz hat den Vorteil, schnell zu fixieren und leicht lösliche Silberverbindungen zu bilden, die sich gut aus der Emulsionsschicht aus-wässern lassen. Ein weiterer Bestandteil ist Natri-umsulfit als Stabilisierungsmittel. Es unterbindet die Oxidation des Thiosulfates. Aluminiumsalze verhindern das Quellen der Emulsion und bewir-ken eine Härtung der Gelatine. Organische Säu-ren als Stabilisatoren neutralisieren den alkali-schen Entwickler.

Die wichtigsten Chemischen Reaktionen beim Fi-xieren sind:

Fixierprozeß:
$$Ag^+ + (S_2O_3)^{2-} \longrightarrow [AgS_2O_3]^- \quad \text{unlöslich}$$
$$[AgS_2O_3]^- + (S_2O_3)^{2-} \longrightarrow [Ag(S_2O_3)_2]^{3-} \quad \text{schwer löslich}$$
$$[Ag(S_2O_3)_2]^{3-} + (S_2O_3)^{2-} \longrightarrow [Ag(S_2O_3)_3]^{5-} \quad \text{leicht löslich}$$

Fixiersalze:
$Na_2S_2O_3$ Natriumthiosulfat
$(NH_4)_2S_2O_3$ Ammoniumthiosulfat

Fixierzeit = Klärzeit × 2

Folgende Faktoren beeinflussen die Fixierung:

• *Temperatur,* die je nach Maschinentyp ca. 1–3 °C unterhalb der Entwicklertemperatur liegt, möglichst aber 30 °C nicht übersteigen soll.

• *Zeit:* Durchlaufgeschwindigkeit und Wegstrecke bestimmen die Verweildauer im Fixierbad.

• *Bewegung im Fixierbad* spielt nur eine untergeordnete Rolle.

• *Ansatz:* richtige Reihenfolge, Konzentration und Homogenität.

• *Härterzusatz.* Durch Zusätze wird die mechanische Belastbarkeit erhöht, das Quellen in der Schlußwässerung reduziert und damit eine schnelle Trocknung sichergestellt.

• *Regenerierung* und *Verbrauch.*

Beim Verarbeitungsprozeß wird das Fixierbad verbraucht bzw. verändert. Das Natrium- oder Ammoniumthiosulfat wird verbraucht, und Silberthiosulfat-Komplexe bilden sich, die sich mit den ebenfalls gebildeten Natriumhalogeniden in der Lösung ansammeln. *Eingeschleppte Entwicklerlösung* verdünnt das Fixierbad. Dies führt ebenfalls zu einer Veränderung der Fixierzeit. Dabei verändert sich der pH-Wert, der normalerweise bei 4,1 liegt.

Wie beim Entwickler wird auch verbrauchte Fixierlösung durch **Regeneratorlösung** ersetzt. Bei einer Maschinenentwicklung werden für einen Standardfolienfilm ca. 600–700 ml pro Quadratmeter Film zugesetzt. Bei fehlerhafter oder falscher Regenerierung kann es zu Empfindlichkeitsverlusten, Kontrastminderung und zum Anstieg des Schleiers kommen. Milchige Trübung und feuchte Filme lassen ebenfalls auf ein fehlerhaftes Fixierbad schließen. Steigt z.B. der *pH-Wert* auf über 4,8, kann das Härtemittel ausflocken. Noch höhere pH-Werte führen zu dichroitischen Schleiern. Dabei zeigen die Filme zuerst eine Gelbschicht und später einen metallischen Schimmer.

Der Ansatz des Fixierbades (Abb.9-24) ist entsprechend den Herstellerangaben einzuhalten. Nach der Vorgabe einer Wassermenge von 15 l Wasser werden nacheinander die Teile A und dann B unter ständigem Rühren beigegeben. Anschließend wird mit Wasser auf die Menge der vollständigen Gebrauchslösung von 25 l aufgefüllt. Chemikalienmixer vereinfachen die Durchführung und sichern eine ständig gleichbleibende Zusammensetzung und Konzentration der Lösung.

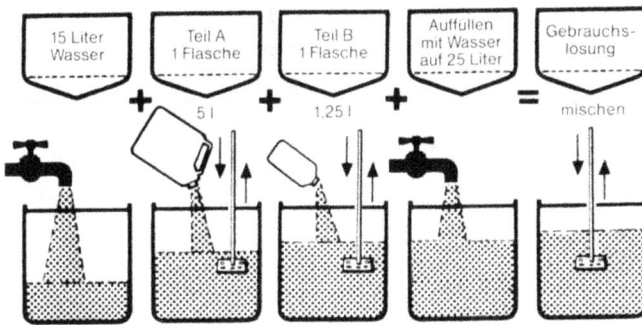

Fixierbad G 334   **Unbedingt einhalten:**   Abb. 9-24: Ansatz des Fixierbades für
                             Reihenfolge, Durchmischung,   die maschinelle Filmverarbeitung
                             Konzentration

Kontrollmöglichkeiten (Tabelle 9-9).
Neben den täglichen Filmverarbeitungskontrollen können *Dichte* und *pH-Wert* von Entwickler und Fixierbad kontrolliert werden. Dazu werden vom

Hersteller Richtwerte für die Toleranzen angegeben. Benötigt wird *pH-Papier* und eine *Dichtespindel.* Gebrauchsfertige Entwicklerlösungen haben einen pH-Wert von ca. 10,2 ± 0,1 und eine

Tab. 9-9: Kontrollmöglichkeit des Fixierbades

Meßgeräte	Meßgröße	geeignet für	ungeeignet für
Spindel	Dichte (spez.)	grobe Ansatzfehler	Aktivitätsaussagen
pH-Papier	pH-Wert	Grenzwert (4.8) Bestimmung reproduzierbare Messung	–
Thermometer	Temperatur	Überwachung der Verarbeitung	–
Stoppuhr	Zeit	Überwachung der Verarbeitung Klärzeitbestimmung	–
unverarbeiteter Film	Klärzeit	Klärzeitbestimmung	–
Silberprüf-Papier	Silbergehalt	Überwachung der Verarbeitung Regeneratormenge	–

Dichte von ca. 1,1 ± 0,002 gemessen bei 20 °C. *Fixierbäder* haben einen pH-Wert von 4,1 ± 0,1 und eine Dichte von ebenfalls 1,1 ± 0,003. Diese Werte gelten für eine gebrauchsfertige Lösung und werden im Regeneratortank gemessen.

Messungen direkt im Tank der Entwicklungsmaschine führen zu anderen und falschen Ergebnissen, weil durch die Anreicherung von Silber das Bad schwerer wird, durch das Einschleppen von Entwickler bzw. Wasser aus der Zwischenwässerung die Dichte unverändert bleibt, und das Fixierbad dennoch verbraucht ist.

Die *Silberkonzentration im Fixierbad* kann mit Hilfe von Teststäbchen näherungsweise ermittelt werden. Ein Silbergehalt von 3–6 g Ag/l dokumentiert eine ordnungsgemäße Fixierung. Sehr niedrige Werte sind Folge einer Überregenerierung, Werte über 6 führen zu einer deutlichen Reduzierung der Fixiergeschwindigkeit und erfordern eine intensive Schlußwässerung.

9.5.4.3 Schlußwässerung

Die fertige Röntgenaufnahme soll in der Emulsionsschicht (Gelatine) nur metallische Silberkörner enthalten. Um die Reste der Verarbeitungschemikalien zu entfernen, muß ein Film *ausreichend gewässert werden.* Notwendig ist dabei, daß ständig *frisches Wasser* an den Film gelangt. Die Wässerung hat entscheidenden Einfluß auf die Haltbarkeit der Röntgenaufnahme.

Natrium- bzw. Ammonium-, Silberthiosulfat-Komplexe und Härtersalze, unverbrauchtes Natrium- oder Ammoniumthiosulfat müssen aus dem photographischen Material entfernt werden. Vollständig ist dies zwar nicht möglich, die Konzentrationen müssen jedoch auf ein Minimum in der Emulsion gesenkt werden.

Einfluß auf die Wässerung hat die *Temperatur* des Waschwassers, für die eine Temperatur von ca. 10 °C empfohlen wird. Die *Zeit* wird über die Durchlaufgeschwindigkeit und die Wegstrecke geregelt. Ein hoher Wasseraustausch durch ständige Umwälzung oder Sprühwässerung sichert eine ausreichende Bewegung. Das Wasser sollte Trinkwasserqualität haben und frei von festen Partikeln sein.

Die häufig beobachtete *Algenbildung* im Wassertank kann durch Austrocknen, regelmäßige Reinigung und Algezide, nicht jedoch durch Chlortabletten bekämpft werden.

Die wesentlichen Faktoren der Wässerung sind:

- Temperatur: ~ 10 °C Minimum
- Zeit: Durchlaufgeschwindigkeit, Wegstrecke
- Bewegung: Umpumpung, hoher Wasseraustausch
- Wasserqualität: frei von festen Partikeln, Trinkwasserqualität
- Algen: Bekämpfung: 1. Austrocknen, 2. Algezid® **(keine Chlortabletten!)**

9.5.4.4 Trocknung

Maßgeblich für die Trocknungszeit ist die Wasseraufnahme (Quellung) des Films. Sie hängt ab vom Gelantinegehalt in der Emulsion und dem Härtungsgrad des Filmes. Hochgehärtete Filme reduzieren die Wasseraufnahme in der Emulsion und verkürzen die Trocknungszeit. Grenzen findet die Härtung der Filme durch den Einfluß auf die Filmsensitometrie. Zur weiteren Reduzierung der Trocknungszeit werden die Filme bei der Maschinenentwicklung durch Walzenpaare gequetscht. Dadurch wird das Wasser an der Filmoberfläche entfernt. Wichtig für die Trocknung ist auch die Trocknungstemperatur, die bei 50–60 °C liegt. Ist sie *zu niedrig*, so werden die Filme nicht trocken und können aneinanderkleben. Ist die Temperatur *zu hoch*, kommt es zu unerwünschten Trockenbildern auf der Filmoberfläche. Verformungen der Filme durch eine zu hohe Trockentemperatur sind ebenfalls möglich. Die wesentlichen Faktoren der Trocknung sind:

Temperatur: Arbeitsbereich 50–60 °C
Luftdurchsatz: gleichmäßige Luftführung, Turbulenzen
rel. Luftfeuchte: Verhältnis Umluft zu Frischluft, Be- und Entlüftung

Das Prinzip des gesamten Ablaufes der maschinellen Filmverarbeitung für unterschiedliche Filmverarbeitungsgeschwindigkeiten ist aus der Abb. 9-25 zu ersehen.

Verweildauer in Bädern
Scopix 12 U/S

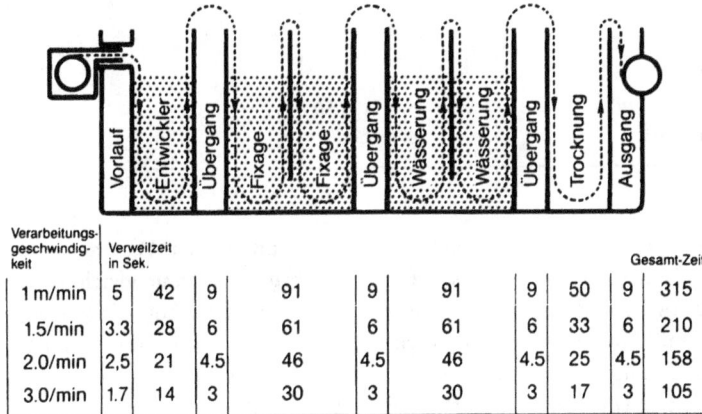

Verarbeitungsgeschwindigkeit	Verweilzeit in Sek.									Gesamt-Zeit
1 m/min	5	42	9	91	9	91	9	50	9	315
1.5/min	3.3	28	6	61	6	61	6	33	6	210
2.0/min	2,5	21	4.5	46	4.5	46	4.5	25	4.5	158
3.0/min	1.7	14	3	30	3	30	3	17	3	105

Abb. 9-25: Prinzip der maschinellen Filmverarbeitung und Verweilzeiten der Filme in den Bädern bei unterschiedlichen Verarbeitungsgeschwindigkeiten

Ein Vergleich der Verarbeitungszeiten bei der früher üblichen Handverarbeitung zur maschinellen Entwicklung ist in der Tabelle 9-10 dargestellt.

Im Rahmen der Abnahmeprüfung nach DIN 6868 Teil 50 wird die ordnungsgemäße Filmverarbeitung mittels Lichtsensitometrie überprüft. Die Filmhersteller sind verpflichtet, für die Filme Zielwerte für Empfindlichkeit und Kontrast anzugeben. Die Ermittlung der Zielwerte erfolgt ca. 2–3 Tage nach einer Wartung. Werden die vorgegebenen Toleranzen überschritten, müssen die Ursachen dokumentiert werden. Das Abnahmeprotokoll für die Funktionsprüfung der Filmverarbeitung dient als Dokument für die Sachverständigenprüfung und ist entsprechend aufzubewahren.

9.5.5 Dunkelraum und Tageslichtfilmverarbeitung

Trotz vollautomatischer Tageslichtfilmverarbeitung und digitaler Radiographie wird in jeder Röntgenabteilung ein **Dunkelraum** benötigt: Für die Filmqualitätskontrolle und Reparaturarbeiten sowie für das Bestücken der Magazine für die Tageslichtentwicklung. Der Dunkelraum soll zentral in der Röntgenabteilung liegen. Die Größe muß den Anforderungen gerecht werden.

Auf einer Arbeitsplatte im Dunkelraum stehen ein Gerät zur Aufbelichtung der Patientenidentifikation und häufig ein *Röntgenfilm-Kopiergerät.* Auch ein *Waschbecken* ausreichender Größe zum Warten und Reparieren der Walzensysteme der Entwicklungsmaschinen darf im Dunkelraum

Tab. 9-10: Vergleich der Verarbeitungszeiten in der Direktradiographie Handverarbeitung zur maschinellen Verarbeitung (Agfa)

Prozeß	Handver-arbeitung	90 s (1,5 min) CURIX 402	120 s (2 min) CURIX 242	240 s (4 min) CURIX 242 U	480 s (8 min) CURIX 242 U	600 s (10 min) CURIX 402 U
Einlauf	–	2	3	6	12	13
Entwickeln	240 s (4 min)	26.5	25	50	100	177
Übergang zur Fixierung	zw. 30 s (0,5 min)	2.5	3	6	12	16.5
Fixieren	300 s (5 min)	17	25	50	100	113
Übergang zur Wässerung	–	2.5	3	6	12	16.5
Wässern	1200 s (20 min)	17	25	50	100	113
Trocknen mit Übergang	1200 s (20 min)	22.5	41	82	164	150
Summe Σ	3000 s (50 min)	90	125	250	500	600

nicht fehlen. Die Walzeneinsätze werden regelmäßig gereinigt. Der Fußboden muß einen *Abfluß* haben. Für den Aufenthalt des Personals und für die Arbeit mit den Röntgenfilmen muß für ein *geeignetes Klima* im Dunkelraum z.B. durch eine ausreichende Belüftung gesorgt werden. Die *Temperatur soll bei 20 °C und die* relative Luftfeuchtigkeit zwischen 40–70 % liegen. Außerdem muß der Dunkelraum *licht- und strahlensicher* sein, damit eine unerwünschte Belichtung der Filme vermieden wird. Einfache lichtdicht schließende Türen sind für einen Routinebetrieb nicht geeignet. Besser sind *Doppeltürschleusen* mit einer entsprechenden Verriegelung, so daß jeweils nur eine Tür geöffnet werden kann. *Drehtürschleusen* erfordern einen relativ geringen Platz und ermöglichen ein zufriedenstellendes Arbeiten. Große Abteilungen haben einen *offenen Labyrintheingang*. Dies ist die sicherste und bequemste Lösung, um einen unerwünschten Lichteinfall zu verhindern.

Im Dunkelraum muß eine *Raumbeleuchtung* und eine den Vorschriften entsprechende *Arbeitsplatzbeleuchtung* vorhanden sein. Die Arbeitsplatzbeleuchtung muß auf die im Dunkelraum zu verarbeitenden Filme abgestimmt sein. Bei einer guten Dunkelraumausleuchtung ist eine gleichmäßige Helligkeit zu verlangen, die dem Auge ein schnelles Adaptieren ermöglicht. Die spektrale Zusammensetzung der **Dunkelraumbeleuchtung** soll so beschaffen sein, daß sie für das menschliche Auge angenehm ist und in einem Bereich liegt, in dem der zu verarbeitende Film unempfindlich ist. Für *gelblichgrünes Licht* verwendet man Quecksilberdampf-Hochdrucklampen, die mit einem dicken homogenen Filterglas versehen sind. *Rotlichtlampen* sind häufig Kryptonentladungslampen. Mit Hilfe von Kantenfiltern werden nur Wellenlängen über 630 nm emittiert. Bei diesem Licht werden grün sensibilisierte Filme nicht belichtet. Diese Lampen können wahlweise an der Wand oder an der Decke montiert sein. Die Leuchten sind in ca. 1–1,5 m Abstand über der Arbeitsfläche angebracht.

Für *Laserfilme* werden zusätzlich besondere Dunkelraumlampen installiert. Spezielle grünes Licht emittierende Dunkelraumleuchten sind auf rot- und infrarot empfindliche Filme abgestimmt. Diese Lampen emittieren Licht in einem engen Spektralbereich im Mittel bei ca. 550 nm.

Die Sicherheit der den technischen Regeln entsprechenden *elektrischen Anschlüsse* ist regelmäßig zu überprüfen.

Der klassische Dunkelraum mit einer trockenen und einer nassen Seite für die Filmverarbeitung per Hand im Tank existiert nur noch in sehr kleinen Röntgenabteilungen.

9.5.6 Entwicklungsmaschinen

Die Entwicklungsmaschine ist ein automatisches Rollenentwicklungssystem für Röntgenfilme, Monitorfilme und auch Laserfilme. Innerhalb kurzer Zeit werden die Filme automatisch entwickelt, fixiert, gewässert und getrocknet. Mikroprozessoren steuern die Temperatur, die Durchlaufzeit, die Konzentration der Bäder und die Menge an Regeneratorlösung. Üblicherweise können Filme vom Format 10×10 bis 35×43 verarbeitet werden. Variabel einzustellende Durchlaufzeiten von 4–45 min. und länger ermöglichen eine optimale Anpassung an die gewünschten Bedingungen.

Eine Entwicklungsmaschine besteht aus einem stabilen Rahmen. Alle Tanks im Naßbereich sind aus chemikalienfesten Kunststoffen oder rostfreiem Stahl gefertigt. Die Walzeneinsätze, sog. Racks, transportieren die Filme durch die verschiedenen Bäder. Der zu verarbeitende Film wird über einen **Eingabetisch** von den Einlaufwalzen aufgenommen. Sensoren messen die Länge des Films, bzw. moderne Prozessoren ermitteln die gesamte Fläche des Films. Messungen sind für die exakte Einstellung der Regenerierraten erforderlich. Ist der Film komplett eingezogen worden, wird dies über ein akustisches oder optisches Signal gemeldet. Mittels Rollen wird der Film entsprechend der Wegstrecke und der Durchlaufzeit durch den **Entwickler** transportiert. Polymerwalzen sichern einen gleichmäßigen Transport. Am Ende des Entwicklerbades wird der Film durch Phenolic- bzw. Festschaumwalzen abgequetscht. Der Entwicklungsvorgang wird abgebrochen und die Entwicklerflüssigkeit vom Film entfernt.

Übergabewalzen und *Umlenkbleche* befördern den Film in das **Fixierbad**. Am Ende des Fixierbades wird der Film nochmals abgequetscht und in

das **Wässerungsbad** umgeleitet. Im Wässerungsbad wird der Film häufig durch Sprühwässerung gereinigt. Zum Abschluß der Wässerung wird der Film nochmals abgequetscht.

Während der Filmentwicklung liegt der Wasserverbrauch bei ca. 2,5 l. Jeder Tank hat ein eingebautes Sicherheitsüberlaufsystem. Fixierbad und Entwicklungsbad verfügen über getrennte Abflüsse, die einen direkten Anschluß an ein getrenntes Sammelsystem haben. Noch ist es möglich, das Waschwasser der Wässerung direkt abzuleiten, aber in Zukunft wird auch für das Waschwasser eine getrennte Entsorgung erforderlich sein.

Die **Trocknung** erfolgt durch Infrarotstrahlung und ein Kaltluftgebläse. Die Trockentemperatur wird über einen Thermostaten geregelt. Normalerweise wird eine Temperatur zwischen 50–60 °C eingestellt. Ein Filmauffangkorb sammelt die trockenen Filme zur weiteren Bearbeitung.

Bei der Installation sind die entsprechenden Anschlüsse zu berücksichtigen: Chemikalienzuleitungen für Entwickler und Fixierer sowie die Abflußleitungen zum Sammelbehälter. Frischwasserzu- und Abwasserableitungen gehören genauso zum Installationsplan wie die kontrollierte Chemikaliendampfentsorgung.

Die Kapazität des Prozessors muß dem vorliegenden Bedarf entsprechen. Wichtig ist die maximale **Filmeinzugsgeschwindigkeit,** denn sie beschränkt die Wartezeit am Filmeingabetisch. Hohe Einzugskapazitäten verkürzen die Wartezeit. Für den Arbeitsschutz sind noch eine geringe Wärmeabgabe und ein niedriger Geräuschpegel erforderlich, FCKW-freie Werkstoffe sind selbstverständlich.

Nach der täglichen Inbetriebnahme der Entwicklungsmaschine auf Knopfdruck dauert die **Aufheizphase** in Abhängigkeit von der Größe des Prozessors 5–15 min. Während dieser Zeit ist ein Verarbeitungsprozeß nicht möglich. Erst nach Erreichen der Solltemperatur wird durch den Mikroprozessor die Freigabe der Filmverarbeitung angezeigt.

Bei der Funktionsprüfung im Rahmen der Abnahmeprüfung werden die Sollwerte am Prozessor eingestellt. Tägliche Qualitätskontrollen mittels Lichtsensitometrie ermöglichen eine ausreichende Überprüfung der Verarbeitungskonstanz.

Die Lebensdauer eines Filmprozessors und die mit ihm zu erzielende Bildqualität sind von der Pflege abhängig. Täglich nach Betriebsende werden die oberen, sichtbaren Walzen von abgelagerten Chemieresten mit einem feuchten, abriebfesten Schwamm gereinigt. Die Umlenkbleche vom Entwickler zum Fixierbad und vom Fixierbad zur Wässerung sind leicht auszubauen und werden unter fließendem Wasser gespült. Chemikalientropfen und -spritzer werden sofort entfernt. Die wöchentliche Reinigung umfaßt ein Abspülen der Rolleneinsätze unter fließendem Wasser, wobei die Rollen ggf. von Chemikalienrückständen gereinigt werden können. Bevor die Rolleneinsätze wieder eingesetzt werden, müssen diese gut abtropfen. Durch regelmäßige Reinigungsarbeiten können die Wartungsintervalle verlängert werden. Wartungen durch den technischen Service erfolgen 2–6 mal im Jahr.

9.5.6.1 Chemikalien-Mixer

Entwicklungschemikalien können automatisch angesetzt werden. Durch die Verarbeitung von Filmen werden Chemikalien verbraucht. Um die Bäder konstant zu halten, wird über genau festgelegte Regeneratormengen frische Entwicklungs- bzw. Fixierlösung in die Maschine gepumpt. Fest installierte Regeneratorpumpen im Entwicklungsprozessor regeln die Menge des Regenerats. Die Regeneratorlösung wird durch einfache Handhabung in einem Chemikalien-Mixer angesetzt. Konzentrat von Entwickler und Fixier werden automatisch mit Wasser gemischt. Dies erfolgt in einem geschlossenen System. Ein Verspritzen und Verschütten ist dabei nicht möglich. Unangenehme Chemikaliendämpfe, insbesondere beim Fixierer, bleiben aus. Sind die Tanks gefüllt, kann man Reservebehälter mit Konzentrat bereitstellen. Bei Bedarf bereitet dann der Mixer automatisch ein neues Entwickler- bzw. Fixierbad.

Die Gesamtkapazität beträgt bis zu 80 l. Die Arbeitsvorgänge werden optisch angezeigt, ein akustisches oder optisches Warnsignal meldet einen Mindestfüllstand. An einige Chemikalien-Mixer können 2 oder mehr Entwicklungsmaschinen gleichzeitig angeschlossen werden. Großverbrau-

cher arbeiten mit zentralen Versorgungsstationen. Optisch störende Kunststofftanks und Chemikalienmixer werden durch eine zentrale Station ersetzt. Eine große Anzahl von Entwicklungsmaschinen kann direkt angeschlossen werden. Regeneratorlösungen werden in großen Mengen angesetzt und in Vorratsbehälter gepumpt. Liegt das Flüssigkeitsniveau von Entwickler und Fixierbad über dem Niveau der Entwicklungsmaschine, sind keine Pumpsysteme erforderlich. Ansatzstationen von Entwickler und Fixier müssen dabei deutlich getrennt werden. Der Vorteil einer zentralen Station liegt darin, daß nur an einer Stelle mit flüssigen Chemikalien gearbeitet wird. In allen Entwicklungsprozessoren liegen gleiche chemische Bedingungen vor. Chemikaliendämpfe am Arbeitsplatz werden auf ein Minimum reduziert. Wird jedoch die Chemie in der zentralen Einheit falsch angesetzt oder gar verwechselt und in das System eingelassen, sind alle betroffenen Maschinen für eine bestimmte Zeit stillgelegt und müssen gereinigt werden. Beim Ansatz von Entwickler und Fixierbad ist mit großer Sorgfalt zu arbeiten. Dichtemessungen nach dem Ansatz sind zu empfehlen und sichern einen störungsfreien Ablauf.

Grundsätzlich ist bei jedem Ansatz, konventionell im Regeneratortank oder über einen Chemikalienmixer, sorgfältig zu arbeiten. Jeder Kontakt mit der *Haut* ist zu vermeiden. Wird mit offenen Chmikalien gearbeitet, sind *Schutzkleidung, -brille* und *-handschuhe* zu tragen. Gelangen Chemikalien ins *Auge,* sind diese sofort mehrere Minuten lang mit *klarem Wasser zu spülen* mit anschließender ärztlicher Behandlung. Chemikalien sind für Unbefugte nicht zugänglich zu machen und müssen eindeutig beschriftet sein.

9.5.6.2 Entsorgung

Altfilme und **Fixierbad** müssen entsprechend den Regeln **entsorgt** werden. Der Silberanteil im Film kann bei sehr dichten Filmen bis zu 70 % des ursprünglich vorhandenen Silbers betragen. Bei der **Silberrückgewinnung** werden zwei Methoden angewandt:

• *Verbrennen des Filmmaterials.* In geschlossenen Öfen wird bei möglichst niedriger Temperatur das Filmmaterial verbrannt. Die Asche enthält 70–90 % des Silbers. Der Rest befindet sich im Flugstaub der Verbrennungsgase und in der Ofenauskleidung und kann nicht unmittelbar zurückgewonnen werden.

• *Abwaschen der Filmemulsion.* Dabei wird das Filmmaterial in Schneidemühlen zerkleinert. Bei der Zerkleinerung gelangt ein Teil des Silbers in den Staub, der abgesaugt wird. Die Filmschnitzel werden in Kesseln mit Wasser und verschiedenen anderen Zusätzen behandelt, wobei sich die Emulsionsschicht von der Filmunterlage löst. Die Waschflüssigkeit wird anschließend filtriert und zentrifugiert. Im zurückbleibenden Schlamm befindet sich das Silber. Die Ausbeute bei diesem Verfahren liegt bei 97 %. Nach den Erfahrungen ist das Auswaschen dem Verbrennen vorzuziehen.

Bei der **Fixierbadentsilberung** sind mehrere Methoden möglich, 2 seien erwähnt:

• Das *Metallaustauschverfahren.* Das Fixierbad wird langsam durch einen mit Stahlwolle gefüllten Behälter geleitet. Dabei wird das Silber als Metall abgeschieden, und Eisen geht in Lösung. Das Silber befindet sich im Schlamm am Boden des Behälters, die Stahlwolle wird verbraucht. Bei sorgfältiger Arbeit können dabei über 95 % des Silbers zurückgewonnen werden. Bei dieser Methode darf eine gewisse Durchflußmenge pro Zeiteinheit nicht überschritten werden, da die Wirksamkeit sonst nachläßt. Verbrauchte Stahlwolle muß rechtzeitig ersetzt werden.

• Die *elektrolytische Abscheidung.* Das Fixierbad wird hierbei in einer galvanischen Zelle mit niedriger Gleichspannung von 0,8–1,5 V behandelt. Die Kathode besteht aus einem dünnen, nicht rostenden Stahlblech, an dem sich Silber als festhaftende Schicht oder als Pulver abscheidet. Die Gegenelektrode ist aus Graphit. Das Thiosulfatanion bleibt unverändert erhalten und kann wiederum Silber komplex binden. Dagegen läuft an der Gegenelektrode auch eine Reaktion ab, die zu einer Verarmung des Fixierbades an Sulfidionen führt.

9.5.7 Tageslichtsysteme

Tageslichtsysteme ermöglichen eine Vereinfachung der Filmbe- und -verarbeitung durch Automatisierung. Die Arbeit im Dunkelraum entfällt dadurch weitgehend. Tageslichtsysteme werden in *3 Gruppen* eingeteilt: *zentrale* und *dezentrale* Systeme sowie *vollautomatische Arbeitsplätze mit Magazintechnik.*

9.5.7.1 Zentrale Tageslichtsysteme

Zentrale Tageslichtsysteme sind vollautomatische Ent- und Beladungsstationen von Kassetten mit anschließender Filmverarbeitung. Die Komponenten eines zentralen Tageslichtsystems sind:

• Die **Vorratsmagazine.** Je nach Typ und Notwendigkeit können bis zu 7 Magazine mit je maximal 100 bis 110 Blatt beladen werden. Im allgemeinen stehen die Formate 18/24, 24/30, 30/40, 35/35, 35/43 und 20/40 bzw. 18/43 zur Verfügung. Bei speziellen Anforderungen können Magazine für die Verarbeitung von Monitorfilmen, Mammographiefilmen und Sammelmagazinen, sogenannte **Feeder,** eingesetzt werden. Die integrierte Software zeigt an, wann der Filmvorrat im Magazin zu Ende geht und eine neue Beladung erforderlich ist. Die Beladung der Magazine erfolgt in der Dunkelkammer.

• **Be- und Entladungseinheit.** Sobald eine Kassette in die Einheit eingegeben wird, beginnt der Öffnungsvorgang. Der belichtete Film wird aus der Kassette automatisch entnommen. Zur gleichen Zeit wird aus dem entsprechenden Vorratsmagazin ein Film bereitgestellt. Während der belichtete Film aus der Kassette auf ein Förderband gelegt wird, fällt ein unbelichteter Film in die leere Kassette. Die Patientenidentifikation erfolgt durch eine Aufbelichtungskamera noch auf dem Förderband. Anschließend kommt der Film zur Entwicklungsmaschine und wird verarbeitet. Die neu beladene Kassette steht nach der Beladung sofort wieder zur Verfügung. Je nach Gerätetyp dauert der Zyklus von der Eingabe bis zur Ausgabe der Kassette ca. 10–15 Sekunden.

• **Entwicklungsmaschine** (s. o.) und **Kassetten.** Kassetten und System bilden eine Einheit. Der Kassettentyp ist abhängig vom System. Teilweise sind die Kassetten auf der fokusfernen Seite codiert. Dadurch erkennt das System die Kassettengröße und ggf. auch den Filmtyp (Standard oder L-Film), der in diese Kassette geladen werden muß. Tageslichtkassetten sind Buchkassetten und können wie alle anderen Kassetten auch für den normalen Dunkelraumbetrieb verwendet werden.

Mikroprozessoren steuern den gesamten Ablauf. Treten Fehler auf, werden diese im Programm gespeichert und entsprechend ausgewertet. Teilweise sind Selbstdiagnose und Korrektursysteme eingebaut, die Lösungsvorschläge bei aufgetretenen Fehlern geben. Zusätzlich kann die Zahl der Filme, aufgeteilt nach Formaten, jederzeit vom Betreiber abgerufen werden. Die Bearbeitungskapazität der Tageslichtsysteme liegt bei ca. 200 Kassetten pro Stunde.

Tageslichtsysteme können als freistehende zentrale Einheit oder eingebunden in einen Dunkelraum installiert werden. Wird das System in einen vorhandenen Dunkelraum eingebunden, dann stehen die Eingabeseite und die Filmauswurfseite im Hellraum und das gesamte andere System im Dunkelraum. Das System kann dadurch doppelt genutzt werden. Einmal als normales Tageslichtsystem mit allen Vorteilen, und weiterhin können Filme im Dunkelraum in der Entwicklungsmaschine normal verarbeitet werden. Vorhandene Räumlichkeiten können dadurch optimal genutzt und Sonderformate, Spezialfilme (z. B. Duplikatfilme) können im gleichen System verarbeitet werden.

9.5.7.2 Dezentrale Systeme

Dezentrale Systeme bestehen aus 2 Komponenten, einer Kassettenlade- und einer Entladestation mit Entwicklungsmaschine. Für alle Formate außer 13/18 und 40/40 stehen Ladestationen, sog. Filmspender zur Verfügung. Im Filmspender werden bei Tageslicht 100 Blatt-Packungen eingelegt. Die leere Kassette wird dann halbautomatisch mit dem unbelichteten Film beladen. Der Ladevorgang dauert nur wenige Sekunden. Der Ablauf wird über eine kleine LCD-Anzeige optisch angezeigt. Mikroprozessoren steuern den Ablauf und registrieren den Filmverbrauch und die Fehler. Der belichtete Film wird bei Tageslicht in der Entladestation aus der Kassette entnommen und fällt direkt in die Entwicklungsmaschine.

Bei dezentralen oder modulen Tageslichtsystemen ist kein Dunkelraum erforderlich, da alle Handgriffe im Hellraum durchgeführt werden können. Module Tageslichtsysteme finden Anwendung, wenn kein zentrales System montiert oder auf Satelitenstationen, bei denen ein zentrales System nicht ausgenutzt werden kann und trotzdem eine Tageslichtverarbeitung gewünscht wird. *Kassetten für die dezentralen Systeme sind ausschließlich für diese Systeme verwendbar.*

9.5.7.3 Vollautomatische Arbeitsplätze mit Magazintechnik

Bei der Lungendiagnostik finden diese Einheiten die häufigste Anwendung (Abb. 9–26). Aus einem Filmmagazin mit 50 oder 100 Blatt Röntgenfilmen werden diese in die Aufnahmeposition gebracht. Der Film wird automatisch zwischen das Folienpaar transportiert, angepreßt und anschließend belichtet. Danach wird der belichtete Film automatisch in die Entwicklungsmaschine transportiert. Mit der Eingabe einer neuen Patientenidentifikationskarte wird aus dem Vorratsmagazin ein neuer Film für die nächste Aufnahme bereitgestellt. Arbeitsplätze dieser Art ermöglichen einen hohen Patientendurchgang. Ein Dunkelraum wird lediglich zum Beladen der Vorratsmagazine benötigt.

Auch für Aufnahmen am *Laufrastertisch* gibt es vollautomatische Arbeitsplätze. Unter der Patientenauflagefläche befinden sich bis zu 5 Vorratsmagazine. Der Betreiber kann per Knopfdruck das gewünschte Format anwählen. Der Film wandert auf einem Transportsystem in die Aufnahmeposition. Bei der Aufnahme pressen sich die Folien an den Film und sichern einen optimalen Film-Folien-Kontakt. Patientendaten werden nach der Aufnahme aufbelichtet. Nach der Belichtung wird der Film zur Entwicklungsmaschine transportiert und verarbeitet. Bei diesen Systemen wird immer mit dem gleichen Verstärkerfolienpaar gearbeitet. Ein Wechsel der Verstärkerfolien in Anpassung an das zu untersuchende Objekt ist nicht möglich.

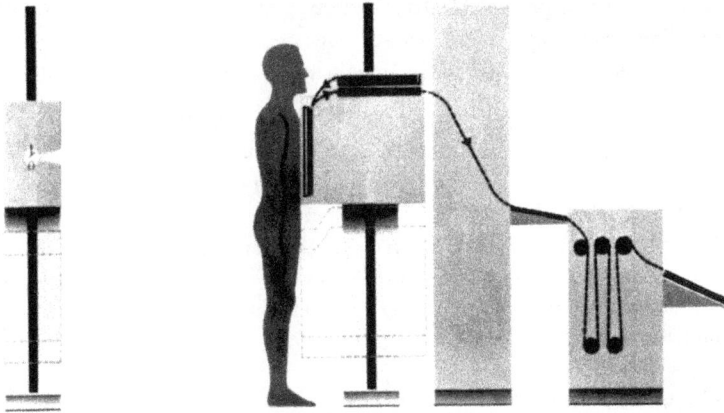

Abb. 9-26: Vollautomatisierte Filmverarbeitung von Thorax-aufnahmen

9.5.8 Filmfehler

Filmfehler können zu Fehlinterpretationen führen. Ihre Ursache muß ermittelt werden. Filmfehler werden entsprechend ihrer Ursache in *3 Gruppen* eingeteilt: Filmfehler *vor*, *während* und *nach* der Belichtung.

Fabrikationsfehler können wegen der umfangreichen Qualitätskontrolle der Filmhersteller weitgehend ausgeschlossen werden. Allerdings sind Fehler beim Transport oder der Lagerung nie ganz auszuschließen.

9.5.8.1 Fehler vor Belichtung

> **Vor Belichtung** können folgende Fehler entstehen:
> • *Schleierbildung, Vorbelichtungen* und *Fingerabdrücke,*
> • *Knicke* und *Kratzer* sowie positive und negative *Entladungen.*

Ein erhöhter **Grundschleier** entsteht bei unsachgemäßer *Lagerung* und *Überalterung* der Filme.

Vorbelichtungen durch Licht oder Röntgenstrahlung müssen verhindert werden. Filme aus fehlerhaften Packungen sind vor der Belichtung zu prüfen. Filme sollten nicht zu lange in den Kassetten lagern. Die Kassetten sind vor Röntgenstrahlen zu schützen. Sie sollen nicht längerfristig im Röntgenraum gelagert werden. Durch regelmäßige Kontrollen des Dunkelraumlichtes sind Vorbelichtungen auszuschließen.

Fingerabdrücke stören bei der Differentialdiagnose. Sie können zu einem falschen Ergebnis führen. Einseitig beschichtete *Mammographiefilme* sind dafür besonders anfällig. *Fett* von Hautpflegemitteln und Feuchtigkeit können *Mikrokalzifikationen vortäuschen.* Filme sollen mit möglichst trockenen und fettfreien Händen berührt werden.

Häufig sind halbmondförmige Aufhellungen auf den Filmen, die durch zu starkes **Knicken** beim Herausnehmen oder Einlegen der Filme entstanden sind. Dunkle **Kratzspuren** können auch durch Drucksensibilation entstehen. Falsch eingestellte Meßfühler der Tagegslichtsysteme können ebenfalls die Ursache dafür sein. Starke Chemieablagerungen an den Walzen führen zu Kratzern in der Emulsion.

Reibung des Films bei zu geringer Luftfeuchtigkeit, z. B. bei zu schneller oder heftiger Entnahme aus der Filmpackung oder der Vorratsschublade, kann zu *Blitzfiguren,* durch elektrostatische Entladung verursacht, führen.

Das Filmmaterial ist gewöhnlich mit einer Antistatikschicht versehen. Die Blitzfiguren werden dadurch reduziert, sind aber keinesfalls auszu-

schließen. Bei ihrer Beurteilung können Form
(Bäumchen, kleine oder große Punkte) und Lage
Hinweise auf die Ursache geben. Eine Erhöhung
der Luftfeuchtigkeit verbessert meist die Situation.

9.5.8.2 Fehler bei Belichtung

Fehler, die während der Belichtung entstanden
sind, haben meist ihre Ursache in Fehlern der *Verstärkungsfolien* und im *Abbildungsstrahlengang*.
Mit Kontrollaufnahmen einer anderen Kassette
und anderen Verstärkerfolien und Wiederholaufnahmen mit der gleichen Kassette ohne Patient
läßt sich dieser Fehler leicht ermitteln. Aus diesem
Grunde ist es wichtig, daß die Kassetten numme-
riert sind. Auch Verunreinigungen (z. B. auf der
Lagerungsplatte) können zu Filmfehlern führen.

9.5.8.3 Fehler nach Belichtung

Fehler, die nach der Belichtung und bei der Bearbeitung in der Entwicklungsmaschine entstehen können sind:
- Filme sind zu *dunkel/hell, verschleiert* oder
  verblitzt
- milchige *Trübung* oder *Schichtverletzungen*
- Filme sind zu *feucht;* haben *Kratzer* oder
  Streifen; helle und dunkle *Flecken.*

Bei falschem Chemikalienansatz, zu hoher oder zu
niedriger Entwicklertemperatur, falscher Regenerierung, fehlender Starterlösung oder zu schneller
bzw. zu langsamer Verarbeitungszeit kommt es zu
Veränderungen der optischen Dichte. Fehler dieser
Art können mit Hilfe der *Konstanzprüfung* schnell
erfaßt und beseitigt werden.

Schleierbildungen entsteht durch zu *intensive Entwicklung.* Ein falscher Ansatz des Entwicklers
oder zu hohe Entwicklertemperaturen können
dazu führen. Reste von Reinigungschemie nach
Wartungsarbeiten sind ebenfalls Ursache für eine
schlechte Bildqualität.

Entladungen durch übermäßig gereinigte Ein-
gangswalzen der Entwicklungsmaschinen führen
zu typischen *Blitzfiguren.* Die Walzen müssen ausgetauscht werden.

Zeigen die Filme eine **milchige Trübung,** ist der
Fehler im Fixierbad zu suchen. Unterregenerierung, Ansatzfehler und zu geringe Fixiertempera-
turen sind mögliche Ursachen.

Kommen die **Filme naß oder feucht** aus der Entwicklungsmaschine, kann das die Folge einer un-
genügenden Härtung im Fixierbad sein. Zu niedrige Trockentemperaturen und der Ausfall von
Ventilatoren sind ebenfalls als Ursache in Betracht
zu ziehen. Bei großen Filmserien, die schnell hintereinander verarbeitet werden, kann dieser Effekt
ebenfalls auftreten.

Schichtverletzungen entstehen bei Mängeln der
Schutzschicht. Möglicherweise wird die Emul-
sionsschicht heruntergespült. Verbogene Umlenk-
bleche, fehlende Härtung oder zu warme
Schlußwässerung können ebenfalls zu erheblichen
Schichtverletzungen führen.

Kratzer entstehen durch defekte oder fehlerhaft
angebrachte Umlenkbleche, Chemieablagerungen
an den Walzen und alte Walzenpaare. **Querstreifen**
entstehen in der Regel durch ungleichmäßig ange-
triebene Rollen.

Helle und dunkle Flecken können verschiedene
Ursachen haben. Kalkablagerungen durch Wasser,
weiße Flecken durch Fixierrückstände, dunkle
Flecken durch zu intensive Entwicklung oder
Lichteinfall, Farbflecken (rötlich) durch Rück-
stände von Sensibilisatorstoffen der orthochroma-
tischen Filme führen immer zu Qualitätsverlusten.
Luftblasen im Entwickler verursachen z. B. helle
Flecken auf dem Röntgenbild, Luftblasen im Fi-
xierbad verursachen in der Regel dunkle Flecken.

Wellige, verformte Aufnahmen sind die Ursache einer zu heißen Trocknung.

Bakterienfraß in der Emulsion führt zu unregel-
mäßigen Emulsionsdefekten.

9.5.9 Laserkamera

Bei der Laserkamera steuert der Computer mit den
digital gespeicherten Bilddaten, z. B. einer CT-Untersuchung, direkt über einen akustooptischen
Modulator (AOM) den Laserstrahl von 10 mW

(Helium-Neon, Wellenlänge 633 nm). Dieser wird punkt- und zeilenförmig auf einem Röntgenfilm abgebildet. Das Prinzip ist aus der Abbildung 9-27 zu ersehen.

Das Röntgenbild wird durch das in der Helligkeit modulierte Laserlicht belichtet, und der Film wird wie üblich maschinell entwickelt. Zu beachten ist nur, daß der Laser im roten bzw. infraroten Spektralbereich arbeitet, und der dafür erforderliche Spezialröntgenfilm im roten oder infraroten Spektralbereich sensibilisiert ist. Die Methode zeigt eine höhere Abbildungsgenauigkeit und eine erhöhte Bilddynamik als die Monitorphotographie. Die Bildmatrix umfaßt 4096 × 5120 Bildpunkte bei einer Auflösung von 80 mal 80 Mikrometern pro Bildpunkt. Jeder Bildpunkt kann 4096 Graustufen darstellen. Bildverzerrungen und durch Helligkeitsschwankungen bedingte Qualitätseinbußen der Monitorphotographie treten bei der Laserkamera nicht mehr auf. Bei entsprechender Hardware kann eine Kamera von mehreren Arbeitsplätzen (bis zu 9) gleichzeitig genutzt werden. Die Entwicklung des belichteten Röntgenfilmes erfolgt wie üblich automatisch in dem mit der Laserkamera verbundenen Prozessor. Es muß jedoch beachtet werden, daß keine Chemikaliendämpfe in die Laserkamera gelangen können, die das empfindliche Lasersystem schädigen würden.

Belichtet wird ein 35 × 43 cm großer Röntgenfilm in einer Zeit von 10 sec. Die Zykluszeit für die Belichtung eines weiteren Filmes beträgt inklusiv der Belichtung 37 sec. Auf einem Röntgenfilm können 2, 4, 6, 9, 12, 15 und als Option maximal 80 Bilder gleichzeitig abgebildet werden, wobei die Auflösung von 4096 × 5120 Bildpunkten jedoch für das Gesamtformat 35 × 43 cm unverändert bleibt.

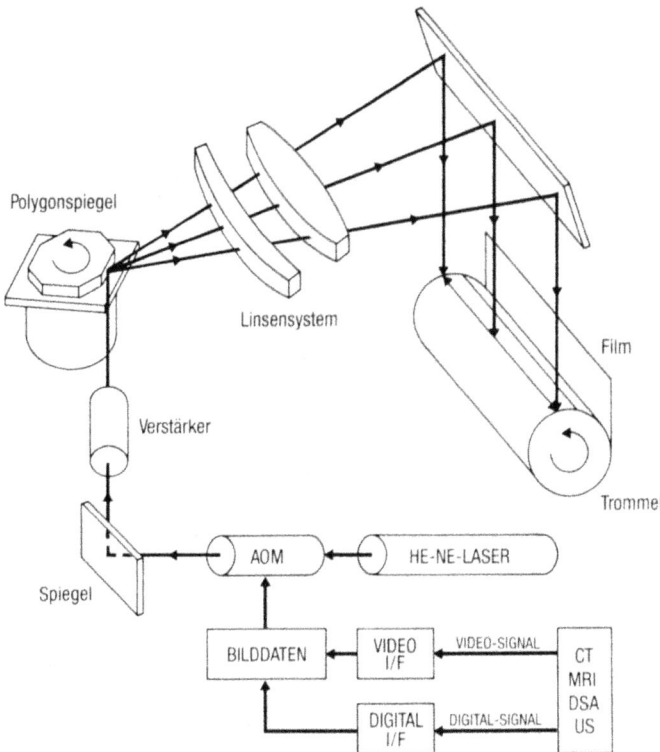

Abb. 9-27: Prinzip der Laserkamera. Die Bilddaten aus einem digitalen Speicher werden mit einem Laserstrahl auf einem Röntgenbild abgebildet. AOM-Akustooptischer Modulator

10. Anwendung der Röntgenstrahlen zur Diagnostik

U. Flesch

10.1 Bildgebung und Bildgüte

Wenn die Röntgenstrahlen auf ein aus verschiedenen Gewebearten zusammengesetztes Objekt treffen, wird ein Teil der Strahlen vom Objekt absorbiert, ein weiterer Teil durch das Objekt gestreut, und ein dritter Teil verläßt auf der der Eintrittsfläche gegenüberliegenden Seite das Objekt. Hinter dem Objekt auf der der Röntgenröhre abgewandten Seite in der Bildempfängerfläche entsteht ein „Strahlenbild" in der Art einer Schattenprojektion. Ein optisches Abbildungssystem mit Linsen für Röntgenstrahlen wie in der Lichtoptik gibt es nicht. Das Strahlenbild entspricht der *Verteilung von Röntgenquanten* nach Durchtritt durch das zu untersuchende Objekt. Es wird dann in ein Röntgenbild umgewandelt. Dieses ist bei Verwendung eines Films durch die *Verteilung der optischen Dichte* (früher Schwärzungsrelief), bei Verwendung eines Leuchtschirms bzw. eines Bildverstärkers oder eines Lumineszenzfilms durch die *Leuchtdichteverteilung* (früher Helligkeitsrelief) charakterisiert. Für die Abbildung des Objektes auf die Bildempfängerfläche ist das durch das Röhrenaustrittsfenster in Verbindung mit dem Blendensystem begrenzte „Nutzstrahlbündel" wirksam. Bei der radiologischen Abbildung wird ein Objekt mit einer räumlichen Ausdehnung auf eine Fläche abgebildet. In der Bildempfängerfläche entsteht ein **Summationsbild** der vom Nutzstrahlbündel erfaßten räumlichen Strukturen. Zur Erfassung bzw. Beurteilung der räumlichen Verteilung von Objektdetails ist die Untersuchung in *einem* Strahlengang bzw. die Abbildung in *einer* Ebene nicht ausreichend.

Unter **Einstelltechnik** ist die Einstellung des Nutzstrahlbündels zum Objekt (Lagerung!) und zur Bildebene zu verstehen. Sie ist entscheidend für die Projektion des Objektes auf das Bildempfangssystem. Die Einstellung und die Abstände zwischen Röntgenröhre, Objekt und Bildempfängerfläche

> Eine *optimale Abbildung* hat zur Voraussetzung:
> - die *Einstelltechnik* mit einer geeigneten Projektion des zu untersuchenden Objektes,
> - die richtige *Belichtung* und den geeigneten *Brennfleck*.

bestimmen den **Abbildungsmaßstab** (Vergrößerung–Verkleinerung) und die **Verzeichnung**. Die Größe des verwendeten Brennflecks, die richtige Belichtung, die verwendete Strahlenqualität und Bewegungsartefakte entscheiden in Verbindung mit den technischen Grenzen der Umsetzung des Strahlenbildes in ein sichtbares Bild die „Bildgüte".

1. Form- und Größenrichtigkeit
- *Verzeichnung:* Hauptstrahl, Film–Objekt
- *Vergrößerung:* Abstand Fokus–Objekt–Bildempfängerfläche

2. Bildschärfe
- *geometrische Unschärfe:* Brennfleck
- *Bewegungsunschärfe:* Bewegung Objekt
- *innere Unschärfe,* Unschärfe der bildwandelnden Schichten (Auflösung durch das Material Film, Folie, Leuchtschirm): Pixelgröße, Filmkorn, Film-Folien-Kontakt

3. Kontrast
- *Strahlenqualität:* kV/Streustrahlen/Filter
- *Bildkontrast:* Graustufen, Grad Film/Folie/Entwicklung/Temperatur/Zeit

Auf dem Röntgenbild müssen Detailstrukturen bzw. wichtige pathologische Veränderungen zu erkennen sein. Dabei ist das *Detail* als der Teil eines Objektes definiert, der mittels der Schwächung der Röntgenstrahlen bedingt durch die Lage, Form, Dichte und chemische Zusammensetzung erkannt werden kann.

Die Einführung komplexer Bildübertragungssysteme (Bildverstärker, Fernsehen, digitale Technik) in die radiologische Praxis erforderte neue Methoden für eine Objektivierung der Qualität des Abbildungssystems. Die Qualität eines bildübertragenden Systems wird u. a. charakterisiert durch die *Modulationsübertragungsfunktion* (MÜF = MTF modulation transfer function). Der mit der MÜF beschriebene Bildkontrast wird weiterhin bestimmt durch die Vielfalt der Einzelheiten des Objektes, durch Größe, Form und Strahlungskontrast der darzustellenden Objektdetails. Die Mannigfaltigkeit der Objektdetails legt die sog. *Ortsfrequenz* fest (Anzahl der Linienpaare/mm, die aufgelöst werden). Die Übertragung des Strahlenbildes in die Verteilung der optischen Dichte (früher Schwärzung) im Röntgenbild bzw. der Leuchtdichte, z. B. im Bildverstärker, ist nicht nur vom Objekt abhängig, sondern auch von den speziellen Eigenschaften des Übertragungssystems. Die statistischen Schwankungen im Photonenstrom der Röntgenstrahlen und die Körnigkeit des Bildsystems werden zusammen mit anderen Störfaktoren unter dem Begriff des *„optischen Rauschens"* zusammengefaßt. Dieses Rauschen überlagert die den echten Kontrasten entsprechenden „Signale". Die Erkennbarkeit von Details ist damit abhängig von dem *Signal-Rausch-Verhältnis* des Abbildungssystems.

Die **Qualität eines Röntgenbildes** wird durch *3 Faktoren* beeinflußt:

- durch die **Technik:** *Strahlenqualität* (kV) und *Dosis*,
  Fokus und Geometrie
- durch den **Patienten:** *Lage* des Details und *Dichte* und *Dicke* des Objekts,
  Bewegung und *Objektumfang*
- durch den **Detektor:** Empfindlichkeit und *Auflösung*,
  Kontrast und *Rauschen*

10.1.1 Abbildung

Die Röntgenstrahlen breiten sich geradlinig aus. Die Strahlenquelle hat eine kleine flächenförmige (im Idealfall punktförmige) Ausdehnung und be-

findet sich in begrenzter Entfernung zum Objekt und der Bildempfängerfläche. Die Abbildung erfolgt nach den Gesetzen der **Zentralprojektion**. Das Aufnahmeverfahren, bei dem unter Anwendung der Zentralprojektion Überlagerungsbilder erzeugt werden, heißt **Projektionsradiographie**.

Für die Einstellung der Röntgenröhre bzw. die Projektion sind folgende Bezeichnungen von Bedeutung (Abb. 10-1):

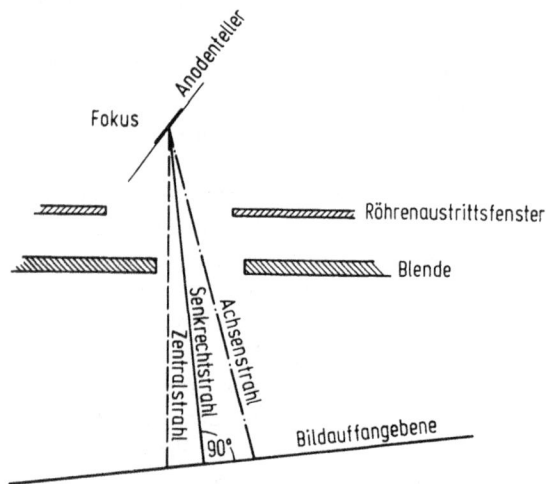

Abb. 10-1: Zentral-, Achsen- und Senkrechtstrahl

- Der **Zentralstrahl** (auch Haupt- oder Zielstrahl) ist der vom Fokus durch die Mitte des Strahlenaustrittsfensters verlaufende Strahl.

- Der **Achsenstrahl** ist der vom Fokus durch die Mitte (Flächenschwerpunkt) der Blendenöffnung verlaufende Strahl. Bei symmetrischer Einblendung zum Röhrenaustrittsfenster fallen Achsen- und Zentralstrahl zusammen.

- Der **Senkrechtstrahl** (auch Vertikal- oder Orthogonalstrahl) ist der vom Fokus ausgehende senkrecht (Lot!) auf die Bildebene (Film, Leuchtschirm) treffende Strahl. Bei der Neigung der Bildebene kann jeder Strahl Senkrechtstrahl werden.

Der *Zentralstrahl* wird vielfach als Einstellhilfe benutzt. Die Richtung des Zentralstrahls und seine Neigung zum Objekt und Bildebene entsprechen, außer bei asymmetrischer Einblendung, der Richtung bzw. Neigung des bildgebenden Nutzstrahlbündels. Der *Senkrechtstrahl,* der die Lage des

Brennflecks über der Bildebene charakterisiert, ist maßgebend für die Projektion.

Den Einfluß der Objektlage zur Bildebene und zum Brennfleck sowie des Röhrenabstandes auf die Abbildung zeigt die Abbildung 10-2.

• Die Abstände zwischen Fokus, Objekt und Film sowie die Lage des Objektes bestimmen den *Abbildungsmaßstab* (Abb. 10-2 a–c).

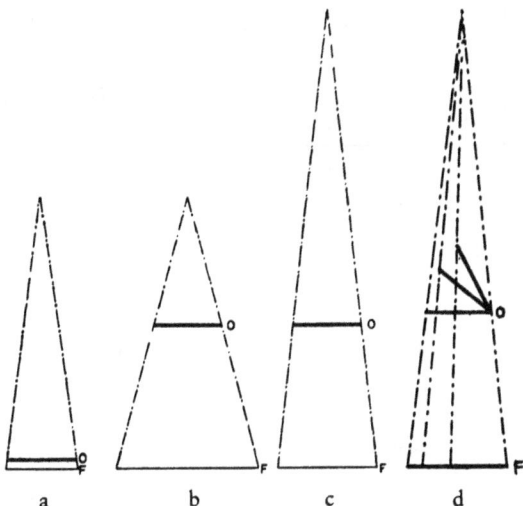

Abb. 10-2: Abbildung bei Zentralprojektion (O–Objekt, F–Film)

• Bei paralleler Lage des Objektes zur Bildebene ist die Abbildung stets größer als das Objekt. Bei Schräglage verringert sich der Abbildungsmaßstab, und bei sehr starker Neigung der Achse des Objektes kann sich eine Verkleinerung der Abbildung ergeben (Abb. 10-2 d).

Der **Abbildungsmaßstab** oder Vergößerungsfaktor für ein parallel zur Bildebene liegendes Objekt ergibt sich aus dem Quotienten Fokus-Bildebene-Abstand/Fokus-Objekt-Abstand. Der *Fokus-Bildebene-Abstand* ist dabei der kürzeste Abstand zwischen Fokus und Bildebene (entsprechend der Länge des Senkrechtstrahls, der bei Schrägprojektion außerhalb der Bildebene liegen kann!). Der *Fokus-Objekt-Abstand* ist der Abstand zwischen dem Fokus und einer das Objekt schneidenden, parallel zur Bildebene liegenden Ebene. Nur wenn das Objekt der Bildebene unmittelbar anliegt, ist die Abbildung fast größenrichtig. Der Vergröße-

rungsfaktor hat für die bildebenennahen Anteile des Objektes dann annähernd den Wert 1. Das Ausmaß der Vergrößerung als Folge des unvermeidbaren Abstandes Objekt–Bildebene (Dicke des Objektes, Raster, Kassette u.a.) kann durch Vergrößerung des Röhrenabstandes (Fokus-Objekt-Abstand) verringert werden.

Praktische Bedeutung hat ein relativ großer Fokus-Film-Abstand bei der *Thoraxaufnahme*, die heute im allgemeinen mit einem Abstand von 2 m gemacht wird (früher: „*Herzfernaufnahme*" im Gegensatz zur Normalaufnahme mit einem Abstand von 1,50 m). Grundsätzlich ist bei jeder Abstandsvergrößerung zu beachten, daß die Belichtungszeit entsprechend dem *Abstandsgesetz* (s.u.) verlängert werden muß (Bewegungsunschärfe, höhere Röhrenbelastung).

Die *Dosis* bzw. *Dosisleistung* der von einer punktförmigen (oder annähernd punktförmigen) Strahlenquelle ausgehenden Strahlung vermindert sich umgekehrt proportional zum Quadrat der Entfernung.

Bei Verdoppelung der Entfernung ist also die Dosis auf $\frac{1}{4}$, bei Verdreifachung auf $\frac{1}{9}$ vermindert. Die Erklärung gibt Abbildung 10-3. Sie zeigt, daß bei allseitiger geradliniger Ausbreitung der Strahlen in doppelter Entfernung die vierfache Fläche vom Strahlenkegel erfaßt wird. Den einzelnen Flächenpunkt kann daher nur noch $\frac{1}{4}$ der Strahlenmenge treffen.

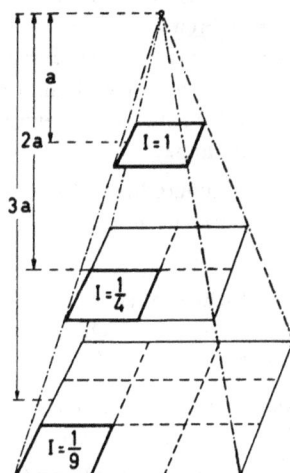

Abb. 10-3: Abstandsgesetz bei Zentralprojektion

Bei den meisten Einstellungen wird das darzustellende Objekt senkrecht vom Zentralstrahl getroffen. Er ist dann identisch mit dem für die Projektion maßgebenden Senkrechtstrahl: **Orthogonalprojektion**. Bei der **Schrägprojektion** liegt jede Projektion außerhalb des Senkrechtstrahls. Die Schrägprojektion des Zentralstrahls ist erwünscht, wenn Strukturen in dem zu untersuchenden Objekt frei von Überlagerungen projiziert werden (z. B. das Sternum von der Überlagerung durch die Wirbelsäule (Abb. 10-4)) bzw. optimal dargestellt werden sollen (z. B. Abbildung der Unterkante des Felsenbeins bei der Projektion nach Stenvers).

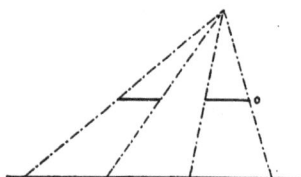

Abb. 10-4: Schräge und orthogonale Projektion eines parallel zur Bildebene liegenden Objektes: Gleicher Abbildungsmaßstab (Vergrößerungsfaktor)

Die Schrägprojektion hat keinen Einfluß auf die Vergrößerung, wenn das Objekt parallel zur Bildebene liegt. Nicht orthogonal getroffene Objekte werden dann in gleichem Ausmaß vergrößert wie bei Darstellung durch den Senkrechtstrahl.

Dagegen werden dreidimensionale Objekte infolge unterschiedlicher Vergrößerung ihrer in verschiedenen Abständen von Brennfleck und Bildebene gelegenen Teile in veränderter Form abgebildet. In jedem Fall führt hier eine Veränderung der Richtung des abbildenden Strahls zu einer Formveränderung: **Verzeichnung**.

Diese ist bedingt durch die unterschiedliche Vergrößerung strukturell zusammengehöriger Objekte bzw. Objektteile.

Völlig verzeichnungsfrei wird nur ein Objekt abgebildet, dessen Ausdehnung in der zum Senkrechtstrahl parallelen Richtung zu vernachlässigen ist (DIN 6814, Teil 9).

Die Gesetze der zentralen Projektion erklären auch die sog. **Parallaxe** (Abb. 10-5). Man versteht darunter die gegenseitige Verschiebung von Einzelheiten des Bildes, wenn sich die Röhre parallel zur

Bildebene bei stehendem Objekt bewegt, oder aber, wenn das Objekt gedreht wird, während die Röhre unbewegt bleibt.

Die fokusnahen Anteile verschieben sich im Bild durch *Parallaxe* stärker. Je nach dem Ausmaß der Verschiebung können also Rückschlüsse auf die Tiefenlage eines Objektteiles gezogen werden. Praktisch wichtig ist diese Tatsache bei der *„rotierenden Durchleuchtung"*, d. h. also bei Durchleuchtung eines sich drehenden Patienten: Einzelheiten, die sich bei der Drehung stärker verschieben, liegen fern von der Bildebene.

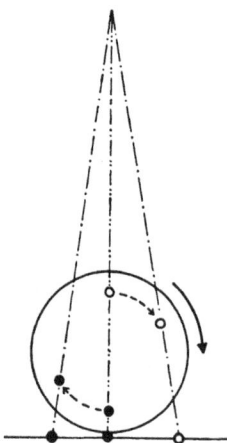

Abb. 10-5: Parallaxe (s. Text)

10.1.2 Bildschärfe – Bildunschärfe

Ein Bild wird allgemein als scharf beurteilt, wenn die Ränder eines Details deutlich erkennbar sind. Dabei darf die Bildschärfe nicht mit dem Kontrast verwechselt werden. Die Bildschärfe stellt den steilen Übergang zwischen zwei Feldern mit unterschiedlicher optischer Dichte dar. Bei einer verminderten Schärfe können Einzelheiten eines Röntgenbildes nicht erkannt werden, kleine Details können ganz verschwinden. Ein Maß in der Praxis ist die Abbildung der Spongiosabälkchen der Knochen (0,2 mm Dicke).

Die **Bildschärfe** wird charakterisiert durch das Ausmaß der *3 Unschärfefaktoren*:

• *geometrische* und *Bewegungsunschärfe*,
• *innere Unschärfe* (Unschärfe der bildwandelnden Schichten, Bildempfängerunschärfe).

Eine Unschärfe des Röntgenbildes entsteht weiterhin durch *fehlerhaftes Anpressen von Filmen und Verstärkungsfolien* in Kassetten.

Die geometrische Unschärfe läßt sich also verringern durch *geeignete Abstände* und *Verkleinerung des Brennflecks.*

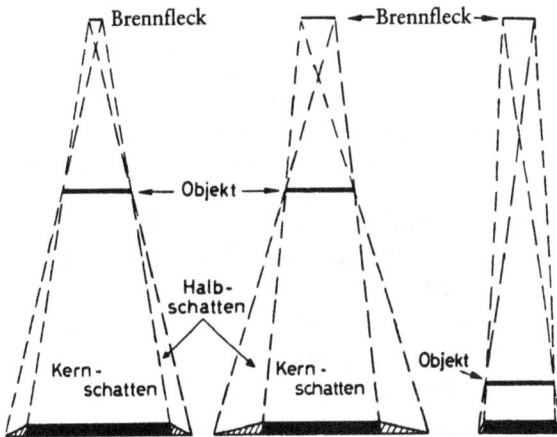

Abb. 10-6: Halbschattenbildung in Abhängigkeit von der Brennfleckgröße und Abstand zur Bildebene

10.1.2.1 Geometrische Unschärfe

Die geometrische Unschärfe entsteht durch die räumliche Ausdehnung des Brennflecks. Infolge der *Halbschattenbildung* (Abb. 10-6) werden die Konturen unscharf abgebildet.

Neben der Größe des Brennflecks beeinflussen die Entfernungen zwischen Fokus, Objekt und Film das Ausmaß der geometrischen Schärfe. Das Bild wird um so schärfer, je kleiner der Durchmesser der Strahlenquelle, also des Brennflecks ist, je näher das Objekt und das Detail an der Bildebene liegt und je ferner die Strahlenquelle ist.

Der Hell-Dunkel-Übergang im Halbschatten ist kontinuierlich. Die geometrische Unschärfe U_{geo} gibt die Breite dieses Überganges an. Mit f, dem Fokusdurchmesser, d, dem Objekt-Bildebenenabstand, und D, dem Fokus-Objekt-Abstand, gilt:

Gl. 10.1.1 $U_{geo} = \dfrac{f \cdot d}{D}$

Für einen punktförmigen Brennfleck (f = 0) und die Kontaktaufnahme (d = 0) wird die geometrische Unschärfe Null.

10.1.2.2 Bewegungsunschärfe

Die Bewegungsunschärfe ist die Folge von Bewegungen des Objektes (Gesamtobjekt oder einzelner Organe wie Herz oder Magen), der Strahlenquelle (Strahler) oder des Bildempfangssystems. Die Bewegungen des Patienten können willkürlich (Extremitäten, Atmung) oder unwillkürlich (Herz, Magen, Darm) sein. **Die Bewegungsunschärfe ist zu verringern durch**

• **Ausschalten willkürlicher Bewegungen.** Gute Lagerung, Unterweisung des Patienten, Anhalten der Atmung, meist der natürlichen Pause entsprechend im Exspirium (Ausatemstellung), bei Lungenaufnahmen im Inspirium (Einatemstellung), bei Herzfernaufnahmen (2 m Abstand) in Mittelstellung. Im allgemeinen ist es zweckmäßig, das Anhalten der Atmung vor der Aufnahme zu üben. Bei der Anweisung: *einatmen – ausatmen – nicht atmen,* ist besonders darauf zu achten, daß nach dem Ausatmen und dem Abschalten keine längere Pause gemacht wird und daß dann die Anweisung *„weiter atmen"* nicht vergessen wird;

- **Verkürzung der Belichtungszeit.** Sie ist die einzige Möglichkeit, die Abbildung der unwillkürlichen Bewegungen zu verringern. Die Herzpulsation kann beispielsweise in $^1/_{10}$ s noch bis zu 1 mm betragen;

- **Fixierung der Röhre** bzw. bei Zielaufnahmen des Zielgerätes;

- **Fixierung der bildwandelnden Schicht** (Film bzw. Kassette, Bildwandler).

10.1.2.3 Innere Unschärfe (Bildempfängerunschärfe)

Die innere Unschärfe (Unschärfe der bildwandelnden Schichten) beruht auf den speziellen Eigenschaften der bildwandelnden Schichten (Film, Film-Folien-Kombination, Leuchtschirm). Sie kann durch Verwendung feinkörniger Filme, folienloser Filme sowie von Feinstrukturfolien und Feinkornentwickler vermindert werden.

> Die **Gesamtunschärfe** eines Abbildungssystems resultiert aus den einzelnen Komponenten der Unschärfe (Teilunschärfen). Am wichtigsten ist die größte **Teilunschärfe.** Die Teilunschärfen sollen möglichst etwa gleich sein. Sie sind voneinander abhängig und müssen gegebenenfalls den Besonderheiten einer Untersuchung angepaßt werden. So muß beispielsweise die größere Unschärfe einer hochverstärkenden Folie in Kauf genommen werden, wenn die Exposition bzw. die Expositionszeit herabgesetzt werden soll (Schwangerschaftsaufnahmen, Verringerung der Bewegungsunschärfe).

In der Praxis ist es zweckmäßig, die Werte der Teilunschärfen anzugleichen, d. h. die sich am stärksten auswirkende Teilunschärfe zu verringern.

So erfordert z. B. die Herabsetzung der durch die Gefäßbewegung bedingten *Bewegungsunschärfe im Thoraxbereich* eine möglichst kurze Belichtungszeit. Es ist dann nicht sinnvoll, einen weniger belastbaren Feinfokus zu benutzen, wodurch eine Verlängerung der Belichtungszeit erforderlich wird. Auch bei *Gallenaufnahmen* kommt der Bewegungsunschärfe große Bedeutung zu. Eine möglichst kurze Belichtungszeit ist anzustreben. Die die Belichtung verlängernden hochauflösenden Folien (Empfind-

lichkeitsklasse 50–100) haben ihr Anwendungsgebiet bei ruhig zu lagernden Objekten ohne Eigenbewegung (*Knochen,* vor allem Spezialaufnahmen zur Darstellung von Einzelheiten am *Schädel*).

10.1.3 Kontrast

Unter Kontrast versteht man Unterschiede zwischen benachbarten Bereichen bzw. Details. Es lassen sich unterscheiden:

- *Dosiskontrast* des Strahlenbildes,
- *Kontrast optischer Dichten* im Röntgenbild (früher Schwärzungskontrast),
- *Kontrast der Helligkeit* (Leuchtdichteverteilung) eines Leuchtschirmbildes (Bildverstärkerfernsehen).

Kontraste sind somit physikalische Größen der Dosis bzw. Dosisleistung, der optischen Dichte und der Leuchtdichte.

Soweit der Kontrast objektiv meßbar ist bzw. gemessen wird, heißt er *„objektiver Kontrast".* Bei Berücksichtigung subjektiver Faktoren (Betrachtungsgerät, Eigenschaften des Betrachters) spricht man von *subjektivem* oder *physiologischem Kontrast.*

Für die photographische Abbildung wird der Kontrast definiert als Dichtedifferenz zweier optischer Dichten D_1 und D_2:

Gl. 10.1.3 $K = \log I_1/I_2 = D_1 - D_2 = \Delta D.$

10.1.3.1 Objektiver Kontrast

Den objektiven Kontrast beeinflussen *4 Faktoren:*
1. Die **Expositionsdaten** (mAs, Strahlenqualität, Streuung). Von Bedeutung ist die **„richtige"** Belichtung. Sie muß so gewählt werden, daß bei einem Film die optische Dichte im geradlinigen Anteil der Gradationskurve liegt. Von Bedeutung ist auch die Zusammensetzung bzw. die Qualität oder Härte der Strahlung.

> *Härtere Strahlung* bedingt eine Abflachung des Strahlenbildes und damit eine *Verringerung des Kontrastes.* Eine kontrastreiche Aufnahme wird also mit *weicher Strahlung* erzielt. Bei einer niedrigen Aufnahmespannung ist die *Streustrahlung* geringer.

2. Das durchstrahlte Objekt (**Absorption, Streuung**). Die Zusammensetzung des *Objekts* hat einen entscheidenden Einfluß auf das Ausmaß der Schwächung und damit die Ausbildung des Strahlenbildes, das dann im Röntgenbild wiedergegeben wird. Ein guter Kontrast wird vor allem dann entstehen, wenn im Objekt Stoffe mit stark differierenden Ordnungszahlen oder Dichten vorhanden sind. Darauf beruht auch die Kontrastmitteltechnik. Die Entstehung der Streustrahlen ist wesentlich vom durchstrahlten Volumen abhängig. Die im Objekt erzeugte Streustrahlung kann den Kontrast erheblich verschlechtern. Entscheidende praktische Bedeutung für die Verbesserung des Kontrastes und damit die Bildgüte hat die Verminderung der im Objekt entstehenden, den Kontrast nivellierenden Streustrahlung.

Eine **Verminderung der Streustrahlung** wird erreicht: durch *niedrige Aufnahmespannung* (s. o.), *Verkleinerung* des *durchstrahlten Volumens* und *Absorption* der *im Objekt entstandenen Streustrahlung* (Streustrahlenraster) (s. u.).

Die **Verkleinerung des Volumens** verringert die Entstehung von Streustrahlen. Sie kann erreicht werden durch

• *Kompression.* Die Kompression spielt nur eine Rolle im Bereich des Abdomens. Meist handelt es sich bei den Kompressorien um breite Gurte, die möglicherweise am Tischrand fixiert werden können. Es gibt auch sog. pneumatische Kompressorien, bei denen an einem Gurt oder im Bildverstärkerwagen eine aufblasbare Gummiblase angebracht ist,

• *Abdecken* auf der Oberfläche des Objekts mit Bleiplatten *(Verkleinerung des Bestrahlungsfeldes)*. Praktisch sind hier verknüpfbare Winkelstücke aus Bleigummi,

• Einengung des Strahlenbündels mit Hilfe von *Blenden* zwischen Fokus und Objekt.

Praktisch bewährt hat sich die Verwendung von *Tuben,* d. h. Hohlkörpern aus schwächendem Material (Metall, Bleiglas). Üblich ist z. B. für Schädelspezialaufnahmen ein Aufnahmetubus von 50–60 cm Länge und einer Öffnung von 8–10 cm.

Die *Blenden* sind meist als Tiefenblende ausgebildet mit fokusnahen Bleiplatten, die das Strahlenbündel einengen, und fokusfernen Tiefenblenden, die die extrafokale Strahlung vermindern. Bei dieser Blende sind mehrere Blendensysteme hintereinandergeschaltet, und die seitliche Begrenzung des Strahlenbündels wird durch ein Lichtvisier angezeigt. Sie werden auch als *Lichtvisierblenden* bezeichnet.

Die Einblendung des Strahlenbündels mit Hilfe des Lichtvisiers bzw. des Tiefenblendensystems dient nicht nur der *Verbesserung der Bildgüte,* sondern auch der **Verminderung der Strahlenexposition** des Patienten. Die Grenzen des Strahlenfeldes sollen deshalb auf jeder Aufnahme zu sehen sein. Besonders wichtig ist die Einblendung bei *Kindern.* Allzuhäufig wird bei *Kleinkindern,* wenn keine ausreichende Einblendung vorgenommen wird, der ganze Rumpf bestrahlt.

Die beiden weiteren Faktoren sind:

3. Das **Aufnahmesystem** (Film-Folie, Bildverstärker-Fernsehen, Lumineszenzfolie),
4. Die **Bildverarbeitung.**

10.1.3.2 Subjektiver Kontrast

Der objektive Kontrast ist nicht allein entscheidend für die Verwertbarkeit und Detailerkennbarkeit eines Röntgenbildes. Ausschlaggebend ist hier der von zahlreichen Faktoren abhängige *„subjektive Kontrast".* Der subjektive Kontrast entspricht der Leuchtdichte-**Unterschiedsempfindlichkeit** für benachbarte Bildstellen. Die Änderung der Helligkeitsempfindung hängt jedoch von der Umfeldleuchtdichte ab.

Sei R_0 die ursprüngliche Reizstärke eines Bildpunktes, so ändern sich nach dem *Weber-Fechner*schen Gesetz die Empfindung E für den neuen Reiz mit dem Logarithmus der Reizstärke R.

Gl. 10.1.4 $\quad E = k \cdot \ln R/R_0,$

mit der Konstanten k.

In dem Bereich geringer Leuchtdichte wird von **Unterschwelligkeit** gesprochen, im oberen Bereich von **Blendung.** Bei unzureichender Helligkeit werden Kontraste in den Bereichen hoher optischer Dichte nur unzureichend wahrgenommen. Ein Teil des Bildumfanges geht dabei verloren. Die Unterschiedsempfindlichkeit kann im Bereich der Blendung auf Null gehen, so daß man nur noch „hell" sieht. Bei einer lokalen Blendung hemmen die erregten Zapfen der Netzhaut auch die benachbarten. Dieser Effekt verstärkt sich noch, wenn **Streulicht** auf die Netzhaut gelangt. Streulicht kann ausgehen von einem getrübten Glaskörper des Auges und von der Umgebung des betrachteten Bildes. Aus diesem Grunde soll das Umgebungsfeld beim Betrachten von Röntgenbildern abgedunkelt werden. Hell beleuchtete Netzhautbereiche hemmen benachbarte, so daß der Helligkeitsunterschied noch verstärkt wird. Dies gilt, wenn die Helligkeitsunterschiede simultan angeboten werden, bei zeitlich hintereinander empfundenen Kontrastunterschieden ist diese Hemmung nicht vorhanden. In diesen Fällen macht sich jedoch der Effekt der **Adaptation** bemerkbar. Das Auge muß sich an die Helligkeit anpassen, indem der Sehpurpur nach einer Hellerregung wieder rückgebildet wird.

Liegt der **Bildpunkteabstand** der Helligkeitsunterschiede in der Größenordnung des Zapfendurchmessers der Netzhaut, so wird der Kontrast allein durch diese physiologische Grenze bestimmt. Kontraste kleiner Bilddetails können mit Hilfe einer Lupe wahrgenommen werden. Bildschärfe und Kontrast ergänzen sich gegenseitig: Eine kontrastreiche Aufnahme wird als scharf empfunden, umgekehrt erweckt eine scharfe Abgrenzung von Bildelementen auch eine erhöhte Kontrastempfindung. Durch den Grenzkontrast *(Machsche Täuschung, Mach-Effekt)* werden an Stellen großer optischer Dichtesprünge zusätzliche Kontraste (helle und dunkle Linien an den Grenzflächen) vorgetäuscht.

Unter dem **Bildumfang** wird die maximale Differenz der optischen Dichten verstanden. Der *nutzbare Bildumfang* ist der vom Auge *verwertbare Bildumfang*. Das Auge kann 50 gleichgroße Empfindungsstufen unterscheiden. Davon liegen 35 in einem annähernd linearen Bereich. Der **verlorene Bildumfang** ist die Differenz zwischen dem physikalisch vorhandenen zu dem nutzbaren Bildumfang. Zur Beurteilung von Details in stark geschwärzten Abschnitten des Röntgenfilms empfiehlt sich die Betrachtung unter sehr *hellem Licht* einer mit einer Irisblende versehenen Betrachtungslampe.

Der Bildumfang gibt nur einen Teil des **Objektumfanges** wider, der als der Logarithmus des Verhältnisses der größten und kleinsten Dosisleistung im Strahlenbild nach Durchgang durch den Patienten definiert ist.

Die **zeitliche Bildfolge** von Kontrasten, die das menschliche Auge verarbeiten kann, liegt bei einer Frequenz von 16–26 Bildern/s. Diese Frequenz ist abhängig von der Gesamthelligkeit und vom Blickwinkel. In der Peripherie der Netzhaut reagieren die Sinneszellen schneller als im Zentrum. Dunkel- und Helladaptation des Auges sind zu beachten (s. o.). Das **Zeitauflösungsvermögen** hat Bedeutung für die kinematographische Bilddarstellung. Damit verbunden ist die Fähigkeit des Auges, Verschiebungen von Kontrasten wahrzunehmen.

Die vom Auge erkannten Bilder werden neuronal verschaltet und in einem **optischen Gedächtnis** zu Bildern verarbeitet. Das Auge erkennt schnell bekannte Bildmuster auch bei unvollständiger Darstellung. Die vorgenommenen optischen Ergänzungen führen jedoch zu erheblichen Täuschungen und Fehlbeurteilungen der Realität. Bei dem optischen Gedächtnis entstehen infolge der langen Abklingzeit der Erregung der Netzhaut im Auge **Nachbilder**. Ein helles Bild hinterläßt ein positives Nachbild und ein negatives z. B. beim Betrachten einer weißen Wand. Im Gedächtnis bleibt das optische Erregungsmuster bis zu mehreren Sekunden im **Kurzzeitgedächtnis** erhalten, um dann im **Langzeitgedächtnis** gespeichert zu werden. Bilder des Kurzzeitgedächtnisses können einzeln noch wahrgenommen und betrachtet werden, während Bilder des Langzeitgedächtnisses nur einen Vergleich des Bildmusters beim Wiederangebot von Bildern ermöglichen.

Entscheidend sind auch die bekannten physiologischen Faktoren des Auges. Fehl- und Alterssichtigkeit des Betrachters müssen korrigiert sein. Nebeneinander liegende Kontraste werden leichter differenziert als weit entfernt liegende. Sehr große Helligkeitsunterschiede können vom Auge nicht gleichzeitig wahrgenommen werden. Es ist dann nur eine Betrachtung mit Einblendung der Einzelheiten möglich. Erstrebenswert ist nicht ein Bild mit maximalem Kontrast, sondern ein harmonisches Bild, in dem große Kontraste gedämpft, kleine aber verstärkt werden. Insbesondere ist es bei Objekten mit großen Absorptionsdifferenzen zweckmäßig, unter Abflachung der Gradationskurve den Bildumfang zu verkleinern.

10.1.4 Belichtung

In der Röntgendiagnostik wird unter Belichtung die Menge der Röntgenstrahlung verstanden, die ein Signal in der Bildempfängerfläche erzeugt. Nur bei richtiger Belichtung kann ein optimales Röntgenbild, d. h. ein Bild, das den größtmöglichen Informationswert hat, erzielt werden. Die Röntgenstrahlung mit der Strahlenintensität I_o wird dabei von dem durchstrahlten Objekt nach dem *Lambert-Beer*-Gesetz abgeschwächt.

Die **Belichtung ist im einzelnen abhängig von 6 Faktoren:**

- Der gewählten *Röhrenspannung* und der Leistung des *Generators,*
- der Schwächung durch das *Objekt (Ordnungszahl, Dicke, Dichte),*
- dem *Abstand Fokus–Bildempfängerebene* und dem *Bildempfängersystem* (Film, Folie, Bildverstärker),
- der Art der *Einblendung* und dem verwendeten *Raster.*

Entscheidend für das Röntgenbild ist, daß eine ausreichende Strahlmenge die Bildempfängerebene erreicht. Die wesentlichen Anteile des Bildes, die sog. *Dominante,* sollen im mittleren Empfindlichkeitsbereich des verwendeten Detektors in der Bildempfängerebene liegen.

10.1.4.1 Einfluß der Spannung

Die Röntgenstrahlen werden von Knochen, Muskeln, Wasser und dem Fettgewebe unterschiedlich resorbiert. Dabei zeigen die Absorptionsunterschiede eine typische Abhängigkeit von der für die Untersuchung verwendeten Röhrenspannung (Abb. 10-7).

Bei *geringer Röhrenspannung* (30–40 kV) bestehen große Absorptionsunterschiede zwischen den verschiedenen Gewebearten, während bei *hohen Röhrenspannungen* diese Unterschiede geringer sind. Die Röntgenstrahlung, die mit einer niedrigen Röhrenspannung erzeugt wird, wird als **weiche,** die mit einer hohen Röhrenspannung als **harte Strahlung** bezeichnet. In diesem Zusammenhang wird auch von der **Strahlenqualität** der verwendeten Röntgenstrahlung gesprochen.

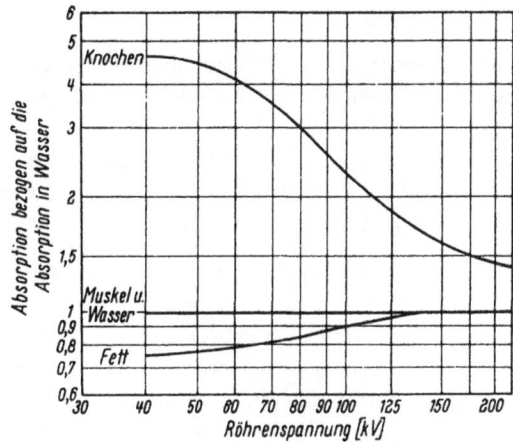

Abb. 10-7: Relative Absorption von Geweben bezogen auf die Absorption von Wasser = 1 in Abhängigkeit von der Röhrenspannung (aus *G. Balz, R. Birkner* und *F. Wachsmann*)

Zur Erzielung guter Kontraste ist es im allgemeinen sinnvoll, mit möglichst *niedriger Spannung* zu arbeiten. Bei zu niedriger Spannung reicht aber die Dosis der das Objekt durchdringenden Strahlung für die Erzeugung eines beurteilbaren Röntgenbildes nicht mehr aus.

Eine *Erhöhung des Röhrenstroms* durch Vermehrung des Heizstroms ist nur in begrenztem Umfang möglich (Belastbarkeit der Anode). Eine *Verlängerung der Belichtungszeit* verschlechtert durch Vermehrung der Bewegungsunschärfe die Bildgüte. Durch Erhöhung der Röhrenspannung kann die Durchdringungsfähigkeit der Strahlung erhöht und dementsprechend dann das Milliamperesekundenprodukt herabgesetzt werden. Im *mittleren Spannungsbereich* von etwa 50–80 kV ermöglicht eine Steigerung der Spannung um 10 kV etwa eine Halbierung des Milliamperesekundenprodukts. Besteht die Röntgenstrahlung aus einem Gemisch aus weichen und harten Röntgenstrahlen, so bestimmen die energiereicheren härteren Röntgenstrahlen, die das Gewebe besser durchdringen, das Röntgenbild. Die weichen Röntgenstrahlen stellen dann nur eine unnötige Strahlenexposition dar und sollen weggefiltert werden.

Hartstrahltechnik

Für bestimmte Zwecke hat sich die Verwendung höhrerer Spannungen, *Hartstrahltechnik,* bewährt. Sie ist eine Röntgendiagnostik mit Röhrenspannungen über 100 kV. Der übliche Spannungsbereich liegt zwischen 100 und 125 kV.

Merkmale der Hartstrahltechnik:

• Da die Ausbeute an Röntgenstrahlen mit höherer Röhrenspannung ansteigt und außerdem die Durchdringungsfähigkeit größer ist, kann die Belichtungszeit herabgesetzt bzw. das mAs-Produkt verringert werden. Daraus ergeben sich *3 Vorteile: Generator* und *Röntgenröhre* werden *geschont,* die *Strahlenexposition* des Patienten wird geringer und die *Bewegungsunschärfe* wird verringert.

• Absorptionsunterschiede, die auf die Ordnungszahl des durchstrahlten Stoffes zurückzuführen sind, werden geringer; insbesondere vermindert sich der Kontrast zwischen Knochen (Kalzium und Phosphor) und den Weichteilen.

• Ein größerer Streustrahlenanteil erfordert besondere Maßnahmen zur Streustrahlenverminderung.

• Dickenunterschiede werden infolge der stärkeren Durchdringungsfähigkeit nivelliert. Die Belichtungsunterschiede bei dicken und dünnen Patienten sind deshalb geringer, Fehlbelichtungen also leichter zu vermeiden. Stärkere partielle Verdichtungen (z. B. einer Thoraxseite, lumbosakraler Übergang bei seitlichen Lendenwirbelaufnahmen) werden besser durchdrungen und im verwertbaren Bildumfang abgebildet. Der dargestellte und beurteilbare Objektumfang ist größer als bei der Weichstrahltechnik.

• Dichtedifferenzen der verschiedenen Gewebearten werden unterschiedlich abgebildet. Mit der Hartstrahltechnik können z. B. Gewebearten mit sehr unterschiedlichen Absorptionen wie bei den Lungenaufnahmen auch auf einem Röntgenfilm mit einem eingeschränkten Belichtungsumfang abgebildet werden. Sind solche großen Dichteunterschiede im Objekt nicht gegeben, kann man mit der Weichstrahltechnik die vorhandenen geringen Dichteunterschiede besser herausarbeiten.

Die Hartstrahltechnik ist indiziert

1. zur *Herabsetzung der Strahlenexposition* im direkten Strahlenkegel, also bei Untersuchungen, die eine besondere Gefährdung (Schwangerschaftsaufnahmen) oder eine hohe Belastung (Serienaufnahmen wie bei Angiokardiographie, Kinematographie u. a.) verursachen,
2. zur *Verkürzung der Belichtungszeit,* also bei Aufnahmen, bei denen eine Verringerung der Expositionszeit wünschenswert oder notwendig ist, wie seitliche Thoraxaufnahmen (Verminderung der Bewegungsunschärfe), Serienaufnahmen mit hoher Frequenz,
3. zum *Ausgleich großer Dicken- und Dichteunterschiede* bzw. zur Vergrößerung des nutzbaren Bildumfangs bei Aufnahmen mit großem Objektumfang (einseitige Lungenverschattungen, Aufnahmen mit besonders großem Abstand, Wirbelsäulenganzaufnahmen,
4. zur *Herabsetzung* unerwünschter, die Detailerkennbarkeit verschlechternder *Grobkontraste* (z. B. Rippen-Lungengewebe),
5. zur *Verringerung der Bildunschärfe.* Alle Unschärfefaktoren lassen sich mit Hilfe der Hartstrahltechnik vermindern. Am wichtigsten ist die Herabsetzung der Bewegungsunschärfe als Folge der kürzeren Belichtungszeit. Kürzeste Zeiten, wie sie mit Hilfe moderner Schaltvorrichtungen möglich geworden sind, sind nur bei Anwendung der Hartstrahltechnik realisierbar. Auch die störende Unschärfe im Thoraxbild, die durch die Gefäßbewegungen (Blutstrom!) bedingt ist, kann bei Einschaltzeiten von wenigen Millisekunden vermindert werden. Die Herabsetzung der thermischen Röhrenbelastung bei der Hartstrahltechnik erlaubt außerdem eine Verkleinerung des Brennflecks (Feinstfokus 0,3 mm) und damit eine Verringerung der geometrischen Unschärfe. Auch die Film-Folien-Unschärfe kann herabgesetzt werden, da die höhere Energie der Hartstrahlen feinzeichnende Folien zuläßt.

Hauptanwendungsgebiet der Hartstrahltechnik ist die **Thoraxdiagnostik.** Der *Vorteil* beruht vor allem auf der besseren Durchstrahlung des knöchernen Thorax. Die *Rippen* erscheinen wie durchsichtig und stören nicht durch

Überlagerung die Beurteilung der Lungendetails. In der **Magendiagnostik** liegt der *Vorteil* der Hartstrahltechnik in der besseren Durchdringungsfähigkeit (Durchstrahlung auch des Kontrastmittels) sowie in der Verkürzung der Belichtungszeit (Einschränkung der Bewegungsunschärfe durch die Peristaltik). Selten wird die Hartstrahltechnik bei **Knochenaufnahmen** (seitliche *Lendenwirbelsäule, Schädelbasis*) angewandt (bei besonders dicken Objekten). *Vorteile* bieten sich bei manchen **Weichteilaufnahmen**, z.B. bei der Aufnahme des *seitlichen Halses* (guter Kontrast des Luftschlauches des Pharynx!).

10.1.4.2 Einfluß des Generators

Konvertergeneratoren (**Mittelfrequenz- oder Multipulsgeneratoren**) mit einer annähernden Gleichspannung, also einer idealen Spannungskonstanz, mit geringer Restwelligkeit und idealem Einschaltverhalten ermöglichen die geringste Belichtung (Milliamperesekundenprodukt). Dagegen wird bei älteren Pulsgeneratoren eine um 20–30% höhere Belichtung oder eine um 6–8% höhere Spannung benötigt.

10.1.4.3 Einfluß des Objekts

Entscheidenden Einfluß auf die notwendige Belichtung hat das zu durchstrahlende Objekt. Die wesentlichen Faktoren sind dabei *Ordnungszahl* (Knochen-Weichteile), *Dichte* (Luft-Gewebe) und *Dicke*. Als „**Normalpatient**" gilt ein etwa 175 cm großer, 75 kg schwerer Mann mit folgenden Maßen:

Schädel	sagittal 19 cm, seitlich 15 cm, axial 22 cm
Thorax	sagittal 21 cm, seitlich 30 cm
Abdomen (Nierenhöhe)	sagittal 19 cm, seitlich 27 cm
Becken	sagittal 20 cm, seitlich 33 cm
Kniegelenk	sagittal 12 cm, seitlich 11 cm
Fußgelenk	sagittal 9 cm, seitlich 7 cm
Schultergelenk	sagittal 11 cm
Ellenbogengelenk	sagittal 6 cm, seitlich 8 cm
Handgelenk	sagittal 4 cm, seitlich 6 cm

Allgemein kann gesagt werden, daß entsprechend der Dicke die Spannung um etwa +/– 5% und das Milliamperesekundenprodukt um +/– 20% zu variieren sind, je nachdem, ob der Patient dünn, normal oder dick ist. Dabei ist zu berücksichtigen, ob bei der Abweichung von der Norm Fett- und anderes Weichteilgewebe oder Knochen entscheidend beteiligt sind. Die unterschiedliche Schwächung durch die einzelnen Medien ist dann beim Variieren der Belichtung einzukalkulieren. Wird bei zu großer Dicke das Milliamperesekundenprodukt zu hoch, kann das durch weitere Spannungserhöhung, u.U. auch durch Verkürzung des Abstandes und Wahl einer anderen Folie ausgeglichen werden.

Als Richtlinie bei **Aufnahmen von Kindern** (Bruchteile der Belichtung beim Erwachsenen) gilt nach *Janker* etwa:

bis 1 Jahr $^1/_{15}$	6–8 Jahre $^1/_6$
1–2 Jahre $^1/_{12}$	8–10 Jahre $^1/_4$
2–4 Jahre $^1/_{10}$	10–12 Jahre $^1/_2$
4–6 Jahre $^1/_8$	12–14 Jahre $^2/_3$

über 14 Jahre wie schlanker Erwachsener.

Besondere Aufnahmebedingungen erfordern einen speziellen Belichtungsausgleich. Aufnahmen mit **Gipsverband** benötigen etwa doppelte Belichtung oder Erhöhung der Röhrenspannung um 10 kV. Große Bedeutung hat in der Aufnahmetechnik der partielle Dickenausgleich, d.h. also der Belichtungsausgleich, wenn Objektdetails stark unterschiedlicher Schwächung auf einem Bild dargestellt werden sollen. Hier bestehen, abgesehen von einer Erhöhung der Röhrenspannung, im wesentlichen folgende Möglichkeiten:

• Verwendung von röhrennahen **Ausgleichsfiltern** (Schwächungsfilter), die die Strahlendosis, die die weniger schwächenden Körperabschnitte trifft, verringern soll (z.B. keilförmige Aluminiumfilter bei Aufnahmen der unteren Extremität mit Wentzlik-Kassette, Seitenaufnahmen der LWS). Mit dem Ausgleichsfilter soll eine ausgeglichene Energieflußdichte im Querschnitt des Nutzstrahlenbündels hinter dem Objekt erreicht werden (DIN 6814, Teil 6);

• Verwendung von **Verstärkungsfolien** mit unterschiedlichem **Verstärkungsfaktor**: sog. **Verlaufsfolien**;

• Verwendung einer **rotierenden Ausgleichsblende** mit Filterschablonen (Wirbelsäulenganzaufnahmen);

• Anwendung des **Heel-Effektes** (Mammographie).

10.1.4.4 Einfluß des Abstandes Fokus–Bildempfängerebene

Der Abstand Fokus–Bildempfängerebene macht sich entsprechend dem Abstandsgesetz (Abb. 10.3) bemerkbar, d.h. das Milliamperesekundenprodukt muß proportional dem Quadrat des Abstandes variiert werden. Im allgemeinen soll der Abstand mindestens das Fünffache der Objektdicke betragen. Es sei besonders darauf hingewiesen, daß eine Verkleinerung des Abstandes, die zu einer wesentlichen Herabsetzung der Dosis (mAs-Produkt) führt (Tab. 10-1), die geometrische Unschärfe vergrößert.

Tab. 10-1: Nach dem Abstandsgesetz errechnete Umrechnungsfaktoren für die Berechnung der Belichtungszeit bei Änderung des Fokus-Bildebenen-Abstandes

Alter Abstand	Neuer Abstand	Faktor Belichtungszeit FB
150 cm	200 cm	16/9
	100 cm	4/9
100 cm	200 cm	4
	150 cm	9/4
	140 cm	2
	70 cm	1/2
	50 cm	1/4
70 cm	140 cm	4
	100 cm	2
	50 cm	1/2
Formel:	$FB = (Neuer\ Abstand/Alter\ Abstand)^2$	

Bei einer Vergrößerung des Abstandes wird die Strahlenexposition geringer. Am größten ist sie bei Kontaktaufnahmen. Bei der Anwendung von Streustrahlenrastern ist die Wahl der Abstandsänderung durch die Fokussierung eingeschränkt (s. S. 135).

10.1.4.5 Einfluß des Bildempfangssystems

Bei **Film-Foliensystemen** sind die *Empfindlichkeitsklasse* und bei Bildverstärkern die *Helligkeitsverstärkung* bzw. der *Konversionsfaktor* zu beachten. **Lumineszenzspeicherfolien** zeichnen sich durch eine große Belichtungsdynamik mit einem großen Belichtungsspielraum aus.

10.1.4.6 Einfluß von Blenden und Rastern

Bei Verkleinerung des Bildfeldes *(Einblendung)* durch Blenden (z.B. bei Verwendung von Tuben, kleiner Öffnung bei Schädelspezialaufnahmen) muß die Belichtung (bzw. das mAs-Produkt) erhöht werden (geringere Streustrahlung!). Bei Verwendung von *Streustrahlenrastern* ist der entsprechende Korrekturfaktor zu berücksichtigen.

10.1.5 Streustrahlung, Streustrahlenraster

Die Streustrahlung läßt sich am wirkungsvollsten vermindern durch fokussierte **Streustrahlenraster**, die fokusfern zwischen Objekt und Bildempfängerebene angeordnet sind. Sie haben die Aufgabe, die im Objekt entstandene, nicht zu vermeidende Streustrahlung, die in Abhängigkeit von den Objekteigenschaften (Dichte, Dicke, Ordnungszahl) bis zu 80 % der gesamten Strahlung ausmachen kann, zu vermindern, wodurch der Kontrast erhöht wird. Auch die Primärstrahlung wird durch den Raster geschwächt.

Streustrahlenraster bestehen aus **Absorberlamellen** (meist Blei, z.T. auch Wolfram), die in regelmäßigen Abständen nebeneinander angeordnet sind. Zwischen den Absorberlamellen befindet sich ein schwach absorbierender Stoff, das **Schachtmedium** (z.B. Aluminium, Kunststoff, Papier). Vorder- und Rückseite sind durch eine strahlentransparente Platte abgedeckt. Die Absorberlamellen sind auf den Brennfleck der Röntgenröhre fokussiert, so daß die vom Brennfleck ausgehende Primärstrahlung hindurchgelassen wird, nicht jedoch die aus verschiedenen Winkeln aus dem Objekt gestreute Sekundärstrahlung. Daher wird die optimale Wirksamkeit eines Rasters erreicht, wenn der Röhrenfokus bei der Aufnahme im Schnittpunkt der Lamellenebenen liegt (Abb. 10-8). Abweichungen des Röhrenabstandes nennt

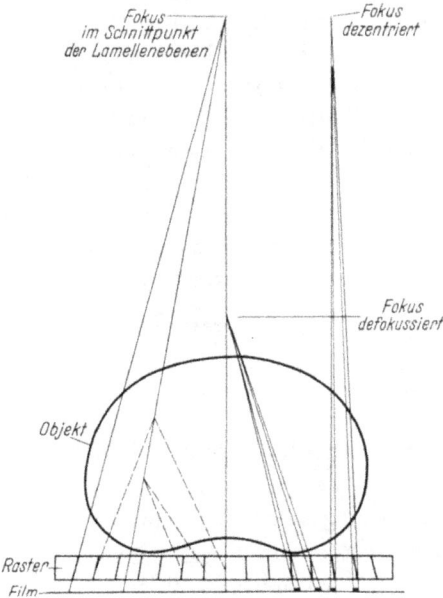

Abb. 10-8: Wirkung des Streustrahlenrasters f_0 Fokussierungsabstand

man **Defokussierung.** Die bei jedem Rastertyp angegebenen Anwendungsgrenzen für die Defokussierung sind meist so bemessen, daß bei den größten und kleinsten Abständen der Verlust an Primärstrahlendurchlässigkeit am Bildrand 40 % (in USA 50 %) beträgt. Eine Verminderung der Rasterwirksamkeit ist auch bei einer **Dezentrierung,** d. h. seitlichen Verschiebung des Röhrenfokus über dem Raster zu beobachten. Unbedingt zu vermeiden ist auch eine Neigung des Zentralstrahls senkrecht zur Richtung der Lamellen, da dann ebenfalls störende Schatten abgebildet werden.

Die *Kenngrößen* (geometrische Verhältnisse) eines Streustrahlenrasters sind charakterisiert durch: Dicke von *Absorberlamellen* d und *Schachtmedium* D, Höhe der *Absorberlamellen* h.

Daraus lassen sich die Eigenschaften eines Streustrahlenrasters ableiten:

Gl. 10.1.5 *Schachtverhältnis* $r = h/D$,

Gl. 10.1.6 *Linienzahl* $N = 1/(d+D)$.

Die Dicke d der Absorberlamellen liegt bei gebräuchlichen Rastern bei 0,07 mm, die Dicke des Schachtmediums bei 0,18 mm und die Höhe h der Lamellen bei 1,4 mm. Daraus ergibt sich ein Schachtverhältnis von $r = 8$, eine *Linienzahl* $N = 4$ Linien/mm oder 40 Linien/cm.

Je dünner die Lamellen sind, desto geringer ist die störende Abbildung bei stehendem Raster und bei kurzen Belichtungszeiten bei bewegtem Raster, und desto größer ist die Primärstrahlendurchlässigkeit. Die Wirksamkeit eines Rasters nimmt mit der Größe des Schachtverhältnisses zu. Die Höhe der Absorberlamellen findet ihre Grenzen in den technischen Möglichkeiten. Jede technische Unvollkommenheit (ungleichmäßige Dicke und Lage der Absorberlamellen, insbesondere auch Abweichungen von der Fokussierung) verschlechtert die Wirksamkeit eines Rasters.

Die **Primärstrahlentransparenz** T_p eines Rasters ist gegeben durch das Verhältnis von durchgelassener Primärstrahlung I_p' zur Intensität der Primärstrahlung ohne Streustrahlenraster I_p.

Gl. 10.1.7 $T_p = I_p'/I_p$.

Die **Streustrahlentransparenz** T_s eines Rasters ist gegeben durch das Verhältnis von durchgelassener Streustrahlung I_s' zur Intensität der Streustrahlung ohne Streustrahlenraster I_s.

Gl. 10.1.8 $T_s = I_s'/I_s$.

Für die **Wirksamkeit** oder **Effizienz** eines Rasters ist es wichtig, daß die Primärstrahlentransparenz möglichst groß (also annähernd 1), wogegen die Streustrahlentransparenz möglichst klein ist (also 0, hohe Absorption). Das Verhältnis von Primär- zur Streustrahlentransparenz wird als **Selektivität** (Σ) bezeichnet:

Gl. 10.1.9 $\Sigma = T_p/T_s$.

Angestrebt wird eine hohe Selektivität. Ein charakteristischer Wert liegt bei $\Sigma = 10$. Mit zunehmender Röhrenspannung verringert sich die Selektivität. Sie soll bei jedem Raster für die Spannung 100 kV angegeben werden (u. U. auch für andere Spannungen).

Auf dem Raster sollten angegeben sein:
– Röhrenseite und Fokussierungsabstand,
– Lage der senkrecht zur Rasterebene stehenden Lamelle,

– Selektivität (meist bei der Röhrenspannung 100 kV),
– Linienzahl (N) und Schachtverhältnis (r),
– chemisches Symbol für die Absorberlamellen

Die Abbildung der Rasterlinien wird vermieden durch Bewegung der Streustrahlenraster (senkrecht zu den Linien) während der Aufnahme, sog. **Laufraster**. Die Raster werden elektromotorisch bewegt (Motorraster, Katapultraster). Der Bewegungsablauf ist ungleichförmig. Die Anlaufgeschwindigkeit ist zuerst schnell, damit auch bei Kurzzeitaufnahmen eine Verwischung erreicht wird (Abb. 10-9). Die bewegten Streustrahlenraster sind entfern- und auswechselbar in die Untersuchungstische (früher: *„Bucky*-Tische", jetzt Rasteraufnahmetische) eingeschoben.

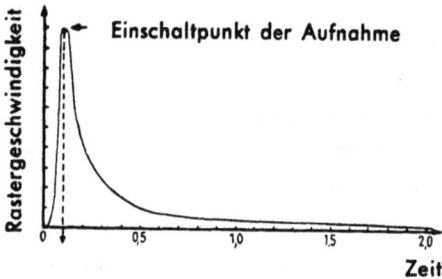

Abb. 10-9: Initialantrieb eines Laufrasters

Bei modernen Rastern werden etwa 90 % der Streustrahlung und mehr absorbiert. Höchste Wirksamkeit haben die *Kreuzraster*. Bei hochwirksamen Rastern ist auch die Absorption der primären Nutzstrahlung nicht unerheblich. Sie beträgt 25 % und mehr. Aus der Strahlenabsorption im Raster, dem „**Rasterverlust**", ergibt sich die Notwendigkeit, die Exposition bzw. die Röhrenspannung zu erhöhen. Der Verlängerungsfaktor liegt beim Übergang von Aufnahmen ohne zu Aufnahmen mit Raster zwischen 2 – wenig Streustrahlenanteil, mittleres Schachtverhältnis (FF) bzw. mittlere Sekeltivität – und 8 – hoher Streustrahlenanteil, hohes Schachtverhältnis (FFH) und entsprechende Selektivität. Beim Übergang von einem FF- zu einem FFH-Raster liegt die notwendige Belichtungsverlängerung (mAs) etwa zwischen 25 und 60 %. Soll die Verlängerung der Belichtungszeit vermieden werden, ist auch ein Ausgleich durch Erhöhung der Röhrenspannung

möglich (FF zu FFH etwa 10 % in mittleren Spannungsbereichen).

In der Hartstrahltechnik sollen im allgemeinen *Hartstrahlraster* (FFH) verwendet werden. Entbehrlich sind sie bei eingeblendeten Aufnahmen (z. B. Bulbus-Schüsse), weil hier der entstehende Streustrahlenanteil relativ gering ist (kleines durchstrahltes Volumen). Viellinienraster mit kleinem Schachtverhältnis können auch ohne Bewegung verwendet werden. Die 70 Linien/cm sind nur mit Lupenbetrachung im Bild erkennbar. Aufnahmen dünner Objekte (Hand usw.) werden ohne Raster angefertigt (geringe Streustrahlung).

Normblatt: DIN 6826 Röntgenstrahlenraster; Kenngrößen.

10.1.6 Praxis der Röntgenaufnahme

Zur Vorbereitung einer Röntgenaufnahme gehört die Entfernung störender *Kleidungsstücke* und *Verbände* (Zinksalben müssen, da sie einen Kontrast geben, sorgfältig abgewaschen werden). Wichtig ist auch das Ab- und Herausnehmen *metalldichter „Fremdkörper"* (Ohrringe, Augenprothesen, Zahnprothesen u. a.). Bei Bewußtlosen sind die Gegenstände sorgfältig zu verwahren und zu registrieren. Schaumgummiunterlagen können leicht sauber gehalten werden (Kontrastmittel!), wenn sie von einer abwaschbaren Plastikfolie umhüllt sind.

10.1.6.1 Lagerung des Patienten

Für die Lagerung ist folgendes zu berücksichtigen:
Der Kranke muß bequem und ruhig gelagert werden. Lagerungsbedingte Schmerzen sind zu vermeiden. Die Lagerung ist den besonderen Gegebenheiten anzupassen, so muß z. B. bei starker Krümmung der Brustwirbelsäule der Kopf gestützt werden. Nur bei ruhiger Lagerung kann die Bewegungsunschärfe vermieden werden. Unruhige Patienten müssen u. U. vor der Röntgenuntersuchung Beruhigungsmittel erhalten. Schädelaufnahmen sind im allgemeinen bei Unruhe (nach Unfällen!) in Rückenlage anzufertigen.

Lagerungshilfen sind:
- Sandsäcke und Fixiergurte,
- Lagerungsbretter (Winkelbretter, Keile),
- Kopf- und Wirbelsäulenstützen bei Aufnahmen in aufrechter Körperhaltung,
- Schaumgummiunterlagen und Hohlformen (z. B. dem Schädel angepaßt oder bei Lagerung von Säuglingen).

Bei jeder Aufnahme ist zu entscheiden, ob sie in liegender oder aufrechter Stellung angefertigt werden soll. Nach Möglichkeit soll auch hier die Einstellung gewählt werden, die für die Kranken am bequemsten ist (z. B. axiale Schädelaufnahmen in sitzender Stellung).

Vielfach sind aber auch rein sachliche Gründe entscheidend. So sind im allgemeinen eine Nasennebenhöhlenaufnahme (Darstellung von Flüssigkeitsspiegeln!) und seitliche Wirbelsäulenaufnahmen (Darstellung der Wirbelsäule bei normaler Funktion bzw. Belastung) in aufrechter Körperhaltung anzufertigen.

Die Einstellung des Zentralstrahls, die „Zentrierung", muß einstelltechnisch so vorgenommen werden, daß das darzustellende Objekt optimal abgebildet wird. Meist zielt der Zentralstrahl senkrecht auf die Mitte des Bildempfangssystems, bei Aufnahmen am Rastertisch auf die Tischplatte. Abweichungen des Zentralstrahls sind durch Winkelgrade und eine zusätzliche anatomische Bezeichnung (z. B. kopfwärts = nach kranial, fußwärts = nach kaudal, nasenwärts u. a.) zu kennzeichnen. Aufnahmen der Extremitäten sind stets in 2 Ebenen durchzuführen. Grundsätzlich soll das darzustellende Objekt kassetten- bzw. filmnah liegen (z. B. Orbita bei Fremdkörperlokalisation im Auge, Gallenblasenaufnahme in Bauchlage – Ausnahme Wirbelsäule in der Pädiatrie bei Mädchen p. a. Strahlenrichtung, Strahlenschutz Ovarien). In Einzelfällen kann jedoch aus allgemeinen klinischen Gründen von der „Normaleinstellung" abgewichen werden. Dies sollte jedoch in den Aufzeichnungen festgehalten werden.

10.1.6.2 Bezeichnung der Aufnahmen

Man richtet sich bei der Benennung der Aufnahmen nach dem Strahlengang (Abb. 10-10). Die Strahlenrichtung senkrecht zur Vorder- bzw. Rückfläche des Körpers heißt auch „sagittal"

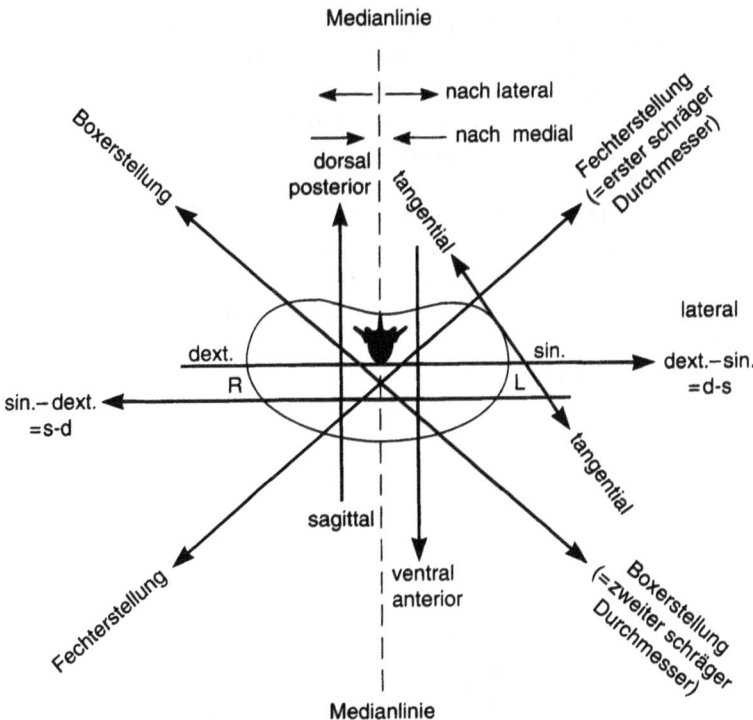

Abb. 10-10: Strahlengangsrichtungen

(lat. sagitta = Pfeil). Die Ebenen, die entsprechend dieser Strahlenrichtung durch den Körper gelegt werden können, heißen Sagittalebenen. Die in der Mitte des Körpers liegende Sagittalebene ist die **Medianebene.** Den Strahlengang von vorn nach hinten nennt man den *anterior-posterioren* (a. p.) Strahlengang. Der umgekehrte Strahlengang von hinten nach vorn ist der *posterior-anteriore* (p. a.). Senkrecht dazu, d. h. in der Ebene, die parallel zur Stirn liegt, verläuft der **seitliche Strahlengang.** Zur exakten Bezeichnung ist hier anzugeben, welche Seite (rechts oder links) filmnah *(„anliegend")* ist. Die Aufnahmerichtung in der Körperlängsachse (z. B. axiale Schädelaufnahme) heißt **axialer Strahlengang.** Bei der Hand spricht man von einem *dorsovolaren Strahlengang,* vom Handrücken zur Handfläche, und beim Fuß von einem *dorsoplantaren Strahlengang,* vom Fußrücken zur Fußsohle.

Wichtig ist, besonders auch im Zielbetrieb am Durchleuchtungsgerät, die Bezeichnung der sog. **schrägen Durchmesser.** Vom *1. schrägen Durchmesser* spricht man, wenn die rechte Schulter bildebenennah liegt: sog. *Fechterstellung* (z. B. zur Darstellung des Hinterherzraumes in Verbindung mit einer Ösophaguspassage); vom *2. schrägen Durchmesser,* wenn die linke Schulter anliegt: sog. *Boxerstellung* (z. B. Darstellung des Aortenbogens). Bei Drehung um 180° spricht man dagegen vom *1. und 2. umgekehrten schrägen Durchmesser.* Bei besonderen Einstellungen ist stets die Drehung des Kranken in Winkelgraden anzugeben.

Röntgenaufnahmen werden stets so betrachtet und bezeichnet, wie sie der hinter der Bildempfängerebene stehende Betrachter sehen würde (also auch der Durchleuchter). *A. p.-Röntgenaufnahmen* werden seitenverkehrt betrachtet (die rechte Körperhälfte ist auf dem Bild links und umge-

kehrt). Die Seitenbezeichnungen rechts (R) und links (L) erfolgen durch Auflegen von Bleibuchstaben. Sie werden bei Aufnahmen in Rückenlage normal *(„auf den Rücken")* aufgelegt, bei Bauch- und Seitenlage verkehrt *(„auf den Bauch").* In jedem Fall werden die Aufnahmen so betrachtet und beschriftet, daß die Buchstaben richtig gelesen werden. Es ist zweckmäßig, besondere Lagerungen *(Bauchlage, Kopftieflage)* auf dem Film bei der Beschriftung zu vermerken. Zu kennzeichnen ist auch *„im Stehen"* bei seitlichen Aufnahmen der Lendenwirbelsäule, weiterhin jede atypische Lage bei **Thoraxaufnahmen:** im Liegen oder im Sitzen, und bei *Urogrammen:* im Stehen.

Bei den Seitenaufnahmen soll die anliegende Seite ebenfalls durch R oder L bezeichnet werden. Bei Darstellung kurzer Körperabschnitte, bei denen die Lage nicht ohne weiteres erkennbar ist (z. B. Ausschnitt aus der Oberschenkelmitte), ist *oben* (O) und *unten* (U) zu kennzeichnen. Besonders bezeichnet werden *Zahnaufnahmen.*

10.1.6.3 Archivierung von Röntgenaufnahmen

Röntgenaufnahmen sind Dokumente, die entsprechend den gesetzlichen Vorschriften *(10 Jahre Röntgen-Verordnung, 30 Jahre BGB)* aufbewahrt und einer Betrachtung bzw. Beurteilung zugänglich sein müssen (z. B. bei Begutachtungen). Die Archivierung von Großaufnahmen verursacht einen erheblichen, ständig sich vergrößernden Raumbedarf. Statt Originalaufnahmen können auch Kopien (Verkleinerung mit geringerem Raumbedarf) aufbewahrt werden. Digital erzeugte Röntgenbilder sollten auch digital archiviert werden, um bei möglichst geringem Raumbedarf einen schnellen Zugriff zu gewährleisten.

10.2 Spezialuntersuchungen

10.2.1 Kontakt- und Vergrößerungsaufnahmen, Mikroradiographie

Kontakt- und Vergrößerungsaufnahmen ist gemeinsam, daß zur Erzielung des gewünschten Ef-

fekts die übliche, für eine größenrichtige Abbildung zweckmäßige Anordnung von Röhre und Objekt zum Film nicht gewählt wird.

Bei der **Kontaktaufnahmetechnik** soll die Röhre Kontakt mit dem (relativ dicken) Objekt haben (ohne Tiefenblende oder Tubus!), d.h. also, der Abstand Fokus–Objekt soll so klein wie möglich sein. Das Objekt soll andererseits dem Film bzw. der Kassette unmittelbar anliegen (ohne Streustrahlenraster). Mit dieser Anordnung wird erreicht, daß nur die filmnahen Partien größenrichtig und scharf abgebildet werden, während die filmfernen Objektdetails stark vergrößert werden, wobei zusätzlich eine erhebliche Unschärfe entsteht (s. S. 127). Bei direktem Aufsetzen der Röhre beträgt der Fokus-Objekt-Abstand nur etwa 7 cm. Daraus ergibt sich eine sehr kurze Belichtungszeit.

Angewandt wurde diese Technik bei *Aufnahmen des Kiefergelenks nach Parma* (Abb. 10-11), *Seitenaufnahmen der Schädelkalotte* (zur Lokalisation von Frakturen), *Aufnahmen des Sternums nach Zimmer*, der Patella u. a. m.

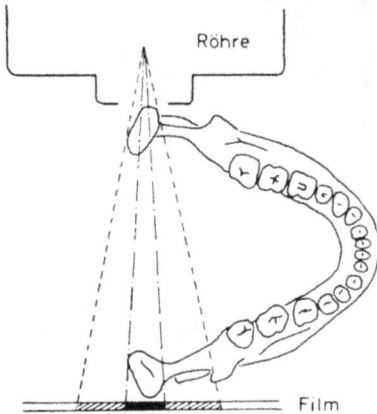

Abb. 10-11: Schematische Darstellung der Kontaktaufnahmetechnik des Kieferköpfchens *(Parma)*

Wegen der hohen Strahlenexposition der fokusnahen Körperoberfläche ist diese Kontaktaufnahmetechnik heute weitgehend verlassen.

Die **Vergrößerungstechnik**, d. h. die direkte Vergrößerung durch Röntgenstrahlen im Gegensatz zu der photographischen Vergrößerung fertiger Bilder, wurde erst sinnvoll durch die Konstruktion von Anoden mit sehr kleinem Brennfleck (Feinstfokusröhren mit einem Durchmesser von etwa 0,3 mm–0,1 mm). Die Vergrößerung kann die Detailerkennbarkeit erhöhen. Da der Feinstfokus nur begrenzt belastbar ist, wird bei Angiographien mit *Hartstrahltechnik* gearbeitet, damit die Belichtungszeit (Gefahr der Bewegungsunschärfe!) nicht zu groß wird. Aus dem gleichen Grunde dürfen nicht zu große Abstände gewählt werden. Der Ver-

größerungsmaßstab richtet sich nach den Abständen Fokus–Objekt–Film.

Die Vergrößerungstechnik kann u. a. angewandt werden in der *Angiographie* und der *Mammographie* (s. S. 172). Kleinste Details bis hinab zu 40–60 µm können erkennbar gemacht werden. Zu berücksichtigen ist aber immer die Erhöhung der Strahlenexposition!

Die **Mikroradiographie** erlaubt die vergrößerte Abbildung dünnschichtiger Präparate. Sie wird angewandt in der Biologie bzw. Medizin sowie in der Technik (z. B. Untersuchungen von Metallfolien, Textilien u. a.). Es stehen 2 *Methoden* zur Verfügung:

• *Kontaktmikroradiographie.* Das Präparat wird hier in unmittelbaren Kontakt mit dem Film gebracht. Die Aufnahme wird optisch nachvergrößert (bis zu 500fach). Hierfür sind sehr feinkörnige Spezialemulsionen erforderlich. Es werden überweiche Strahlen (bis 5 kV) verwandt.

• *Projektionsmikroradiographie.* Hier handelt es sich um ein direktes Vergrößerungsverfahren. Durch Wahl entsprechender Abstände ist eine Vergrößerung auf das 1500fache möglich. Natürlich ist ein annähernd punktförmiger Brennfleck Voraussetzung derartiger Vergrößerungen. Die Aufnahmen werden mit weichen oder überweichen Strahlen (bis 20 kV) gemacht.

10.2.2 Stereoaufnahmen und Stereotaxie

Das Röntgenbild mit seiner zweidimensionalen Darstellung gibt keinen räumlichen Eindruck von den abgebildeten Objektdetails. Die Tiefenlage kann also nur indirekt beurteilt werden (rotierende Durchleuchtung, Aufnahme in 2 Ebenen): Auch *Aufnahmen in 2 Ebenen* können aber nicht immer genügend Aufschluß über die Lagebeziehungen geben, besonders wenn es sich um gewölbte Körper handelt. So kann beispielsweise am Schädel ein Fremdkörper nicht genau lokalisiert werden. Ein räumlicher Eindruck wird gewonnen, wenn bei gleicher Objektlage **2 Bilder im Augenabstand** (mittlerer Pupillenabstand 6,5 bis 7 cm) gemacht werden, entweder unter Verschiebung der Röhre oder mit Hilfe von 2 Röhren.

Zur Auswertung der stereoskopischen Bilder sind besondere Hilfsbetrachtungsgeräte konstruiert worden. Für die einfache Betrachtung genügt ein Binokular. Sinn der Betrachtungsgeräte ist es, daß jedes Bild nur von einem Auge gesehen wird. Beide Bilder werden dann zu einem Raumbild kombiniert. Eine Stereodurchleuchtung mit Hilfe des Bildverstärkers zeigt Abb. 10-12.

entgegengesetzten Seiten angefertigt, indem z. B. bei fixierter und komprimierter Mamma Röntgenröhre und Bildempfängerebene einmal nach links um 15° und dann nach rechts um 15° gedreht werden. Man erhält so aus 2 verschiedenen Projektionen 2 Röntgenaufnahmen, aus denen der Computer die genaue Lage des Details im Raum berechnen kann. Durch eine geeignete computergesteuerte

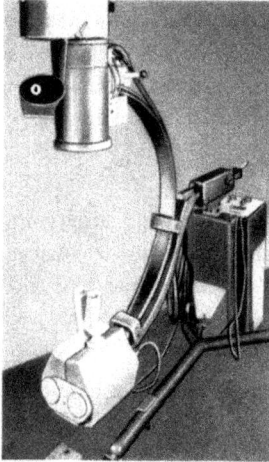

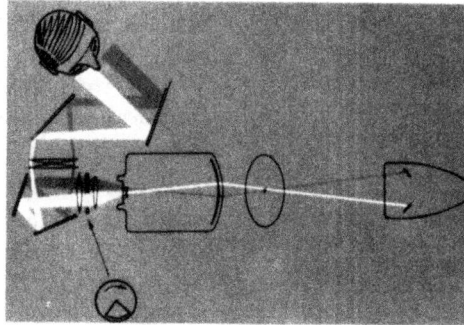

Abb. 10-12: Chirurgischer Bildverstärker BV 20 (Philips) mit 2 Röhren zur Stereodurchleuchtung (a). Die Bilder werden jeweils von einer Röhre auf ein Auge gelenkt. Bei wechselnder Abdeckung erfolgt die Betrachtung ohne ein besonderes Betrachtungsgerät (b)

Unter der **Stereotaxie** versteht man die räumliche Kennzeichnung eines Details des Objektes für die Durchführung einer Biopsie oder einer Therapie. Angewandt wird die Stereotaxie bei Erkrankungen des *Schädels*, des *Thorax* und der *Mamma*. Leicht läßt sich die Stereotaxie durchführen mit Hilfe der *Computertomographie* (CT) und der *Magnetischen Resonanztomographie* (MRT), da bei diesen Verfahren alle räumlichen Punkte des Objektes genau definiert sind. Auch die *Ultraschalltechnik* ermöglicht leicht eine exakte Zuordnung der räumlichen Punkte der Bildebene. So kann eine Biopsienadel leicht gesteuert werden oder eine Markierung eines auffälligen Befundes erfolgen.

Mit der konventionellen Röntgentechnik kann durch die **Stereographie** eine exakte Lokalisation und Lagebestimmung eines Details in der Tiefe des Objektes durchgeführt werden. Dazu werden *2 Aufnahmen in einem Winkel von 15°–30° nach 2*

Mechanik kann eine Biopsienadel oder eine Markierung auf 1 mm genau positioniert werden.

10.2.3 Schlitzblendentechnik

Erwähnt wurde, daß durch das Einblenden eine wesentliche Reduktion der Streustrahlen ermöglicht wird. Dieser Effekt wird bei der *Schlitzblendentechnik* angewendet. Aus einem größeren Strahlenfeld wird unmittelbar hinter der Röhre und zwischen Aufnahmeobjekt und Bildebene ein schmaler Spalt ausgeblendet (z.B. 0,5 cm · 20 cm). Diese beiden Spaltblenden werden während der Aufnahme über das gesamte Bildfeld bewegt, wobei für jede Spaltposition auch die optimale Belichtung ermittelt wird. Es wird auch ein System von Schlitzblenden verwendet, bei dem die Spaltblenden einen ausreichenden Abstand aufweisen, um die Streustrahlen zu reduzieren. Bei dieser Art der Streustrahlenreduktion wird kein im Strahlengang liegendes Streustrahlenraster benötigt. Die Röntgenleistung muß jedoch gesteigert werden.

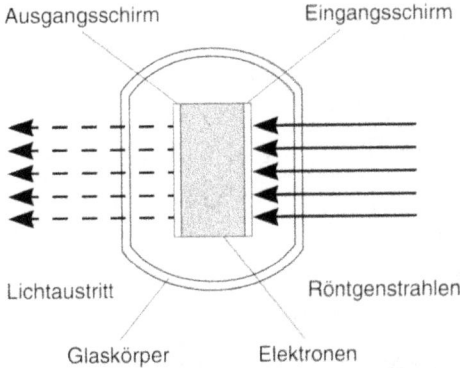

Abb. 10-14: Prinzip des Linear-Bildverstärkers. Lineare Übertragung vom Caesiumjodid-Eingangsschirm zum Ausgangsleuchtschirm ohne Elektronenoptik

bestimmte Körperschichten bzw. Details, die in einer Schicht liegen, scharf abzubilden, während alle Einzelheiten, die davor oder dahinter liegen, verwischt werden. Damit können Veränderungen in einer bestimmten Schicht ohne Überlagerung durch schichtferne Objektdetails dargestellt werden. Außerdem ist eine genaue Lokalisation der Schichttiefe möglich. Das Prinzip der Schichtuntersuchung ist die gekoppelte gegenläufige Bewegung von Röhre und Film, wobei der Patient unbewegt bleibt (Abb. 10-15). Es wird dadurch erreicht, daß ein bestimmter Punkt der darzustellenden Schicht immer auf die gleiche Stelle des Films abgebildet wird, während jedes Objektdetail anderer Schichten durch die Bewegung auf ständig wechselnde Punkte projiziert wird.

Die darzustellende Schicht (Körperlängsschicht) muß mit dem Drehpunkt bzw. der Drehebene in Übereinstimmung gebracht werden. Die Untersuchungen werden je nach vorhandenem Gerät im Sitzen bzw. im Stehen oder im Liegen vorgenom-

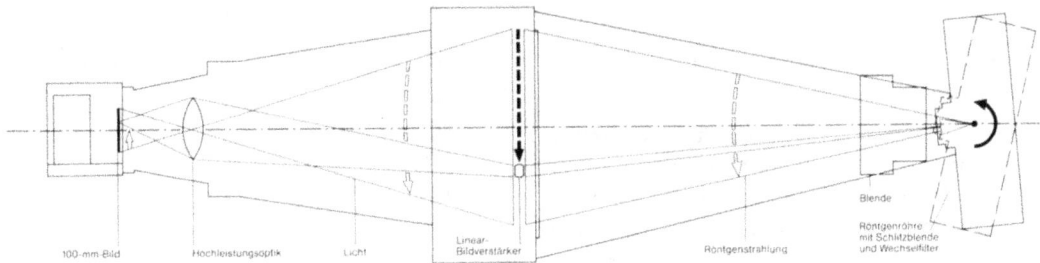

Abb. 10-13: Pulmo-Diagnost (Philips) mit Schlitzblendentechnik

Beim *Pulmo-Diagnost* (Philips) (Abb. 10-13) liegt bei Verwendung eines *Linear-Bildverstärkers* (Abb. 10-14) der für eine Lungenaufnahme erforderliche Dosisbedarf bei 3 % der Dosis bei einer Odelca-Aufnahme und bei 10 % der Dosis bei einer üblichen Großformat-Aufnahme.

10.2.4 Schichtuntersuchung (Verwischungstomographie)

Im Röntgenbild werden die hintereinanderliegenden Details in einer Ebene abgebildet (Summationsbild). Ziel der **Schichtuntersuchung** (*Tomographie,* Planigraphie, Stratigraphie) ist es,

men. Die Lagerung soll im allgemeinen so erfolgen, daß der Mittelpunkt des darzustellenden Objektes in dem senkrecht zur Bildebene verlaufenden Zentralstrahl und die größte Ausdehnung des darzustellenden Objektes in einer Ebene liegen.

Am Gerät werden die *Schichttiefe* und der *Pendelwinkel* eingestellt.

Die **Schichttiefe** wird vielfach aufgrund anatomischer Kenntnisse festgelegt. In schwierigen Fällen hilft eine vorliegende Übersichtsaufnahme in 2 Ebenen oder rotierenden Durchleuchtung weiter. An manchen Geräten kann die Tiefenlage mittels einer Durchleuchtung in den beiden End-

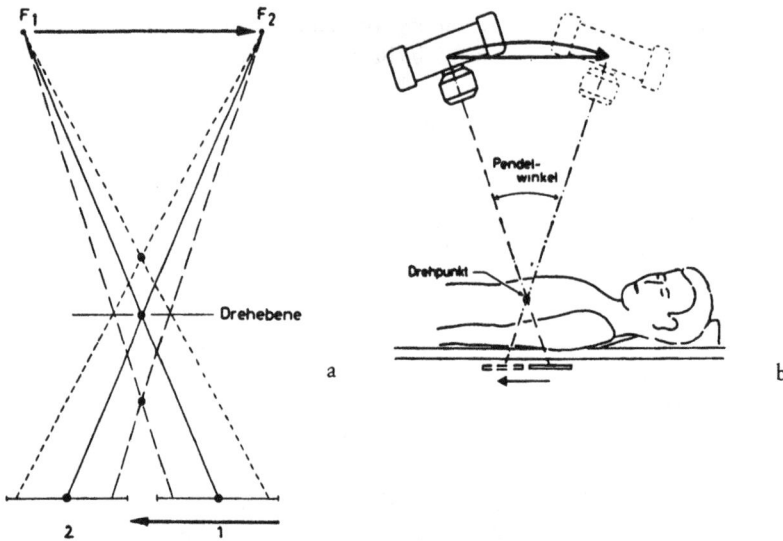

Abb. 10-15: Schematische Darstellung der Körperlängsschichtung: **a** Strahlengang; **b** Lagerung (Bewegung von Röntgenröhre und Bildebene)

stellungen der Röhre (Abb. 10-16) durchgeführt werden.

Die Tiefe der darzustellenden Schicht wird an einer Skala abgelesen.

Der **Schichtwinkel** bestimmt das Ausmaß der Verwischung der außerhalb der Schichtebene gelegenen Objektteile und damit auch die **Schichtdicke**. Unter der Schichtdicke ist die Dicke derjenigen Körperschicht zu verstehen, deren Abbildung dem Auge relativ scharf erscheint. Sie ist neben dem Schichtwinkel vom Vergrößerungsmaßstab (Abstände Fokus–Schichtebene–Bildebene) abhängig.

Bei manchen Objekten (kontrastmittelgefülltes Nierenhohlsystem, Gallengänge, auch Wirbel, Sternum, Schädel) ist es erwünscht, eine relativ dicke Schicht mit einer Aufnahme zu erfassen. Der Schichtwinkel wird dann bewußt klein gewählt (5–7°): Schichtuntersuchung mit kleinem Winkel, „**Zonographie**" (optimal mit kreisförmiger, d. h. mehrdimensionaler Verwischung). Sie wurde schon 1931 von *Ziedses des Plantes* empfohlen. Sie kann mit einem Vergrößerungsverfahren kombiniert werden (*Mikrotomographie* nach *Lindblom,* 1954). Auch die zusätzliche Anwendung der Stereotechnik *(Stereozonographie)* ist möglich (sinnvoll z. B. am Gesichtsschädel).

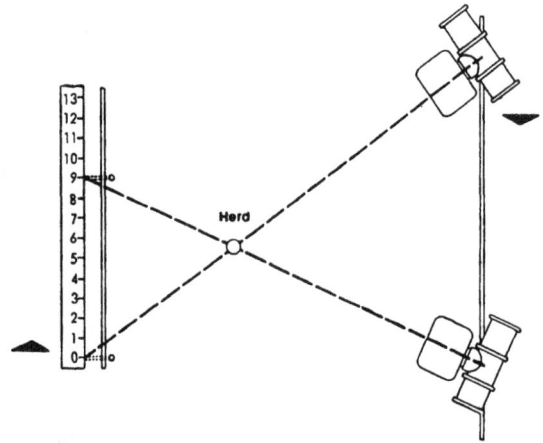

Abb. 10-16: Bestimmung der Herdtiefe mittels Durchleuchtung in den Endstellungen der Röhre eines Schichtgerätes

Die meisten Schichtgeräte arbeiten nach dem Prinzip der **eindimensionalen Verwischung**, d. h. die Röhre bewegt sich in der Längsachse des Gerätes und beschreibt dabei entweder einen Kreisbogen oder läuft parallel zur Bildebene und damit der Schichtebene (Abb. 10-15 b).

Universalgeräte erlauben die Schichtuntersuchung in beliebiger Lage (horizontal, schräg, senkrecht).

Wichtig ist die Durchführung der Untersuchung in aufrechter Körperhaltung besonders dann, wenn Flüssigkeiten in vorgebildeten (Nasennebenhöhlen) oder durch Krankheiten entstandenen Höhlen (Lungenkavernen) nachgewiesen oder ausgeschlossen werden sollen. Im Liegen und senkrechtem Strahlengang bilden sich Flüssigkeitsspiegel nicht ab, optimal dagegen, wenn der Spiegel senkrecht zur abgebildeten Schichtebene steht.

Die eindimensionale (lineare) Verwischung hat den Nachteil, daß der Weg der Röhre und damit das Ausmaß der Verwischung begrenzt sind. In der Verwischungsebene liegende Längsschatten können Befunde verschleiern oder vortäuschen. Die **mehrdimensionale Verwischung** (Ellipse, Kreis, Hypozykloid, Spirale) bedeutet demgegenüber einen wesentlichen Fortschritt (Abb. 10-17).

In der Simultanschichtkassette sind bis zu 7 Folienkombinationen untergebracht, in die je 1 Film einzulegen ist. Der Verstärkungsfaktor der durch Schaumstoff im Abstand gehaltenen Folienpaare nimmt mit der Entfernung von der Röntgenröhre zu, da die davor liegenden Folien einen Teil der Strahlung absorbieren. Die Folienkombinationen müssen so abgestimmt sein, daß sie eine etwa gleiche optische Dichte erzielen. Bei voller Ausnutzung (7 Aufnahmen) ist der Spannungsbereich für die Simultanschichtung begrenzt. Bei Verwendung nicht aller Folienpaare erhöht sich der Spielraum etwas. Auf dem obersten Film bildet sich die am Gerät eingestellte Schicht ab. Bei Bewegung der Röhre verschiebt sich für die darunter liegenden Filme der Drehpunkt scheinbar, so daß die darunter liegenden Schichten unverwischt abgebildet werden (Abb. 10-18).

Bei der Simultanschichtung muß mit *höherer Spannung* gearbeitet werden. Die Verwendung

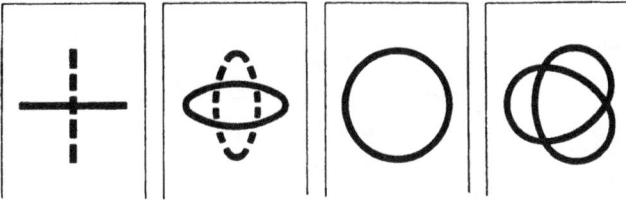

Abb. 10-17: Verwischungsformen bei Schichtuntersuchung: linear, elliptisch, kreisförmig, hypozykloidal (von links nach rechts)

Die *mehrdimensionale Verwischung* hat besondere Bedeutung für die Schichtuntersuchung des *Schädels* mit seinen sich im Röntgenbild störend überlagernden Einzelheiten. Vor allem gilt dies für das *Ohr* und das *Felsenbein* (Spezialaufnahmen nach *Schüller, Stenvers, Mayer* u. a.).

Zur zeitlichen Abkürzung und zur Verringerung der Strahlenexposition kann das **Simultanschichtverfahren** angewendet werden, bei dem bis zu 7 Körperschichten in Abständen von 0,5–1 cm gleichzeitig „simultan" dargestellt werden können. Außerdem besteht aufnahmetechnisch der Vorteil, daß die Aufnahmen in der gleichen Phase (z. B. Atemphase) gemacht werden. Auch die Röntgenröhre und der Generator werden geschont.

von *Hartstrahlrastern* ist erforderlich. Das mAs-Produkt ist ebenfalls höher zu wählen als bei Einzelschichtaufnahmen.

Flach und deshalb in ein normales Kassettenblech einzuschieben ist die *Synchroplan-Kassette (Goos)* für 6 Simultanschichten. Die Folienkombinationen liegen unmittelbar aufeinander. Beim Schichtablauf werden sie durch ein Hebelsystem synchron gegeneinander verschoben. Durch Hebeleinstellung können Schichtabstände von 0,5–2 cm gewählt werden.

Die Tomographie ist zunächst mit Erfolg in der *Thoraxdiagnostik* angewandt worden. Sie wird außerdem für *Knochenuntersuchungen* (Wirbelsäule, Schädel u. a.) sowie für Untersuchungen von *Nieren, Nebennieren, Gallenblase* und der *-wege* verwendet. Auch *Kehlkopf-* und *Nasennebenhöhlen-Schichtuntersuchungen* sind unentbehrlich.

Die „Bildgüte" einer Schichtaufnahme ist davon abhängig, ob das darzustellende Objekt bzw. Tei-

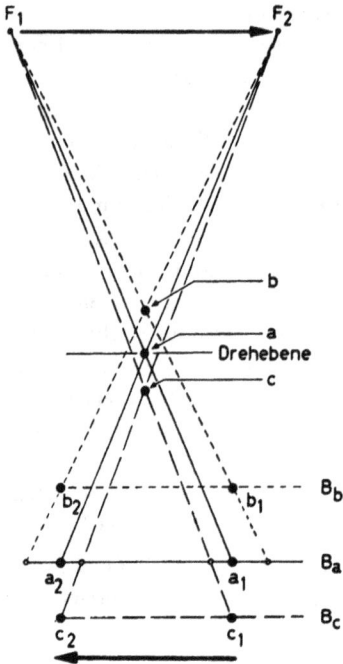

Abb. 10-18: Strahlengang bei Simultanschichtaufnahmen

le des Objektes für die diagnostische Beurteilung optimal abgebildet sind. Die üblichen Kriterien der Bildgüte – Kontrast und Schärfe – sind gegenüber Normalaufnahmen erheblich verschlechtert. Bei der Auswahl der Methode (großer Schichtwinkel – Zonographie, lineare oder mehrdimensionale Verwischung) sind vor allem die Eigenschaften des darzustellenden Objekts und seiner Umgebung (Lage im Körper, Zusammensetzung: Weichteile– Knochen–Luft, Dicke, davon abhängig Strahlenabsorption und Streuung) zu berücksichtigen. Alle Möglichkeiten, die durch die Streuung verursachte Kontrastminderung herabzusetzen, müssen ausgenützt werden (Raster, Einblenden, optimale Spannung). Eine wesentliche Erleichterung der Arbeit bringt die Anwendung der Belichtungsautomatik. Bei bestimmten Schichtuntersuchungen ist die Verwendung von Ausgleichsfiltern (Lunge–Hilus bzw. Bronchialraum) zweckmäßig.

Normblatt: DIN 6814, Teil 9 Tomographie.

10.2.5 Computertomographie (CT)

Ein spezielles Schichtaufnahmeverfahren stellt die CT dar. Im Gegensatz zum klassischen Verwischungsverfahren werden bei der CT *Transversalschnittbilder* von Körperschichten erhalten, die im wesentlichen senkrecht zur Körperachse orientiert sind.

Dieses Verfahren wurde 1963 und 1964 von *Cormack* erwähnt, während die mathematische Lösung des Problems bereits 1917 durch *Radon* beschrieben worden ist. Die ersten Anwendungen in der Klinik stammen dann 1972 von *Hounsfield* und *Ambrose* auf dem Gebiet der Schädel- bzw. Hirndiagnostik.

Bei der CT befindet sich der Patient in einer ruhenden Position, während sich Röntgenröhre und der Detektor oder die Detektoren bewegen. Die Detektoren sind in der Schnittebene angeordnet und führen in dieser eine lineare und kreisbogenförmige Bewegung aus. Bei der Verwendung von sehr vielen Detektoren auf einem Detektorkranz kann auch ganz auf die Bewegung der Detektoren in der Bildkurve verzichtet werden. Das **Prinzip der Untersuchung** ist aus der Abb. 10-19 zu ersehen.

Der Körperquerschnitt wird durch einen bleistiftdicken Röntgenstrahl mehrfach in verschiedenen Richtungen der Untersuchungsebene durchstrahlt und die Schwächung von einem oder mehreren Detektoren gemessen. Von dem Körperquerschnitt wird eine Schichtdicke von 1–10 mm Dicke mehrfach aus unterschiedlichen Richtungen gemessen, wie es z. B. aus der Abb. 10-20, dem Prinzip der ersten CT-Generation, ersichtlich ist.

Die bei der Messung erfaßte Schichtdicke des Meßobjektes wird dabei in viele kleine Volumenelemente (**Voxel**) eingeteilt.

Es müssen dann genauso viele Messungen vorliegen, wie Volumenelemente berechnet werden sollen. Für n Volumenelemente werden n Messungen des Körperquerschnittes benötigt, aus denen der Computer die Schwächung jedes einzelnen Volumenelementes bestimmen kann.

Für jede Aufnahme werden bis zu 100 000 Signale aufgenommen und verarbeitet. Aus den gemessenen **Rohdaten** werden die optischen Dichten berechnet und auf dem Monitor dargestellt, wobei jedem Volumenelement (Voxel) ein Bildpunkt

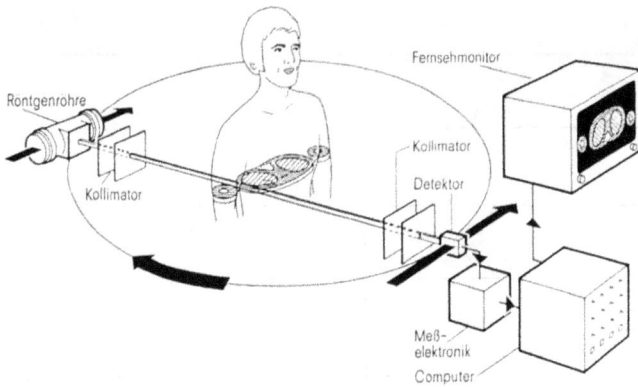

Abb. 10-19: Prinzip der CT-Untersuchung. Das Meßsystem, Röntgenröhre und Strahlungsdetektor, kann zirkulär oder in der Schnittebene auf dem Kreis um den Patienten linear hin- und herbewegt werden. Das ca. bleistiftdicke Röntgenstrahlbündel wird in festen Zeitabständen registriert, an den Computer übertragen und daraus das Schnittbild berechnet. Dieses kann auf einem Monitor sichtbar gemacht werden

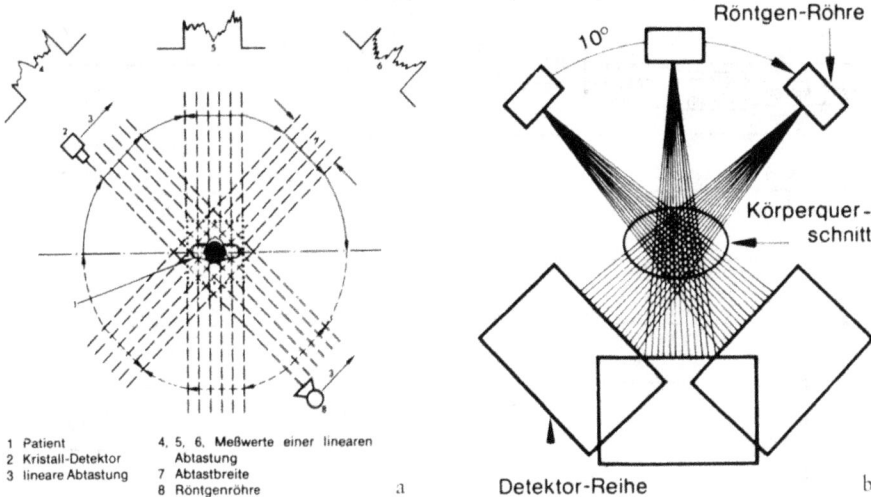

1 Patient
2 Kristall-Detektor
3 lineare Abtastung
4, 5, 6. Meßwerte einer linearen Abtastung
7 Abtastbreite
8 Röntgenröhre

Abb. 10-20: Schematische Darstellung des Abtast- und Meßprinzips des Computertomographen der ersten Generation (Siemens-Deltascan)

(**Pixel**) entspricht. Da die CT die Schwächung durch das jeweilige Volumenelement exakt mißt, kann daraus der relative Vergleich zu einem linearen Schwächungskoeffizienten eines objektähnlichen, allgemein verfügbaren Referenzmaterials, und zwar des Wassers, berechnet werden. Dabei wird die Dichte des Wassers als 0 dargestellt, die der Luft als –1000, während Knochengewebe bei 1000–3000 liegt. Die Lage der übrigen Gewebe auf dieser Skala ist in der Abb. 10-21 wiedergegeben, eine Skala, die auch als **Hounsfieldskala** bezeichnet wird.

Die Absorptionswerte werden auch als **Hounsfield-Einheiten** bezeichnet. Aus dieser Skala ist zu

ersehen, daß z. B. das Fettgewebe auch ohne histologische Untersuchung bereits im CT exakt angegeben werden kann. Die CT ermöglicht damit den Übergang von der qualitativen klassischen Diagnostik zur quantitativen Diagnostik.

Da oft nicht alle Bilder eines CT-Schnittes Meßwerte der gesamten Hounsfieldskala enthalten oder nur bestimmte Bereiche diagnostisch interessant sind, werden auf dem Monitor nur Teile der Hounsfieldskala (*Fenster*) als Dichtewerte dargestellt (Abb. 10-22). Alle anderen Werte sind entweder weiß oder schwarz abgebildet. Größe und Lage des Fensters in der Hounsfieldskala können frei gewählt werden. Dies hat den Vorteil, daß die

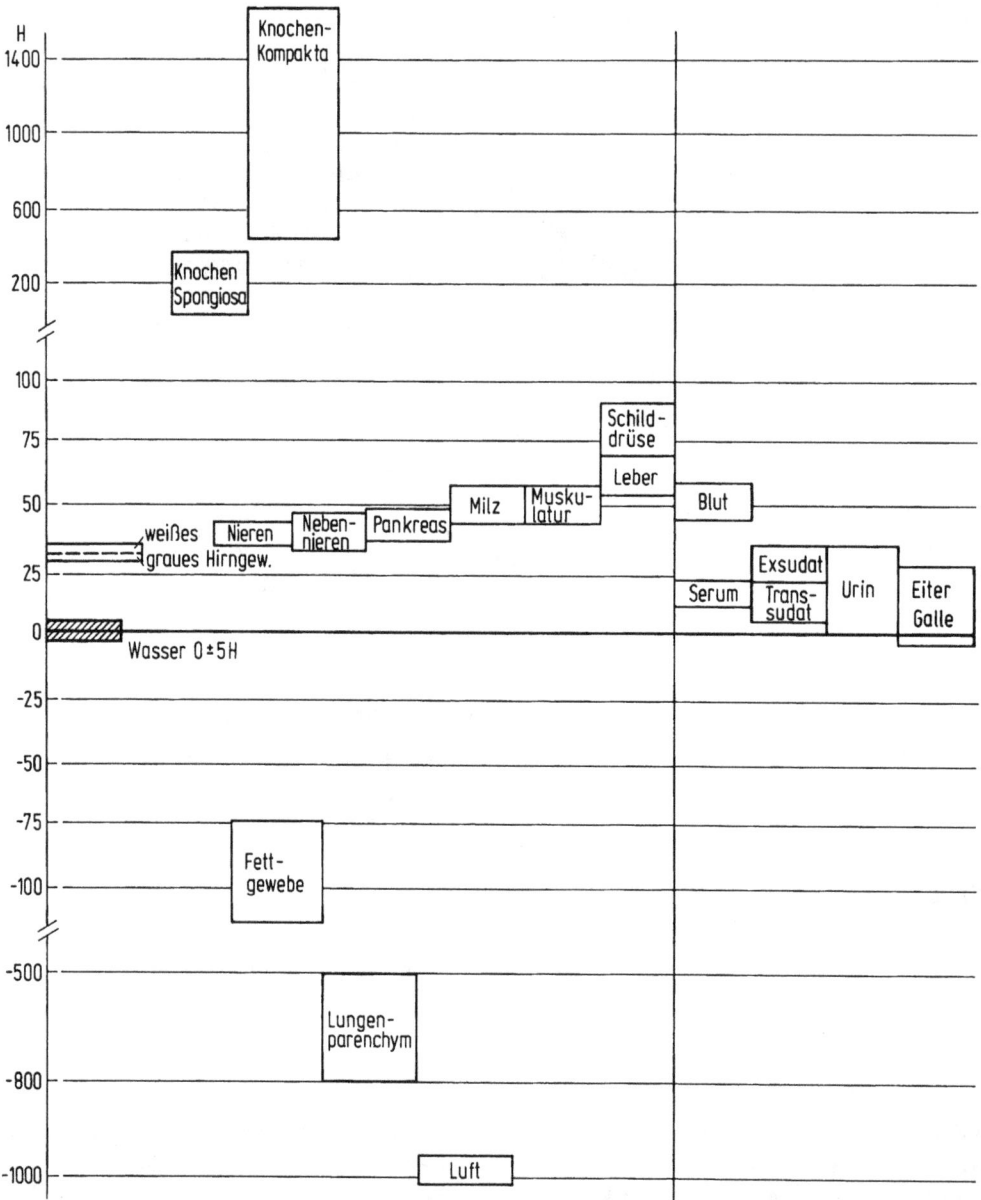

Abb. 10-21: Schwächungsbereiche verschiedener Körpersubstanzen und Gewebe (H-Hounsfield-Einheiten)

diagnostisch interessanten Bereiche kontrastreicher dargestellt werden.

Moderne Computertomographen arbeiten mit zahlreichen auf einem Kreisbogen angeordneten Detektoren, die von einer gepulsten divergierenden Röntgenstrahlung getroffen werden. Dadurch wird eine auf wenige Sekunden verminderte Untersuchungszeit sowie eine geringe Strahlenexposition erreicht. Die Expositionszeit von wenigen Sekunden ist jedoch für die Darstellung von Details des Herzens zu lang. Man benötigt Scanzeiten von weniger als 0,1 s. Dies läßt sich mit einem neuen *ultraschnellen CT-Scanner* erreichen, bei dem die Erzeugung des Elektro-

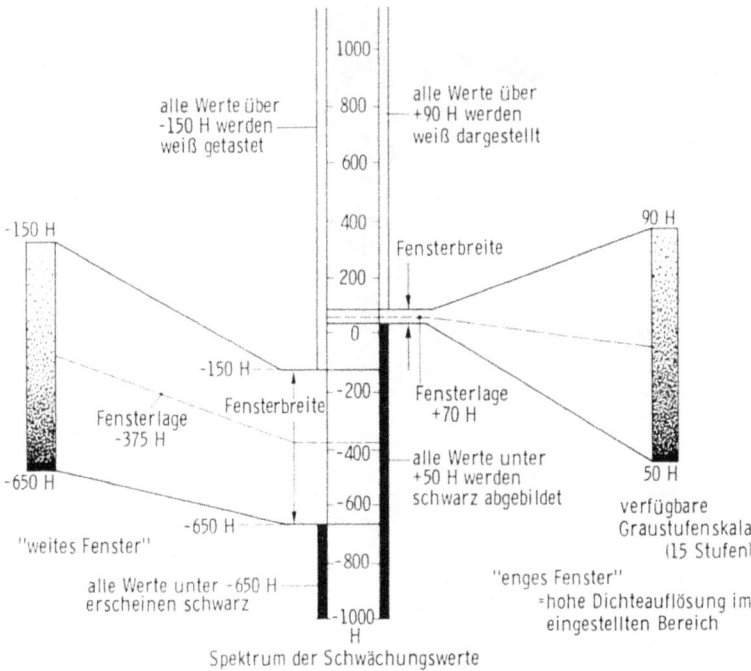

alle Werte über
-150 H werden
weiß getastet

1000

alle Werte über
+90 H werden
weiß dargestellt

800

600

400

Fensterbreite

200

90 H

-150 H

0

-150 H

-200

Fensterlage
+70 H

Fensterbreite

Fensterlage
-375 H

Fensterbreite

-400

-650 H

-600

alle Werte unter
+50 H werden
schwarz abgebildet

50 H

"weites Fenster"

-650 H

-800

verfügbare
Graustufenskala
(15 Stufen)

alle Werte unter -650 H
erscheinen schwarz

-1000
H

"enges Fenster"
=hohe Dichteauflösung im
eingestellten Bereich

Spektrum der Schwächungswerte

Abb. 10-22: Wahl eines Fensters der Hounsfield-Skala, um diagnostisch interessierende Bereiche mit einem höheren Kontrast darzustellen

nenstrahls mit Hilfe des Linearbeschleunigers außerhalb der Schnittebene der Untersuchung liegt (Abb. 10-23).

Der Elektronenstrahl wird dann auf einen Target-Ring in der Untersuchungsschnittebene gelenkt und kreisförmig abgelenkt, wobei dort eine sehr schnelle Bewegung der Strahlenquelle möglich ist.

Die Bewegung der Strahlenquelle erfolgt durch die Ablenkung des Elektronenstrahls mit unterschiedlichen Zielen auf dem Target-Ring ohne bewegte Mechanik.

Die CT ermöglicht eine *kontrastreiche Weichteildarstellung* (z. B. Veränderungen im Gehirn, Darstellung des Pankreas). Die unerwünschten Verschiebungen durch unterschiedliche Atemlagen lassen sich durch ein *Spiral-CT* vermeiden (Abb. 10-24).

Die Darstellung kann mit Hilfe einer *Kontrastmittelinjektion* verbessert werden, mit der die vaskularisierten Bereiche in der Dichte angehoben werden. Wird das Kontrastmittel als Bolus gegeben, können dynamische Studien über Kontrastmittelanflutung und -abbau durchgeführt werden (*Hä-*

mangiom: schnelle Dichteänderung, *Nierenparenchymentzündung:* Speicherung noch 1 Stunde nach Injektion).

Für eine optimale Kontrastmitteldarstellung im CT sollte die Injektion maschinell nach einem optimierten Programm erfolgen.

Aus mehreren Schichtebenen können aus dem CT **sagittale, coronale und paraxiale Rekonstruktionen** hergestellt werden (Abb. 10-25). Aber auch *dreidimensionale Darstellungen und Oberflächenbilder* sind möglich (**3D-CT**). Daraus lassen sich auch *Modelle z. B. vom Knochen* fertigen. *Metallartefakte* von Implantaten werden durch moderne CT-Geräte herausgerechnet, mit dem **Xenon-CT** kann die regionale *zerebrale Durchblutung* bestimmt und mit dem **Osteo-CT** kann der *Knochenmineralsalzgehalt* ermittelt werden.

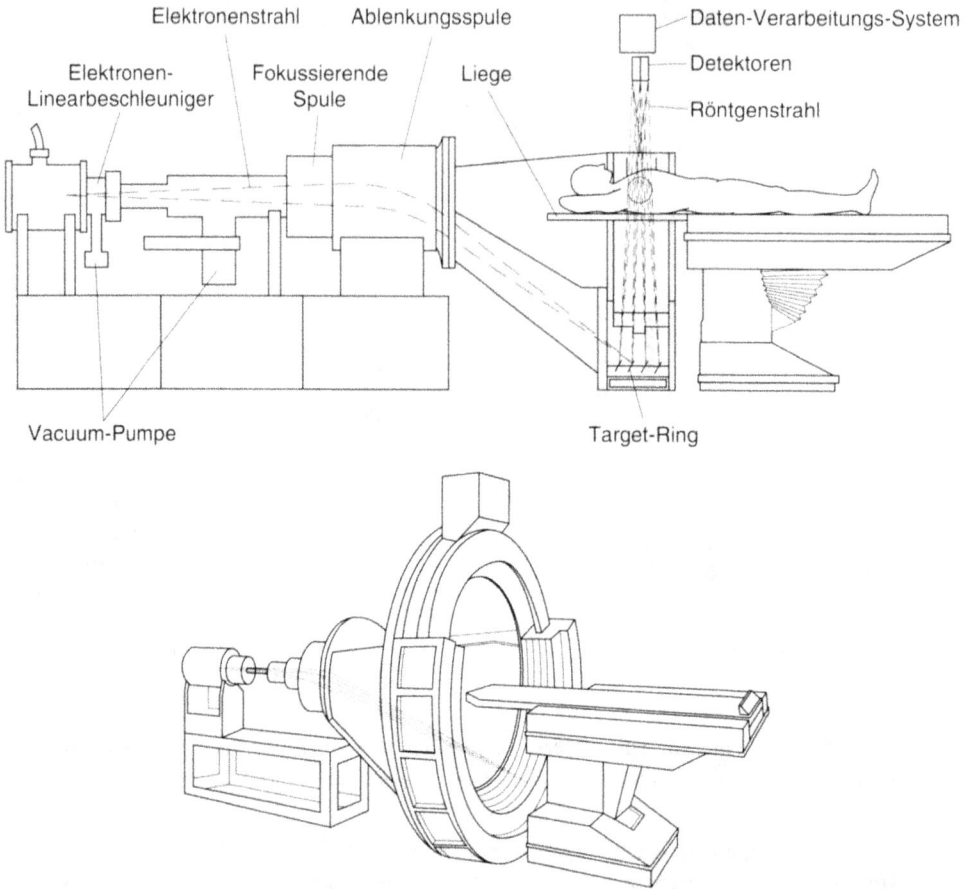

Abb. 10-23: Ultraschneller CT-Scanner mit der Elektronenstrahlquelle außerhalb der Untersuchungsschnittebene (Imatron, Siemens)

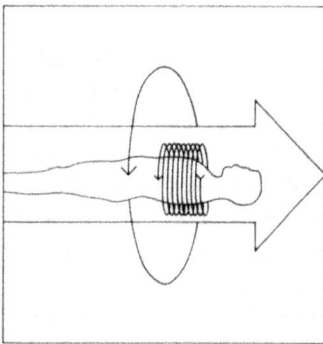

Abb. 10-24: Spiral-CT, simultan und kontinuierlich: Rotation, Messung und Tischvorschub (Somatom Plus, Siemens)

10.2.6 Fremdkörperlokalisation

Die Lokalisation von *Fremdkörpern* oder *pathologischen Veränderungen* überhaupt ist eine häufige Anforderung in der Praxis. Dazu stehen die folgenden *Methoden* zur Verfügung:

• **Durchleuchtung.** Die rotierende Durchleuchtung ermöglicht infolge der Parallaxe die Beurteilung der Lage eines Fremdkörpers bzw. eines lokalisierten Krankheitsprozesses. Der Punkt, an dem der Fremdkörper am nächsten liegt, kann mit einem Fettstift markiert werden.

Unter Umständen können unter Durchleuchtungskontrolle *Zielaufnahmen* gemacht werden (z. B. tangentiale Schädelaufnahmen bei Fremdkörpern in der Kopf-

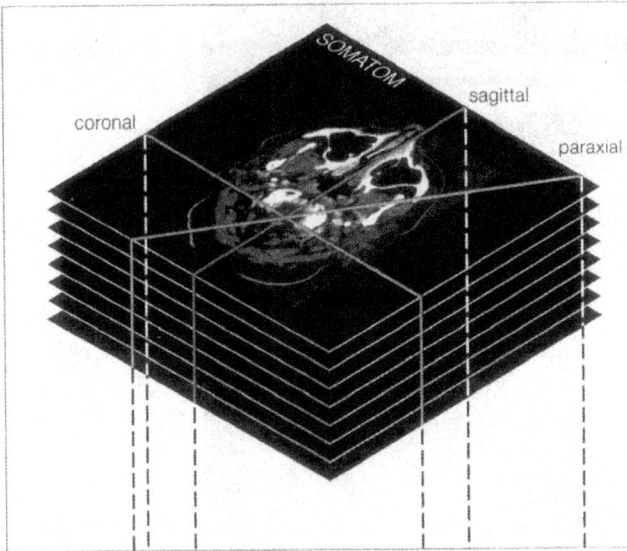

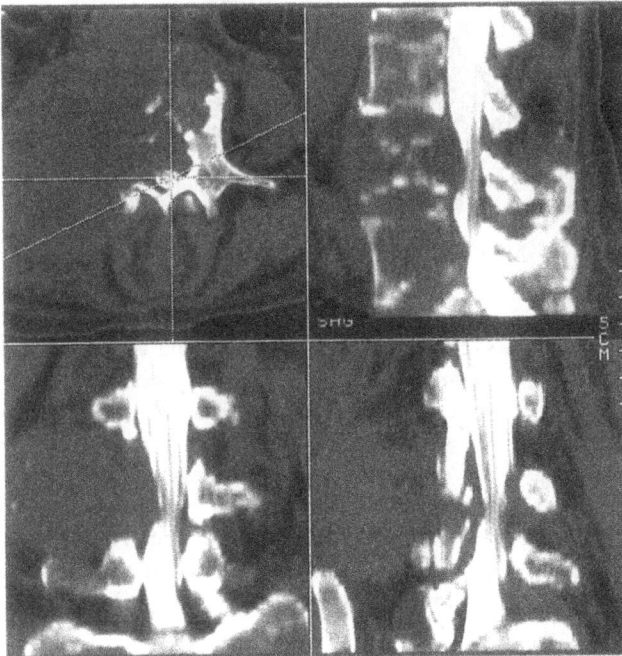

Abb. 10-25: Sagittale, coronale und paraxiale Rekonstruktion aus den Transversalschichten des CT (Siemens: Somatom)

schwarte, wodurch eine Lage im Knochen oder in der Schädelhöhle ausgeschlossen werden kann).

Unter Durchleuchtung kann in 2 üblichen Strahlengängen (sagittal und frontal) die Lage eines Fremdkörpers oder eines Prozesses (z. B. Ösophaguskarzinom für die Einstellung bei der Pendelbestrahlung) durch Aufkleben von Marken (Blei, Gardinenringe oder Metallbüroklammern) markiert werden. Eine besondere Form der Tiefenlokalisation ist an Schichtgeräten möglich (s. Schichtuntersuchung). Auch läßt sich die Lage eines Fremdkörpers durch Einstechen von Nadeln (Kanülen in 2 verschiedenen Richtungen) markieren. Eine Durchleuchtungskontrolle von operati-

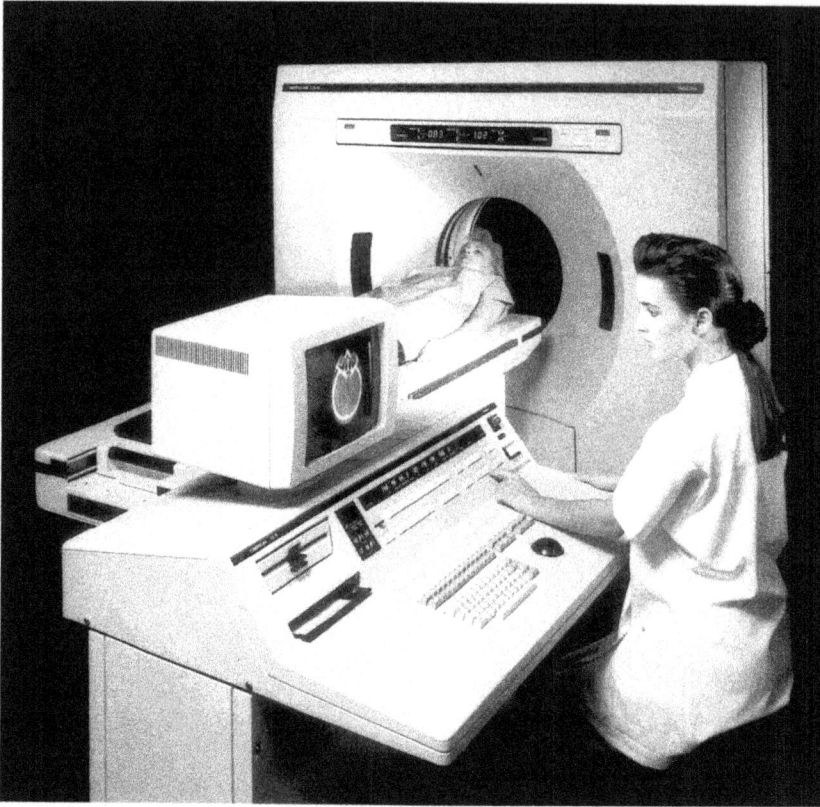

Abb. 10-26: CT für die Routinediagnostik (Tomoscan CX/S, Philips)

ven Eingriffen zur Fremdkörperbeseitigung ist mit Hilfe des Bildverstärkers möglich.

• Zur Fremdkörperlokalisation können **Aufnahmen in 2 Standardebenen** angefertigt werden. Infolge der Verzeichnung ist diese Methode nur groborientierend.

Eine *Sonderform,* die in ihren optischen Grenzen exakte Ergebnisse liefert, ist die **Fremdkörperlokalisation am Auge** nach *Comberg.* Mit Hilfe einer mit einem Kreuz markierten Schale, die der Augenoberfläche genau angepaßt ist, kann bei genauer Einstellung, die unter Benutzung eines kleinen Spiegels und einer Taschenlampe vorgenommen wird, die Lage eines Fremdkörpers bestimmt werden.

Eine genaue Tiefenlokalisation mit Hilfe von 2 Aufnahmen ist auch möglich bei Benutzung von Schichtgeräten und mit Verwendung des von *Büchner* angegebenen sogenannten Tiefenlots, eines Maßstabs, der röntgenschattengebende Markierungen trägt und mitgeröntgt wird (Abb. 10-27).

• Durch die **Stereographie** kann ein räumlicher Eindruck der Lage von Fremdkörpern und Krankheitsprozessen vermittelt werden. Bei der **Stereotaxie** wird bei Aufnahmen unter einem Winkel von 30° die genaue Lage eines Prozesses oder Fremdkörpers von einem Rechner ermittelt, und durch eine mit dem Rechner verbundene Führungsmechanik kann Markierungsmaterial auf 1 mm genau in das Zentrum des Prozesses implantiert werden.

• Durch **Schichtaufnahmen** kann die Tiefenlage von pathologischen Einlagerungen und Veränderungen exakt bestimmt werden. Zu beachten ist dabei allerdings die Möglichkeit einer Verlagerung bei verschiedener Körperhaltung und Funktion (z. B. Atmung).

• Die **CT** ermöglicht eine exakte Lagelokalisation von Fremdkörpern und Krankheitsprozessen. Ist

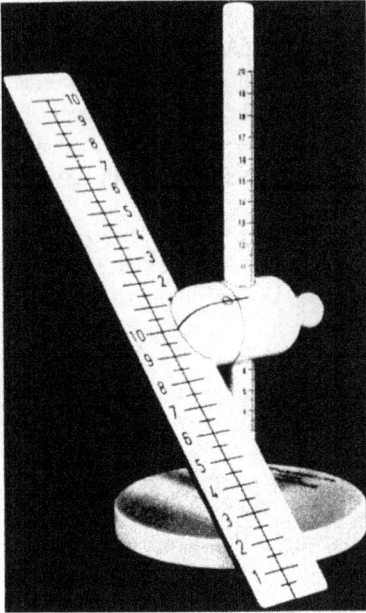

Abb. 10-27: Tiefenlot nach *Büchner*

Bei der **Bildverstärkerphotographie** wird das Bild des Ausgangsschirms des Bildverstärkers photographiert. Zu diesem Zweck stehen Kameras der Formate 70 × 70 mm (Einzel- und Serienaufnahmen bis 6 Bilder/s; Vorratsmagazin für einen Rollfilm für 400 Aufnahmen) und 100 × 100 mm (Vorratsmagazin für 65 Einzelaufnahmen) zur Verfügung. Mit Hilfe von Spezialoptiken (Tandemoptik, Umlenkspiegel) kann die Kamera so angebracht werden, daß eine Sichtkontrolle über eine Fernsehkamera während des Aufnahmevorganges möglich ist (Abb. 10-28). Mit Hilfe einer Photozelle wird die Helligkeit des Bildverstärkerausgangsschirmes gemessen. Die Belichtung erfolgt automatisch.

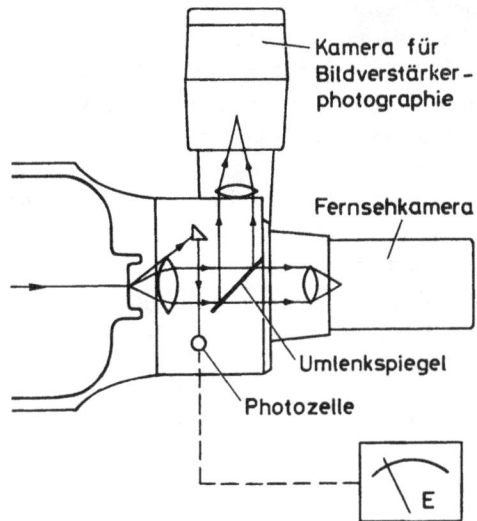

Abb. 10-28: Schema der Bildverstärkerphotographie

das Material des Fremdkörpers bekannt, so sollte dies außer bei Metallen in der gleichen Schnittebene mit abgebildet werden, um die Identität auch von der Röntgendichte sicher angeben zu können.

• Sonographisch sichtbare Prozesse können mit **Ultraschall** bei nicht störenden Überlagerungen durch Knochen oder Luft leicht lokalisiert und markiert werden.

10.2.7 Schirmbild- und Bildverstärkerphotographie

In der **Schirmbildphotographie** wird ein *Leuchtschirmbild* verkleinert auf einem Film abgebildet. Wegen der ca. 60fach höheren Lungendosis und 70fach höheren Oberflächendosis gegenüber der Großbildverstärkerphotographie ist diese Technik weitgehend verlassen worden. Schirmbildgeräte wurden früher vorwiegend für Reihenuntersuchungen verwandt (Entdeckung unbekannter Tuberkulosen, Untersuchungen bestimmter Bevölkerungsgruppen – z. B. in der Eisen- und Stahlindustrie – zur Frage der Tuberkulose, der Staublungenerkrankung, möglicherweise auch zur „Früh"-Diagnose von Lungengeschwülsten). Das Schirmbildverfahren wurde auch für Serienaufnahmen angewandt (Odelca-Kamera nach *Bouwers*).

Hauptvorteile der Methode:

• Die *Strahlenexposition* pro Aufnahme ist erheblich reduziert: um 10 % gegenüber der konventionellen Hartstrahltechnik.

• Die *Verkürzung der Belichtungszeiten* verringert die Bewegungsunschärfe.

• Die *verringerte Röhrenbelastung* erlaubt die Verwendung eines kleinen Brennflecks (Verringerung der geometrischen Unschärfe).

• Der Arbeitsvorgang am Gerät wird wesentlich erleichtert, die gesamte *Untersuchung abgekürzt*, da das Einschieben bzw. Wechseln der Kassetten entfällt.

• Durch die *Anfertigung von Serienaufnahmen* werden bei Untersuchung funktioneller Abläufe

(z. B. Ösophaguspassage, Peristaltik und Entleerung des Magens, Duodenal- und Dünndarmpassage u. a.) zusätzliche Informationen gewonnen.

• Die *Filmkosten* sind niedrig, und die *Archivierung* ist durch den geringen Platzbedarf erleichtert.

• Bei Veröffentlichungen von Untersuchungsergebnissen können direkt *Papierabzüge* verwandt werden.

Nachteile der Methode:

• Das *Auflösungsvermögen* ist geringer als bei normalen Großaufnahmen. Für die Darstellung feinster Details (z. B. der letzten Gefäßverzweigungen bei Angiographien) ist die Methode deshalb bisher weniger geeignet.

• Der *Kontrast* ist geringer als bei Aufnahmen mit Hilfe von Verstärkungsfolien.

• Das *Bildformat* ist kleiner als bei Übersichtsaufnahmen. Große Übersichten über das Abdomen, z. B. gesamtes Kolon, können nur bei Verwendung von Großbildverstärkern gewonnen werden. Ein großes Bildformat läßt sich jedoch erreichen, wenn die Bildverstärkerphotographie mit einer Laserkamera verbunden wird.

Die Aufnahmen sollen mit möglichst kleinem Brennfleck gemacht werden (0,6, bei Kindern auch 0,3). Dies wird durch den geringen Dosisbedarf ermöglicht. Die geometrische Unschärfe wird so verringert. Wichtig ist eine *sorgfältige Einblendung.* Im Gegensatz zu Normalaufnahmen kann die extrafokale Strahlung, wenn sie ungeschwächt auf den Bildverstärkereingangsschirm trifft, die Bildqualität verschlechtern. Zur Verbesserung der Detailerkennbarkeit können *Vergrößerungsverfahren* (s. o.) angewandt werden. Die elektronenoptische Vergrößerung (Umschalten am Bildverstärker) hat den Nachteil, daß die Dosis vergrößert wird (auf etwa 50% der Normalaufnahme). Auch die geometrische Vergrößerung (Veränderung der Abstände Brennfleck–Objekt– Bildebene) erhöht die Einfalldosis am Patienten. Die Möglichkeiten geometrischer Vergrößerung sind bei konventionellen Untersuchungsgeräten relativ gering (bis zu 1 : 1,4), größer bei Fernbedienungsgeräten. Die Filme können in üblichen Entwicklungsmaschinen verarbeitet werden (90 s-Maschinen).

Die Betrachung der Bilder kann direkt erfolgen. Das ist besonders bei Serienaufnahmen wichtig.

Sicher muß sich der Betrachter an das kleinere Format gewöhnen. Die einfachste Vergrößerungsmethode ist die Lupenbetrachtung, außerdem können Projektionsgeräte oder Fernsehbetrachtungsanlagen angewandt werden, besonders dann, wenn die Bilder einem größeren Kreis zur Beurteilung vorgelegt werden sollen.

> Die Bildverstärkerphotographie hat sich bisher besonders bei Untersuchungen des *Magen-Darm-Traktes* und in der *pädiatrischen Röntgendiagnostik* bewährt (hier ist die Verminderung der Strahlenexposition besonders wichtig!).

10.2.8 Kymographie, Polygraphie

Die **Kymographie,** die in Deutschland besonders durch *Stumpf* und *Weber* (1930) methodisch begründet und ausgebaut worden ist, dient der Darstellung von Bewegungsvorgängen im Körper. Der Film wird nur durch schmale Spalte belichtet (etwa 0,5 mm breit), die in bestimmten Abständen parallel zueinander geordnet sind (12 mm Abstand). Das Gesamtbild kommt so zustande, daß entweder der Film in der Belichtungszeit um einen Spaltabstand senkrecht zu den Spalten bewegt wird *(Stufenkymogramm),* oder, wie es im allgemeinen üblich ist, der Schlitzraster diese Bewegung (senkrecht zur Spaltrichtung) übernimmt *(Flächenkymographie).* Es werden dadurch auf dem Film die Ausschläge der Randkonturen (Abb. 10-29) sich bewegender, mit der Umgebung kontrastierender Organe dargestellt.

Es stellen sich natürlich nur Bewegungen dar, die parallel zur Spaltrichtung verlaufen. Dementsprechend muß die Lagerung gewählt werden *(Zwerchfellkymographie!).*

Die Ablaufgeschwindigkeit des Rasters ist teilweise fest gegeben, teilweise regulierbar. Die Belichtungszeit muß der Ablaufzeit des Rasters entsprechen, da bei zu kurzer Belichtung breite unbelichtete Streifen entstehen. Bei den o. g. Bedingungen (Spaltbreite 0,5, Rasterabstand 12 mm) erhält jeder Bildpunkt einen Bruchteil von $0,5 : 12 = 1/24$ der Gesamtbelichtung. Die Einstel-

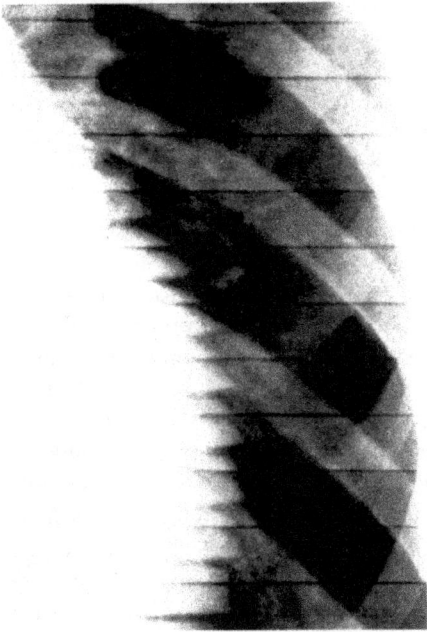

Abb. 10-29: Flächenkymogramm des linken Herzrandes mit typischer Nasenform der Herzkammerzacken

lung der notwendigen Spannung ist nach Erfahrungen vorzunehmen.

Der Kymograph (nach *Stumpf*) kann an einem Durchleuchtungsgerät angebracht werden (Filmformat 30/40). Es gibt auch Kymo-Kassetten (Format 24/30), die bei speziellem Anschluß wie normale Kassetten in ein Zielgerät eingeschoben werden können. Die Rasterbewegung erfolgt durch eine Feder. Der Federzug garantiert einen gleichmäßigen Ablauf.

> **Hauptanwendungsgebiet** der Kymographie ist die *Herzdiagnostik, Bewegungsvorgänge anderer Organe* (Zwerchfell, Ösophagus, Kiefergelenk u. a.) können ebenso kymographisch erfaßt werden.

Die klassische Kymographie wurde 1984 durch *Cragg* mit der Variante eines *Rotationskymogramms* bereichert. Dabei ermöglicht eine geschlitzte Scheibe eine kymographische Aufzeichnung der regionalen Wandbewegungen des Herzens. Damit können Geschwindigkeit und Amplitude der Herzkontraktion bestimmt werden.

Die **Polygraphie** ist eine sehr einfache Methode zur Darstellung von *Bewegungsvorgängen, besonders*

von Abdominalorganen. In einem Polygramm erfolgt eine mehrfache Belichtung bei gleichbleibender Einstellung des Patienten. Zur Darstellung der Peristaltik des Ösophagus und des Magens können so nacheinander 3 bis 4 Expositionen (jede Aufnahme mit dem entsprechenden Bruchteil der notwendigen Gesamtbelichtung) vorgenommen werden. Es kommt zur Darstellung der Verschiebung der Randkonturen, so daß pathologische Störungen des Bewegungsablaufs gut beurteilt werden können.

Kymo- und *Polygramme* müssen in *absolutem Atemstillstand* gemacht werden, es sei denn, daß gerade die durch die Atmung bedingte Bewegungen dargestellt werden sollen, wie bei der Zwerchfellkymographie.

10.2.9 Serienaufnahmen, Röntgenkinematographie

Die Darstellung von funktionellen Abläufen und Organbewegungen wird ermöglicht durch die Anfertigung einer größeren Anzahl von Aufnahmen in kurzen Zeitabständen *(Serienaufnahmen)* und durch die *Röntgenkinematographie.* So können der Kontrastmittelstrom in Gefäßen und im Herzen (Angiographie, Angiokardiographie), die Bewegung und Funktion im Verdauungstrakt, den Harnorganen usw. dargestellt werden. Die Kinematographie ist für die Anfertigung von Lehr- und Demonstrationsmaterial besonders geeignet.

10.2.9.1 Serienaufnahmen

Die Geräte zur Herstellung von Serienaufnahmen arbeiten *direkt* und *indirekt* mit Hilfe der Bildverstärkerphotographie oder der digitalen Bildspeicherung.

Direkte Serienaufnahmen. Auch die *Spezialkassetten für den Zielbetrieb* am Durchleuchtungsgerät gehören hierher. Es handelt sich allerdings immer um Unterteilungen üblicher Filmgrößen, z. B. die Herstellung von 4 Zielaufnahmen auf dem Format 18 × 24 oder 6 Aufnahmen auf dem Format 24 × 36 in der Magen- und Duodenaldiagnostik.

Die sog. *Kassettenwechsler* gestatten einen relativ schnellen Wechsel von vor der Untersuchung gefüllten und in das Gerät eingelegten Kassetten.

Ein Beispiel war die Kassette nach *Wentzlik* (Filmformat 20×96) zur Extremitätenarteriographie. Der Wechsler mit den Kassetten auf einer Trommel wurde mit der Hand später automatisch (Angiorapid, Siemens) gedreht. Jeweils wurde der der Röhre direkt zugekehrte Film belichtet.

Eine Erhöhung der Aufnahmezahl und der Aufnahmefrequenz ermöglichen *Filmwechsler,* bei denen meist Einzelfilme oder Filmrollen zwischen einem Folienpaar durchgezogen werden. Der Streustrahlenbeseitigung dienen stehende Raster. In der Praxis der angiographischen Diagnostik – besonders in der Abdominalradiologie – hat sich das *Blattfilmwechslersystem* für die Großformat-Angiographie PUCK bewährt. Bei Aufnahmen in 2 Ebenen können 2 Wechsler kombiniert und im Wechsel geschaltet werden. Außerdem ist eine Aufnahmemitbeobachtung (BV-Durchleuchtungskontrolle) möglich. Der kurze Objekt-Film-Abstand verringert die geometrische Unschärfe. Die Filme werden automatisch numeriert und beschriftet.

Das Filmformat beträgt 35×35 cm. Bis zu 20 Aufnahmen können im Wechsler mit einer Frequenz bis zu 4 Aufnahmen/s in einem Arbeitsgang angefertigt werden. Der speziell für die Angiokardiographie konstruierte *Rollfilmwechsler* (Elema-Schönander) arbeitete bei einer Rollenlänge von 25 m mit einer Frequenz bis zu 12 Aufnahmen/s.

Indirekte Serienaufnahmen. Nach dem Prinzip der Bildverstärkerphotographie arbeiten die 70×70mm und 100×100 mm Kameras, die auch Serienaufnahmen bis zu 6 Bildern/s erlauben (insgesamt 400 bzw. 65 Bilder im Magazin, s. o.).

10.2.9.2 Röntgenkinematographie

Die Röntgenkinematographie *(Janker)* arbeitet mit wesentlich höheren Aufnahmefrequenzen (in der Regel Bildfrequenzen von 25–50 Bildern, maximal 90 Bildern/s, es wurden auch Frequenzen bis 400/s besonders bei Angiographien von Kindern angewandt).

Das ursprüngliche „Röntgen-Leuchtschirm-Kino" wird wegen der erheblichen Strahlenexposition nicht mehr angewandt.

Üblich ist nur noch die Aufnahme des Bildes vom Sichtgerät „Röntgen-Bildverstärker-Fernsehübertragung-Photo-Kino" und die dosissparende direkte Photographie vom Bildverstärkerausgangsbildschirm („Röntgen-Bildverstärker-Photo-Kino"). Eine zusätzliche **Kino-Impulseinrichtung** mit Einstellung von Kurzzeitimpulsen synchron mit der Belichtung durch die Kamera bringt im Gegensatz zu einer kontinuierlich strahlenden Röntgenröhre eine weitere *Dosiseinsparung* und außerdem eine *Verbesserung der Bildqualität.* Auch die *Bildspeichertechnik* mit einem Videoband gehört zu den kinematographischen Methoden („Röntgen-Bildverstärker-Band-Videobild"). Der Vorteil dieser Technik ist es, daß eine sofortige Reproduktion ohne weitere Verarbeitung (Entwicklung) möglich ist. Bei dem Einsatz der digitalen Radiographie können über eine Zeit von 16 Sekunden 25–30 Videobilder/s mit einer Matrix von 1249×1249 in einem Festplattenspeicher abgelegt und dann einzeln oder als Szene wiedergegeben werden (Abb. 10-30).

In der Röntgenkinematographie wird meist ein 35-mm-Film verwendet, bei höchsten Bildfrequenzen ein 20-mm-Film.

> Der **Vorteil der Kinematographie** liegt in einer naturgetreuen Abbildung funktioneller Bewegungsabläufe, deren Reproduktion mittels eines Filmprojektors, bei Bandspeichergeräten auf dem Sichtgerät, eine genaue Beobachtung des Gesamtablaufs und einzelner Phasen ermöglicht.

Bei allen Serienaufnahmen muß dem *Strahlenschutz* des Personals (Bleigummiwände am Tisch, Schutzkleidung) und auch des Kranken besondere Aufmerksamkeit geschenkt werden. Auch die *Belastung der Röhre* ist bei Serienaufnahmen mit hoher Frequenz außerordentlich groß. Die Zahl der möglichen Aufnahmen ohne Überlastung der Röhre muß jeweils berücksichtigt werden. Sie ist abhängig von der Belichtungszeit und der Frequenz der Aufnahmen. Serienaufnahmen werden am besten mit der *Hartstrahltechnik* angefertigt, da bei

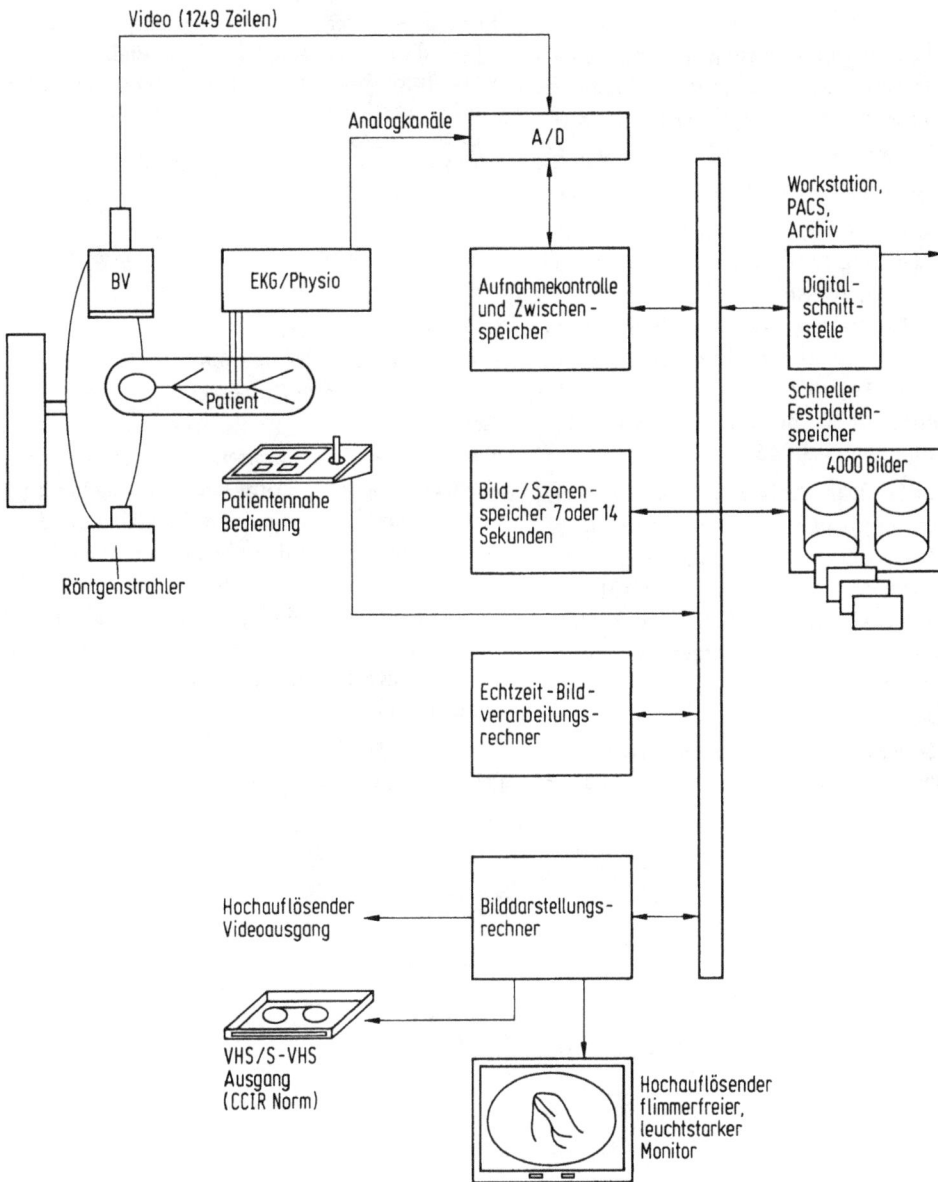

Abb. 10-30: Blockdiagramm einer digitalen Bildspeicherung und -wiedergabe (HICOR, Siemens)

niedrigerer Röhrenspannung die Belichtungszeit nicht genügend kurz gehalten werden kann.

Über einen Programmwähler können bei Serienaufnahmen vor Beginn der Untersuchung der Filmablauf genau festgelegt werden (z. B. 10 Aufnahmen mit einer Frequenz von 5 Bildern/s, 15 Aufnahmen mit 3/s, der Rest bis zu 40 Gesamtaufnahmen 1/s).

10.2.10 Untersuchungen mit Kontrastmitteln, Kontrastmittelreaktionen

Die annähernd gleiche Zusammensetzung der Weichteile des Körpers (gleiche mittlere Ordnungszahl) und die relativ geringen Dichteunterschiede vieler Organe, besonders der Hohlorgane, geben keinen ausreichenden Kontrast und damit keine verwertbare röntgenologische Darstellung. Diese wurde erst möglich durch die Anwendung von Kontrastmitteln, mit deren Hilfe ein positiver oder negativer Kontrast von Organen bzw. Hohlorganen erreicht werden konnte.

Als Kontrastmittel (KM) sind geeignet:

• Stoffe, die die Strahlen wesentlich stärker absorbieren als das umgebende Gewebe. Sie erzeugen einen positiven Kontrast: sog. „positive KM". Es werden hier Kontraste angestrebt, wie sie physiologischerweise der Knochen bietet. Geeignet sind Substanzen, die Atome mit einer hohen Ordnungszahl enthalten (wie Barium und Jod, Besonderheiten von Gadolinium s. S.215).

• Stoffe, die Strahlen weniger absorbieren als Gewebe. Sie erzeugen einen negativen Kontrast: sog. „negative KM". Vergleichbar ist hier der physiologische Kontrast der Lungen oder gasgeblähter Abdominalorgane. Geeignet sind Stoffe, die infolge ihrer geringen Dichte kontrastgebend wirken: Gase, in der Praxis Luft.

Anforderungen an Kontrastmittel:
Weder die *Schwermetalle*, wie Thorium, Wismut oder Tantal als positive KM, noch die *Gase*, wie Kohlendioxid

oder Helium als negative KM, entsprachen den Anforderungen, die an Kontrastmittel zu stellen sind:

– Sie dürfen *nicht toxisch* (giftig) wirken und sollen möglichst schnell und vollständig aus dem Körper *ausgeschieden* werden.

– KM zur Darstellung des Magen-Darm-Traktes sollen *nicht resorbiert* werden, also nicht in den Stoffwechsel geraten.

– Sie dürfen keine lokalen Reizerscheinungen verursachen.

Kontrastmittel können

• zur *direkten Applikation* in Hohlorganen verwandt werden (z.B. Magen-Darm-Trakt, Gefäße),

• nach *oraler* oder *parenteraler* (meist intravenöser) *Gabe* über eine Stoffwechselleistung in Organen wie den Gallenwegen mit der Gallenblase sowie den Nieren mit den ableitenden Harnwegen konzentriert und ausgeschieden werden. Die röntgenologische Darstellung ermöglicht nicht nur eine Beurteilung anatomischer Veränderungen, sie läßt außerdem Rückschlüsse auf die Organfunktion zu.

Die chemische Struktur wasserlöslicher jodhaltiger Kontrastmittel zeigt die Abb. 10-31.

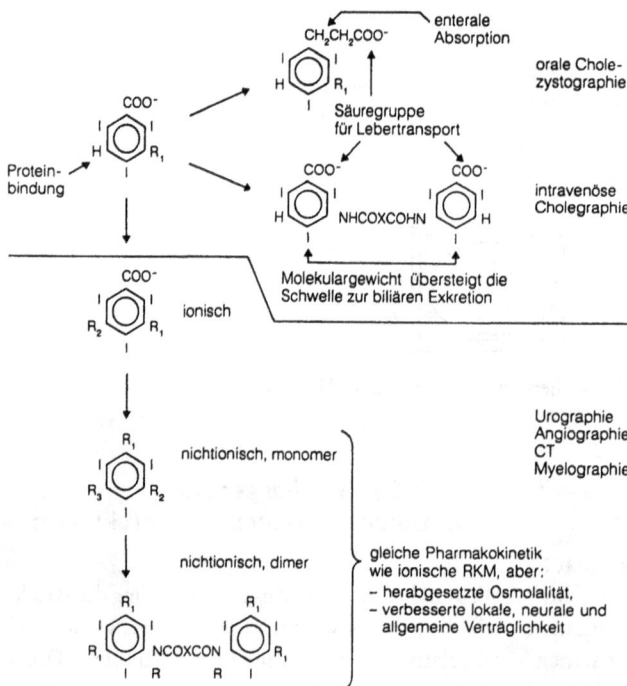

Abb. 10-31: Chemische Struktur wasserlöslicher jodhaltiger Kontrastmittel

Kontrastmittelreaktionen

Anaphylaktische/anaphylaktoide Reaktionen nach Injektion jodhaltiger Kontrastmittel („Nebenwirkungen") beruhen teilweise auf einer immunologischen Sensibilisierung (allergische Reaktion, Hyperergie, *Anaphylaxie*). Sie können aber auch ohne spezifische Sensibilisierung auftreten *(anaphylaktoide, pseudoallergische Reaktion)*.

Organsymptome sind:

• an der **Haut**: Juckreiz an Händen, Füßen, Ohren, Flush (Rötung mit Hitzegefühl vor allem an den oben Körperpartien) und Urtikaria,

• am **Respirationstrakt**: Nasenrekretion, Niesattacken, Heiserkeit, Glottisödem, Bronchiospasmus, Atemstillstand,

• am **Gastrointestinaltrakt**: Übelkeit, Krämpfe, Erbrechen, Stuhlentleerung,

• am **Herz-Kreislauf-System**: Tachykardie, Hypo-/Hypertonus, Rhythmusstörungen, Schock, Herzstillstand.

Für die Beschreibung hat sich eine **Einteilung nach Schweregraden in 4 Klassen** nach *Ring* und *Meßmer* bewährt (Tab. 10-2).

Die Reaktionen sind unabhängig von der verabfolgten *Menge. Psychische Einflüsse* können anaphylaktoide Reaktionen vermindern oder steigern. Eine *Testung der Überempfindlichkeit* hat

sich als unzuverlässig herausgestellt. Wichtig ist die *Anamnese* (Allergie, Unverträglichkeit gegen Medikamente, Reaktionen bei früheren Kontrastmitteluntersuchungen) und die genaue *Überwachung*. Der Patient wird darauf hingewiesen, daß er jedes nach der Injektion oder Infusion auftretende Symptom sofort der MTR oder dem Arzt mitteilen soll. Da die meisten Reaktionen, insbesondere die schweren Unverträglichkeitserscheinungen, oft *kurz nach* der Applikation auftreten, empfiehlt es sich für den Arzt, die ersten Minuten beim Patient zu verbleiben. Grundsätzlich sollte eine *Verweilkanüle* gelegt werden, die auch nach Beendigung der Injektion oder Infusion abgestöpselt in der Vene liegen bleibt, damit eventuell notwendig werdende Injektionen ohne Verzögerung durchgeführt werden können. Zwischenfälle können jedoch auch nach längerer Zeit (also in der Pause zwischen den Aufnahmen) auftreten! Von entscheidender Wichtigkeit ist es, daß verdächtige Symptome, die die MTR zuerst bemerkt bzw. beobachtet, sofort dem Arzt mitgeteilt werden. Bei schweren Zwischenfällen ist es entscheidend, daß sofort die notwendigen Maßnahmen eingeleitet werden!

Wenn klinische Symptome im Sinne einer anaphylaktoiden Reaktion auftreten, so hat sich das in der Abb. 10-32 dargestellte Schema bewährt.

Tab. 10-2: Schweregradskala zur Klassifizierung anaphylaktischer/anaphylaktoider Reaktionen. (Nach *Ring* u. *Meßmer* 1977)

Grad	Haut	Abdomen	Respirationstrakt	Herz-Kreislauf
I	Juckreiz Flush Urtikaria Angioödem	–	–	–
II	Wie I (nicht obligat)	Nausea, Krämpfe	Rhinorrhoe, Heiserkeit, Dyspnoe	Tachykardie ($\Delta > 20$/min), Hypotension ($\Delta > 20$ mm Hg systolisch), Arrhythmie
III	Wie I (nicht obligat)	Erbrechen, Defäkation	Larynxödem, Bronchospasmus, Zyanose	Schock
IV	Wie I (nicht obligat)	Wie III (nicht obligat)	Atemstillstand	Kreislaufstillstand

Symptome	Therapie			

Herz-Atemstillstand — **Reanimation ABC-Regel**

Schock / Zyanose — **Volumen O₂ Adrenalin (1:1000) 0,3-1ml**

RR ↓ / Lunge / Magen-Darm — **Glukokortikosteroide 100 mg → Theophyllin, 0,24 g i.v. β₂-Adrenergika**

Haut — **Antihistaminika i.v. Stop Antigen-(Auslöser)-Zufuhr! i.v.Zugang**

Schweregrad

I   II   III   IV

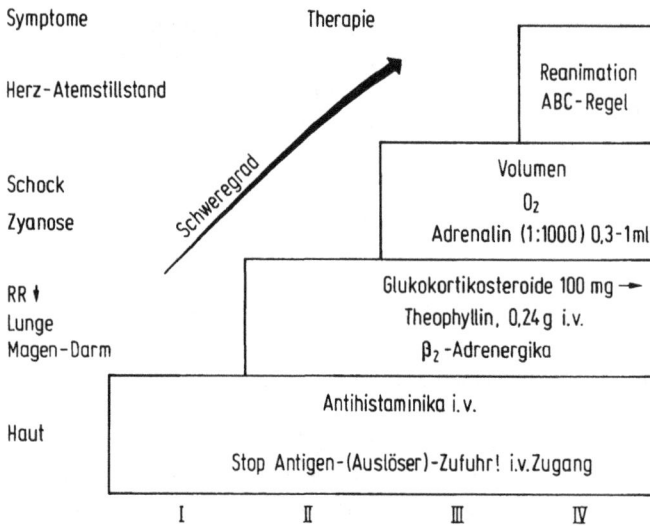

Abb. 10-32: Sofortmaßnahmen bei anaphylaktisch-anaphylaktoiden Reaktionen unterschiedlichen Schweregrades (*Ring* 1988)

Je nach *Schweregrad* sind folgende Maßnahmen indiziert:

• die *Kontrastmittelinfusion* unterbrechen,
• *Adrenalin* (1 ml einer Suprarenin-Lösung 1 : 1000 in einer Elektrolytinfusion bei langsamer Geschwindigkeit unter Pulskontrolle) verabfolgen,
• *Kortikosteroide* (sofort und hochdosiert i. v.) applizieren.

Darüber hinaus kommt die *allgemeine Schocktherapie* zur Anwendung, wie Wiederherstellung der gestörten Mikrozirkulation, Ergänzung des Blutvolumens sowie Zufuhr von Sauerstoff. Die Dyspnoe mit Brochospasmus wird wie ein akuter Asthmaanfall behandelt (z. B. β₂-Mimetika, Theophyllin, Kortikosteroide).

Bei **Risikopatienten** sollten grundsätzlich eine *medikamentöse Prophylaxe* durchgeführt und nur *nichtionisches Kontrastmittel* verwendet werden. Als Prophylaxe empfiehlt sich eine kombinierte i. v.-Gabe von H₁- und H₂-Rezeptorantagonisten (Rezeptorblockern, Antihistaminicum).

10.2.10.1 Verdauungstrakt: Ösophagus, Magen, Darm

Als Kontrastmittel dienen Aufschwemmungen von **Bariumsulfat**, als Barium sulfuricum oder als Handelspräparat, die teilweise geringe Zusätze enthalten (Geschmack, Wandhaftung). Die *Konsistenz* des Kontrastmittels kann durch den verschiedenen Wassergehalt modifiziert werden: von der dicken Paste, wie sie bei Öksophagusuntersuchungen gebraucht wird, über etwas dickeren Brei, der als erster Schluck zur Darstellung der Magenschleimhaut zweckmäßig ist, von dünnerem Brei, der der Auffüllung des Magens dient, zur noch dünneren Aufschwemmung, wie sie bei der retrograden Auffüllung des Dickdarms gebraucht wird. Der Brei wird besser am Vorabend eingerührt, damit störende Luftblasen vermieden werden. Das Kontrastmittel soll *körperwarm* sein, in manchen Fällen ist auch die Untersuchung mit wärmerem Bariumbrei angezeigt (bis 45° z. B. bei spastischen Zuständen des Duodenums). In neuerer Zeit wird bei besonderer Indikation auch eine für die Magen-Darm-Diagnostik konfektionierte **jodhaltige Kontrastmittellösung** (Gastrografin, Schering) verwandt (mit Geschmacks- und Viskositätszusatz). Kontrastgebende Substanz sind *nierengänge Stoffe* (wie zur Pyelographie). Zur Darstellung von Einzelheiten des Ösophagus, bei engen Stenosen, bei wesentlichen Passagehindernissen und bei Perforationsgefahr ist ihre Anwendung zweckmäßig. Im letzten Fall liegt der Hauptvorteil in der Resorbierbarkeit. Das Kontrastmittel verschwindet schneller aus dem Magen-Darm-Trakt, während das Barium möglicherweise lange Zeit verbleibt, eine bestehende Entleerungsstörung verschlimmern und bei einer Perforation und Übertritt in die Bauchhöhle schwere peritonitische Reizzustände erzeugen kann.

Die Patienten müssen bei einer Untersuchung des **Magens** nüchtern sein, d. h. sie dürfen weder gegessen noch getrunken oder auch geraucht (Auswirkung auf die Sekretion) haben. Besondere Abführmaßnahmen sind bei oraler Kontrastmittelgabe nicht notwendig. Bei *Stenosen und Entleerungsbehinderungen des Magens* muß u. U. vor der Untersuchung der Mageninhalt mit einer Sonde abgesaugt werden, u. U. in Verbindung mit einer Magenspülung.

Die Untersuchung des Magen-Darm-Trakts wird im allgemeinen *kombiniert* als *Durchleuchtung* mit zusätzlich unter Sicht angefertigten *Aufnahmen* („Zielaufnahmen") durchgeführt. Der Vorteil dieser Methode liegt darin, daß bestimmte funktionelle Abläufe erfaßt werden. Wichtig ist auch die Möglichkeit der gezielten dosierten Kompression, die nur bei Durchleuchtungskontrolle möglich ist, und der manuellen Palpation, die die Lokalisierung von Schmerzen und die Zuordnung von Tastbefunden (z. B. bei Geschwülsten) erlaubt. Auch die Einstellung in den schrägen Durchmessern erfordert, wenn sie zu zuverlässigen Ergebnissen führen soll, die direkte Sicht bei der Durchleuchtung.

Zur Untersuchung des **Ösophagus** erhält der Patient einen Teelöffel Paste; bei zu langsamer Passage kann auch etwas dünneres Kontrastmittel gegeben werden. Wenn eine besonders sorgfältige Schleimhautuntersuchung notwendig ist, kann nach dem Kontrastmittel ein Löffel Öl gegeben werden, wobei es dann oft zu einem gut zu beurteilenden Benetzungsbild kommt. Auch die Doppelkontrastmethode Bariumsulfat mit Wasser nach Gabe eines Spasmolytikums (Busopan i. v.) wird angewandt. Die Darstellung der Ösophagusschleimhaut erfolgt am besten im Liegen, möglicherweise unter Preßatmung (sog. „Valsalva"), da sich so Krampfadern (Varizen) stärker füllen.

Zur Untersuchung des **Magens** erhält der Patient zunächst einen Schluck der Kontrastmittelaufschwemmung (am besten in einem Einnehmegläschen) zur Benetzung der Schleimhaut, dann zur Prallfüllung einen Becher, der schluckweise unter

Durchleuchtungskontrolle zu leeren ist. Der Untersucher kontrolliert die Funktion der *Kardia,* den *Füllungsvorgang,* das Einsetzen und den Ablauf der *Peristaltik* sowie die *Entleerung.* Der Bewegungsablauf der Peristaltik kann durch ein *Polygramm* (s. S. 153) erfaßt werden. Es folgt die Füllung des Bulbus und der Duodenalschlinge. Selbstverständlich ist die Untersuchung in verschiedener Drehung (schräge Durchmesser) und Lage (Kopftief- und Bauchlage) durchzuführen. Übersichts- und Zielaufnahmen ergänzen den Durchleuchtungsbefund.

Bei der **Doppelkontrastmethode** wird eine Kontrastdarstellung mit positivem Kontrastmittel und Gas erreicht. Schon ohne *Gaszugabe* kann man bei einer stark gasgeblähten Magenblase durch Umlagerung verschiedene Magenabschnitte im Doppelkontrast darstellen. Durch Zugabe von Brausepulver oder entsprechenden Tabletten zum Bariumbrei kann die Gasfüllung verbessert werden. Es genügt dabei eine relativ kleine Kontrastmittelmenge. Bei *Hypotonie* des Magens nach Injektion von Buscopan lassen sich auch feinere Schleimhautveränderungen darstellen. Durch entsprechende Umlagerung sind alle Abschnitte des Magens zu beurteilen.

Nur bei Darstellung aller Magenabschnitte mit der Doppelkontrastmethode kann ein **Frühkarzinom** ausgeschlossen werden. Sie ist deshalb heute als Routinemethode anzusehen.

Die Entleerungs- bzw. Passagefunktion ist in gewissen Abständen zu kontrollieren. Im allgemeinen wird nach 1–2 Stunden eine Kontrolluntersuchung durchgeführt; bei Entleerungsverzögerungen sind häufigere Kontrollen notwendig. Eine grobe Orientierung über den Dickdarm gibt eine Kontrolle nach 24 Stunden. Sie trägt auch zur Diagnostik von Funktionsstörungen bei (Beschleunigung oder Verlangsamung der Passage).

Spastisch bedingte Veränderungen können durch Injektion krampflösender Medikamente (Spasmolytica) beseitigt werden. Durch Injektion von Morphin (0,005) wird die Peristaltik angeregt (Untersuchung etwa 5–10 min nach Injektion) und, da sich der Pylorus schließt, das Antrum besser dargestellt. Methoden, die sich dieser und anderer Pharmaka (besonders bewährt hat sich das die Peristaltik anregende und den Pylorus öffnende gut verträgliche Metroclopramid, Handelsname Paspertin) bedienen, werden unter dem Sammelbegriff **Pharmakoradiographie** zusammengefaßt (s. auch unter Cholangiographie S. 162). Bei der Magenuntersuchung kann diese Methode die Ergebnisse in der Differentialdiagnostik bösartiger Tumoren fördern, da eine Wandstarre und Veränderungen der Peristaltik besser dargestellt werden.

Der Gasfüllung bedient sich auch die sogenannte **Parietographie,** d. h. eine Darstellung der Magenwand. Der gasgeblähte Magen wird hier mit Hilfe von Schichtaufnahmen untersucht.

Die Untersuchung des **Duodenums,** also nicht nur des Bulbus duodeni, sondern der Duodenalschlinge in ihrem gesamten Verlauf, erfolgt im allgemeinen im Zusammenhang mit jeder Magenuntersuchung. Morphologisch und funktionell von der Norm abweichende Befunde erlauben auch Rückschlüsse auf Erkrankungen des Pankreas. Bei unzureichender Darstellung bzw. Füllung der Duodenalschlinge kann die Pharmakoradiographie eingesetzt werden. Paspertin (s. o.) führt zu einer Erweiterung des Duodenums und damit nach Gabe von Kontrastmittel (Barium) zu einer besseren Darstellung. Eine optimale Darstellung läßt sich auch mit Hilfe der **Duodenographie in Hypotonie** erzielen. Die Hypotonie wird durch Stoffe, die den Tonus des Nervus vagus herabsetzen, erzielt (Parasympathikolytika, meist Buscopan i. v., Wirkung nach 2 min, evtl. zusammen mit Paspertin). Zur Hypotonie führen auch Oberflächenanästhetika, die zusammen mit dem Kontrastmittel verabfolgt werden können. Dieses wurde anfänglich ebenso wie die der Doppelkontrastdarstellung dienende Luft durch eine Duodenalsonde verabfolgt. Es zeigte sich aber, daß die Gabe durch die Sonde nicht notwendig ist. Das Kontrastmittel (relativ geringe Menge) kann wie zur Normaluntersuchung getrunken werden. Die Doppelkontrastdarstellung wird mit Hilfe von Brausepulvern oder Tabletten und entsprechender Lagerung (Kopftieflagerung) erzielt.

Die Untersuchung des **Dünndarms** kann mit der normalen Magenuntersuchung kombiniert werden. Man läßt dann einen zweiten Becher Kontrastbrei schluckweise im Abstand von 10 min

austrinken und kontrolliert alle 20–30 min den Füllungszustand. Im allgemeinen ist der gesamte Dünndarm nach 1–3 Stunden dargestellt (Methode nach *Pansdorf*). Nach *Weltz* trinkt der Patient von Anfang an einen Becher Brei nur schluckweise, Kontrollen dann wie oben. Eine erheblich aussagekräftigere Untersuchungsmethode gegenüber der konventionellen peroralen Dünndarmdarstellung ist das Enteroklysma (Methode nach *Sellink*). Dabei wird die Spitze einer Duodenalsonde mit Hilfe eines Führungsdrahtes bis zur Flexura duodenojejunalis geschoben. 400–600 ml Bariumsulfat und danach 400–600 ml Wasser werden maschinell infundiert (Doppelkontrast). Eine Beurteilung der Absonderung bzw. Wirksamkeit von Verdauungsfermenten ist möglich, wenn man Kontrastmittel in kleinen Kapseln, deren Hülle durch bestimmte Fermente aufgelöst wird, verabfolgt. Bei der Durchleuchtung kann dann verfolgt werden, wie lange die Kapseln erhalten bleiben. Daraus ergibt sich, in welchem Darmabschnitt die betreffenden Fermente wirksam sind. Der Brei erreicht das Kolon im allgemeinen nach 5–12 Stunden. Die Passage kann beschleunigt werden, wenn man dem Brei etwas Bittersalz (Magnesium sulfuricum) oder Methylzellulose beifügt oder aber das Kontrastmittel eisgekühlt trinken läßt. Auch durch die Gabe von Sorbit, einem sechswertigen Alkohol, oder Paspertin (s. o.) läßt sich die Passage beschleunigen. Bei guter Darstellung des Schleimhautreliefs des Dünndarms läßt sich so die Dünndarmuntersuchung erheblich abkürzen. Nach weniger als 1 Stunde ist meist schon das Colon ascendens gefüllt und damit auch eine Darstellung des Coecums bzw. der Appendix erreicht.

Wie schon oben erwähnt, ist eine grobe Orientierung über die Dickdarmverhältnisse 24 Std. nach der Magenuntersuchung oft noch möglich. Soll der **Dickdarm** gezielt (oral) gefüllt werden, läßt man am Vorabend (22–23 Uhr) einen Becher Brei trinken und untersucht dann am nächsten Morgen. Oft ist dann auch die Appendix gut dargestellt. Einzelheiten des Dickdarms sind aber meist mit der oralen Methode nicht zu beurteilen. Es ist dann die retrograde Füllung notwendig.

Die **retrograde (rückläufige) Darstellung** des Dickdarms wird auch als **Kontrasteinlauf** (eigentlich Kontrastmitteleinlauf) bezeichnet. Sie wird als Untertischdurchleuchtung *(Trochoskopie)* durchgeführt, d.h. die Röntgenröhre befindet sich unter dem Lagerungstisch.

Zur Vorbereitung ist eine sorgfältige Reinigung des Darmes erforderlich, da andernfalls feinere Wandveränderungen nicht beurteilt werden können. Bei Verstopfung sollte mehrere Tage vor der Untersuchung durch Gabe von Abführmitteln eine Entleerung des Darmes herbeigeführt werden. Am Vorabend ist ein hoher Reinigungseinlauf durchzuführen (evtl. ein subaquales Darmbad). Die letzte Mahlzeit (nur leichte, schlackenarme Kost) soll am Spätnachmittag eingenommen werden. Am Morgen der Untersuchung ist dann nochmals ein Reinigungseinlauf zweckmäßig. Zur Lösung des Darmschleims kann hier etwas Natriumbikarbonat zugesetzt werden. Die Untersuchung soll etwa 4 Stunden nach dem Einlauf durchgeführt werden. Auf sorgfältige Entleerung der Spülflüssigkeit ist vorher zu achten. Eine andere Form von Vorbereitung benutzt spezielle Abführmittel, Kontaktlaxantien (z.B. Dulcolax), die oral und als Zäpfchen, evtl. in Kombination, verabfolgt werden. Die Durchführung einer Rektoskopie vor der retrograden Füllung mit Kontrastmittel ist unzweckmäßig, da der Darm dann stark luftgebläht ist. Zur Durchführung des Kontrasteinlaufs gehört ein Einlaufgerät mit Anschluß an ein Darmrohr. Zweckmäßig ist ein Rohr mit seitlichen Öffnungen und einem aufblasbaren Gummiballon, der ein Auslaufen des Kontrastmittels, zumindest teilweise, verhindern kann.

Die klassische Untersuchungsmethode des Kolons ist heute weitgehend verlassen (Prallfüllung, Schleimhautdarstellung nach Entleerung, dann Lufteinblasung zur Doppelkontrastdarstellung).

Die heute übliche Doppelkontrastmethode nach *Welin* verzichtet auf Prallfüllung und Schleimhautdarstellung. In das hypotone Kolon (nach Injektion von Buscopan) wird nur wenig Kontrastmittel instilliert, dann wird mit Luft eine Doppelkontrastuntersuchung durchgeführt. Unter der Voraussetzung einer sehr sorgfältigen Darmreinigung sind bei entsprechender Lagerung bzw. Umlagerung alle Kolonabschnitte gut darzustellen. Auch kleinere pathologische Veränderungen der Darmwand (z.B. kleine Polypen) können so im Doppelkontrast abgebildet werden.

10.2.10.2 Speicheldrüse

Die Darstellung der Speicheldrüsen heißt **Sialographie**. Die Ausführungsgänge der Speicheldrüsen können mit jodhaltigen Kontrastmitteln durch den Hauptausführungsgang vom Munde aus aufgefüllt und so röntgenologisch dargestellt werden. Es werden nichtionische dimere Kontrastmittel (Isovist® 240/300) verwendet. Als Instrumentarium müssen vorhanden sein

steril: 1 Sonde, 1 Dilatator, mehrere Knopfkanülen, Spritzen,
u.U. ein angeschlossener Kunststoff-(Polyvinyl-)schlauch, durch den man das Kontrastmittel einlaufen lassen kann;
außerdem: ausreichende Beleuchtung (Stirnlampe oder Stirnspiegel), Spatel, Tupfer, Zellstoff, Schalen.

Aufnahmen sind in mindestens 2, möglicherweise auch 3 (axial) Ebenen zu machen. Die Untersuchung kann auch gezielt unter Durchleuchtungskontrolle durchgeführt werden.

10.2.10.3 Gallenwege

Die Röntgenuntersuchung der Gallenwege mittels oraler oder i.v. Kontrastmittelgabe wird heute nur noch relativ selten durchgeführt. Sie ist weitgehend durch die *Sonographie* ersetzt, die in jedem Fall der Röntgenuntersuchung vorausgehen sollte. Nur bei besonderer Fragestellung ist diese dann noch indiziert. Trotzdem sei die Methodik hier kurz dargestellt:

Darstellung der Gallenwege (Cholangiographie, Cholezystographie): Nachdem lange Zeit im wesentlichen allein die Darstellung der Gallenblase, nur in Ausnahmefällen der Gallengänge, gelang, hat die Einführung neuer Kontrastmittel eine Routine-Darstellung auch der Gallengänge, besonders des Ductus choledochus, ermöglicht.

Der Patient muß, wie auch bei der Magen-Darm-Untersuchung, nüchtern sein. Besondere Bedeutung kommt der „Reinigung" des Abdomens zu. Am Vortag soll nur leichte, nicht blähende Kost eingenommen werden. Am Morgen kann ein Kontaktlaxans gegeben werden (z.B. Dulcolax-Zäpfchen, Entleerung nach etwa 30 min). Auch ein Reinigungseinlauf mit warmem Wasser ist zweckmäßig (evtl. Zusatz von 2 ml 30%igem Wasserstoffsuperoxyd auf 1 l Flüssigkeit). Bei stark störenden

Darmschatten kann auch nach der ersten Aufnahme noch ein Zäpfchen gegeben werden. Bei Durchfällen soll nur ein Reinigungseinlauf vorgenommen werden.

Die Kontrastdarstellung der Gallenblase ist mittels **oraler** und **intravenöser** Kontrastmittelgabe möglich. Die orale Füllung birgt in sich die Fehlerquelle intestinaler Resorptionsstörungen. Bei Gabe der neueren trijodierten Kontrastmittel (Biloptin, Bilibyk) kann manchmal auch eine verwertbare Darstellung der Gallengänge erreicht werden.

Der Zeitpunkt der besten Füllung ist bei den oral zu nehmenden trijodierten Kontrastmitteln 12–14 Stunden nach Einnahme erreicht. Eine bessere Gallengangsdarstellung kann u. U. durch fraktionierte Kontrastmittelgabe (50 % am Vorabend der Untersuchung, 50 % 2 Std. vor der Untersuchung) erreicht werden.

Die Einführung der *i. v. zu verabfolgenden Kontrastmittel* (Biliscopin, Endomirabil) ermöglichte dann eine bessere Darstellung der Gallengänge insbesondere nach Gallenblasenoperationen. Wegen der besseren Verträglichkeit wird das Kontrastmittel heute meist als (langsame) Infusion verabfolgt.

Die Aufnahmen für die Gallengangsdarstellung sollen nach etwa 25, 50 und 75 Minuten gemacht werden. Alle Aufnahmen sind in leichter Drehung in den 2. schrägen Durchmesser anzufertigen (Boxerstellung), entweder auf dem Buckytisch oder auch stehend. Die Gallenblasendarstellung wird in gleicher Lage oder am Zielgerät durchgeführt, an dem auch eine seitliche Aufnahme geschossen werden kann. Die optimale Füllung ist nach 100 bis 120 min erreicht.

Danach wird eine „Reizmahlzeit" (Eigelb, Öl, Magnesiumsulfat) gegeben, die normalerweise zu einer Entleerung der Gallenblase (Verkleinerung, Höhertreten des unteren Pols) führt. Auch der wegen seiner die Darmpassage beschleunigenden Wirkung erwähnte sechswertige Alkohol Sorbit hat einen „cholezystokinetischen" Effekt, verursacht also eine Entleerung bzw. Verkleinerung der Gallenblase. Er ist wirksamer Bestandteil der manchen Gallenkontrastmitteln beigegebenen leicht einzunehmenden Täfelchen sowie des Sorbosans. Die Beobachtung der reflektorischen Entleerung der Gallenblase („positiver Reflex") erlaubt eine Beurteilung der Gallenblasenfunktion. Die Reflexaufnahme wird 30 bis 45 min nach der Reizmahlzeit gemacht. Zur Kontraktion der Gallenblase führt auch die Injektion des gastrointestinalen Hormons Cholezystokinin und neuerdings des zunächst aus der Haut eines australischen Frosches gewonnenen, jetzt synthetisierten Dekapeptids Ceruletid

(„Takus"). Die starke Kontraktion der Gallenblase führt meist auch bei oraler Kontrastmittelgabe zu einer guten Darstellung der Gallengänge.

In vielen Fällen kann ein frühzeitiger Abfluß des Kontrastmittels und damit ein besserer Kontrast durch Gabe von Morphin (0,005) erreicht werden, wobei sich der Sphinkter verschließt. Oft kann durch die Schichtuntersuchung ein noch besseres Ergebnis der Cholezystographie erzielt werden (Steindiagnostik!). Die Schichtaufnahmen sind in Bauchlage in leichter Drehung zu machen. Die vorderste Schicht liegt 5 bis 7 cm unter der Bauchhaut, bei Schichtung der Gallenwege noch etwas tiefer. Der Abstand der Schichtebenen (5 bis 8) hat 0,5 bis 1 cm zu betragen. Besonders wichtig ist die Schichtuntersuchung bei Verdacht auf Steine im Ductus choledochus, in dem der starke Kontrast des Kontrastmittels leicht kleinere Konkremente überdeckt.

Alle Aufnahmen müssen in absolutem Atemstillstand gemacht werden (Exspirium), da sonst eine erhebliche Bewegungsunschärfe entsteht. Zugunsten des Bildkontrastes hat es sich bewährt, mit relativ niedriger Spannung (etwa 60 kV) und längerer Belichtung zu arbeiten (300 bis 400 mAs).

Neben der bisher beschriebenen indirekten Gallenwegsdarstellung, bei der die Kontrastmittel durch die Leber ausgeschieden und mit der sezernierten Galle die Gallengänge und die Gallenblase sichtbar gemacht werden, ist manchmal die **direkte, intraoperative** oder **postoperative Cholangiographie** notwendig. Die Frage ist hier die Durchgängigkeit des Ductus choledochus und des Sphinkters bzw. der Nachweis noch nicht entfernter Konkremente. Es werden dabei bis zu 20 ccm des Kontrastmittels in das eingelegte T-förmige Drain injiziert und dann sofort die notwendigen Aufnahmen gemacht (am Operationstisch mit stehendem Streustrahlenraster). Die unmittelbare Kontrolle mittels Fernsehdurchleuchtung ist sinnvoll. Eine direkte Füllung und Darstellung der Gallenblase ist mittels direkter Punktion unter laparoskopischer Sicht möglich. Mittels perkutaner Leberpunktion mit folgender Kontrastmittelinjektion können die Gallengänge dargestellt werden: **transhepatische Cholangiographie** (Indikation: zur Differentialdiagnose eines Gallengangsverschlusses bei unzureichendem Ergebnis der i. v. Untersuchung).

Eine Darstellung der Gallengänge ist auch durch Punktion mittels eines von der V. jugularis bis in die V. heatica eingeführten Sonde möglich: **transjugulare Cholangiographie**. Am Ende der Sonde befindet sich dabei eine Kanüle, mit der die Gallengänge direkt (vom der Vene aus) punktiert werden können.

Eine direkte Cholangiographie ist weiterhin auf retrogradem Wege vom Duodenum aus möglich: **Retrograde Cholangiographie** (s. ECRP).

10.2.10.4 Pankreas, ERCP

Pankreatographie: Intraoperativ können auch die Pankreasausführungsgänge (Ductus Pankreaticus) mit Kontrastmitteln sichtbar gemacht werden (*Doubilet* 1951). Entweder wird nach Eröffnung des Duodenums die Papille sondiert und dann das Kontrastmittel injiziert (aszendierende, transpapillare P.), oder die Injektion erfolgt in einen tastbaren oder operativ eröffneten peripheren Pankreasgang (deszendierende P.). Die Methode hat Bedeutung für die Differentialdiagnose und die sich aus ihr ergebenden therapeutischen Konsequenzen (Indikation und Methode eines operativen Eingriffs).

Heute kann mit Hilfe der modernen Duodenoskopie ohne Operation Kontrastmittel unter Sicht in die Gallen- und Pankreasgänge injiziert werden: endoskopische retrograde Cholangiopankreatographie: ERCP.

10.2.10.5 Nieren, Harnwege

Die Darstellung der Nieren und der ableitenden Harnwege ist die **Urographie**. Diese Bezeichnung ist besser als der früher viel gebrauchte Begriff Pyelographie (griech., Pyelon = Nierenbecken). Die Vorbereitung entspricht der zur Cholegraphie (s. o.).

Wichtig ist, daß vor Beginn der Untersuchung die **Harnblase entleert** wird, da sonst möglicherweise die Ausscheidung reflektorisch gestört ist. Die ableitenden Harnwege können nach Injektion, heute meist Infusion eines Kontrastmittels, das durch die Niere ausgeschieden wird, sichtbar gemacht werden: **intravenöse- bzw. Infusionsurographie** (in Ausnahmefällen i. m., s. u.). In jedem Fall ist vor

der Injektion eine Leeraufnahme anzufertigen (bei richtiger Einstellung schneidet das Bild mit der Symphyse ab, so daß die Blase noch dargestellt ist). Bei starkem Meteorismus kann noch ein Kontaktlaxans gegeben werden (s. S. 161), nach Entleerung ist dann nochmals zu kontrollieren. Als Kontrastmittel werden fast ausschließlich trijodierte Substanzen verwandt (s. Abb. 10-30).

Die Aufnahmen sind etwa 5–10 min nach Infusionsende bzw. Injektion des Kontrastmittels und dann nach weiteren 5–10 min (nach Blasenentleerung) durchzuführen.

Die i. v. (und i. m.) Pyelographie erlaubt eine Beurteilung der **Ausscheidungsfunktion**. Die Anlage von den Harnabfluß in die Blase hemmenden **Kompressorien** (Gurt, aufblasbare Gummimanschette) ändert die physiologischen Verhältnisse. Sie führt zu einer stärkeren Füllung des Nierenhohlsystems. Zur besseren Darstellung von Formveränderungen (z. B. bei Verdacht auf Entzündungen oder Tumoren) kann das Kompressorium unmittelbar **nach der 1. Füllungsaufnahme** angelegt werden. Die 2. Aufnahme und evtl. weiteren Aufnahmen in leichter Drehung werden bei liegendem Kompressorium angefertigt. Es folgt dann eine weitere Aufnahme einige Minuten nach Lösung der Kompression. Die Anlage des **Kompressoriums** schon **bei Beginn der Untersuchung** ist nur **in Ausnahmefällen** angezeigt, z. B. bei sehr dicken Patienten, oder wenn eine Ausscheidungshemmung bzw. eine mangelnde Konzentrationsfähigkeit der Niere bekannt ist, so daß nur ein geringer Kontrast erwartet werden kann. Die 1. Aufnahme hat nach etwa 15 min zu erfolgen. Danach ist das Kompressorium zu lösen und eine weitere Aufnahme (nach etwa 3–4 min) anzuschließen. Die Aufnahmen des Pyelogramms werden im allgemeinen im Liegen angefertigt. Bei Verdacht auf pathologische Beweglichkeit *(Wanderniere)* ist eine weitere Aufnahme im Stehen anzuschließen. Bei pathologischen Ausscheidungshemmungen oder Abflußbehinderungen sind – nach Anweisung des Arztes – weitere Aufnahmen in größeren Abständen notwendig *(Spätaufnahmen)*. Alle Aufnahmen sind in Atemstillstand zu schalten *(Exspirium)*. Beim sogenannten **Veratmungspyelogram** wird derselbe Film doppelt belichtet, in extremer Inspiration und in Exspiration (jeweils halbe Belichtungszeit). So können u.U. Verwachsungen und Entzündungsprozesse in der Nierenumgebung sichtbar gemacht werden (normalerweise verschieben sich die Nieren mit der Atmung).

Das sog. **Frühurogramm** (1, 2, 3 min nach Inj.) kann ev. einseitige Durchblutungsstörungen aufdecken (unterschiedliche Parenchymanfärbung und Ausscheidung). Eine Verringerung des Harnzeitvolumens als Folge einer Minderdurchblutung kann mit Hilfe des **Auswaschurogramms** erkannt werden. Es werden dabei unmittelbar nach der Kontrastmittelinjektion 500 ml einer 20%igen Mannitollösung schnell infundiert. Eine stärkere Füllung des Hohlsystems (etwa 3 und 6 min nach Infusionsende) einer Seite charakterisiert die verzögerte Auswaschung.

Die **retrograde Pyelographie** wird mit Hilfe des Ureterenkatheterismus (Einführung unter zystoskopischer Sicht) durchgeführt. Ein entsprechender Untersuchungstisch ist erforderlich. Der Patient kann dann bei liegenden Ureterenkathetern, aber nach Entfernung des Zystoskops, auf den Röntgentisch umgelagert werden (es sei denn, es steht eine spezielle urologische Röntgeneinrichtung zur Verfügung). Die Füllung erfolgt (besonders bei Störung der Nierenfunktion) oft nur einseitig. Kontrastmittel werden in geringerer Konzentration verwandt (etwa 30%ig) als bei der intravenösen Pyelographie. Das Kontrastmittel muß langsam, ohne besonderen Druck in Mengen von etwa 4–5 ccm pro Seite bei doppelseitiger Darstellung gleichzeitig injiziert werden. Es können auch unter der Injektion Zielaufnahmen mit dem Zielgerät gemacht werden (Pyeloskopie). Andernfalls wird die Aufnahme nach Abschluß der Injektion bei noch liegender Spritze angefertigt. Eine Doppelkontrastdarstellung kann durch zusätzliches Einblasen von Luft erreicht werden. Nach Abschluß werden die Katheter herausgezogen.

Die Pyelographie kann u.U. durch **Schichtaufnahmen** der Niere ergänzt werden. Entweder es wird beidseits geschichtet, oder die kranke Seite wird – bei einseitiger Schichtung – etwas angehoben. Die Schichttiefen liegen etwa 7–10 cm von der Rückenhaut entfernt. Weitere diagnostische Methoden bei Nierenkrankheiten sind die *Angiographie* (s. S. 166), CT (s. S. 144) und MRT (s. S. 215). Bei Abschluß der pyelographischen Untersuchung ist im allgemeinen auch die Blase gefüllt und grob zu beurteilen. Sie kann auch für sich dargestellt werden: **Zystographie**. Als Kontrastmittel sind dann wasserlösliche, jodhaltige Kontrastmittel zu verwenden, die bis zu einer Konzentration von etwa 15% verdünnt werden können. Die Injektion erfolgt durch die Harnröhre (bei Männern mittels einer Spritze mit konischem Ansatz, bei Frauen durch einen Katheter). Die Aufnahmen müssen dann in verschiedenen Aufnahmerichtungen durchgeführt werden (auch Schrägaufnahmen). Eine vorherige Entleerung des Darmes ist notwendig. Soll zusätzlich die männliche Harnröhre gefüllt werden (**Urethrographie**), ist ein Spezialinstrument mit einer Klemmvorrichtung zweckmäßig. Die Aufnahmen werden während der Füllung und bei Entleerung (Miktion) gemacht. Auch die weibliche Harnröhre läßt sich bei Anwendung einer speziellen Technik darstellen.

10.2.10.6 Uterus, Eileiter

Darstellung des Uterus (Hysterographie) einschließlich der **Eileiter (Hysterosalpingographie)**: Zur Vorbereitung ist auch die Darmreinigung erforderlich. Die Kontrastmittelinjektion erfolgt mit Hilfe eines Spezialinstruments. Als Kontrastmittel können sowohl ölige als auch wasserlösliche jodhaltige Substanzen verwandt werden. Die Untersuchung wird im allgemeinen nach der Menstruation (postmenstruelle Phase) durchgeführt. Die Untersuchung wird am besten auf dem Tisch eines Zielgeräts durchgeführt. Die Patientin befindet sich in Steinschnittlage bei Beckenhochlagerung. Unter Durchleuchtungskontrolle können dann während der Injektion die Aufnahmen gemacht werden.

10.2.10.7 Fisteldarstellung

Bei der Fisteldarstellung (**Fistulographie**) werden wasserlösliche Kontrastmittel mehr oder weniger großer Viskosität (je nach Durchmesser der Fistel) verwandt. Die Mündung der Fistel muß markiert werden (Bleiring). Die Injektion erfolgt am besten durch einen möglichst weit in die Fistel hineingeschobenen Ureterenkatheter, sonst auch durch eine Knopfkanüle, mit der u. U. eine bessere Abdichtung erreicht werden kann. Die Aufnahmen müssen (u. U. am Zielgerät) stets in mehreren Ebenen angefertigt werden.

10.2.10.8 Gefäßdarstellung (Angiographie, Vasographie)

Die moderne angiographische Diagnostik wurde ermöglicht durch:
- die Vervollkommnung der technischen Mittel, insbesondere der Geräte,
- gut verträglicher Kontrastmittel,
- die Weiterentwicklung der Punktions- bzw. Applikationstechnik, insbesondere die Einführung der Kathetertechnik nach Seldinger.

Technische Ausrüstung: Bei den meisten angiographischen Untersuchungen müssen zur Erfassung aller Phasen der Durchblutung (arteriell kapillär, venös) zahlreiche Aufnahmen in mehr oder weniger hoher, dem Einzelfall anzupassender Frequenz durchgeführt werden. **Serienaufnahmen** lassen sich mit Hilfe von Filmwechslern (AOT, Puck s. S. 154) anfertigen. Eine höhere Frequenz ist durch Anwendung der **Röntgenkinematographie** zu erzielen (s. S. 154). Die Möglichkeiten der Kinematographie sind besonders durch Einschaltung des Röntgenbildverstärkers erweitert worden. Die Programmwahl bei Serienaufnahmen, die die Frequenz der Aufnahmen im Gesamtablauf der Untersuchung regelt, kann heute weitgehend automatisiert bzw. gesteuert werden.

Die Kürze der Belichtungszeit, die bei hohen Bildfrequenzen nur zur Verfügung steht, erfordert die Verwendung eines leistungsfähigen Drehstromgenerators und einer hoch belastbaren Röhre. Bei vielen angiographischen Untersuchungen müssen Aufnahmen in 2 Ebenen angefertigt werden. Zweckmäßigerweise werden dann auch 2 Filmwechsler und 2 Röhren benutzt, die am besten alternierend geschaltet werden. Bei Anwendung der Kathetertechnik ist die Kontrolle mit Bildverstär-

ker-Fernsehdurchleuchtung notwendig, damit ein falscher Weg des Katheters vermieden wird. Die Endlage kann dann unter Anspritzen mit einer geringen Kontrastmittelmenge nochmals kontrolliert werden. Der Puck erlaubt auch die Kontrolldurchleuchtung während der Aufnahmeserie.

Die Aufhängung des Röntgenstrahlers an einem Deckenstativ gewährleistet die notwendige Bewegungsfreiheit für den untersuchenden Arzt.

Kontrastmittel: Zur Angiographie werden heute nur die gut verträglichen *nicht ionischen Kontrastmittel* verwandt (s. S. 156). Trotzdem muß für die selten auftretenden Schockreaktionen (s. S. 157 f.) die Voraussetzung für eine schnelle gezielte Behandlung gegeben sein.

Bei der von *Seldinger* eingeführten Kathetertechnik wird der Katheter nach Punktion eines größeren Gefäßes (z. B. A. femoralis) durch die Kanüle bis in den darzustellenden Bereich, z. B. auch das Herz bzw. die Koronararterien, geschoben.

Für die **Kontrastmittelinjektion** stehen elektrisch betriebene *Spezialspritzen* zur Verfügung. Der Druck, die Injektionsgeschwindigkeit und die zu injizierende Menge lassen sich vor der Untersuchung einstellen, ebenso der Zeitpunkt bzw. die Injektionsmenge, bei der die 1. Aufnahme ausgelöst werden soll.

Die Kontrastmitteldarstellung der Arterien heißt **Arteriographie**, der Venen **Veno-** oder **Phlebographie**, die des Herzens und der ins Herz mündenden großen Gefäße **Angiokardiographie**.

Marksteine auf dem Gebiet der Angiographie sind die Einführung der Carotisangiographie für die neurochirurgische Diagnostik durch *Moniz* (1927) und der Aortographie durch *dos Santos* (1929). Die diesen Pionierleistungen folgende Entwicklung hat die angiographische Diagnostik zu einem wichtigen Teilgebiet der röntgenologischen Diagnostik gemacht. Es gibt heute kaum ein Gefäß oder ein Gefäßgebiet, das nicht angiographisch untersucht werden könnte.

Bei der **quantitativen Angiographie** und dem Computer-Angiogramm werden die Dichteänderungen im Kontrastmittelbolus ausgewertet, so daß Aussagen über Flußvolumen und -geschwindigkeit möglich sind.

Kurze Hinweise auf die wichtigsten Untersuchungen seien im folgenden gegeben:

• **Die periphere Arteriographie** (Darstellung der Extremitätenarterien). Am häufigsten wird die *A. femoralis* mit ihren Verzweigungen dargestellt. Die Punktion erfolgt mittels einer Kanüle, die Kontrastmittelinjektion durch diese Kanüle, meist – nach *Seldinger* – durch einen mit Hilfe eines Führungsdrahtes in die Arterie eingelegten Katheter. Die Injektion soll im allgemeinen gegen den Blutstrom erfolgen. Wenn die Beckenarterien und die Aorta bzw. auch die Extremitätenarterien der anderen Seite dargestellt werden sollen, wird der Katheter über die Aortengabel hinausgeschoben.

• **Die Angiokardiographie.** Die Injektion erfolgt durch einen bis in das Herz geschobenen Katheter. Die Darstellung des rechten Herzens heißt **Dextrogramm**, die des linken **Laevogramm**. Durch Füllung der *Pulmonalarterien* wird ein **Pulmangiogramm** gewonnen. Besonders wichtig ist die Darstellung der *Koronararterien:* **Koronarographie**. Sie gehört zur präoperativen Diagnostik.

• **Darstellung der Aorta (Aortographie)** und der abdominellen Gefäße. Auch die Aortographie wird heute mit Hilfe der Kathetertechnik durchgeführt. Mit Spezialkathetern lassen sich die von der Aorta abgehenden Gefäße sondieren. Sie können dann selektiv dargestellt werden (z. B. *A. coeliaca, A. mesenterica superior* und *inferior*) (Pankreas-, Milz- und Leberdiagnostik), ebenso die Nierengefäße: **Renovasographie**.

• **Die Darstellung der Venen (Venographie oder Phlebographie).** Das Kontrastmittel kann direkt in die Venen injiziert werden, z. B. in die Ellenbogenvene (möglichst durch 2 Kanülen in die mediale und laterale Vene) zur Darstellung der *Vv. axillaris* und *brachialis*.

Die Darstellung der **Unter- und Oberschenkelvenen** erfolgt mittels der Kontrastmittelinjektion in eine Fußvene. Die Aufnahmen werden im Stehen unter Durchleuchtungskontrolle durchgeführt (Diagnostik bei Varizen, Thrombosen, Klappeninsuffizienz).

• **Darstellung des Lymphgefäßsystems: Lymphangiographie.** Durch Injektion geeigneter gewebs-freundlicher Farbstoffe, die mit dem Lymphstrom abtransportiert werden, in die Gewebe (z. B. Patentblau V in 11%iger wäßriger Lösung) lassen sich die Lymphgefäße anfärben. Nach Präparation und Punktion eines *Lymphgefäßes* durch eine feine Kanüle wird ein öliges Kontrastmittel (nur langsame maschinelle Injektion) injiziert. So gelingt nicht nur die Darstellung der eigentlichen Lymphgefäße, sondern auch die der im zetripetalen Lymphstrom gelegenen *Lymphknoten:* **Lymphadenographie** (Nachweis von Metastasen!).

10.2.10.9 ZNS-Diagnostik

Seit der CT und MRT wird die Angiographie der Hirnarterien *(Carotis-Vertebralis-Angiographie)* nur bei speziellen Fragestellungen durchgeführt.

Die Luftfüllung der Binnenräume des Gehirns (**Enzephalographie, Ventrikulographie**) wird nicht mehr durchgeführt.

Die Darstellung des Rückenmarkkanals (**Myelographie**) mit Anwendung wasserlöslicher Kontrastmittel (Injektion lumbal oder subokzipital) wird noch bei speziellen Fragestellungen angewandt.

• Auch die **Bronchographie** mit Hilfe wasserlöslicher Kontrastmittel hat an Bedeutung verloren, ebenso die
• **Pneumoradiographie**, die Darstellung von Hohlräumen oder Gewebsspalten durch Einblasen von Luft (z. B. in den Pleuraraum; *diagnostischer Pneumothorax*, den Bauchraum: *Pneumoperitonaeum*, den Retroperitonaealraum: *Pneumoretroperitonaeum*, das Mediastinum: *Pneumomediastinum*, das Parametrium: Pneumoparametrium. Die Pneumoradiographie ist durch CT und MRT entbehrlich geworden.

10.2.10.10 Gelenkhöhlen

Die Darstellung der Gelenkhöhlen heißt **Arthrographie**. Sie wird mit Hilfe wasserlöslicher jodhaltiger Kontrastmittel, meist unter zusätzlicher Einblasung von Luft, durchgeführt (Doppelkontrastmethode). Größere Bedeutung hat sie nur für das *Kniegelenk*, besonders zur Diagnostik von *Meniskusschäden*, und für das *Schultergelenk*. Für das Kniegelenk haben aber die *MRT* und die *Arthroskopie* zunehmende Bedeutung erlangt.

10.2.11 Untersuchungen von Kindern

Die Röntgenuntersuchung von Kindern, Säuglingen, Kleinkindern erfordert besondere Sorgfalt und Erfahrung. Lagerung und Einstellung sind erschwert. Ein Anhalten der Atmung in jeder gewünschten Phase läßt sich auf Aufforderung in den frühen Lebensaltern nicht erreichen. Besondere Sorgfalt muß einer geringen Strahlenexposition gewidmet werden. Regeln bei Untersuchungen von Kindern sind:

• Wichtigster Grundsatz zur Begrenzung der *Strahlenexposition* ist die optimale Einblendung des Nutzstrahlenbündels auf das zu untersuchende Objekt (Thoraxaufnahmen werden leicht zu Aufnahmen des ganzen Rumpfes!). Der *Gonadenschutz* ist besonders zu beachten (Schutzschürzchen, Bleiabdeckung im Liegen). Zu Wiederholungen führende Fehlaufnahmen müssen vermieden werden!

• Zweckmäßig ist die Verwendung von *Hochleistungsgeneratoren,* da sie eine Verkürzung der Belichtungszeit und damit eine Verringerung der Bewegungsunschärfe ermöglichen.

• Der Abstand kann wegen des im Vergleich zu Erwachsenen geringen Durchmessers verringert werden. Auch dadurch wird die *Belichtungszeit* verkürzt.

• Da bei den relativ kleinen Objekten die Zeichenschärfe besonders wichtig ist, soll mit einem *kleinen Fokus* und gegebenenfalls mit *Feinstrukturfolien,* bei dünnen Körperabschnitten, den Extremitäten, mit *folienlosem Film* gearbeitet werden.

• Die *Lagerung* sollte mit besonderen Hilfsmitteln durchgeführt werden (s. als Beispiel Haltebeutel bei Säuglingen, Abb. 10-33, Kindermulde, Abb. 10-34). *Thoraxaufnahmen* sollen nach Möglichkeit in aufrechter Körperhaltung angefertigt werden.

Ausnahmsweise müssen sie manchmal – so u. U. bei Säuglingen oder schwer kranken Kindern (ebenso wie bei schwer kranken Erwachsenen) – im Liegen durchgeführt werden.

Spezialstative mit ausreichendem Strahlenschutz können bei Thoraxaufnahmen im Stehen das Hal-

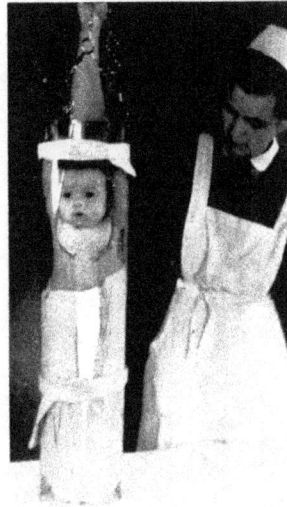

Abb. 10-33: Babix-Haltebeutel (Rost-Kiel) zur sicheren Fixierung von Kleinkindern und Säuglingen. Hüllen in verschiedenen Formen und Größen

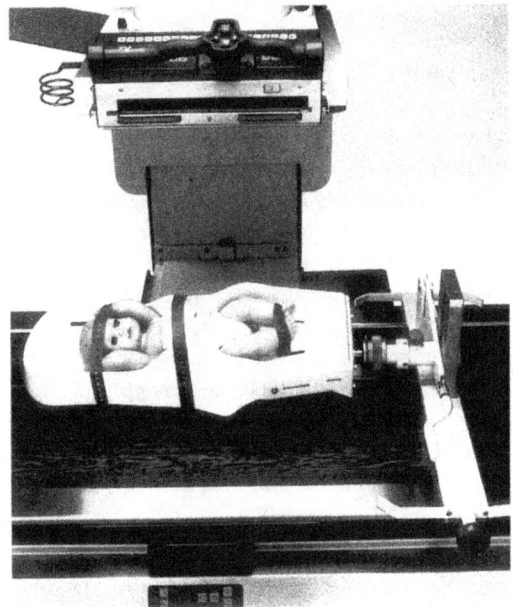

Abb. 10-34: Kindermulde

ten des kleinen Patienten durch eine jenseits der Kassette stehende Hilfsperson ermöglichen (Abb. 10-35). Die Strahlenrichtung kann manchmal abweichend von der Norm gewählt werden

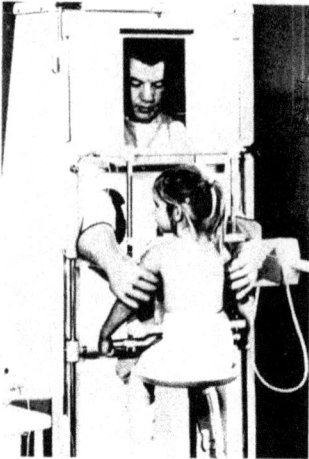

Abb. 10-35: Aufnahmestativ Thoracomat (Siemens). Die Aufnahmen können durch einen Fußschalter ausgelöst werden

(z. B. Thorax a. p. statt p. a.), wenn dadurch die Ruhigstellung erleichtert wird.

• Wenn die *Atemstellung* bzw. die Ruhigstellung der Atmung wichtig sind, ist die Auslösung der Röntgenaufnahme von der technischen Assistentin unter genauer Beobachtung durchzuführen. Bei größeren Kindern muß das Anhalten der Atmung geübt werden. Es ist dabei zweckmäßig, daß die Assistentin die Aufnahme in unmittelbarer Nähe des Kindes auslösen kann. Vorbedingung ist hierfür das Vorhandensein einer ausreichenden Strahlenschutzvorrichtung und die Möglichkeit einer (gerätenahen) Fernschaltung. Die Auslösung der Aufnahme in Inspiration kann mittels Steuerung durch einen Termistor erfolgen, der vor der Nase des Patienten angeordnet seinen Widerstand in Abhängigkeit von der Temperatur der Ein- und Ausatemluft ändert.

• Weich- oder Hartstrahltechnik kann nicht grundsätzlich festgelegt werden. Meist werden *mittlere Spannungen um 80 kV* gewählt. Je höher die Spannung, um so kürzer ist die Belichtungszeit.

• Bei *Belichtungsautomaten* sollte die Meßkammer in der Dominanten liegen. Oft ist dies bei Thoraxaufnahmen von Kleinkindern nicht der Fall, so daß Spezialkammern erforderlich sind.

• Die *Bildverstärkerphotographie* ist für die pädiatrische Röntgendiagnostik besonders geeignet.

Die *Dosiseinsparung* beträgt bei jedem Einzelbild 90 %. Auch können bei dieser Technik Bewegungs- und Funktionsaufnahmen durch Serienaufnahmen leicht angefertigt werden. Die kürzere Belichtungszeit verringert die Bewegungsunschärfe. Die Gesamtuntersuchungszeit kann abgekürzt werden, da der Kassettenwechsel entfällt und die Bilder nach Zwischenspeichern auf einem digitalen Speicher erst nach der Untersuchung auf einem Film aufgezeichnet werden.

• Bei direkten Aufnahmen des *Abdomens* muß wegen der *Gonadenbestrahlung,* wenn diese aus sachlichen Gründen nicht abgedeckt werden können, durch eine kurze Belichtungszeit eine Veratmung, die eine Wiederholung erforderlich machen könnte, nach Möglichkeit vermieden werden.

• Auf spezielle Techniken (z. B. *Schichtuntersuchung*), die wegen mangelnder Ruhigstellung kein befriedigendes Ergebnis erwarten lassen, wird man oft grundsätzlich verzichten müssen. Manchmal kann die Schichtuntersuchung mit kleinem Winkel *(Zonographie)* angewandt werden, z. B. bei Untersuchungen der Niere und der Harnwege.

• Vielfach kann eine *leichte medikamentöse Dämpfung* (z. B. 3–5 mg/kg Körpergewicht Atosil oder eine Rektiole Chloralhydrat) die Durchführung der röntgenologischen Untersuchung erleichtern.

• Bei geschicktem Umgang mit dem Kinde lassen sich technische Schwierigkeiten erheblich verringern. In diesem Falle wichtig ist eine ruhige, das Kind nicht erschreckende *Atmosphäre.* Säuglinge und Kleinkinder lassen sich leicht ablenken und verlieren dann die anfängliche Scheu und Angst. Auf die Durchleuchtung sollte man schon aus Strahlenschutzgründen verzichten.

• Um die Strahlenexposition der Gonaden zu verringern, muß z. B. bei der LWS-Aufnahme von Mädchen der p. a.-Strahlengang und nicht der filmnahe a. p.-Strahlengang gewählt werden. Neben diesen Maßnahmen wird die Strahlenexposition auf ein Minimum herabgesetzt durch Einblenden, Tragen von Schutzkleidung, z. B. Röcken, kurze Belichtungszeiten, sorgfältige Indikationsstellung u. a. Dabei sind auch die Strahlenschutzvorschriften unter den gegebenen speziellen Bedingungen (s. unter 5 und 6) besonders sorgfältig zu beachten.

Die Erarbeitung von Belichtungsdaten *(Belichtungstabellen)* muß unter Berücksichtigung der altersbedingten erheblichen Dickenunterschiede und der speziellen Aufnahmebedingungen erfolgen.

10.2.12 Zahn- und Kieferaufnahmen

Zahn- und Kieferaufnahmen sind durch einige *Besonderheiten* charakterisiert, die kurz zusammengestellt werden:

• Die Darstellung kleiner, relativ dünner Objekte bei den Zahn- und Kieferaufnahmen kann mit *Röntgengeräten geringer Leistung* und *begrenzter Spannungshöhe* durchgeführt werden.

• Zur Darstellung einzelner Zähne oder Zahngruppen werden „enorale" Aufnahmen angefertigt. Der Film liegt im Mund, die Röhre bzw. der Zahntubus wird auf die Gesichtshaut aufgesetzt. Auch die **Aufbißaufnahmen,** bei denen der Film in der Bißebene liegt und mit deren Hilfe Kieferabschnitte in einer zweiten Ebene abgebildet werden können, werden „enoral" angefertigt.

• Besondere Bedeutung hat bei der Kleinheit des Objekts und dem durch die Kürze des Spezialtubus gegebenen geringen Abstand eine Einstelltechnik, die die Gesetze der geometrischen Zentralprojektion berücksichtigt und dadurch eine unerwünschte Vergrößerung und Verzeichnung vermeidet. Nach der *Cieszynski-Diekschen* Isometrieregel muß der Zentralstrahl zur größenrichtigen Abbildung in Höhe der Wurzelspitze auf die Winkelhalbierende zwischen Zahnachse und Filmebene gerichtet werden (Abb. 10-36). Eine annähernd größenrichtige Abbildung ist auch bei Anwendung der *Rechtwinkeltechnik* möglich, bei der der Film im Mund mit Hilfe einer speziellen Haltevorrichtung, die am Tubus befestigt wird, in einem größeren Abstand vom Brennfleck gebracht wird. Der Film soll dabei immer parallel zur Zahnachse liegen. Der Zentralstrahl trifft senkrecht auf den Film (Abb. 10-36).

• Als photographisches Material stehen *Spezialfilme* in Einzelpackungen zur Verfügung. Die röhrennahe Seite und die obere rechte Ecke sind außen gekennzeichnet.

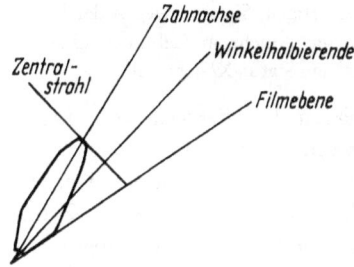

Abb. 10-36: Richtung des Zentralstrahls bei Zahnaufnahmen

• Besonders wichtig ist eine sorgfältige *Beschriftung* und *Bezeichnung.* Die Bezeichnung erfolgt nach dem **Zahnspiegel** (Erwachsene 32 Zähne):

(Oberkiefer)

18 17 16 15 14 13 12 11	21 22 23 24 25 26 27 28

R ――――――――――――――――――――――――――――― L

48 47 46 45 44 43 42 41	31 32 33 34 35 36 37 38

(Unterkiefer)

oder beim *Milchgebiß* (20 Zähne)

(Oberkiefer)

55 54 53 52 51	61 62 63 64 65

R ――――――――――――――――――――― L

85 84 83 82 81	71 72 73 74 75

(Unterkiefer)

Zweckmäßig ist es, sichtbare Veränderungen am Gebiß vor Durchführung der Aufnahmen unter Verwendung von Abkürzungen (C = Caries, F = Füllung, f = fehlt, S = Stiftzahn, K = Krone, Br = Brücke, Pl = Platte oder ähnliche Bezeichnungen) in einen Zahnspiegel einzutragen.

• Der geringe Aufwand bei Zahnaufnahmen verleitet nicht selten zu einer Mißachtung der einfachsten Grundsätze des *Strahlenschutzes.* Keinesfalls darf das Personal (Zahnarzt oder technische Assistentin) den Film halten. Bei üblicher enoraler Technik muß das der Patient selbst vornehmen, bei Anwendung der Abstandstechnik liegt der Film fest in der Halterung. Es ist stets darauf zu achten, daß beim Auslösen der Aufnahme ein Abstand von mehreren Metern eingehalten wird.

• „Panoramaaufnahmen" der Kiefer ließen sich früher mit Hilfe von Spezialröhren, deren Fokus in den Mund geschoben wird, anfertigen. Sie sind wegen der hohen Strahlenexposition nicht mehr in Gebrauch (Panoramix/Koch & Sterzel und Status-X/Siemens).

• Eine Panoramaaufnahme der Kieferregion kann auch mittels Bewegung innerhalb des Fokus-Objektes-Bildebenensystems hergestellt werden. Dabei wird die gekrümmte „Schicht" Kiefer-Zähne relativ scharf abgebildet: sog. **Pantomographie.** Erste Angaben über diese Aufnahmetechnik stammen von *Beckmann* (1939) und *Paatero* (1960). Das Prinzip ist die Belichtung durch einen schmalen Spalt mit gleichgerichteter Bewegung des Objekts und eines planen oder gebogenen Films (Abb. 10-37, 38).

Der *Orthophos* (Siemens) arbeitet mit der Bewegung der Röhre und einer planen, sich an dem Spalt vorbeidrehenden Filmkassette um den fixierten Kopf des Patienten (Abb. 10-39), und der *Zonarc* (Siemens) arbeitet mit einer gebogenen Filmkassette. Die Bewegung der Röntgenröhre ist der Krümmung des Kiefers angepaßt (unterschiedliche Drehpunkte mit entsprechend geändertem Radius).

• Speziell *kieferorthopädischen Zwecken* dient das Fernaufnahmegerät SK 150 (Siemens). Der

konstante Fokus-Film-Abstand beträgt 150 cm. Der Kopf ist mit Hilfe des „Kephalometers" fixiert.

10.2.13 Weichteilaufnahmen, Mammographie

Die Röntgenuntersuchung der Mamma (**Mammographie**) dient der Entdeckung kleiner Tumoren, die noch keine klinischen Erscheinungen verursachen, der Diagnose und Differentialdiagnose gutartiger und bösartiger Prozesse sowie der Bestimmung der Ausdehnung eines Tumors.

Die **Schwierigkeiten der Aufnahmetechnik** beruhen, abgesehen von der Einstellung, die die Erfassung des gesam-

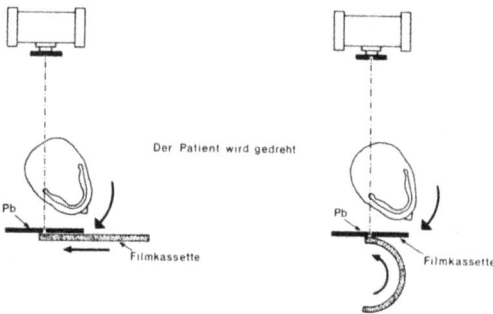

Abb. 10-37: Prinzip der Pantomographie

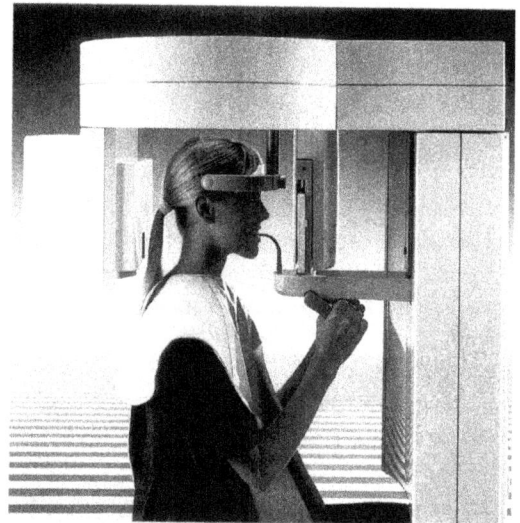

Abb. 10-39: Pantomographie mit dem Orthophos (Siemens)

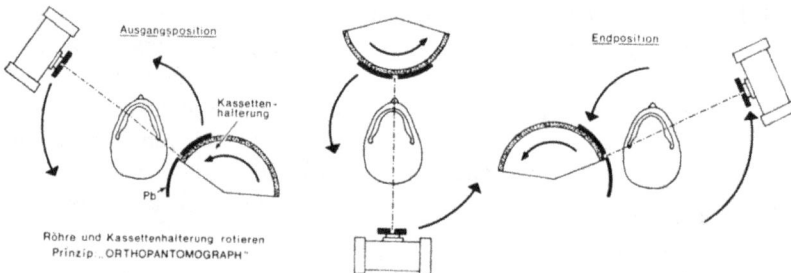

Abb. 10-38: Prinzip des Orthopantomographen

ten Organs im kranio-kaudalen und medio-lateralen Strahlengang sowie in einer Schrägaufnahme ermöglichen muß, auf (vgl. Abb. 10-40):

• den *geringen Absorptionsunterschieden* des nur aus Weichteilen (Drüsenkörper, Fett, Bindegewebe) bestehenden Mammakörpers,
• den großen zu erfassenden *Dickeunterschieden* (Mamille bis Brustwand),
• der *Kleinheit* evtl. vorhandener, für einen malignen Prozeß charakteristischer Mikroverkalkungen.

Für die Praxis ergeben sich folgende Prinzipien:

1. Die Aufnahmen sind mit **weicher Strahlung** zu machen: 25–35 kV.
2. Die **Molybdänspezialröntgenröhren** werden gespeist von einem Konvertergenerator, haben nur ein dünnes Glas- oder Berylliumfenster und ein Molybdänfilter.
3. Der gleichmäßigen Belichtung dient eine **Spezialkammer** für die Belichtungsautomatik und Dickenkorrektur.
4. Weitgehende **Herabsetzung der Dosis** durch Verwendung von Folien und festes Anpressen des Films mittels Evakuierung (Low-Dose-System, Dupont; AGFA).
5. Besondere **Lagerungsvorrichtungen** erleichtern die Einstellung.
6. Verminderung der **Streustrahlung** durch ein Raster, besonders bei großen Mammae.
7. Die **Film-Folien-Kombination** soll feinkörnig und kontrastreich sein.
8. *Dickenausgleich* durch eine leichte **Kompression mit Spezialtuben**, *Belichtungsausgleich* der unterschiedlichen Objektdicken durch den **Heel-Effekt** (Abb. 10-40).
9. Die hohe *geometrische Auflösung* erfordert einen **Feinstfokus** von 0,1 mm und ggf. die **Vergrößerungstechnik** (Abb. 10-41).

Bei speziellen Indikationen kann überdies eine *Kontrastmitteldarstellung* der Milchgänge durchgeführt werden: **Galaktographie**. Eine feine stumpfe Kanüle wird in einen sezernierenden Ausführungsgang der Mamille eingeführt und eine geringe Kontrastmittelmenge injiziert. Zysten können unter *sonographischer Kontrolle* punk-

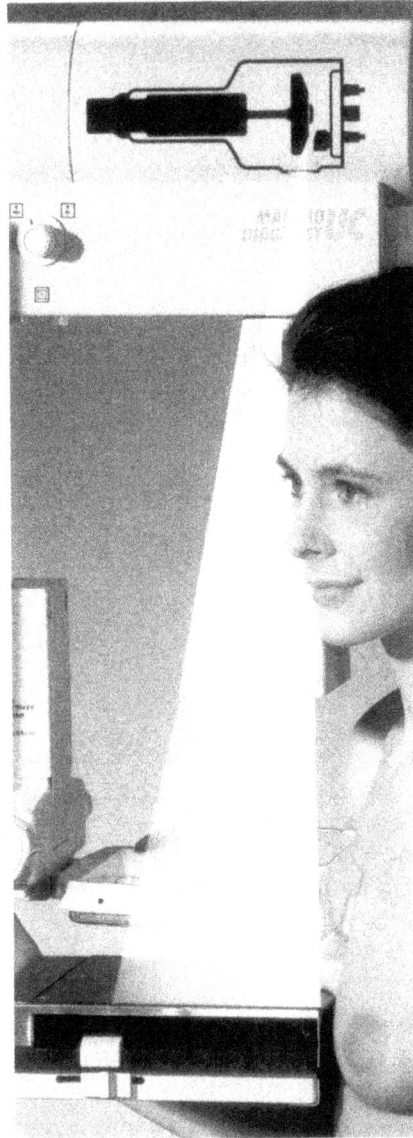

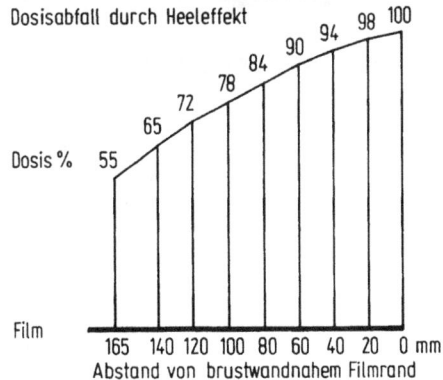

Abb. 10-40: Anwendung des Heel-Effektes für einen Belichtungsausgleich der unterschiedlichen Objektdicken bei der Mammographie

Dosisabfall durch Heeleffekt

Dosis %

Film

| 165 | 140 | 120 | 100 | 80 | 60 | 40 | 20 | 0 mm |

Abstand von brustwandnahem Filmrand

55 65 72 78 84 90 94 98 100

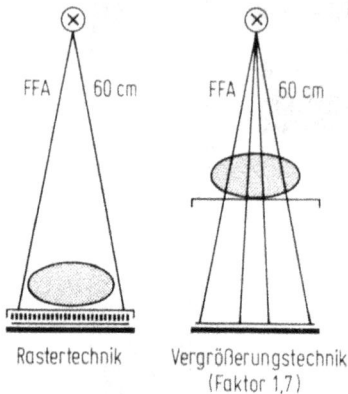

Abb. 10-41: Vergrößerungstechnik für die Mammographie

tiert und nach Absaugen des flüssigen Zysteninhalts mit Luft gefüllt und dann geröntgt werden: **Pneumozystographie.**

Als ergänzende Methode kann die **Arteriographie** durchgeführt werden. Bei Injektion des Kontrastmittels in die *A. axillaris* oder auch selektiv stellen sich die die Mammae versorgenden Gefäße dar.

> Mit der *Mammographietechnik* können auch Weichteile anderer Körperabschnitte dargestellt werden, z. B. **Schilddrüsenaufnahmen** mit Darstellung feiner Verkalkungen, Aufnahmen der **Halsregion** (Lymphknoten) und der **Extremitäten** (Hände).

10.2.14 Untersuchung Unfallverletzter

Einer optimalen Versorgung von Unfallverletzten dienen:

• ein *Transport- bzw. Lagerungssystem,* durch das schmerzhafte bzw. den Patienten schädigende Umlagerungen weitgehend vermieden werden können,
• eine Lagerung, die – auch während einer Röntgenuntersuchung – freien Zugang zum Patienten ermöglicht, besonders auch für therapeutische Maßnahmen *(Reanimation),*
• spezielle *Anwendungsgeräte,* die Aufnahmen in verschiedenen Richtungen ohne Umlagerung in kürzester Zeit ermöglichen.

Im einzelnen ergeben sich folgende Richtlinien:

1. Ein zweckmäßiges **Transportsystem** muß schon am Unfallort bzw. im Krankenwagen beginnen. Möglich ist die Lagerung auf einem Leinentuch, das mit besonderen Vorrichtungen auf einer Trage befestigt werden kann, oder Lagerungsplatten, die sich tragfähig machen lassen (Durchstecken von Tragestangen) und ohne Schwierigkeit über den Lagerungstisch zum Röntgen geschoben werden können (z. B. Gleitmatratze, Siemens). Auf dem Tuch oder der Matratze, die strahlendurchlässig sind, kann der Kranke dann auf den Lagerungstisch für die Röntgenuntersuchung gelegt werden. Die oft verwendete Vakuummatratze eignet sich nicht besonders für die Röntgenuntersuchung.

2. Die **Röntgeneinrichtungen** sollen möglichst große Bodenfreiheit gewähren. *Deckenstative* sind deshalb zweckmäßig. Der Lagerungstisch muß gut beweglich, besser fahrbar sein.

3. Der auf dem Untersuchungstisch oder Fahrwagen gelagerte Patient muß ohne weitere Umlagerung vollständig untersucht werden können. Zweckmäßig ist eine **Bildverstärker-Fernsehkette,** die an einem Deckenstativ aufgehängt ist und auf einem Kreisbogen beweglich um den Patienten herumgeführt werden kann.

4. Die Aufnahmen werden am besten **digital zwischengespeichert** und dann nach Wahl mit einem Laserprinter auf einem Röntgenfilm dargestellt. Am Bildwandler kann jedoch auch eine 70-mm-Kamera angeschlossen werden.

5. Sind Großaufnahmen erforderlich oder erwünscht, kann ein **Rastergerät** (Abb. 10-42) unter den Lagerungstisch gebracht werden. Für Aufnahmen in der 2. Ebene (seitlich in Rückenlage) kann das Bodenlaufraster aufgerichtet werden.

Wenn die Untersuchung von Unfallverletzten ohne besondere Untersuchungseinrichtung durchgeführt werden muß, sollen nur unbedingt notwendige Untersuchungen erfolgen. Auf eine einwandfreie Einstelltechnik kann zur Schonung des Patienten verzichtet werden, z. B. kann die Schädelaufnahme bei Schwerverletzten im a. p.-Strahlengang durchgeführt werden und nicht wie üblich umgekehrt.

Bei *Frakturen* ist es nicht sinnvoll, eine Aufnahme im zweiten Strahlengang unter Bewegung des verletzten Körperabschnitts durchzuführen, die zu einer Verschiebung der Fragmente führen kann.

Bei Verdacht auf Verletzungen des Bandapparats des Fußgelenks wurden früher „gehaltene Aufnahmen" (Abduktion und Adduktion) durchgeführt. Heute gibt es ein Spezialgerät mit der Möglichkeit genau dosierbarer Belastung (Abb. 10-43).

10.2.15 Digitale Radiographie

Digitale Radiographie ist *Projektionsradiographie,* bei der die Bildinformation (Strahlungsbild) in digitaler Form verarbeitet wird. In einem digitalen Radiographiesystem wird die Bildinformation erfaßt, gespeichert, verarbeitet, übertragen und dargestellt (DIN 6814, Teil 25).

In der **digitalen Technik** werden die erhaltenen Meßsignale durch diskrete Werte, z. B. ganzzahlige Werte, weiterverarbeitet. Die Abbildung des Werteverlaufs einer Größe entspricht einer unstetigen Funktion, wobei eine Größe nur diskrete Werte annehmen kann. Die dazwischen liegenden Größen werden dem nächstliegenden diskreten Wert zugeordnet (Treppenfunktion). Die diskreten Werte bzw. Zahlen lassen sich durch eine große Zahl von Schaltern realisieren *(offen-geschlossen, ja-nein, und-oder, und nicht-oder nicht),* wobei Messungen,

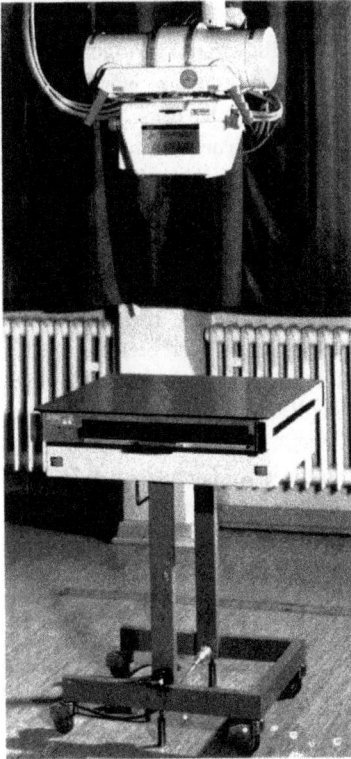

Abb. 10-42: Boden-Laufraster (Philips)

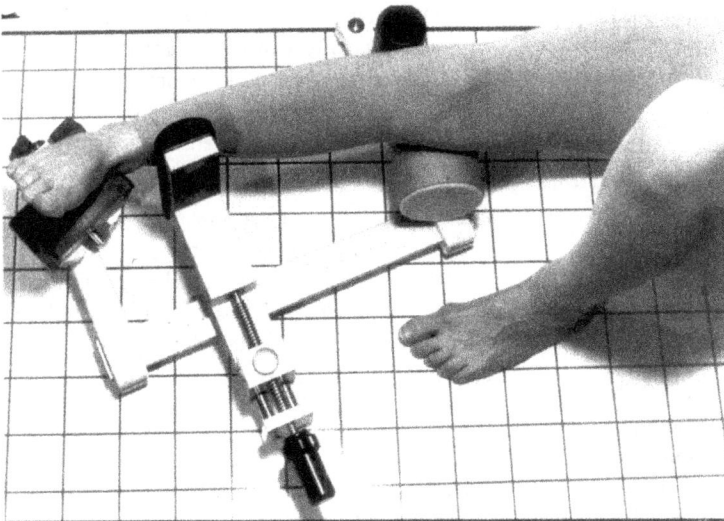

Abb. 10-43: Druckbelastungsgerät für gehaltene Aufnahmen nach Prof. Scheuba (Telos)

Übertragungen, Regelungen und Speicherungen möglich sind (Digitalrechner). Da der Schalter in einer digitalen Schaltung nur zwei Werte offen oder geschlossen annehmen kann, arbeiten digitale Signalverarbeitungsanlagen mit einer hohen Genauigkeit, sehr guter Störunterdrückung und vermeiden Fehler durch Driften der Bauelemente, durch Rauschen oder Betriebsspannungsänderung. Auch können leicht die Signale regeneriert und durch Rechnerfunktionen kontrolliert werden.

Die digitalen Schaltungen benötigen wesentlich mehr Bauelemente als analoge. Erst durch integrierte Schaltungen verbunden mit einer Miniaturisierung und hohen Stückzahlen waren digitale Schaltungen ökonomisch vertretbar (Mikroprozessor). Die Digitaltechnik wird nicht nur bei den Digitalrechnern angewendet, sondern auch in der digitalen Übertragungstechnik, der digitalen Meßtechnik und der nummerischen Steuerung.

In der konventionellen **analogen Technik** werden die erhaltenen Meßsignale kontinuierlich weiterverarbeitet in einen Anzeigewert, eine Stellgröße oder Übertragungssignal. Die Abbildung des Werteverlaufs einer Größe kann durch eine stetige Funktion dargestellt werden, wobei jeder Zwischenwert möglich ist. Die in der Natur vorkommenden Größen liegen auch meist analog vor. Die analoge Technik mißt, überträgt, verstärkt, regelt oder speichert diese analogen Größen ebenfalls analog. Die analoge Zuordnung der Technik hängt wesentlich von den Meß- und Übertragungsfunktionen der technischen Komponenten ab. Diese Meß- und Übertragungsfunktionen ändern sich bei der analogen Technik mit der Alterung der verwendeten Bauelemente (Driften) oder durch Änderung der Betriebsspannung oder Überlagerung durch Rauschen.

Streng physikalisch betrachtet ist die analoge Technik auch eine digitale Technik, da Energie und Materie als Quanten vorliegen. Diese Quanten können jedoch bis auf das Quantenrauschen vernachlässigt werden.

Die digitale Technik wird in mehreren Bereichen der Röntgendiagnostik eingesetzt:

• **Prozessorgesteuerter Generator.** Der Vorteil dieser Technik liegt darin, daß in Verbindung mit der Hochfrequenztechnik die Strahlenqualität und die Belichtung optimiert werden können, wie es mit der analogen Technik nur mit erheblich höherem Aufwand möglich war. Dabei können mit dem *Röhrenlastrechner* die fallende Last ermittelt und eine weitgehende Auslastung der Leistungsfähigkeit der Röntgenröhre erreicht sowie die Alterung der Röntgenröhre und der Schwarzschild-Exponent berücksichtigt werden. Die automatische *Belichtungsregelung* läßt sich mit geringem technischen Aufwand realisieren, ebenso ein *Fehlerdiagnoseprogramm,* ein Vorschlag des Computers für die Beseitigung von Fehlern und die digitale Anbindung an zentrale Servicestationen mit zentraler Organisation der Ersatzteile. Der Einsatz der teuren Technik läßt sich optimieren, genauso wie die Qualitätskontrolle und die Strahlenexposition des Patienten bei optimaler Bildqualität.

• Das Bild in der Bildempfängerebene kann nach mehreren Methoden digitalisiert werden. Die **digitale Lumineszenz-Radiographie** wurde bereits dargestellt (s. S. 96 f.). Bei der **digitalen Bildverstärker-Radiographie** wird das Bildsignal im Ausgangsbildschirm des Bildverstärkers von einer Videokamera aufgenommen und anschließend digitalisiert (Abb. 10-44).

Dabei wird das Videobild, das zeilenweise dargestellt ist und in jeder Zeile nochmals in einzelne Bildpunkte *(Pixel=picture elements)* gerastert ist, in quantisierte Werte (10 oder 12 bit)=2048 oder 4096 Graustufen, 1 bit[1]=kleinste digitale Informationseinheit) codiert.

Der *Vorteil* besteht in einer über lange Zeit konstanten Signalqualität (keine Änderung der Einstellparameter mit dem Altern der Bauteile). Für die Digitalisierung des Videobildes wird meist ein Standard von 625 oder 1249 Zeilen und Bildpunkten bei 25 Bildern/s verwendet.

Bei der digitalen Bildverstärker-Radiographie steuert der Rechner nicht nur die analog-digitale Bildverarbeitung, die Bildnachverarbeitung und den Vergleich zu weiteren Aufnahmen (DSA s. u.), sondern er stellt die Bilder auch für Datenschnittstellen räumlich entfernter Befundstationen zur Verfügung und steuert die digital-analoge Umwandlung des bearbeiteten Bildes auf einen Monitor oder eine Bildaufzeichnung (Abb. 10-45).

---

[1] bit = basic indissoluble information unit

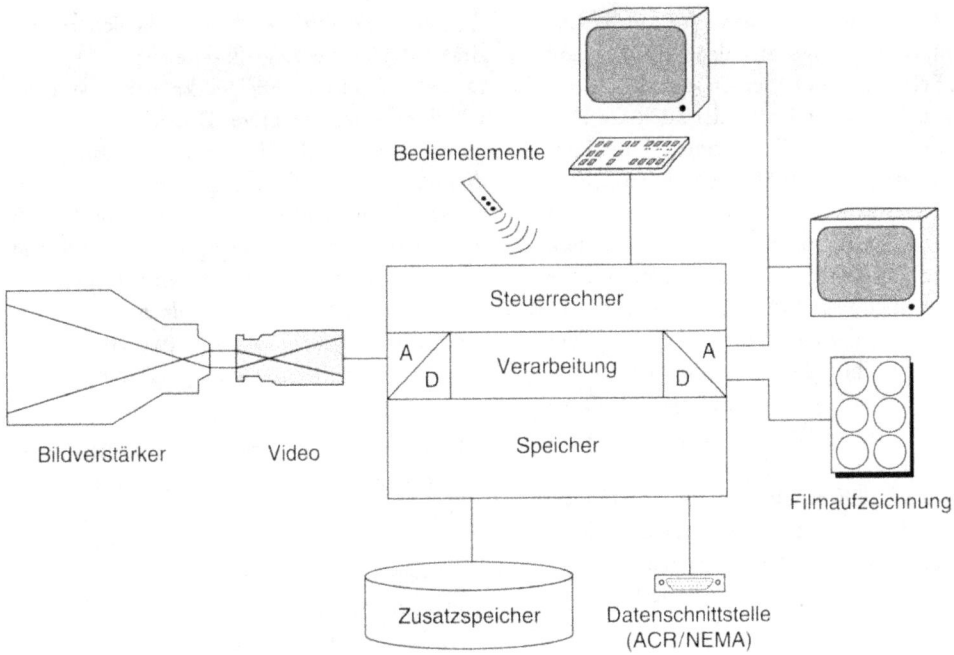

Abb. 10-44: Prinzip der digitalen Bildverstärker-Radiographie

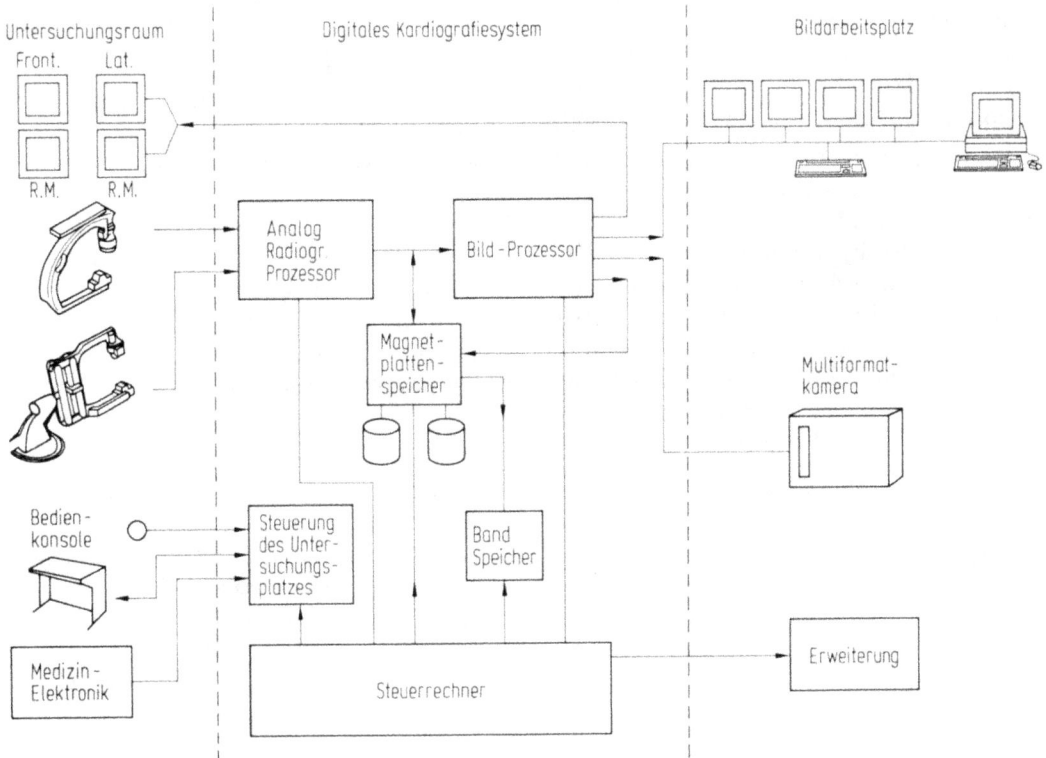

Abb. 10-45: Zentrale Funktion eines Steuerrechners in einem digitalen Kardiographiesystem

Der *Vorteil* dieser Methode liegt auch darin, daß die Röntgenbilder bei geringer Strahlenexposition und zeitlichen Belastung des Patienten sehr schnell zur Verfügung stehen und miteinander auch auf dem Monitor verglichen werden können. Eine Bildnachverarbeitung mit dem Herausrechnen störender Strukturen sowie eine leichte Speicherung und eine einfache Bildfernübertragung sind weitere Vorteile. Viele interventionelle Methoden sind nur noch mit der digitalen Radiographie realisierbar. Die Bildqualität zeigt eine Langzeitkonstanz, der Kontrast kann nachträglich optimiert werden, und der dynamische Umfang der Bilder ist größer als bei der klassischen Radiographie. Das Bildsignal wird mit einer Auflösung von 10–12 bit in 2048 bzw. 4096 Graustufen differenziert. Das Auge kann dagegen nur 35 Graustufen wahrnehmen. Damit können Einzelheiten mit der Fenstertechnik (vgl. CT) mit einem höheren Kontrast dargestellt werden. Das räumliche Auflösungsvermögen der digitalen Radiographie hat mit der Feinstfokustechnik in Verbindung mit einer hochauflösenden Matrix eine Qualität erreicht, die nur noch geringfügig dem Röntgenfilm nachsteht (6 Linienpaare/mm im Vergleich zu 8 Linienpaaren/mm bei einer feinzeichnenden Film-Folien-Kombination).

• Mit der digitalen Radiographie läßt sich leicht eine *kostengünstige Archivierung* realisieren, indem alle digital vorliegenden Bilder, die für die Diagnose wichtig sind, auch gleich digital gespeichert werden. Bei der digitalen Radiographie wird die Röntgenkassette nicht mehr benötigt. Die Aufzeichnung des Röntgenbildes mit einem Laserprinter auf einen Röntgenfilm mit einer Bildmatrix von 4096 × 5120 Bildpunkten und 4096 Graustufen dient nur dazu, eine transportfähige Bildinformation der Klinik zur Verfügung zu stellen.

Für die Speicherung von Bildern werden verwendet:

- *digitale Halbleiterspeicher.* Damit ist die Speicherung und Wiedergabe von dynamischen Vorgängen und der Einzelbildzugriff in Realzeit möglich.
- *digitale Plattenspeicher* (Winchester). Dies sind Magnetplatten, die übereinanderliegen mit einer Speicherkapazität von 4000 Bildern und einer Zugriffszeit im 10 ms-Bereich.

- *digitale Magnetbänder.* Hohe Speicherkapazität, jedoch lange Zugriffszeiten.
- *Disketten.* Geringe Speicherkapazität von ca. 10 Bildern und niedrige Datenübertragungsrate, jedoch einfacher Transport per Post.
- *digitale optische Platten.* Sehr große Speicherkapazität (im Giga-Byte-Bereich), besonders als Archivierungsmedium geeignet. Die digitale Bildinformation wird bei diesem Speichermedium mit Hilfe eines Laserstrahls in eine speziell beschichtete Platte eingebrannt (wegen der thermischen Aufzeichnung geringe Datenübertragungsrate).

Werden die für das Röntgenbild relevanten Parameter exakt quantitativ erfaßt, so können mit der digitalen Radiographie aus dem Röntgenbild nicht nur qualitative, sondern auch quantitative Aussagen gewonnen werden. Die Abb. 10-46 zeigt die wesentlichen Parameter, die einen Einfluß auf das digitale Röntgenbild haben.

10.2.16 Digitale Subtraktionsangiographie

Um Gefäße frei von überlagernden Strukturen darzustellen, wurde früher je ein Röntgenbild bei exakt der gleichen Einstellung *ohne* und *mit* Kontrastmittel im Gefäß (dem **Leer-** bzw. **Füllungsbild**) aufgenommen. Bei dem von dem niederländischen Radiologen *Ziedses des Plantes* angegebenen Subtraktionsverfahren wird von einem Bild ein Positiv durch eine Kontaktkopie hergestellt. Werden dann beide Bilder übereinandergelegt, so werden die auf beiden Bildern gleichzeitig enthaltenen Informationen ausgelöscht, während die Differenz mit dem Kontrastmittel im Gefäß dargestellt bleibt.

Mit der Entwicklung der digitalen Bildtechnik und damit Umwandlung der Bildpunkte in digitale Grauwertstufen lassen sich zwei Bilder einfach elektronisch subtrahieren, wobei nur die Differenzen beider Bilder als Ergebnis übrigbleiben, die Gefäße, die mit Kontrastmittel gefüllt sind (*digitale Subtraktionsangiographie – DSA*).

Das Videosignal der Bildverstärker-Fernsehkette wird analog-digital *(ADC)* umgesetzt. Ein **Maskenbild** und **Füllungsbild** werden getrennt digital gespeichert und voneinander subtrahiert. Nach

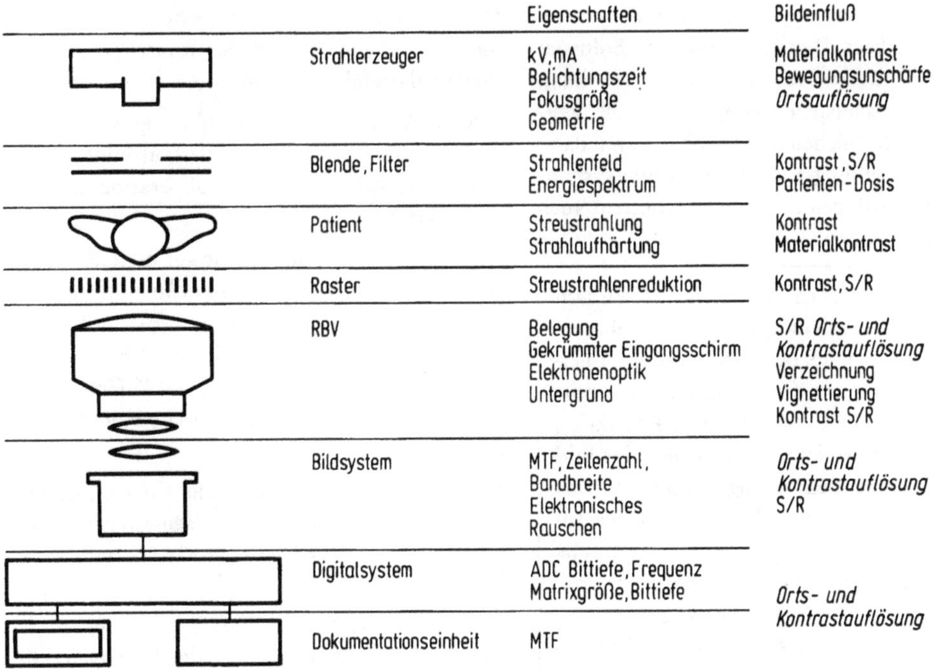

		Eigenschaften	Bildeinfluß
	Strahlerzeuger	kV, mA Belichtungszeit Fokusgröße Geometrie	Materialkontrast Bewegungsunschärfe *Ortsauflösung*
	Blende, Filter	Strahlenfeld Energiespektrum	Kontrast, S/R Patienten-Dosis
	Patient	Streustrahlung Strahlaufhärtung	Kontrast Materialkontrast
	Raster	Streustrahlenreduktion	Kontrast, S/R
	RBV	Belegung Gekrümmter Eingangsschirm Elektronenoptik Untergrund	S/R *Orts- und Kontrastauflösung* Verzeichnung Vignettierung Kontrast S/R
	Bildsystem	MTF, Zeilenzahl, Bandbreite Elektronisches Rauschen	*Orts- und Kontrastauflösung* S/R
	Digitalsystem	ADC Bittiefe, Frequenz Matrixgröße, Bittiefe	*Orts- und Kontrastauflösung*
	Dokumentationseinheit	MTF	

Abb. 10-46: Technische Parameter der Röntgenaufnahme und ihr Einfluß auf das digitale Röntgenbild

einer digitalen-analogen *(DAC)* Umsetzung kann das Differenzbild auf einem Monitor betrachtet werden.

Der technische Ablauf der DSA-Untersuchung gestaltet sich wie folgt:

Nach dem Anlegen eines Gefäßzuganges (Kubitalvene = *peripher-venös* / Katheter V. cava-rechter Vorhof = *zentral-venös* / arteriell) wird ein Bolus meist maschinell injiziert. Da nun das ideale Maskenbild und das Bild der maximalen Füllungsphase nicht vorher berechnet werden können, werden in bestimmten Zeitabständen Bilder vor, während und nach dem Bolusdurchfluß einer Szene aufgenommen und in einem Rohdatenspeicher abgelegt.

Aus diesen im Rohdatenspeicher abgelegten Bildern kann dann ein optimales Masken- und ein Füllungsbild ausgewählt werden. Je feiner die zeitliche Rasterung ist, desto eher kann das Bild mit der maximalen Füllungsphase erfaßt werden (Abb. 10-47).

Bei einem festen Zeitraster stören oft die nicht phasengerechten Verschiebungen durch Herzaktion

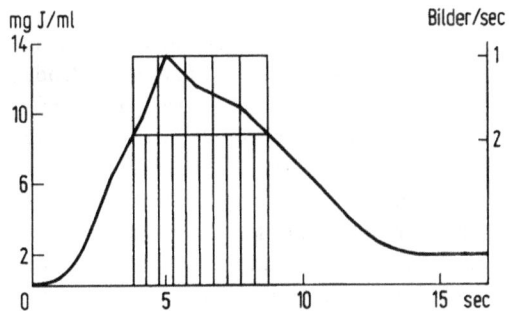

Abb. 10-47: Unterschiedliches zeitliches Aufnahmeraster bei einem Kontrastmittelbolus in der A. iliaca (Inj. Kubitalvene, 40 ml, 12 ml/s, 350 mg J/ml)

und Gefäßpulsation. Dies läßt sich durch eine Aufnahmesteuerung mit EKG-Triggerung vermeiden. Die Art der Injektion (peripher-venös, zentral-venös oder arteriell) hat einen Einfluß auf die maximale Dichte und die Dichteänderung des Bolus.

Die größten Dichteänderungen mit maximaler Dichte des Bolus bei geringstem Kontrastmittelvolumen werden erzielt, wenn die Katheterspitze im

Gefäßsystem in unmittelbarer Nähe der untersuchten Szene liegt. Das Maximum des Bolus im Gefäßsystem zu unterschiedlichen Zeiten kann auch durch verschiedene Farben dargestellt werden. Aus der farblichen Bildgraphik kann dann nicht nur der Füllungszustand des Gefäßsystems für die Diagnostik genutzt werden, sondern auch eine zeitlich verzögerte Durchblutung.

> Aus den quantitativ gewonnenen DSA-Bildern können **Flußgeschwindigkeit** und **-volumen** und der **Stenoseindex** berechnet werden. In einer Nachberechnung können das Fenster, zeitliche und örtliche Filter und eine Reduktion von Bewegungsartefakten *(Pixelshift)* das Bild für eine bessere Beurteilung verändern. Das DSA-Verfahren rechnet den sonst störenden Hintergrund so gut heraus, daß anatomische Bezugsgrößen nicht mehr zu erkennen sind. Aber auch der **anatomische Hintergrund** kann dann wieder wie gewünscht mit in das Bild eingemischt werden, um besonders bei interventionellen Methoden eine bessere Orientierung zu erlauben.

Wird das Bild der maximalen Füllung als Maskenbild verwendet und davon das Bild der laufenden Durchleuchtung subtrahiert, so erhält man ein Gefäßbild, in dem man die Veränderungen z. B. durch einen vorgeschobenen Katheter auch ohne weitere Kontrastmittelinjektion beobachten kann. Dieses Durchleuchtungs-Subtraktionsverfahren wird als **Pfadfindertechnik (Road-Mapping)** bezeichnet, weil der Katheter dann gezielt in ein vorher dargestelltes Gefäßsystem gelenkt werden kann.

Da Knochen und Weichteile bei Weich- und Hartstrahltechnik einen unterschiedlichen Kontrast zeigen, kann diese Eigenschaft genutzt werden, um bei einer Subtraktion eines niederenergetischen und eines hochenergetischen Bildes einmal bevorzugt die Knochen, zum anderen bevorzugt die Weichteile darzustellen. Diese Technik wird als **Zwei-Spektren-Methode** oder als **hybride Subtraktionstechnik** *(Hybridsubtraktion)* bezeichnet. Mit dieser Methode gelingt es, Bewegungsartefakte der Weichteile wie des Abdomens mit den Gasen oder Weichteile des Halses beim Schlucken zu unterdrücken.

Die **Hybridsubtraktion** ist technisch aufwendig und erzeugt ein zusätzliches Rauschen im Bild. Weichteilartefakte werden jedoch eliminiert.

Alle DSA-Verfahren sind abhängig vom Allgemeinzustand und der Herz-Kreislauf-Funktion des Patienten sowie von dessen Kooperation und Nierenfunktion.

Die DSA-Verfahren haben wie alle digitale Verfahren noch eine *geringere räumliche Auflösung* als eine hochauflösende Film-Folien-Kombination (6 Linienpaare/mm im Vergleich zu 8 Linienpaaren/mm). Die *Dichteauflösung (4096 Graustufen) ist jedoch wesentlich besser als beim konventionellen Röntgen.*

Die zwar theoretisch höhere örtliche Auflösung des konventionellen Röntgens läßt sich diagnostisch nicht verwerten, da sie in der erfaßten optischen Dichte nicht erkennbar ist.

Ein weiterer Vorteil der DSA-Technik liegt in den *kurzen Untersuchungszeiten,* dem *geringen Kontrastmittelverbrauch,* den *geringeren Filmverbrauch* (nur die diagnostisch verwertbaren Bilder werden auf einem Film aufgezeichnet), dem *seltenen Katheterwechsel,* der Verwendung *dünnerer Katheter* und in dem *Sofortbild.* Auf eine selektive Technik kann oft verzichtet werden, wenn mit einem zeitlich kurzen Bolus eine Zeitselektion durchgeführt werden kann. Viele Gefäßdarstellungen sind auch mit der DSA-Technik *ambulant* möglich. Ein weiterer Vorteil liegt in der *geringeren Strahlenexposition* für Patient und Untersucher.

10.2.17 Xeroradiographie

Das von *Ch. Carlson* (1937) für die photographische Aufnahmetechnik angegebene Verfahren der Xerokopie wird auch für die Röntgenphotographie angewendet: **Xeroradiographie** (*McMaster,* 1951). Es handelt sich dabei um ein trockenes (xeros=altgriechisch: trocken), physikalisches Verfahren. Statt des Röntgenfilms wird die „xeroradiographische Platte", die aus einer dünnen Schicht des hochisolierenden Selens auf einer leitenden Unterlage (Aluminium) besteht, als Strahlenindikator verwendet. Die vor der Strahlenexposition gleichmäßig elektrostatisch aufgeladene Selenschicht ändert infolge der Einwirkung der Röntgenstrahlen entsprechend der jeweils wirksamen Strahlenintensität ihre Leitfähigkeit. Durch partiellen Ladungsausgleich mit der leitenden Unterlage entsteht ein latentes elektrostatisches Ladungsbild, das dem auftreffenden Strahlungsrelief entspricht. Das latente elektrostatische Bild wird beim Bestäuben mit aufgeladenem Harzpulver (Toner) sichtbar. Es kann dann direkt auf der xeroradiographischen Platte betrachtet werden. Zur dauerhaften Fixierung dieses Bildes kann es auf einen anderen Bildträger (Papier) übertragen werden. Die Selenplatte wird mit dem Papier überdeckt und nochmals aufgeladen und das Pulver nach dem Übertragen auf das Papier mit Trichlorethylen fixiert (Abb. 10-48).

Faktor 10!). *Artefakte* sind bei der Xeroradiographie häufig.

10.2.18 Interventionelle Techniken

Interventionelle Maßnahmen werden, wenn nicht unter sonographischer oder MRT-Kontrolle größtenteils mit Unterstützung durch die radiologische Technik vorgenommen. Folgende Interventionen werden in der Radiologie durchgeführt:

• **Perkutane transluminale Angioplastie:** Passage einer arteriellen Stenose mittels Führungsdraht, koaxiale Einführung eines *Grüntzig*-Ballonkatheters und Dilatation der Stenose mit dem Ballon.

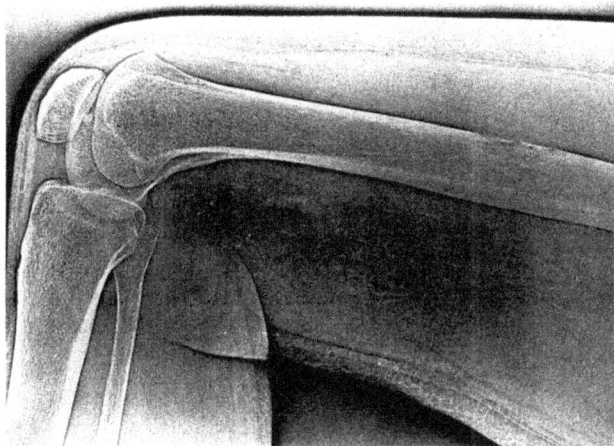

Abb. 10-48: Xeroradiographisches Bild des unteren Oberschenkels mit Kniegelenk

Anwendung. Die Xeroradiographie hat eine Bedeutung, wenn *Organe unterschiedlicher Dicke und Dichte* gleichzeitig dargestellt werden sollen (Ergänzung der Mammographie mit Darstellung der thoraxwandnahen Anteile und von Mikrokalk im Weichteilgewebe). Es werden gut große Dichteänderungen im Gewebe (Kantenbetonung durch Kontureffekt) dargestellt, weniger gut gleichmäßige Strukturen mit annähernd gleicher optischen Dichte.

Nachteil. Die *Empfindlichkeit* der Xeroradiographie ist geringer als die der Röntgenfilme. Die Xeroradiographie erfordert eine *wesentlich höhere Dosis* als eine Film-Folien-Kombination (mehr als

• **Perkutane transluminäre Laserangioplastie:** Passage eines arteriellen Verschlusses mit einem Führungsdraht, koaxiale Laserung mit einer Glasfaseroptik und anschließende Ballondilatation.

• **Katheterembolisation:** z.B. eines nephroiden Nierenkarzinoms, Ballonkatheterblockade als Schutz vor Materialreflux und Einbringen von Embolisationssubstanzen über den Katheter zum Gefäßverschluß.

• **Plazierung eines V. cava inferior-Filters:** Prophylaxe bei rezidivierenden Lungenembolien und bei Beckenvenenthrombose.

- **Perkutane transhepatische Gallengangdrainage** (PTC): bei malignen Verschlußikterus und perkutane Entfernung von **Gallengangssteinen**.

- **Perkutane Entfernung von Katheter- und Schrittmacherfragmenten.**

Für die Interventionen sind besondere technische Voraussetzungen erforderlich. Dies beginnt schon damit, daß der Patient auf einem freibeweglichen, von allen Seiten zugänglichen *Lagerungstisch* liegen sollte. Bewährt haben sich Lagerungstische aus wenig Röntgenstrahlen schwächenden Kohlefaserplatten, die am Fußende seitlich an einem Deckenstativ befestigt sind. Der Lagerungstisch sollte sowohl in der Höhe als auch in der Längs- und Querverschiebung veränderbar sein. Die Deckenaufhängung ermöglicht, jede Position am Patienten leicht zu erreichen. Um jedoch eine Veränderung von Flüssigkeiten in Körperhöhlen durch eine Kopftieflagerung oder im Stehen zu veranlassen, sind Lagerungstische erforderlich, die auch in diese Positionen frei veränderbar sind.

Sowohl wegen der geringen Strahlenexposition als auch wegen des „Sofortbildes" werden in der interventionellen Radiologie nur digitale Röntgeneinrichtungen verwendet, bei Gefäßinterventionen ausgestattet mit einer DSA-Einrichtung. Der Bildverstärker ist an die Untersuchungsproblematik angepaßt, wobei ein kleiner Bildverstärker die Bewegungsfreiheit weniger behindert und ein großer Bildverstärker einen Überblick über eine größere anatomische Region erlaubt. Bildverstärker und Röntgenröhre sind über einen C-Bogen miteinander mechanisch verbunden und eben-

falls an einem Decken- oder Bodenstativ frei im Raum verschiebbar. Die Verschiebbarkeit des Aufnahmegerätes ist erforderlich, damit der Patient mit einem eingelegten Katheter auf dem Lagerungstisch nicht bewegt werden muß. Lagerungsveränderungen des Katheters und Unruhe des Patienten lassen sich so vermeiden. Sowohl die Bewegungen des Aufnahmegerätes als auch die der Lagerungsplatte sollen ruck- und schwingungsfrei vorgenommen werden können.

Die DSA sollte mit einer **Pfadfindertechnik** ausgestattet sein, um eine leichte und schnelle Positionierung des Katheters besonders für die selektive und hochselektive Technik mit Einbringen von Stents, Ballons und Fremdmaterial zu ermöglichen. Eine **digitale Speicherung** der wesentlichen Bilder während der Intervention und mit der Möglichkeit, die Bilder sofort wieder auf dem Monitor darzustellen, sollte zu jeder Grundausstattung gehören. Wünschenswert ist ein ausreichend **großer Speicher,** in dem auch zeitliche Funktionsabläufe festgehalten werden, die dann Bild für Bild wieder abrufbar sind.

Einrichtungen für interventionelle Maßnahmen sollten nur in ausreichend **großen Räumen** aufgestellt werden, so daß noch weitere Anlagen, die für die Intervention benötigt werden, unter Beachtung der Sicherheitsvorschriften ausreichend Platz haben (z. B. Lasergeneratoren für die Laserangioplastie).

Da bei den Interventionen die Nutzungsdauer der Röntgenanlage oft sehr lang ist und nur wenige Untersuchungsteams die speziellen Maßnahmen durchführen können, sollten alle Maßnahmen zur Verringerung der **Strahlenexposition** genutzt werden. Die Strahlenexposition der sehr langen Durchleuchtungszeiten läßt sich z. B. durch eine gepulste Durchleuchtung vermindern.

11. Nuklearmedizinische Diagnostik

U. Stabell

11.1 Grundlagen

Die nuklearmedizinische Diagnostik ist in den vergangenen Jahren zu einem eigenständigen Gebiet herangereift. Mit der *Röntgendiagnostik* und der *Strahlentherapie* hat sie die Tatsache gemein, daß **energiereiche Strahlen** verwendet werden und somit die gesetzlichen Bestimmungen des Strahlenschutzes beachtet werden müssen. Im Gegensatz zur Röntgendiagnostik und den anderen bildgebenden Verfahren (z. B. Ultraschall), bei denen der zu untersuchende Körper von außen „durchstrahlt" wird, um anatomisch möglichst exakte Abbildungen von Organen und Strukturen zu erhalten *(morphologische Diagnostik)*, ist die Bildgebung in der Nuklearmedizin immer an **Stoffwechselvorgänge und -funktionen** gebunden *(Funktionsdiagnostik):*

> Das **Grundprinzip** besteht darin, mit applizierten radioaktiven Substanzen *Organfunktionen* bzw. *Stoffwechselleistungen* des Organismus zu erfassen, zu messen und bildlich darzustellen.

Radioaktive Stoffe verhalten sich im Stoffwechsel chemisch nicht anders als inaktive Substanzen. Ihre Aktivität (Aktivität je Volumeneinheit = **Konzentration**), ihre Anreicherungsformen und ihr zeitliches Verhalten (**Dynamik**) kann von außen aufgezeichnet werden. Die dosimetrischen Grundlagen hierfür werden im Kapitel *„Allgemeine Strahlenkunde"* beschrieben. Die Umwandlung von Stoffen, die zur Untersuchung verwendet werden, in radioaktive Isotope (Radionuklide) oder ihre Koppelung an stoffwechselaktive Substanzen nennt man **Markierung**. Die hierfür verwendeten Isotope werden in der Nuklearmedizin als **Radionuklide** bezeichnet; wenn markierte Substanzen dem Körper zugeführt werden, spricht man auch vom **Tracer** (Trace = Spur). Die Aktivitätsverteilung kann entweder durch einfache Messungen über einer Körperregion oder einem Organ registriert werden, häufiger wird jedoch bildlich ein Verteilungsmuster aufgezeichnet. Es entsteht dabei ein **Szintigramm**.

Ein besonderes, aus der Nuklearmedizin nicht wegzudenkendes Gebiet stellt die **radioimmunologische Bestimmung** von Substanzen dar, die in sehr geringer Konzentration in den Körperflüssigkeiten vorkommen. Hierbei handelt es sich um sog. **in-vitro-Tests**, also um Untersuchungen, die im nuklearmedizinischen Labor im Reagenzglas durchgeführt werden. Es werden dabei **Antigen-Antikörper-Reaktionen** durch radioaktive Markierung meßbar gemacht.

11.2 Radionuklide

Ob ein Radionuklid für die Diagnostik geeignet ist, hängt von mehreren Faktoren ab:

● **Verfügbarkeit:** Für Routineuntersuchungen muß das *Nuklid jederzeit bereit stehen*. Da die Substanzen jedoch durch radioaktiven Zerfall charakterisiert sind, müssen solche mit einer kurzen Halbwertzeit *(HWZ)* innerhalb des Institutes aus *„Generatoren"* mit einem langlebigen Mutternuklid produziert werden.

● **Energie:** Um befriedigende Abbildungen zu erreichen, darf die *Energie eines Nuklids nicht zu hoch* sein, da sonst die Abschirmungen innerhalb der Meßgeräte durchdrungen werden und unscharfe Abbildungen resultieren. Bei zu niedriger Energie hingegen werden die Strahlen bereits innerhalb des Körpers gestreut und abgelenkt, auch hierdurch entstehen schlechte Abbildungen.

• **Halbwertszeit:** Die physikalische HWZ sollte so beschaffen sein, daß die Untersuchungen ohne Einschränkungen des diagnostischen Zieles durchführbar sind. *Optimal ist die HWZ des Technetiums* mit ca. 6 Stunden. Für Untersuchungen, die über mehrere Tage laufen, sind jedoch längerlebige Verbindungen erforderlich.

• **Chemisches Verhalten:** Ein als Tracer zu verwendendes Radionuklid muß entweder selbst *organspezifische Stoffwechseleigenschaften* besitzen oder an einen anderen Stoff koppelbar sein, der diese Eigenschaft besitzt. Relativ einfach herzustellen sind die Verbindungen des *Jodatoms*. Diese sind jedoch nicht immer innerhalb des Körpers stabil, da jodabspaltende Enzyme wirksam sind. Das Generatorprodukt *Technetium* ist durch einfache chemische Verbindungen nur schwer zu binden, dies wird im allgemeinen durch kompliziertere Chelatkomplexbildungen erreicht.

• **Strahlenschutz:** Zur Herabsetzung der **Strahlenexposition** des Patienten ist ein reiner Gammazerfall erwünscht, da hier die intrakorporal absorbierte Energie am niedrigsten ist. Die HWZ sollte kurz sein. Zu kurzlebige Nuklide sind jedoch problematisch. Sie senken zwar die Patientenexposition, da höhere Aktivitäten verabreicht werden müssen, steigt jedoch die Exposition des medizinischen Personals an.

Die wichtigsten verwendeten Radionuklide und ihre Hauptanwendungsgebiete zeigt die Tabelle 11-1.

11.2.1 Technetium, Technetium-Generator

Das am häufigsten verwendete Nuklid ist das **Technetium 99m**. Mit der *kurzen HWZ* von 6,02 Stunden und der Energie von 141 keV als *reiner Gammastrahler* bietet es ideale Voraussetzungen für die *Szintigraphie*.

Es kann aus seiner Muttersubstanz, dem *Molybdän 99* in einem Technetium-Generator (s. u.) gewonnen werden und steht – bei entsprechender Planung – im Untersuchungsinstitut als $^{99}Tc^m$ ständig zur Verfügung. Als reines **Pertechnetat** (TcO4) injiziert, reichert es sich vorwiegend in der *Schilddrüse*, in den *Speicheldrüsen* sowie in der *Magenschleimhaut* an und kann so diagnostisch als Tracer verwendet werden. Durch Koppelung an organ- bzw. funktionsspezifische Trägerstoffe lassen sich die Verbindungen bei einer Vielzahl von Untersuchungen verwenden (Tab. 11-1).

Tab. 11-1: Häufig verwendete Radionuklide in der Nuklearmedizin:

Nuklid	Halbwertszeit	Energie (MeV)
^{3}H Tritium	12,3 Jahre	β-: 0,018
^{59}Fe Eisen	4,6 Tage	β-: 0,273, 0,473
		γ: 0,192, 1,099, 1,292
^{67}Ga Gallium	78,3 Stunden	γ: 0,093, 0,185, 0,3, 0,394
^{99}Mo Molybdän	66 Stunden	β-: 0,45, 0,842, 121
		γ: 0,181, 0,739, 0,778
^{99m}Tc Technetium	6,02 Stunden	γ: 0,141, 0,143
^{111}In Indium	2,83 Tage	γ: 0,172
^{113m}In Indium	99,5 min	γ: 0,392
^{123}J Jod	13 Stunden	γ: 0,159
^{125}J Jod	60,2 Tage	γ: 0,0355
^{131}J Jod	8,04 Tage	β-: 0,336, 0,607
		γ: 0,284, 0,364, 0,637, 0,723
^{133}Xe Xenon	25 Tage	β-: 0,346
		γ: 0,081
^{201}Tl Thallium	73,1 Stunden	γ: 0,135, 0,167

Etwa 80 % der nuklearmedizinischen in-vitro-Untersuchungen werden mit Technetium durchgeführt.

Die Industrie arbeitet ständig an der Entwicklung weiterer Trägerstoffe, so daß die Tabelle 11-2 nur einen Überblick über die wichtigsten angewandten Verbindungen geben kann.

Tab. 11-2: Häufige T c99m-Verbindungen

Pharmazeutikum	MBq (Aktivität)	Untersuchtes Organ
DTPA	150	Nieren (glom. Filtration)
DMSA	74	Nieren (statisch)
MDP, HDP, EHDP Pyrophosphat	550	Knochen
MAA, Mikrosphären	185	Lungen
S-Kolloid, Phytat	185	Leber
HIDA, EHIDa etc.	185	Gallenwege
Sestamibi	370	Myokard

Der **Technetium-Generator** macht jederzeit „frisches" Technetium verfügbar.

Grundprinzip: Aus einer *langlebigen Muttersubstanz*, dem Isotop Mo-99 des Molybdäns, wird Technetium 99m gewonnen. Mo-99 hat eine HWZ von 66 Stunden bei unterschiedlichen Beta- und Gammaenergien. Gewonnen wird es entweder durch *Kernspaltung* oder *Neutroneneinfang* im Reaktor. Geliefert wird es adsorbiert an Trägerstoffe (z. B. Al-203) unter ausreichender Bleiabschirmung.

Zur **Gewinnung** des Technetiums 99m wird eine Chromatographiesäule mit Kochsalz durchspült und somit das Technetium 99m-Pertechnetat „eluiert", die gewonnene hochaktive Flüssigkeit nennt man *Eluat* (Abb. 11-1). Je nach Verwendung sollte die *spezifische Aktivität* (die radioaktive Konzentration, s. S. 28) im Eluat möglichst hoch sein. Ein Generator sollte darum nicht zu alt und nach einigen Tagen bis ca. 1 Woche ausgetauscht werden.

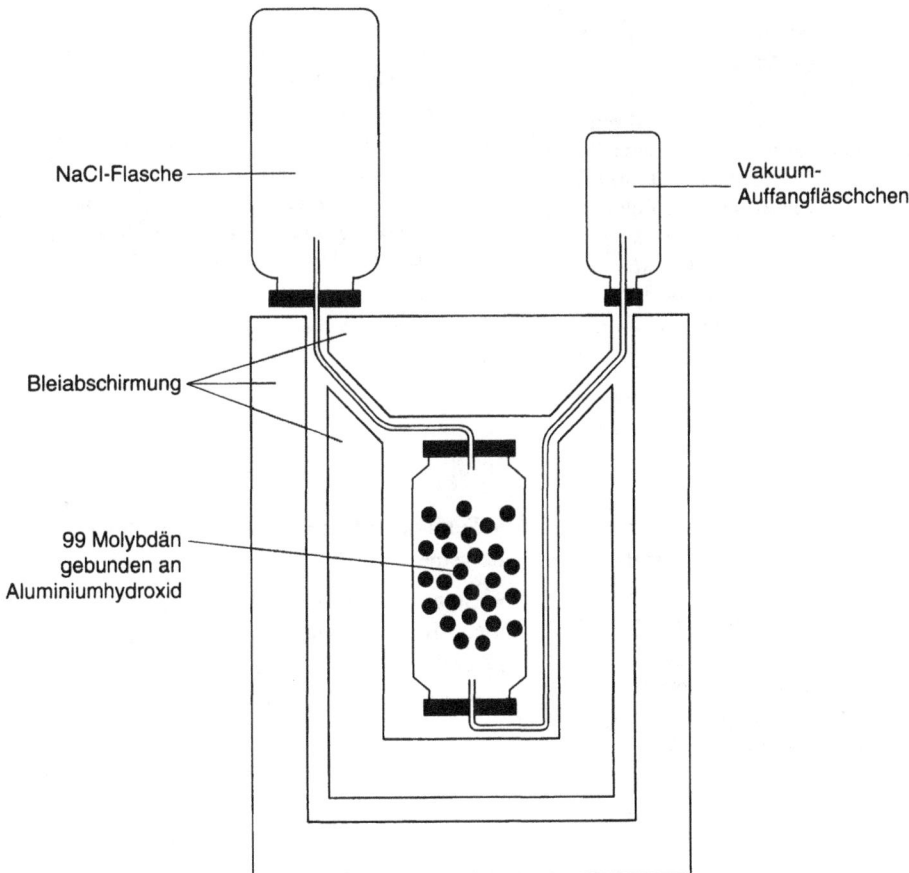

NaCl-Flasche

Vakuum-Auffangfläschchen

Bleiabschirmung

99 Molybdän gebunden an Aluminiumhydroxid

Abb. 11-1: Prinzipieller Aufbau eines Molybdän/Technetium-Generators

Zudem sollte die zur Elution verwendete Kochsalzmenge möglichst klein gehalten werden.

Qualitätskontrolle. Insbesondere bei Verwendung von Molybdän-99-Generatoren besteht die Möglichkeit des *Molybdändurchbruchs* in das Eluat. Dies führt zu Verunreinigungen mit der wesentlich energiereicheren Strahlung des Molybdän-99 und damit zu einer erheblichen Verschlechterung der szintigraphischen Bildqualität. Eine Kontrolle des Eluats ist deshalb notwendig. Sie wird so durchgeführt, daß man die Strahlung des Eluats einmal ohne eine Bleiabschirmung, ein weiteres Mal mit einer Bleiabschirmung, die vom Molybdän-99 durchstrahlt werden würde, mißt.

11.2.2 Jodverbindungen

Insbesondere für die *Nieren-* und *Schilddrüsenuntersuchung* war ursprünglich die Anwendung von radioaktivem Jod bzw. dessen Verbindungen üblich. **Jod-131** hatte den Vorteil, daß durch die relativ *lange HWZ* von 8 Tagen eine Vorratshaltung möglich war. Allerdings geschah dies auf Kosten der Abbildungsqualitäten, da die Energie hoch ist, und somit nur grob strukturierte Kollimatoren verwendet werden konnten. Ersetzt wurde das Jod-131 durch **Jod-123**, das eine HWZ von nur 13,3 Stunden aufweist, wodurch sich die Strahlenexposition der Patienten verminderte. Auch die Energie liegt mit 159 keV in einem günstigeren Bereich.

11.3 Geräte

Die **Szintillationszähler** sind vom Meßprinzip her für alle diagnostischen Anwendungsmethoden grundsätzlich gleich aufgebaut (Abb. 11-2). Zur Meßelektronik gehören: *Meßsonde, Hochspannungsquelle, Analysator, Zähler.*
Die Geräte unterscheiden sich im wesentlichen nur durch die dem Untersuchungszweck angepaßte Registriereinrichtung. Die **Meßsonde** besteht aus einem **Szintillationskristall** (NaJ mit Thallium dotiert), der mit einem Sekundärelektronenvervielfacher (SEV) gekoppelt ist. In dem Kristall kann ein γ-Quant folgende *3 Wechselwirkungsprozesse* erleiden:

Zunehmend werden jetzt allerdings die Jodverbindungen durch *Technetium* ersetzt. Lediglich bei Szintigraphien mit Spezialanwendungen in der *Hirn-* und *Herzdiagnostik* sowie in der *Immunszintigraphie* werden Verbindungen mit Jod-123 eingesetzt.

11.2.3 Thallium

Das Radionuklid Thallium-201 wird in zunehmendem Maße in der Nuklearmedizin angewandt. Aufgrund seiner Ähnlichkeit mit dem Kaliumatom wird es in die Kalium-Natrium-Pumpe der Zellen eingebaut und zeigt dadurch eine Anreicherung bei allen energieverbrauchenden Prozessen. Eingesetzt wird es in der *Herz-* und *Tumordiagnostik.*

11.2.4 Weitere Radionuklide

Relativ selten wird noch das **Gallium-67** eingesetzt, insbesondere in der *Entzündungsdiagnostik.* Es wird meist durch *Technetium-* und *Jodverbindungen* ersetzt.
Zur Darstellung der *Lungenventilation* wird das flüchtige Edelgas **Xenon-133** verwandt. Aufgrund hierfür notwendiger besonderer Baumaßnahmen zur Verhinderung einer *Raumluftkontamination* sind die Möglichkeiten des Einsatzes allerdings beschränkt.

Indium-Markierungen (Indium-111 und Indium-113m) werden verwendet, wenn *Jod* und *Technetium* zur Markierung nicht geeignet sind.

- **Fotoeffekt:** Das γ-Quant verliert durch Ionisation eines Kristallgitteratoms seine Energie.
- **Compton-Effekt:** Es wird ein Kristallgitteratom ionisiert. Gleichzeitig entsteht ein γ-Quant niedrigerer Energie (Abb. 11-3).
- **Paarbildungseffekt:** Bei Energien, die größer als 1,02 MeV sind, kann das γ-Quant im elektrostatischen Feld der Kristallgitteratome in ein Positron und ein Elektron zerfallen.

Eine Kombination dieser 3 Effekte ist möglich.
Die bei den Wechselwirkungsprozessen entstehenden angeregten und freien Elektronen, die durch

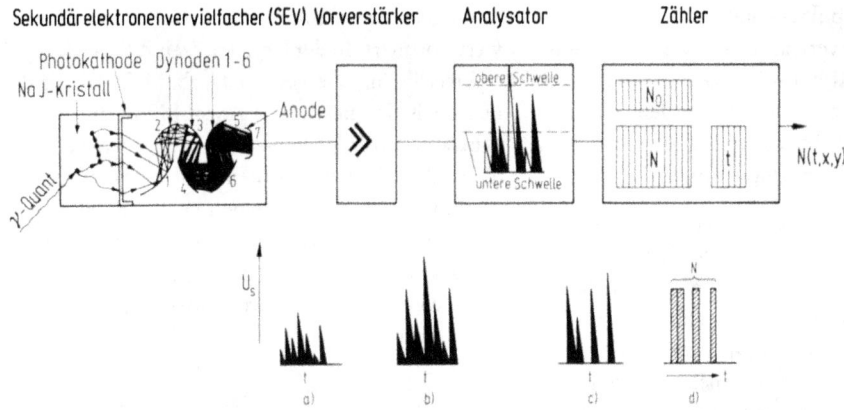

Abb. 11-2: Meßprinzip eines Szintillationszählers: **a** γ-Quanten erzeugen im NaJ-Kristall Photonen, die auf der Photokathode Elektronen befreien. Nach Vervielfachung an den Dynoden liegt an der Anode ein Signal an; **b** Das Signal wird verstärkt; **c** Durch Filterung (Diskriminatoren) werden zu große und zu kleine Signale (weiß) unterdrückt, nur Signale passender Größe (schwarz) werden zur Zählung zugelassen; **d** Die Signale werden normiert und gezählt

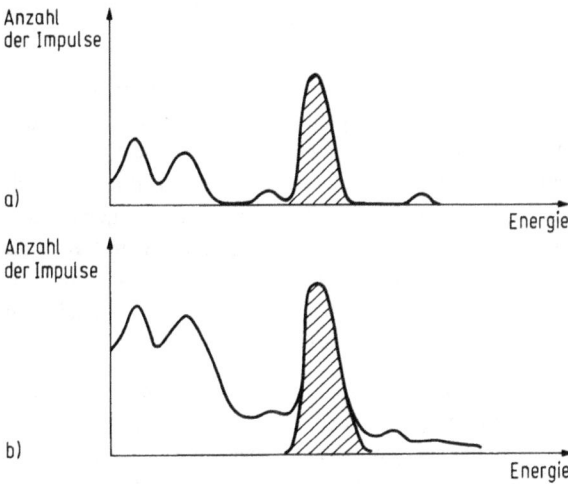

Abb. 11-3: Energiespectrum von J-131 (a) mit geringen Streuanteilen (b) mit Comptonstreuung und Hintergrundstrahlung

weitere Stöße zusätzlich Elektronen anregen und Gitterbausteine ionisieren können, und damit die auf sie vom γ-Quant übertragene Energie auf mehrere Elektronen verteilen, rekombinieren innerhalb kürzester Zeit mit den ionisierten Gitterbausteinen und gehen unter Aussendung von Photonen wieder in den Grundzustand über. Die Übertragung der Energie des γ-Quants auf die Elektronen muß nicht vollständig sein, da nach dem unelastischen Streuprozeß und auch bei der Paarbildung das gestreute γ-Quant bzw. einer der erzeugten Ladungsträger (Positron, Elektron) oder auch beide aus dem Kristall wieder austreten können. Ein γ-Quant kann auch ohne Wechselwirkung mit dem Kristall diesen durchdringen.

Die Photonen fallen auf die Photokathode des **Sekundärelektronenverstärkers** und lösen dort Elektronen aus, die in dem elektrischen Feld zwischen *Photokathode* und der ersten *Anode* (Dynode) beschleunigt werden. Bei ihrer Abbremsung erzeugt wiederum jedes Elektron weitere Elektronen, die in Richtung der zweiten Dynode beschleunigt werden, so daß eine Vervielfältigung der Elektronen entsteht. Sie werden alle von der letzten Anode aufgefangen. Die Gesamtheit der Elektronen bildet einen Stromimpuls, der an dem Widerstand R einen Spannungsimpuls erzeugt (Abb. 11-2 a). Dieser wird in dem Vorverstärker zur weiteren Verarbeitung verstärkt (Abb. 11-2 b). Die Spannungsimpulse sind in ihrer zeitlichen Folge den von dem Szintillationskristall absorbierten und in Photonen umgesetzten γ-Quanten proportional.

Die Impulse haben nicht alle die gleiche Höhe. Dies liegt an den unterschiedlichen Prozessen, die die einzelnen γ-Quanten bis zum Absorptionsvorgang unter Umsetzung in einen Lichtblitz durchlaufen. Durch die Streuprozesse in dem in der radioaktiven Quelle erhaltenen Material oder im umgebenden Medium und auch in dem Szintillationskristall können die γ-Quanten, die aus der radioaktiven Quelle alle zunächst mit gleicher Energie emittiert werden, Energie verlieren *(Compton-Effekt)*. Ein ursprüngliches monoenergetisches Linienspektrum bzw. ein **Energiespektrum** mit mehreren Linien wird in ein kontinuierliches Spektrum verwandelt, wie es in der Abbildung 11-3 für Jod-131 mit zunächst 5 diskreten Energiezuständen für die emittierten γ-Quanten dargestellt ist. Den diskreten Energiewerten überlagert sich als Folge der Streuprozesse ein kontinuierliches Energiespektrum. Es kann sogar die diskreten Werte völlig überdecken. Dazu kommen noch Impulse, die durch die Hintergrundstrahlung erzeugt werden.

Die Form des kontinuierlichen Energiespektrums ist abhängig von dem die Quelle umgebenden Medium. Um diesen Einfluß weitgehend auszuschließen, wird hinter den Vorverstärker ein **Analysator** geschaltet, der aus dem kontinuierlichen Spektrum wie ein Filter die Impulse heraussortiert und zur Zählung zuläßt, die nur Wechselwirkungsprozesse im Szintillationskristall hervorgerufen haben und deren resultierendes Spannungssignal der Energie dieser γ-Quanten proportional ist. Die Zahl der zur Auswertung (s. Abb. 11-2 c) herangezogenen Impulse wird dadurch zwar geringer, die Fehlermöglichkeit durch Registrierung von nicht aus der untersuchenden Probe herrührenden Impulsen wird aber weitgehend ausgeschlossen.

Die Registrierung der vom Analysator ausgefilterten Impulse erfolgt im einfachsten Fall durch einen Zähler. In ihm werden alle durch den Analysator durchgelassenen Impulse auf einen Spannungswert normiert. In der Registrierzeit ΔT werden ΔN elektrische Signale gezählt (Abb. 11-2 d), von denen noch eine bestimmte Anzahl N_O elektronisch subtrahiert werden kann. Die verbleibende Anzahl $\Delta N = \Delta N - N_O$ wird an dem Zählwerk angezeigt (Abb. 11-2 e). Im allgemeinen behalten die Zähler in der einfachsten Konfiguration eine **Impulsanzeige** (ΔN) und eine **Zeitanzeige** (ΔT), wobei wahlweise die Anzahl der zu zählenden Impulse (Ereignisse) oder die Zählzeit vorgewählt werden kann. Im ersten Fall wird die Zeit gemessen, bis die vorgewählte Zahl der Ereignisse erfüllt ist. Im zweiten Fall werden die Ereignisse in der vorgewählten Zeit angegeben. Die Subtraktion einer konstanten Anzahl von Ereignissen N_O ist zur Korrektur der Hintergrundstrahlung sehr nützlich.

11.3.1 Bohrlochkristallzähler

Die von einer Strahlenquelle emittierte Strahlung ist mit einem einfachen Szintillationskristall keineswegs vollständig meßbar, da dieser die Quelle vollständig umschließen und die gesamte Energie durch Fotoabsorption auf den Kristall übertragen werden müßte. Daher wird für den **quantitativen Nachweis radioaktiver Isotope** im Bereich der Laboruntersuchungen die Anordnung der oben beschriebenen Gerätekonfiguration etwas abgeändert.

Bei den Laboruntersuchungen kommt es darauf an, möglichst viele der von der radioaktiven Substanz ausgehenden γ-Quanten zu erfassen. Dies wird dadurch ermöglicht, daß der Szintillationskristall zentrisch aufgebohrt wird (**Bohrlochkristall**). Eine Probe, die in diese Bohrung gestellt wird, ist von dem Kristall bis auf den kleinen Raumwinkelbereich der Bohrlochöffnung umgeben. Fast alle γ-Quanten treffen auf den Kristall und können durch Wechselwirkung mit den Kristallgitteratomen Photonen erzeugen, die dann vom SEV aufgenommen werden. Um auch geringste Aktivität, deren Emission in der Größenordnung der Hintergrundstrahlung liegt, nachweisen zu können, wird der Szintillationszähler, der Kristall mit dem SEV, mit einer der Anforderung angepaßten **Bleiabschirmung**, umgeben. Aus meßtechnischen Gründen wird auch der Vorverstärker in die Bleiabschirmung einbezogen. Die übrige **Meß-elektronik** ist vom Bohrloch getrennt. Für größere Probenserien wurden von der Industrie **Proben-wechsel-Automaten** konstruiert, die das Einsetzen, den Zählvorgang und die Entnahme der Probe aus dem Bohrloch koordinieren. Dadurch wird der Meßvorgang für viele Proben hintereinander kontinuierlich ermöglicht. Andere Meßgeräte erlauben bis zu 16 Proben und mehr gleichzeitig zu registrieren: **Multikristallzähler.**

Der Grundbestandteil eines Probenwechslers ist ein Bohrlochkristall mit einem SEV, Vorverstärker, Analysator und Zähler. Hierzu kommt eine elektronische Steuereinrichtung für die Wechselmechanik, für die Impulszählung und die Registrierung.

Im allgemeinen werden Probenwechsler mit einem kleinen Rechner ausgerüstet, der die Weiterverarbeitung der gemessenen Impulswerte übernimmt.

11.3.2 Funktionsmeßstand

Für die **dynamische Funktionsuntersuchung** ist der Grundtyp der Zähleinrichtung um ein integrierendes Meßwerk und einen Schreiber erweitert.

Häufig sind bis zu 4 dieser Meßsysteme zusammengefaßt (s. Abb. 11-4). Der abgebildete Funktionsmeßstand ist noch zusätzlich mit einer Datenspeicherung versehen.

Die Szintillationssonde für Funktionsuntersuchungen besteht aus einem flachen zylindrischen **Kristall,** dessen Durchmesser und Höhe je nach gestellter Anforderung an die Meßgenauigkeit und Nachweisgrenze variiert. Um evtl. störende Einstrahlungen aus nicht interessierenden Bereichen des zu untersuchenden Objekts möglichst auszuschließen, ist auf dem Kristall eine **Bleiabschirmung** aufgesetzt, die die Einstrahlung in die Szintillationssonde nur aus einem bestimmten Raumwinkel zuläßt (**Kollimator**).

Auf den Anschluß eines Zählers kann bei den Funktionsuntersuchungen grundsätzlich verzichtet werden, da bei der Untersuchung die Frage der zeitlichen Änderung der Aktivität in dem Objekt im Vordergrund steht. Statt des Zählers ist ein integrierendes Meßsystem erforderlich, das den Mittelwert der über eine gewisse Zeit von der Meßsonde registrierten γ-Quanten wiedergibt. Geräte dieser Art werden **Ratemeter** (engl.: Leistungsmesser) genannt. Sie zeigen die Impulsdichte an. Das Ratemeter kann prinzipiell beschrieben werden als

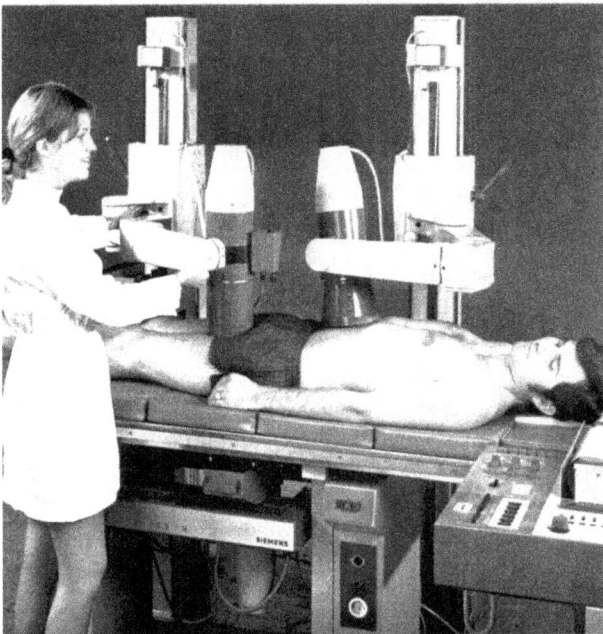

Abb. 11-4: Funktionsmeßstand mit zwei Über- und zwei Untertischsonden. Links im Bild ein Vierkanalschreiber. Deutlich sind an den Übertischmeßsonden die Bleiabschirmungen zu erkennen. Der Szintillationskristall befindet sich etwa in Höhe der Sondenhalterung (Fa. Siemens)

ein Meßinstrument – im einfachsten Fall ein Drehspulelement – mit einem sehr hohen Innenwiderstand, dessen Eingangsanschlüsse mit einem Kondensator und einem Widerstand verbunden sind (s. Abb. 11-5).

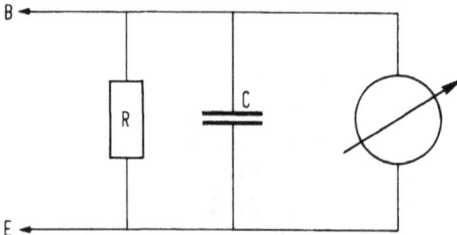

Abb. 11-5: Prinzipschaltbild eines Ratemeters

Die von dem Analysator bzw. am Zählerausgang B vorliegenden rechteckigen Spannungsimpulse (s. Abb. 11-2d) erzeugen kurzzeitige Zeigerausschläge am Meßinstrument. Liegt zwischen den Rechteckimpulsen eine sehr große Pause, was gleichbedeutend ist mit einer geringen Radioaktivität des Untersuchungsobjektes, so wird nach einem angezeigten Impuls der Zeigerausschlag des Ratemeters langsam wieder auf 0 zurückgehen. Der Kondensator wird über den Widerstand R langsam entladen, die Spannung nimmt langsam ab. Wenn die Ereignisse und damit die Erzeugung von Rechteckimpulsen sehr rasch hintereinander erfolgt, dies entspricht einer hohen Aktivität des Untersuchungsobjektes, so wird der Entladevor-

gang am Kondensator durch die schnelle Folge der Ladevorgänge kompensiert. Das Meßinstrument zeigt eine Spannung an, die der Aktivität proportional ist. Liegen die Spannungsimpulse so dicht beieinander, daß zeitlich dazwischen keine Pausen mehr sind, so wird eine Spannung angezeigt, die der Höhe der Rechteckimpulse entspricht.

An dem Ausgang des Ratemeters wird ein **Vielkanalschreiber** angeschlossen, der parallel mehrere voneinander unabhängige Schreibkanäle besitzt. Damit wird die zusammenfassende Registrierung von mehreren Meßsonden erreicht. Die von dem Schreiber dargestellten **Kurven** geben die zeitliche Änderung der Aktivität wieder, die über einem Organ gemessen wird.

11.3.3 Szintigraphiegeräte

Für die bildgebende Funktionsdiagnostik stehen 2 Verfahren zur Verfügung, die zu einer flächenhaften Darstellung einer räumlichen Aktivitätsverteilung geeignet sind.

11.3.3.1 Scanner (Szintigraph)

Das *ältere* und heute weitgehend *verlassene* Verfahren ist in dem **Scanner** (to scan: abtasten) bzw. den **Szintigraphen** verwirklicht (Abb. 11-6). Die Scanner tasten die zu untersuchende Region mit einem Szintillationszähler ab. Die von dem Meßgerät aus dem jeweiligen Organbereich

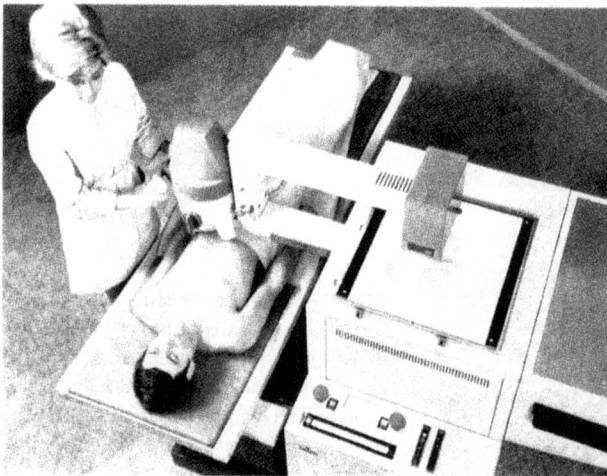

Abb. 11-6: Scanner-Scintimat (Fa. Siemens)

aufgenommene Impulszahl wird mit Hilfe eines Stichels oder eines Lichtsignals (Photoszintigraphie) gleichsinnig mit der Bewegung des Meßkopfes auf dem Registrierpapier oder auf einem Film dargestellt. Zur Einstellung oder für die Aufnahme eines Organs ist die Szintillationssonde über den Patienten in einer horizontalen Ebene in allen Richtungen frei beweglich angebracht. Vor dem Szintillationskristall ist eine der Untersuchung angepaßte Bleiblende, der **Kollimator** (s. u.) vorgesetzt. Über eine mechanisch verbundene Druckereinrichtung, die über einen langen Arm mit der Szintillationssonde fest verbunden ist, wird die aufgezeichnete Aktivitätsmessung dargestellt. Für die Aufnahme wird diese Meßsonde in einem Mäander über die zu untersuchende Körperregion geführt. Die von ihr registrierten γ-Quanten werden wie üblich zunächst durch einen Analysator sortiert und sodann über einen Zähler und weitere Elektronikbausteine in der Form verarbeitet, daß eine bestimmte Anzahl von Impulsen für den Drucker jeweils einen Druckbefehl auslöst.

Ein wichtiges Bauteil des Szintigraphen ist der **Kollimator**. Er ist weitgehend mitbestimmend für die **Bildqualität**. Der Kollimator ist eine dicke Bleiabschirmung mit kegelförmig auf einen Punkt zulaufenden Öffnungen (Abb. 11-7). Er verhindert, daß die γ-Quanten aus den benachbarten Bezirken, die nicht zu dem abzubildenden Objekt gehören, auf den Szintillationskristall fallen. Die auf einen Punkt zulaufenden Öffnungen lassen nur zu, daß γ-Quanten aus einem eng begrenzten Bezirk, der zentral in einem bestimmten Abstand von der Kristalloberfläche liegt, in den Szintillationszähler gelangen. Aus benachbarten Bereichen gelangen zwar auch noch γ-Quanten zur Registrierung, es sind aber wesentlich weniger, da für diese nicht die ganze Kristallfläche als Empfängersonde zur Verfügung steht. Im Idealfall sorgt der Kollimator dafür, daß nur auf eine Ebene für einen engen Bereich mit einem bestimmten Abstand von der Kollimatoroberfläche die gesamte Kristalloberfläche als Sondeneingang zur Verfügung steht. Für Punkte oberhalb und unterhalb dieser Ebene stehen nur Teilbereiche der Kristalloberfläche zur Verfügung. Die sich durch die Impulsfrequenz unterscheidenden Objektbereiche werden in der Fokusebene sehr gut dargestellt. Es ist daher wichtig, die Wahl des Kollimators der diagnostischen Fragestellung entsprechend zu treffen. Die Kollimation wird durch die Energie des begrenzenden Analysators unterstützt.

11.3.3.2 Gammakamera

Eine **schnelle Registrierung** ermöglicht die mit einem sehr großen Szintillationskristall ausgerüstete **Szintillationskamera** (Abb. 11-8), bei der das Bild der Aktivitätsverteilung mit Hilfe eines feststehenden Strahlungsdetektors gewonnen wird. In der von *Anger* (1952) angegebenen Szintillationskamera wird die Aktivitätsverteilung auf elektronischem Wege auf eine Braun'sche Röhre übertragen und mit einer Polaroidkamera fotografiert. Die Meßsonde einer Angerkamera besitzt als Empfänger für die γ-Quanten einen großflächigen runden oder rechteckigen **Natriumjodid-Kristall** mit einem Durchmesser bis über 60 cm und einer Dicke von ca. 1–2 cm. Zum Empfang der durch die γ-

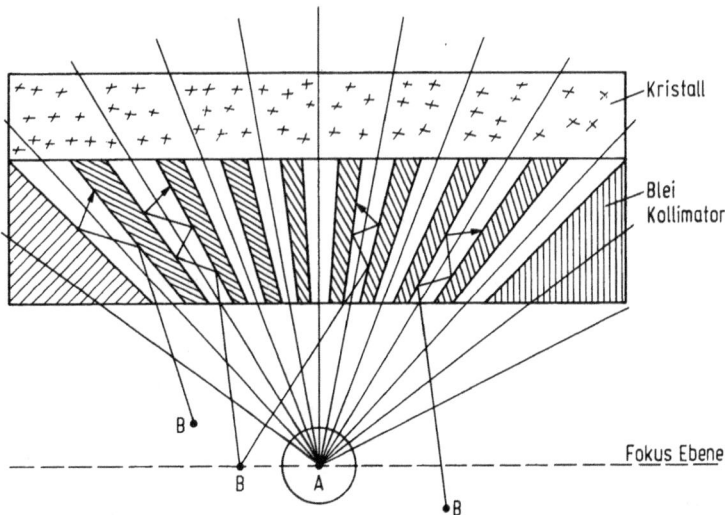

Abb. 11-7: Prinzipielle Wirkungsweise eines Kollimators. Der Szintillationskristall steht nur für γ-Quanten aus dem Gebiet A zur Absorption vollständig zur Verfügung. γ-Quanten von den Punkten B werden durch Mehrfachstreuung vernichtet bzw. in den Bleilamellen absorbiert

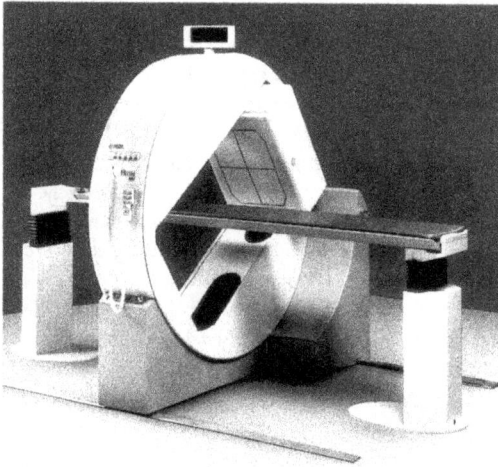

Abb. 11-8: Großfeld-Gammakamera (Fa. Picker)

die Impulse aller Photomultiplier zu einem Summensignal addiert. Das Summensignal z stellt die Energie des Photons bzw. des absorbierten γ-Quantes dar. Es wird einem Analysator zugeführt und ebenso wie bei dem vorher beschriebenen Sondenmeßplatz analysiert. Wenn dieses Summensignal als gültig für ein Ereignis erkannt wird, das keine Compton-Streuung erlitten hat, werden hier weitere Teilsummen aus den Impulsen gebildet (Abb. 11-9).

Es werden entsprechend der Einteilung der Detektoroberfläche folgende **Teilsummen** gebildet:

• den Impulsen aus den beiden *linken* Quadranten, bezeichnet mit $-x_z$,

• aus den beiden *oberen* Quadranten, bezeichnet mit y_z,

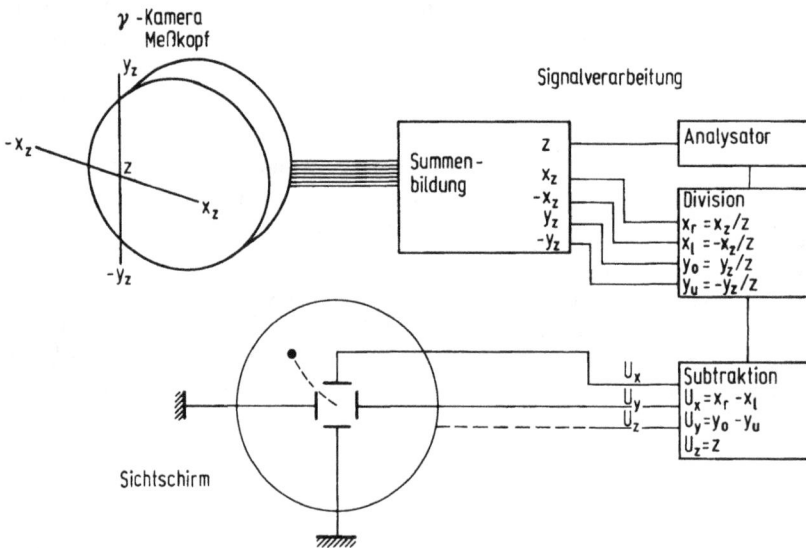

Abb. 11-9: Prinzip einer Angerkamera

Strahlen ausgelösten Lichtblitze ist auf der Rückseite des Kristalls eine große Anzahl von Sekundärelektronen-Vervielfachern angeordnet. Je nach Entfernung von dem Ereignis besitzt der Lichtimpuls an den verschiedenen Photomultipliern unterschiedliche Größe und erzeugt dementsprechende Spannungssignale. Durch Bildung von Teilsummen der Impulse ist es möglich, auf den Ort des primären Wechselwirkungsvorganges zu schließen. In einer Summenschaltung werden zunächst

• den beiden *rechten* Quadranten, bezeichnet mit x_z,

• den beiden *unteren* Quadranten, bezeichnet mit $-y_z$.

In einer elektronischen Dividierschaltung werden die Teilsummen durch die Gesamtsumme der Impulse geteilt und anschließend die zugeordneten Größen x_r und x_l sowie y_u und y_o in Differenzverstärkern voneinander subtrahiert. Am Ausgang des Differenzverstärkers entstehen 2 Spannungen

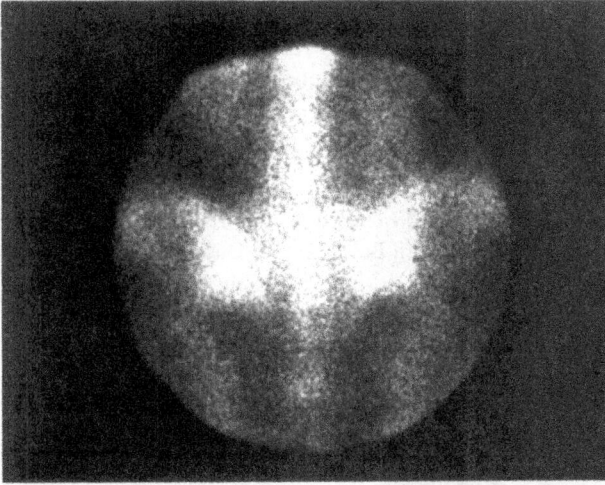

Abb. 11-10: Gammakamera-Szintigramm eines Beckens p. a. Aufnahmezeit 2 min. Man erkennt die Speicherung in den Ileosakralgelenken und in der Wirbelsäule

U_x und U_y, die zur Ablenkung eines Elektronenstrahlers in einem Oszillographen benutzt werden. Auf dem Bildschirm des Oszillographen wird ein dem Ort des Eintretens eines γ-Quantes in den Szintillationszähler zugeordnetes Bild erzeugt, dessen Helligkeit durch das Spannungssignal U_z, das dem Summensignal z entspricht, gesteuert wird.

Auf dem *Oszillographenschirm* erscheint je nach Lage der aufeinanderfolgenden Ereignisse, ausgelöst durch die von den verschiedenen Ortspunkten des Objektes herrührenden γ-Quanten, ein mehr oder weniger helles Punktmuster, das die Aktivitätsverteilung im Objekt widerspiegelt (Abb. 11-10). Diese können mit einer Kamera vor dem Oszillographenschirm fotografiert oder auf einem Röntgenfilm aufgezeichnet werden. Für ein gutes zeitliches und örtliches Auflösungsvermögen einer Gammakamera ist natürlich u. a. die Erfassung möglichst vieler γ-Quanten durch den Szintillationskristall erforderlich. Die Verarbeitung der Signale muß möglichst rasch geschehen. Es ist verständlich, daß bei sehr schneller Folge der Ereignisse eine Zuordnung Objektpunkt–Bildpunkt wegen der Nachleuchtdauer des Kristalls und der endlichen Verarbeitungszeit des einzelnen Signals durch die elektronische Rechenlogik nicht mehr möglich ist. Diese Zeit nennt man *Totzeit*.

Vorteile der Gammakamera gegenüber dem Szintigraphen sind:

• Wesentlich *kürzere Aufnahmezeiten:* Damit wird die Bildregistrierung verbessert, da Unschärfen durch Organbewegung (z. B. Veratmung) entfallen.

• *Bildserien* werden ermöglicht, die die zeitliche Verteilung der Aktivität in dem Organ wiedergeben. Diese **Sequenzszintigraphie** führt zu den dynamischen Funktionsuntersuchungen mittels der Gammakamera (z. B. Nierenfunktion).

• Die Ausrüstung der Kamera mit einem **Datenspeicher** gestattet es, bei Benutzung eines zweiten Analysators *Doppelnukliduntersuchungen* durchzuführen.

• Unter Anwendung elektronischer Verarbeitungsmaschinen lassen sich die szintigraphischen Meßergebnisse *speichern* und arithmetisch bearbeiten (**Computerszintigraphie**): Der Aussagewert wird wesentlich erhöht, Rückschlüsse auf die Organfunktion sind möglich.

• Eine Umsetzung in eine farbliche Darstellung der von einer Gammakamera aufgenommenen Aktivitätsverteilung analog zu der Darstellung mit einem Szintigraphen ist ebenfalls durchführbar.

• Durch die rechnerische Manipulation des Bildinhalts kann die Bildqualität verbessert werden.

● **Bedienelemente der Gammakamera**

Die entstehenden szintigraphischen Abbildungen können auf verschiedene Weise aufgenommen werden. Die einfachste Methode ist die bereits o. g. Registrierung mittels *Sofortbildkamera*. Eine schärfere Abbildung gelingt durch spezielle Optiken, die eine Registrierung auf einem *Röntgenbild* zulassen. Dieses geschieht fotografisch ebenfalls von einem Bildschirm, dem sog. **Scope**. Zur Erstellung beurteilbarer Szintigramme ist es dabei wichtig, eine ausreichende **Impulszahl** bzw. **Impulsdichte** zu erreichen. Darüber hinaus wird die Bildqualität durch den einstellbaren **Schwärzungsgrad** der Abbildungen beeinflußt.

Zur Aufnahme szintigraphischer Bilder sind grundsätzlich an jeder Gammakamera folgende Bedienelemente vorhanden:

1. **Energiewahltaste** bzw. Schalter: Hier wird der zu messende Energiebereich für die jeweiligen Radionuklide eingestellt. Die Größe dieses Bereichs kann durch Einstellen der sog. **Fensterbreite** gewählt werden. Bestimmte und häufig wiederkehrende Nuklide wie z. B. Tc, Jod oder Thallium sind meist in Form von Festtasten eingespeichert.

2. Tasten für die Einstellung der **Aufnahmeparameter:** Die Dauer der Aufnahme kann durch unterschiedliche **Abschaltkriterien** begrenzt werden. Eingegeben werden können entweder die *Aufnahmezeit*, das Erreichen der *Gesamtimpulszahl* oder eine bestimmte *Impulsdichte* über bestimmten Bereichen, die besonders interessieren.

3. Zur Beurteilung der empfangenen Impulse findet sich ein **Ratemeter** mit einstellbarem Meßbereich.

4. Für die Bilddarstellung der Szintigramme existieren diverse **Steuerungselemente** wie *Positionierungstasten, Einstellungsknöpfe* für die *Bildrotation* sowie *Marker* bzw. *Joysticks* zum Markieren von bestimmten Punkten. Für die *Belichtung* von Röntgenfilmen ist eine Einstellung der Helligkeit erforderlich.

● Kollimatoren

Die prinzipielle Wirkungsweise des Kollimators wurde bereits beschrieben. Auch für die Darstellung mit der Gammakamera hat diese Einrichtung die Funktion der *Blende eines Objektivs*. Hierbei handelt es sich um eine große durchlöcherte Bleischeibe, die vor dem Aufnahmekristall montiert wird. Die Anordnung und die Ausführung der Dimensionen hängt von der Untersuchungsform ab. Für hohe Energien sind dickere Septen zwischen den Bohrungen erforderlich, so daß grobere Abbil-

dungseigenschaften resultieren. Die niedrigen Energien, z. B. des Technetiums, können durch feinere Septendimensionierung gut aufgelöst werden. Je nach Wanddicke werden Kollimatoren wie folgt bezeichnet (Abb. 11-11):

UHR-Kollimatoren (Ultra High Resolution): Sehr hoch auflösende Kollimatoren mit dünnen Septen und feinen Bohrlöchern. Diese Kollimatoren sind nur bei niedrigen Energien einsetzbar, durch die feinen Bohrlöcher ist darüber hinaus die Impulsausbeute relativ gering. Bezeichnet werden derartige Kollimatoren auch als *LEHR-Kollimatoren* (Low Energy High Resolution).

General-Purpose- (Vielzweck-) **Kollimatoren:** Hier findet sich eine mittlere Septendicke bei etwas gröberer Bohrung, so daß die Impulsausbeute höher ist und auch ein höheres Energiespektrum abgebildet werden kann.

High-Sensitivity- (hochempfindliche) **Kollimatoren:** Gröbere Bohrungen, die eine erhöhte Impulsausbeute zulassen, allerdings auf Kosten der örtlichen Auflösung.

Medium-Energy-Kollimatoren: Diese Kollimatoren haben dickere Bleisepten und dabei zwangsläufig eine gröbere Bohrung, so daß sich die Abbildungseigenschaften verschlechtern. Es können jedoch auch höhere Energien wie z. B. die des Galliums und der Verbindungen mit Jod-131 noch befriedigend dargestellt werden.

Durch unterschiedliche Anordnung der Septenrichtungen der Bohrlöcher können unterschiedliche geometrische Abbildungen erreicht werden (Abb. 11-11). Der **Parallelloch-Kollimator** ergibt eine 1:1-Darstellung mit geometrisch korrekter Darstellung der Strukturen. **Konvergierende Kollimatoren** zeigen eine trichterförmige Anordnung der Septen, die zu einem Vergrößerungseffekt führen. **Divergierende Kollimatoren** lassen ein größeres Untersuchungsgebiet als die Kristalloberfläche zu, sie führen zu einer Bildverkleinerung.

Ein *Sonderfall* ist der sog. **Pin-Hole-Kollimator,** der nur ein einziges mittständiges Loch aufweist. Prinzipiell gelten hier die Gesetze der Lochbildkamera in der Fotografie, wobei durch unterschiedliche Wahl des Objektabstandes ein Vergrößerungseffekt erzielt werden kann.

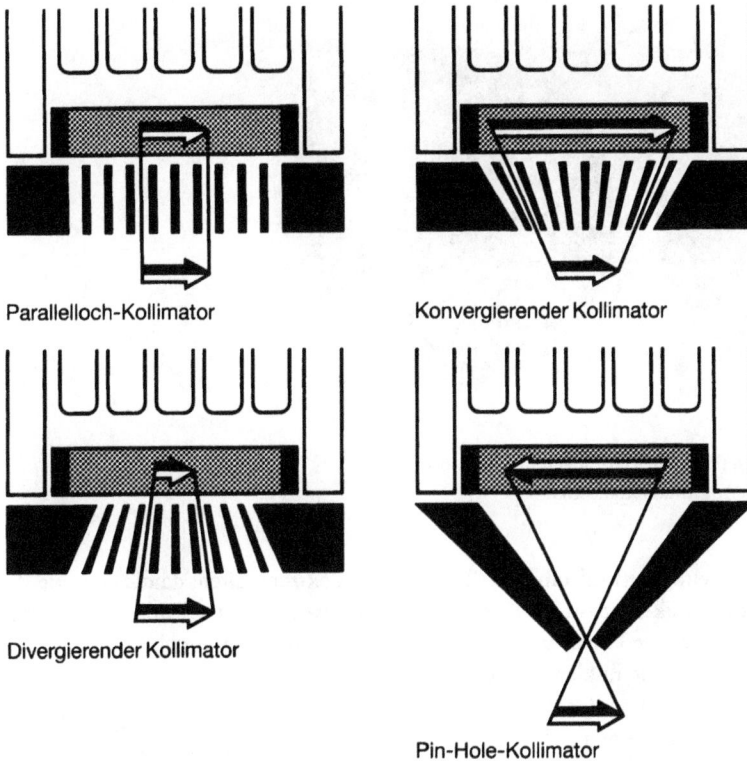

Parallelloch-Kollimator

Konvergierender Kollimator

Divergierender Kollimator

Pin-Hole-Kollimator

Abb. 11-11: Darstellungseigenschaften verschiedener Kollimatortypen

● **Qualitätskontrolle**

Für eine korrekte Darstellung von Szintigrammen ist eine Qualitätskontrolle der Abbildungseigenschaften unumgänglich. Die Qualität einer Gammakamera ist in erster Linie durch folgende Parameter gekennzeichnet: *Homogenität, Linearität.*

Homogenität: Bei einer homogenen Strahlenquelle muß auch die Abbildung homogen sein. Durch unterschiedliche Verstärkungseigenschaften der einzelnen Fotomultiplier können Inhomogenitäten entstehen, die zu inhomogener Abbildung führen. Die Homogenität wird durch sog. Phantome überprüft: Hierzu dienen sog. *Flachfeldphantome,* radioaktiv bestückte langlebige Plexiglasplatten, die vor die Kamera positioniert werden. Eine Homogenitätskontrolle läßt sich auch mit einer Punktquelle in großem Abstand durchführen, wenn vorher der Kollimator abgenommen worden ist. Eine andere Möglichkeit ist die Anfertigung eines flüssigen Flachfeldphantoms durch radioaktive Bestückung von flüssigkeitsgefüllten Behältern. Hierbei ist al-

lerdings auf eine homogene Durchmischung zu achten. Grundsätzlich ist durch Schwankungen der Spannungen in den Photomultipliern jede Kameraaufnahme inhomogen. Aufgrund der Aufnahme des Homogenitätsphantoms können die Szintigramme jedoch so korrigiert werden, daß eine homogene Abbildung resultiert (Abb. 11-12).

Linearität: Linearitätsphantome bestehen im allgemeinen aus radioaktiv gefüllten Linienquellen (Schäuchen), die gitterförmig angeordnet sind. Diese Strukturen sollen im erstellten Szintigramm winkelgetreu und ohne Verzerrungen dargestellt werden.

● **Untersuchungstechniken mit der Gammakamera**

Die **Gammakamera** mit elektronischer Datenverarbeitung hat die *Nuklearmedizin* von einem diagnostischen Hilfsmittel zu einer eigenen klinischen Disziplin befördert.

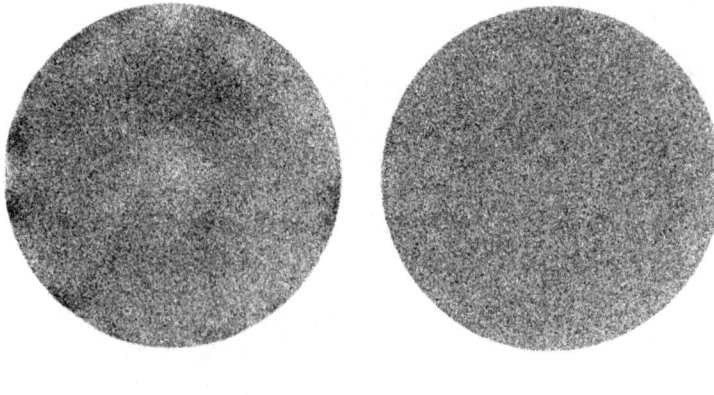

a   b

Abb. 11-12: a Unkorrigierte Aufnahme eines Homogenitätsphantoms;
b Korrigierte Aufnahme eines Homogenitätsphantoms

Diese Entwicklung ermöglichte eine Vielzahl unterschiedlicher Untersuchungstechniken je nach diagnostischem Anwendungsgebiet. Die klinische Fragestellung bestimmt in der Regel die nuklearmedizinische Untersuchungstechnik mit der Gammakamera. Szintigramme können zum einen entweder zwei- oder dreidimensional aufgenommen werden, zum anderen können sie kombiniert werden mit einer entweder statischen nicht-zeitabhängigen Aufnahmetechnik oder mit dynamischen Untersuchungsmethoden. Wir unterscheiden: *planare und dynamische Szintigraphie, Sonderformen, tomographische Untersuchungstechniken.*

Planare Szintigraphie: Hierbei handelt es sich grundsätzlich um eine zweidimensionale Bilderstellung. Die Fähigkeit hierzu haben bereits einfache Gammakameras ohne Rechneranschluß. Die Daten werden analog auf einem *Bildschirm* dargestellt. Hiervon kann entweder auf Röntgenfilm oder auf einem Polaroidbild eine Kopie hergestellt werden. Durch einen sog. Analog-Digital-Wandler *(ADC)* können die Bilder digitalisiert (s. S. 173 ff.) und auf dem Bildschirm eines Computers dargestellt werden. Hierbei werden die Bilder jetzt „gerastert" und in Form einer sog. Matrix aufgezeichnet. Die am häufigsten verwendete *Matrix* ist eine mit 64 × 64 Bildpunkten *(Pixel)*, weitere häufig verwendete Unterteilungen sind die 32er, die 128er sowie die 256er Matrix. Eine

512er Matrix ist extrem selten; da die einzelne Pixelgröße kleiner ist als ein Loch im verwendeten Kollimator, erscheint sie auch physikalisch schwer begründbar.

Die *Aufnahmetechnik* planarer Szintigramme ist, abgesehen von der patientenabhängigen Positionierung, gekennzeichnet durch die *Aufnahmedauer.* Nur eine ausreichende *„Zählstatistik",* d.h. eine genügend hohe Anzahl von aufgenommenen Impulsen, macht eine sichere Diagnose möglich. Für ein statisches Szintigramm in planarer Technik heißt dies bei einer Aufnahme über das gesamte Untersuchungsfeld der Gammakamera, daß etwa 300 000 Impulse aufgenommen werden sollten. Als *Abschaltkriterien* für die Gammakamera kann im allgemeinen entweder die Aufnahmezeit eingegeben werden, die Anzahl der Gesamtimpulse oder auch in speziellen Fällen die Impulsdichte. Die Auswertung der Szintigramme erfolgt entweder visuell oder nach Dokumentation auf einem Rechnerbildschirm. Letzterer erlaubt auch eine nachträgliche *Bildbearbeitung.* Die am häufigsten verwendeten Bearbeitungstechniken sind hier die *Glättung,* die *Kontrastanhebung,* die *Untergrundkorrektur* und die *quantitative Auswertung.* Bei ihr läßt sich durch eine Kennzeichnung bestimmter interessierender Bezirke entweder über einen Lichtgriffel oder über andere Bedienungselemente die Impulszahl oder -dichte in diesen sog. „Regions of Interest"

(ROI) messen und ggf. mit anderen Regionen vergleichen. Die *Dokumentation* der Szintigramme erfolgt entweder auf einer Röntgenfilmfolie, auf einem Sofortbild oder nach Rechnerauswertung auch auf einem Drucker. Je nach Untersuchungstechnik haben sich dabei entweder Graustufen-Darstellungen oder farbige Aufzeichnungstechniken bewährt.

Dynamische Szintigraphie: Mit der dynamischen Szintigraphie können zeitliche Änderungen der Verteilung eines Tracers aufgenommen werden. Ähnlich wie bei einem Film werden hier mehrere Aufnahmen aneinandergereiht. Im einfachsten Fall, der **Sequenzszintigraphie,** werden die Szintigramme lediglich einzeln aufgezeichnet und in ihrer Folge auf den genannten Dokumentationsmaterialien dargestellt. Üblich ist jedoch ein Abspeichern der aufgenommenen Szintigramme im Rechner. Auch hier lassen sich dann bestimmte Areale durch die ROI-Technik markieren. Da es sich um eine zeitabhängige Darstellung von Stoffwechselvorgängen handelt, kann die Änderung der Impulswerte in den ROI in Form von Kurven dargestellt werden. Diese wiederum lassen sich vielfältig rechnerisch weiter auswerten. Im Gegensatz zur o. g. Sequenzszintigraphie ohne Kurvendarstellung wird diese Form der quantitativen Auswertung auch als **Funktionsszintigraphie** bezeichnet.

Sonderformen der dynamischen Szintigraphie: Eine häufig durchgeführte Sonderform der Funktionsszintigraphie ist das sog. *getriggerte Szintigramm.* Hierbei wird die Aufnahmedauer und -folge durch zusätzliche Signale gesteuert. Im allgemeinen ist dieses der Fall bei *Herzszintigrammen,* bei denen die Aufnahmefolge durch die R-Zacke des EKG bestimmt wird.

Eine weitere Sonderform ist die Aufnahme in sog. *List-Mode.* Auch hierbei ist ein Computer erforderlich. Die aufgenommenen Daten werden hier nicht in Form einzelner Szintigramme aufgezeichnet *(Frame-Mode),* sondern in ihrer Gesamtheit über einen bestimmten Untersuchungszeitraum. Jeder empfangene Impuls wird mit seinen Daten über Ort, Zeit und Intensität abgespeichert. Erst nachträglich kann dann mit der EDV eine Sequenz erstellt werden. Dieses Verfahren hat den Nachteil,

daß es auf dem Rechner einen enormen Speicherplatz benötigt. Der Vorteil liegt hier insbesondere bei Untersuchungen, bei denen die genaue Sequenzfolge nicht vor der Untersuchung abgeschätzt werden kann.

- **Tomographische Untersuchungstechniken:** In der Röntgendiagnostik hat sich die CT zur Erstellung von Schichtbildern bereits seit etwa 20 Jahren etabliert. Mit einiger Verzögerung ist auch in der Nuklearmedizin diese Technik verwirklicht worden. Im Gegensatz zur Röntgentechnik, bei der der Körper durchstrahlt wird (Transmissions-CT), handelt es sich bei den nuklearmedizinischen Verfahren um energiereiche Strahlen, die aus dem Körper selbst entsendet (emittiert) werden. Die computertomographische Technik wird darum in der Nuklearmedizin auch als **Emissions-Computertomographie (ECT)** bezeichnet.

Prinzip: Aufnahmen werden aus vielen Winkeln erstellt und durch rechnerische Verarbeitung eine Volumenzuordnung der einzelnen Bildpunkte erreicht. Während wir in der planaren Szintigraphie von Pixeln sprechen, wird hier ein Bild- (Volumen)element als *Voxel* abgekürzt.

In der *Single-Photonen-Emissions-Computertomographie (SPECT)* werden die Impulse des Tracers aus dem Körper aus vielen Richtungen aufgenommen. Dies kann entweder über einen speziellen Kollimator erfolgen, der in 7 einzelne kleine Pin-Hole-Kollimatoren aufgeteilt ist, oder (jetzt allgemein üblich) dadurch, daß der *Gammakamerakopf um den Patienten bzw. das untersuchte Organ rotiert.* Um die Untersuchungszeit nicht allzu lange dauern zu lassen, können die einzelnen Aufnahmen nur über ca. 20–30 s dauern. Zur Verbesserung der Zählstatistik werden darum neuerdings *Kamerasysteme mit mehreren Gammakameraköpfen* eingesetzt.

Aus den aufgenommenen Szintigrammen muß rechnerisch erst ein Schnittbild rekonstruiert werden. Dies erfolgt in der Regel nach der gleichen Rechenvorschrift wie in der Röntgen-CT: der sog. *gefilterten Rückprojektion.* Als Filterung bezeichnet man dabei eine rechnerische Bearbeitung der Einzelbilder um Artefakte, die durch dieses Verfahren erzeugt werden, zu mindern. Durch die Rückprojektion der Einzelbilder werden nämlich

Strahlenartefakte, die das Bild unscharf machen oder verfälschen können, erzeugt. Ganz läßt sich dieser Effekt jedoch auch rechnerisch nicht vermeiden.

Im Gegensatz zur gefilterten Rückprojektion haben sich in letzter Zeit auch andere Verfahren zur Erstellung von Schnittbildern etabliert: die sog. **iterativen Auswertetechniken,** bei denen ausgehend von einer Gleichverteilung des Tracers die erzeugten Bilder mit der Realität verglichen und korrigiert werden, bis sie weitgehend der korrekten Abbildung angeglichen werden. Die o. g. Strahlenartefakte gibt es bei dieser Technik nicht.

Mit erheblichem Rechneraufwand ist es auch in der CT möglich, dynamische und getriggerte Szintigramme zu erstellen.

Die **Positronen-Emissions-Computertomographie (PET)** ist eine sehr aufwendige und darum nicht weitverbreitete Sonderform der Emissions-Computertomographie. Hierbei wird die Volumenzuordnung der Impulse dadurch erreicht, daß bestimmte Tracer verwendet werden, die Positronen aussenden. Bei der Vereinigung mit einem Elektron entstehen dabei Photonenpaare, die sich mit gleicher Geschwindigkeit diametral entgegengesetzt voneinander entfernen. Geeignete Gammakameras können dann durch eine Koinzidenzschaltung erkennen, welche Photonenpaare von einem bestimmten Punkt ausgegangen sein müssen. Diese Technik ist nicht nur sehr aufwendig und damit sehr kostenintensiv, sie benötigt auch bestimmte Tracer, die Positronen entsenden. Diese haben meist nur eine sehr kurze Halbwertzeit, der Vorteil liegt jedoch darin, daß physiologisch vorkommende Elemente – wie Kohlenstoff, Sauerstoff oder Stickstoff – markiert sein können, wodurch wiederum anders nicht darstellbare Stoffwechselvorgänge untersucht werden können.

11.4 Untersuchungsmethoden

11.4.1 Schilddrüse

Aufgabe der Schilddrüse ist es, Jod aus dem Blut zu extrahieren und hiermit die Schilddrüsenhormone *Thyroxin* (T_4) und *Trijodthyronin* (T_3) zu synthetisieren. Geregelt wird dieser Vorgang der Jodaufnahme durch das Thyreoidea-Stimulierende-Hormon **(TSH),** das in der Hypophyse gebildet wird. Dieses unterliegt einem negativen *Rückkopplungs-(feed-back-)Mechanismus* mit dem *Thyreotropin-Releasing-Hormon* (TRH) als Regulator. Ansteigende Schilddrüsenhormonwerte im Blut führen zu einer verminderten Stimulierung der Schilddrüse und damit zu einer ebenfalls verminderten Jodaufnahme aus dem Blut. Knotenförmige oder disseminierte Gewebeveränderungen der Schilddrüse, die sich durch diesen Mechanismus nicht mehr regulieren lassen, werden als **Autonomie** bezeichnet. Sie können durch die ungehemmte Jodverarbeitung zu den Schilddrüsenhormonen zu einer Schilddrüsenüberfunktion **(Hyperthyreose)** führen. Auch können die Rezeptoren des Hormons TSH durch Antikörper besetzt und ständig stimuliert werden, so daß ebenfalls eine exzessive Produktion von Schilddrüsenhormonen resultiert. Dies ist beim **Morbus Basedow** der Fall.

Die szintigraphischen Untersuchungen der Schilddrüse dienen der Erfassung dieser funktionellen Veränderungen, die sowohl knotenförmig als auch gleichmäßig über das gesamte Schilddrüsengewebe verteilt sein können. Bezirke, die vermehrt Jod speichern, bezeichnet man als „heiß", vermindert speichernde Bezirke als „kalt".

11.4.1.1 Radiojodtest

Kurzlebige Radionuklide erübrigen heute den **Radiojod-2-Phasentest** für die *Diagnostik von Schilddrüsenerkrankungen.* Eine Rolle spielt er noch für die Dosisberechnung in der **Radiojodtherapie.**

Der klassische Radiojodtest wurde nach Applikation von Jod-131 durchgeführt. Später wurde wegen der *geringeren Strahlenbelastung* auch das **Jod-123** eingesetzt.

Beim **2-Phasentest** wird das Radionuklid meist als Natriumjodid in wäßriger Lösung verabreicht. In bestimmten Zeitabständen (meist nach 2, 4, 24 und 48 Stunden) wird die Speicherung, d. h. der Prozentsatz der Dosis, der sich in der Schilddrüse befindet, gemessen. Aus dem Verlauf läßt sich die **effektive Halbwertzeit** bestimmen. Die Speicherungswerte werden in einem Formblatt (Abb. 11-13) eingetragen. *Über-, Normal- und Unterfunktion haben typische Speicherungskurven.*

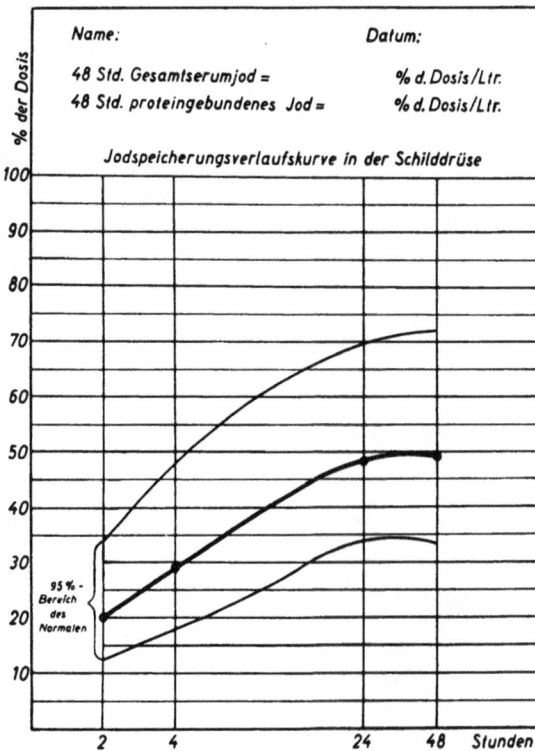

Abb. 11-13: Formblatt zur Registrierung des Radiojodtests

Zu beachten ist, daß jodhaltige Substanzen, die in einem bestimmten Zeitraum vor Durchführung des Tests (bei Gallenkontrastmitteln bis zu 3 Monaten) dem Körper zugeführt wurden, zu einer Blockierung oder Teilblockierung der Jodaufnahme der Schilddrüse führen. Die Speicherungskurve wird dadurch gesenkt, so daß das Bild einer Unterfunktion vorgetäuscht werden kann.

Zum Radiojodtest gehört auch ein **Szintigramm.** Bei Gabe von Jod-131 wird dies nach 24 Stunden durchgeführt. Hier lassen sich *heiße* von *kalten Bezirken* gut abgrenzen.

11.4.1.2 Schilddrüsenfunktionsszintigraphie

Die Schilddrüsenfunktionsszintigraphie wird heute mit **99m Technetium** durchgeführt. Dieses in der Nuklearmedizin gängige Nuklid wird von der Schilddrüse ähnlich wie Jod aufgenommen. Die Aufnahme unterliegt den gleichen regelnden Faktoren wie die Aufnahme von Jod. Im Gegensatz zu Jod wird Technetium jedoch nicht wieder aus der Schilddrüse mit den anderen Stoffwechselprodukten sezerniert (sog. **Trapping**). Die Aufnahme des Nuklids geht schnell und kann bereits 15–20 min nach Injektion des Nuklids szintigraphisch dargestellt werden. Das Szintigramm erfolgt mit der Gammakamera, möglichst mittels eines speziellen Kollimators, der eine organnahe Registrierung ohne Streuungsartefakte ermöglicht. *Heiße* und *kalte Bezirke* können mit relativ hoher Auflösung dargestellt werden.

Die **Indikation zur Schilddrüsenszintigraphie** liegt in der **funktionellen Beurteilung,** während *morphologische Veränderungen,* die *Größe* sowie *Knoten* heute *sonographisch* besser erfaßt werden. Grundsätzlich sollte eine **quantitative Funktionsszintigraphie** durchgeführt werden. Hierbei wird der prozentuale Anteil der injizierten Technetiummenge in der gesamten Schilddrüse oder in Teilbereichen berechnet.

Dies geschieht durch Messung der Spritzenaktivität vor Beginn der Untersuchung an der Gammakamera mit angeschlossenem Rechner und Korrektur des erhaltenen Wertes durch eine Messung der Leerspritze nach Injektion sowie eine Messung der Injektionsstelle am Arm wegen einer möglichen „Parainjektion". 15–20 min nach Injektion des Nuklids wird ein Szintigramm der Schilddrüse aufgezeichnet und quantitativ im Auswerterechner abgespeichert. In ROI-Technik wird die Schilddrüse markiert, zur Korrektur auch die Untergrundaktivität in der Nachbarschaft der Schilddrüse.

Aus den erhaltenen Werten läßt sich die prozentuale Technetiumspeicherung *(Tc-Uptake)* errechnen. Die **Werte** liegen bei nicht vergrößerten *gesunden Schilddrüsen* zwischen 1–5 % (Abb.

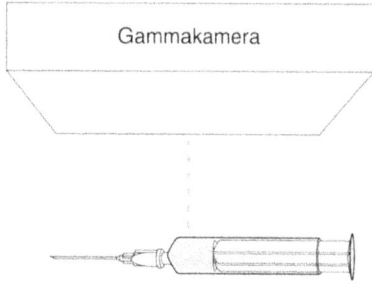

a   Messung Spritzenaktivität   b   Nuklidinjektion

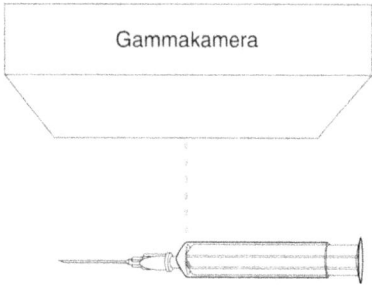

c   Messung Restaktivität   d   Messung
                                                  parainjizierte Aktivität

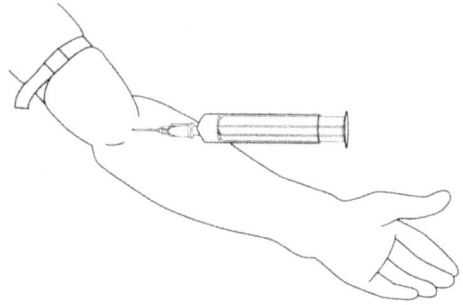

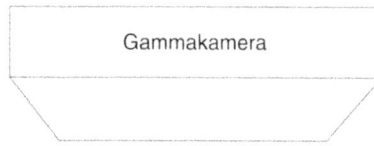

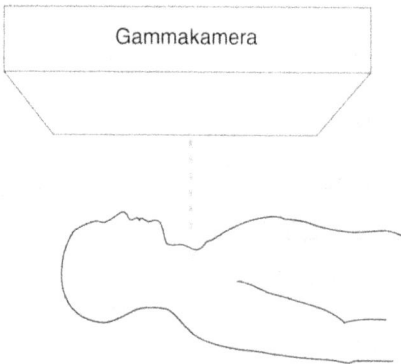

e   Schilddrüsenszintigramm   f   Quantitative Auswertung

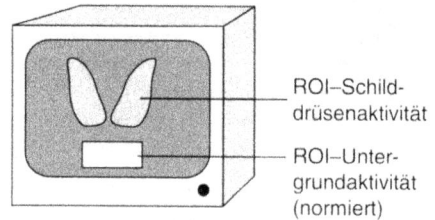

Rechnung: Injizierte Nettoimpulszahl: Spritzenaktivität
                                                        - Restaktivität
                                                        - parainjizierte Aktivität
                                                        = IMP_{netto}

                     Spezifische Schilddrüsenimpulse: Schilddrüsenaktivität
                                                        - Untergrundaktivität
                                                        = IMP_{SD}

g $$TcTU\,(\%) = \frac{IMP_{SD}}{IMP_{netto}} \times 100$$

Abb. 11-14: Schematische Darstellung der funktionsszintigraphischen Bestimmung des Tc-Uptakes in der Schilddrüse

11-14). Bei *Autonomie* oder *Überfunktion vom Basedow-Typ* sind die Uptake-Werte deutlich erhöht, obwohl durch den bereits genannten Feed-Back-Mechanismus die TSH-Stimulation blockiert ist.

Autonome Knoten (**Adenome**) mit exzessiver Hormonproduktion führen über den Regelmechanismus zur Suppression des umgebenden Schilddrüsengewebes, so daß kein Technetium mehr aufgenommen wird: sog. **dekompensierte Autonomie.** Autonome Adenome können jedoch auch **maskiert** sein, wenn die Schilddrüsenhormonproduktion dieser Knoten nicht ausreicht, um eine entsprechende Suppression des TSH-Spiegels herbeizuführen. Zur Demaskierung dieser Knoten eignet sich die **Suppressionsszintigraphie** (Abb. 11-15): 1–2 Wochen vor Beginn der Untersuchung werden Schilddrüsenhormone oral verabreicht. Die so blockierte TSH-Sekretion führt in der gesunden Schilddrüse zu einer nahezu kompletten Reduktion des Tc-Uptakes. Lediglich autonome Bezirke, die sowohl knotenförmig als auch verteilt sein können, weisen weiterhin eine hohe Speicherung auf.

> Die **quantitative Funktionsszintigraphie der Schilddrüse** mit Berechnung des Tc-Uptakes ist heute **Standard.**

Nicht quantitative Methoden, wie z. B. die Untersuchung mit dem Scanner, sollten nicht mehr durchgeführt werden.

11.4.2 Skelettsystem

Technetiummarkierte knochenaffine *Chelatkomplexe* (z. B. Pyrophosphate, Diphosphonate usw.) werden durch die **Osteoblastenaktivität** in das frisch verkalkende Osteoid bei der Knochenneubildung eingebaut und lassen sich dann szintigraphisch darstellen. Auch dies ist eine Art Funktionsszintigraphie. Auf diese Weise können Stoffwechselvorgänge des Knochens nachgewiesen werden, insbesondere wenn dieser mit reparativen Umbauten reagiert.

> **Indikationen zur Knochenszintigraphie** sind:
> • in erster Linie die *Metastasensuche* bei bösartigen Geschwülsten,
> • der Nachweis von *Entzündungsherden* sowie
> • zunehmend *orthopädische Fragestellungen* nach Gelenkveränderungen, Prothesenkontrollen und häufig der *Frakturnachweis.*

Diese Veränderungen sind röntgenologisch häufig erst dann nachweisbar, wenn es bereits zu sekundären Schädigungen am Knochen gekommen ist.

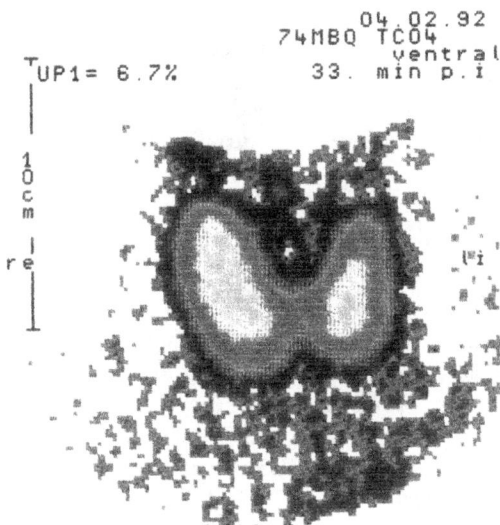

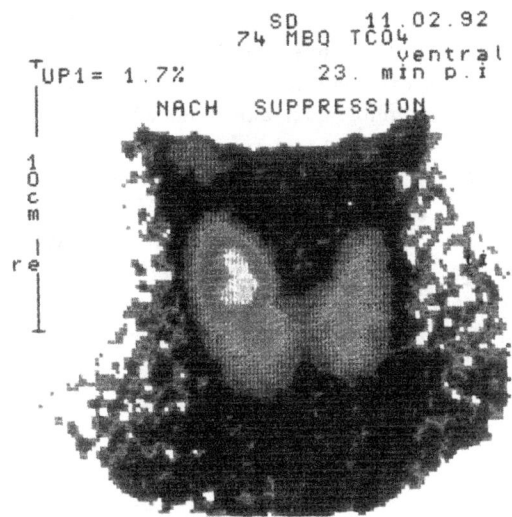

Abb. 11-15: Schilddrüse mit autonomen Gewebsanteilen: Tc-Szintigramm vor Suppression (**a**) und 1 Woche nach Einnahme von 3 mg Thyroxin (**b**)

Szintigraphische Techniken können hier bereits Monate vor dem Röntgen diagnostische Problemlösungen herbeiführen.

Aufnahmetechnik: Ca. 3 Stunden nach i. v.-Injektion des knochenaffinen technetiummarkierten Tracers werden planare Szintigramme des gesamten Skeletts oder gezielt der zu untersuchunden Region durchgeführt. Bei der Ganzkörperszintigraphie zur Metastasensuche sollte mit der ventralen Aufnahme des Beckens begonnen werden, nachdem die zu untersuchende Person die Blase entleert hat. Da das Nuklid über die Nieren ausgeschieden wird, kann eine gefüllte Blase zu erheblichen Überlagerungsproblemen im Becken führen. Pro Szintigramm werden etwa 300 000–350 000 Impulse aufgenommen und die aufgewendete Zeit registriert. Die folgenden Szintigramme des übrigen Skeletts werden mit der gleichen Zeit aufgenommen, um die einzelnen Bilder miteinander vergleichen zu können.

> In der Ganzkörperszintigraphie zur *Metastasensuche* haben sich in letzter Zeit auch **Ganzkörper-Scanner** bewährt, die das Skelett langsam vom Schädel bis zu den Füßen abfahren und somit einen zusammenhängenden Überblick über das gesamte Skelett bieten (Abb. 11-16).

Zur Klärung der Frage nach *entzündlichen* oder *infiltrativen Knochenprozessen* hat sich auch die sog. **3-Phasen-Szintigraphie** bewährt. Hierbei wird in dem zu untersuchenden Gebiet bereits der Einstrom des Nuklids in Form einer Sequenz- oder Funktionsszintigraphie aufgenommen (1. Phase). Anschließend wird eine Aufnahme der Blutverteilung etwa 5 min p. i. als statisches planares Szintigramm (2. Phase) durchgeführt. Auf diese Weise lassen sich gut durchblutete Prozesse (z. B. Entzündungen) von durchbluteten degenerativen Veränderungen trennen, die beide im Spätszintigramm vermehrte Anreicherungen hervorrufen würden.

11.4.3 Nieren

Die Nieren werden einerseits
• **planar** und durch **SPECT-Verfahren** untersucht, um die *anatomischen Strukturen* darzustellen so-

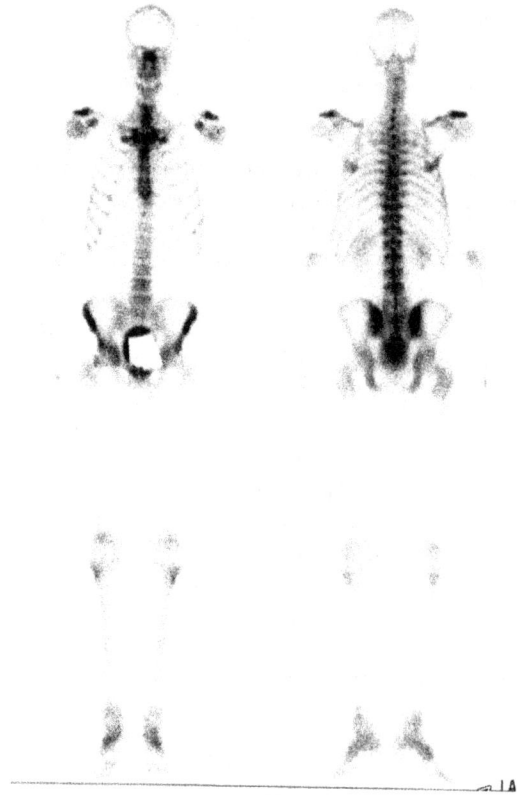

Abb. 11-16: Ganzkörper-Skelettszintigraphie mit 550 MBq ^{99}Tc-MDP

wie ihre Fähigkeit, spezifische *Tracer zu speichern*, andererseits
• **dynamisch**, um den zeitlichen *Funktionsablauf* sowie die *quantitative Ausscheidungsleistung* zu erfassen.

11.4.3.1 Statische Szintigraphie

Die statische Szintigraphie wird heute noch durchgeführt, wenn sonographisch auffällige Bezirke abgeklärt werden sollen. Regelrechtes Nierengewebe speichert Tracer wie Tc-DMSA oder Tc-Glucoheptonat in den Tubulusepithelien. *Tumoren, Zysten* oder *Infarkte* zeigen **Minderspeicherungen**.

11.4.3.2 Isotopennephrographie (ING)

Bei der ING wird nach Injektion eines Tracers, der ausschließlich durch die Nieren ausgeschieden wird, der Aktivitätsanstieg und -abfall mit Hilfe von *Szintillationszählern* über den Nierenlagern registriert (Abb. 11-17). Für jede Niere werden dabei getrennt die Durchblutungs-, die Sekretions- und die Abflußphase erfaßt.

Das ING läßt sich auch mit der *Gammakamera* durchführen. Dann müssen auf dem Summenbild die beiden Nieren sowie der Untergrund und evtl. auch die Blase in ROI-Technik markiert werden (Abb. 11-18).

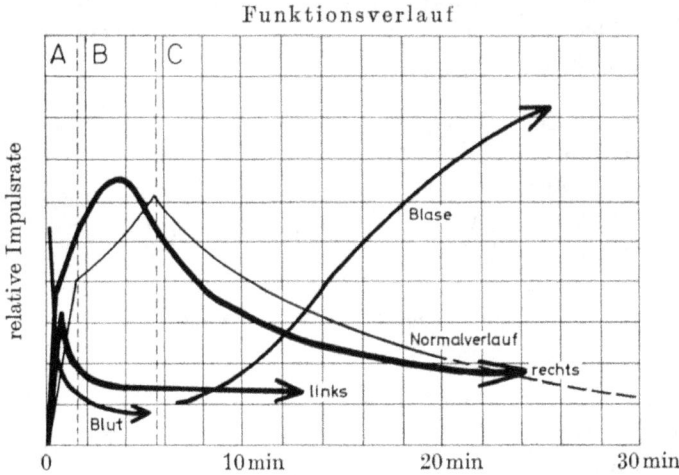

Abb. 11-17: Graphische Darstellung der Nierenfunktion beim ING. Rechts normale Funktion, links keine Ausscheidung: stumme Niere

Clearance Ergebnisse			
	Li	Re	Gk
% ...	45	55	
ml/min	64	79	143
T_{max}	3.48	3.81	
$T_{max/2}$	19.70	22.70	
Altersnormwert			327

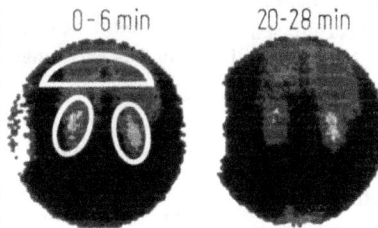

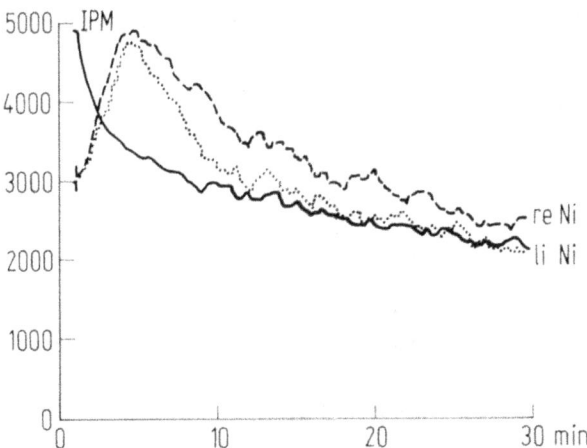

Abb. 11-18: Summenbild einer Nierenfunktionsszintigraphie mit ROI-Markierung der Nieren und des Untergrundes

Die Nieren *sezernieren* über die Tubulusepithelien und *filtrieren* in den Glomeruli. Je nach Partialfunktion müssen die Tracer eingesetzt werden: Für die **tubulusekretorische Funktion** werden *Jod-123-Hippuran* oder neuerdings das *technetiummarkierte* MAG-3 verwandt. Die **glomeruläre Ausscheidungsleistung** läßt sich mit Hilfe von Tc-DTPA messen.

Insgesamt lassen sich die Daten durch Rechnerauswertung quantitativ erfassen. Das Plasmavolumen, das pro Zeiteinheit von einem Tracer *„geklärt"* wird, wird als **Clearance** bezeichnet. Sie läßt sich errechnen, indem die injizierte Menge vor der Untersuchung und durch 1–2 Blutentnahmen danach die Verschwinderate im Körper ermittelt werden. Aus den erhaltenen Werten und der Ganzkörperkurve läßt sich die *Clearance seitengetrennt* berechnen.

11.4.4 Lungen

Hauptindikation zur Untersuchung der Lungen sind *Perfusionsstörungen* bei Verdacht auf *Lungenembolie*. Die **Perfusionsszintigraphie** erfolgt mit technetiummarkierten *Microsphären*: kleinste Teilchen, die sich in den Kapillaren während der Passage festsetzen und szintigraphisch erfaßbar sind.

Injiziert werden etwa 100–150 MBq Technetium. Unmittelbar danach erfolgen Aufnahmen in mindestens 6 Projektionen: anteriore, posteriore, links- und rechtslaterale sowie Schrägaufnahmen.

Da u. a. auch entzündliche Lungenerkrankungen zu Perfusionsstörungen führen, gelingt die *Differentialdiagnostik* nur anhand der **Inhalations-** oder **Ventilationsszintigraphie**. Der radioaktive Tracer wird über ein Spirometer eingeatmet, die abgeatmete Luft aufgefangen. Verwendet werden hierfür 400–800 MBq *Xenon-133*. Der apparative Aufwand ist erheblich, um eine radioaktive Kontamination der Umgebungsluft zu vermeiden.

Weniger aufwendig ist die
• *Vernebelung* von technetiummarkierten Partikeln. Dies geschieht entweder über Preßluft- oder Ultraschallvernebler, um ein atemfähiges Aerosol zu erreichen, oder

• *Verdampfung* von Technetium selbst, bei dem noch kleinere Partikel erzeugt werden, die eine gleichmäßige Belegung auch der Lungenperipherie bezwecken.

Lungenembolien zeigen im Ventilations- oder Inhalationsszintigramm eine regelrechte *Nuklidbelegung*. Im Perfusionsszintigramm sind *Defekte* nachweisbar (sog. *mismatch*). **Infiltrationen** sind dagegen *schlecht belüftet* und *schlecht perfundiert* (Abb. 11-19).

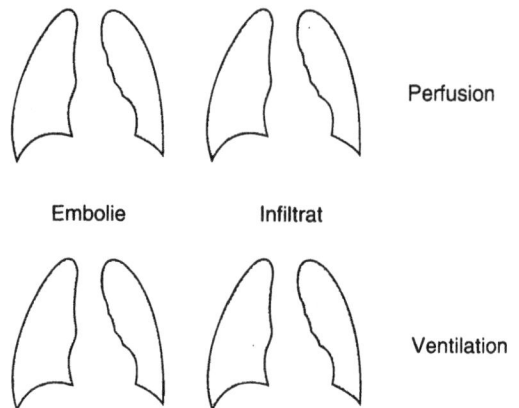

Perfusion

Embolie   Infiltrat

Ventilation

Abb. 11-19: Schematische Darstellung typischer Befunde im Lungenszintigramm

11.4.5 Herz

Am Herzen läßt sich zum einen die Pumpfunktion durch *Markierung von Erythrozyten* oder *Blut* untersuchen, zum anderen ist auch eine direkte *szintigraphische* Darstellung des *Herzmuskels* möglich.

11.4.5.1 Ventrikulographie

Die **Pumpfunktion** des Herzens wird mit Hilfe der *Isotopen-Ventrikulographie* untersucht. Hierfür wird der Herzinnenraum dargestellt:

• durch *in vivo-Markierung der Erythrozyten* (Injektion von z. B. Pyrophosphat und ca. 30 min später ca. 700 MBq Tc-Pertechnetat) oder
• durch Injektion von *radioaktiv markiertem Humanserum* (Tc-HSA).

In der sog. **First-Pass-Technik** wird die erste Radionuklidpassage nach Injektion durch das Herz mit sehr schneller Frequenz als dynamische Untersuchung aufgenommen und quantitativ ausgewertet. Die Ventrikel werden dabei in 30° RAO-Projektion aufgenommen. In ROI-Technik lassen sich der Hintergrund und die Ventrikel gut markieren. Durch quantitative Berechnung der Aktivität sowohl in der Systole als auch in der Diastole läßt sich die **Auswurffraktion** in Prozent des diastolischen Volumens berechnen.

Eleganter und statistisch sicherer ist die Methode der **getriggerten Blutpoolszintigraphie**, auch MUGA (multi-gated) genannt. Hierbei steuert die R-Zacke des gleichzeitig mitlaufenden EKG die Auslösung der Sequenzszintigraphie. Nach Ermittlung der Kammerfrequenz durch den Rechner wird die Aufnahmezeit von R-Zacke zu R-Zacke in 16–20 Einzelszintigramme unterteilt. Die korrespondierten Einzelaufnahmen von ca. 400–600 Herzschlägen werden addiert und zu einer einzigen Sequenz zusammengefügt. Diese läßt sich als Film auf dem Rechner darstellen.

Auch hier sind wieder quantitative Auswertungen mit Berechnung der Auswurffraktion, der Kontraktionszeitpunkte und der Kontraktions- bzw. Relaxationsgeschwindigkeiten möglich.

Die getriggerte Herzszintigraphie erfolgt in LAO-Projektionen, weil sich in dieser Ansicht die einzelnen Kammern am besten voneinander trennen lassen. Andere Projektionen würden zu Überlagerungen des rechten und des linken Ventrikels führen und somit keine genaue Auswertung zulassen.

11.4.5.2 Myokardszintigraphie

Die Untersuchung des Herzmuskels dient dem Nachweis von *Durchblutungsstörungen* und *Infarkten*. Der am häufigsten verwendete Tracer ist das **Thallium-201**. Dieses wird nach Injektion in die Herzmuskelzelle eingebaut. Da es den gleichen Ionenradius hat wie Kalium, verdrängt es dieses in der Kalium-Natrium-ATPase der Zellmembran.

Dieser Prozeß ist sauerstoff- und damit durchblutungsabhängig. Nach Erreichen der höchsten Konzentration in der Herzmuskelzelle wird das Thallium wieder langsam ausgewaschen. Auch dieser Prozeß ist durchblutungsabhängig. Auf diese Weise lassen sich Perfusionsstörungen unmittelbar nach Injektion und mehrere Stunden später gut nachweisen. Während Infarktnarben überhaupt keine Einlagerung zeigen, die sich auch nicht über mehrere Stunden verändern, findet man bei Durchblutungsstörungen eine initiale Mindereinlagerung, die jedoch nach mehreren Stunden langsam ausgeglichen wird, unterstützt durch den Auswaschvorgang im normalen Herzgewebe *(wash-out)*. Wichtig ist für diese Untersuchung, daß die Injektion des Nuklids unter maximaler ergometrischer Belastung erfolgt.

Die Aufnahmetechnik kann unterschiedlich sein. Während früher planare Techniken allgemein üblich waren, wird heute die Schichtuntersuchung durch das SPECT bevorzugt. Neben dem Thallium-201 beginnen sich heute technetiummarkierte Verbindungen (Tc-Sestamibi) durchzusetzen. Sie zeigen allerdings keine Auswaschphänomene, so daß 2 Injektionen sowohl unter Belastung als auch in absoluter Ruhe erforderlich sind.

11.4.6 Gehirn

Nach i. v.-Injektion von 500–700 MBq Tc-Pertechnetat kann mittels *Funktionsszintigraphie* der Bluteinstrom in das Hirn aufgenommen werden. Durch Einstellen einer schnellen Aufnahmesequenz und Markierung der Hirnhemisphären in ROI-Technik lassen sich Anflutungskurven erzeugen, die die **Perfusion des Hirngewebes** repräsentieren. *Statische Szintigramme* in mehreren Ebenen können die Verteilung des Technetiums darstellen, wobei lediglich eine Verteilung des Technetiums in den Blutleitern aufgezeichnet wird. Freies Technetium kann nicht die Blut-Hirn-Schranke überwinden.

Neue lipophile Substanzen, mit Technetium oder Jod-123 markiert, können in das Hirngewebe eindringen (z. B. *Tc-HMPAO, J-123-Amphetamin*). Die statische Szintigraphie erfolgt dann in SPECT-

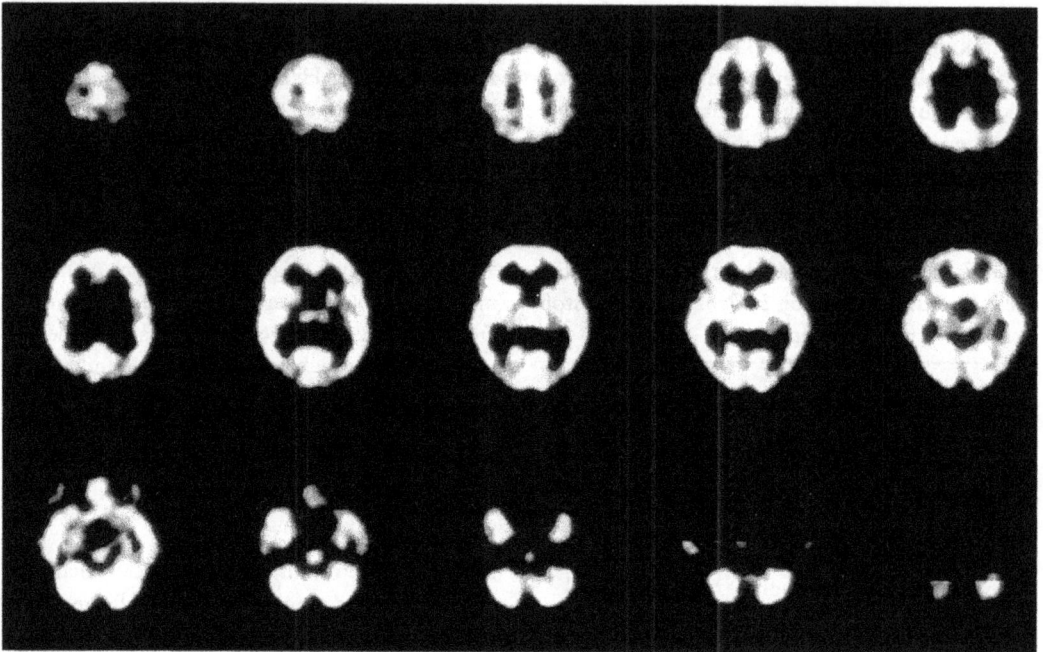

Abb. 11-20: SPECT-Hirnszintigramm (transversale Schichten) mit ^{99}Tc-HMPAO

Technik. Nur so lassen sich ausreichende Genauig-keiten in der Beurteilung der Durchblutung des Gehirns erreichen (Abb. 11-20).

In der Entwicklung sind radioaktiv markierte Antagoni-sten für bestimmte Rezeptoren im Hirngewebe, insbe-sondere solche, die bei Anfallsleiden typische oder cha-rakteristische Störungen aufweisen.

11.4.7 Lymphgefäße, Lymphknoten

Zur Beurteilung des Lymphabstroms aus einer Körperregion werden geeignete Partikel (z. B. *Tc-Nanocolloid*) subkutan injiziert und der Lymph-abfluß mit der Gammakamera verfolgt. Die *Lymphgefäße* werden dabei innerhalb der ersten Stunde aufgenommen, ca. 2-6 Stunden nach der Injektion können die speichernden *Lymphknoten* dargestellt werden.

> Die Untersuchung eignet sich insbesondere zur Beurteilung von **Lymphabflußstörungen/-stau-ungen.**

Über krankhafte Infiltration von bestimmten Lymph-knoten kann mit dieser Technik kaum eine Aussage ge-macht werden.

11.4.8 Immunszintigraphie

Durch radioaktive Markierung von künstlich erzeugten **Antikörpern (Ak)** wird versucht, bestimmte Strukturen oder Prozesse, die eine Antigen-Charakteristik haben, szintigraphisch aufzuspüren. Die erforderlichen monoklonalen Ak werden aus Zellkulturen gezüchtet. Sie zeich-nen sich durch Reinheit und Spezifität aus. Tumore sind antigen behaftet (z. B. CEA, Ca 12-5, Ca 199). Nach radioaktiver Markierung der Ak lassen sich diese Tumoren darstellen.

Da die Ak aus Mäuseserum hergestellt und darum selbst als Antigen (Ag) im Körper wirken können und diesen zur Antikörperbildung (HAMA) anregen, wird versucht, den Ak vorher so zu verändern, daß die Immunisierung unterbleibt. Man spricht von **fraktionierten Ak.** Fraktio-nierte Ak sind schwer mit Technetium zu markieren, hier ist lediglich der intakte Ak verwendbar. Für die fraktionierten Ak ist bisher nur radioaktive Markierung mit Jod-123 oder Indium-111 möglich. Wegen der langsamen Bindungskinetik sind häufig Aufnahmen nach mehreren Tagen erforderlich.

> Eingesetzt wird die Immunszintigraphie in der **Tumordiagnostik**, vor allem, um Rezidive von gastrointestinalen Tumoren aufzuspüren.
> Ein anderes erfolgreiches Einsatzgebiet ist die Immunszintigraphie mit monoklonalen Antikörpern gegen Granulozyten in der **Entzündungsdiagnostik** (Abszesse, Osteomyelitis).

11.4.9 Leber, Gallenwege

Die nuklearmedizinische Leberdiagnostik hat seit Einführung der *Sonographie* und der *CT* erheblich an Bedeutung verloren.

Die **statische Szintigraphie** der Leber erfolgt nach Injektion von z. B. 185 MBq technetiummarkierten Kolloiden (z. B. Schwefelkolloid, Phytat), die von den v. Kupffer-Sternzellen der Leber und vom RES der Milz und des Knochenmarks phagozytiert werden. *Raumforderungen* sowie *Infiltrationen* innerhalb der Leber stellen sich durch Ausfälle der Nuklidbelegung dar. Diese Untersuchung sollte zur Erlangung einer besseren Auflösung möglichst in SPECT-Technik durchgeführt werden. Zum Nachweis von Metastasen wird sie kaum noch durchgeführt, allerdings ist sie in der differentialdiagnostischen Abklärung *benigner Strukturen* hilfreich.

Eine gewisse Bedeutung hat die **hepatobiliäre Funktionsszintigraphie (HBFS)** erlangt. Durch Injektion von biliär ausgeschiedenen Markern (z. B. 99mTc-HIDA) werden Sequenzaufnahmen des Oberbauches angefertigt. Nach ca. 5 min ist das *Leberparenchym* gut sichtbar, ca. 10 min p. i. stellen sich die *Gallengänge* dar, im weiteren Verlauf füllen sich *Gallenblase, extrahepatische Gallengänge* und der *Darm*. Bei Verschlüssen ist dieser Transport gestört. Außerdem finden sich bei einigen benignen Raumforderungen der Leber typische Speicherungsmuster.

11.4.10 Prinzip des Radioimmuno-Assays (RIA)

> Die *Zielsetzung* des RIA ist der **quantitative Nachweis einer Verbindung**, die in so geringer Menge vorkommt, daß chemische Nachweismethoden versagen. Neben vielen *Peptid-* können *Steroid-* und *Schilddrüsenhormone* sowie *nichthormonale Verbindungen* nachgewiesen werden.

Die **Grundlage** der Radioimmuno-Assays sind Reaktionen von radioaktiv markierten Antigenen (Ag) mit Antikörpern (Ak) in Konkurrenz mit nicht-markierten Ag. Es bildet sich ein **Ag-Ak-Komplex**, der als Makromolekül von dem noch freien überschüssigen Ag zu trennen ist und nach meßtechnischer Auswertung eine Quantifizierung zuläßt.

Die **quantitative Bestimmung** einer Ag-Konzentration in einem Serum verläuft prinzipiell nach folgendem Schema:

In einem Röhrchen wird eine bestimmte Menge des zu untersuchenden *Serums* mit einer konstanten, bekannten Menge radioaktiv *markierten Ag* und im Unterschuß eine konstante Menge *Ak* zusammengetan. Ag und Ak verbinden sich zum Ag-Ak-Komplex. Die Gesamtmenge des Ag ist größer als die des Ak. Es bleibt ein Überschuß an markierten und unmarkierten Ag übrig, deren Verhältnis der ursprünglichen Zusammensetzung entspricht. Durch Absorption, Fällung, Zentrifugieren oder anderen Methoden ist es möglich, den Ag-Ak-Komplex von dem noch freien Ag zu trennen. Eine Messung der Radioaktivität des noch vorhandenen freien Ag im Verhältnis der Aktivität vor der Komplexbildung läßt auf die unbekannte Antigenmenge schließen. Unter der Voraussetzung, daß jeder Antikörper ein Antigen binden kann *(monovalente Bindung)*, ist die zu bestimmende Menge der Ag umgekehrt proportional zur Menge des radioaktiv markierten Ag-Ak-Komplexes.

Die Proportionalität zwischen unbekannter Antigenmenge und gemessener Radioaktivität läßt noch keine quantitative Bestimmung dieser Menge zu. Es werden deshalb zunächst Messungen der Radioaktivität in einer Versuchsreihe durchgeführt und die Menge des Ag als Funktion der ge- messenen Radioaktivität dargestellt. Diese Dar- stellung gibt die **Standardkurve** wieder. Aus ihr kann nach Messung der Radioaktivität einer Pro- be mit unbekanntem Antigengehalt dieser abgele- sen werden. Die Auswertung der Ergebnisse von Radioimmuno-Assays wird bei Vorliegen größerer Probenreihen von -wechslern mit angeschlossenen Kleinrechnern oder Rechnersystemen durchge- führt. Als radioaktiver Marker wird *125-Jod* ver- wendet.

Nur in seltenen Fällen, in denen eine Markierung mit Jod nicht möglich ist, wird auch als strahlende Substanz ^{3}H (Tritium) benutzt. In diesem Fall kann die Messung je-

doch nicht am üblichen Bohrloch erfolgen, die anfallende β-Strahlung muß in einem Flüssigkeitsszintillations- zähler gemessen werden.

Im Gegensatz zum klassischen Radioimmuno-As- say, bei dem das Ag radioaktiv markiert hinzuge- geben wird, erfolgt die radioaktive Markierung beim **immunoradiometrischen Assay (IRMA)** an den Ak, der im Überschuß eingesetzt wird, oder an einem zweiten Ak, der dem entstandenen Ag-Ak- Komplex noch hinzugegeben wird. Mit dieser Me- thode lassen sich noch genauere und spezifischere Nachweise erreichen, z. B. *supersensitive TSH-Be- stimmung,* da hier meist monoklonale Ak einge- setzt werden.

11.5 Strahlenexposition

Bei der Strahlenexposition im Rahmen nuklearme- dizinischer Untersuchungen muß unterschieden werden zwischen der Exposition der *Patienten* und des *Personals.*

Die *Patientenexposition* liegt insgesamt im übli- chen diagnostischen Bereich, ähnlich wie in der Röntgendiagnostik.

Grundsätzlich sollte bei **Schwangeren** nur bei vita- len Indikationen eine Szintigraphie durchgeführt werden, auch wenn Untersuchungen ergeben ha- ben, daß die Strahlendosis so niedrig ist, daß da-

durch in keinem Fall ein Schwangerschaftsab- bruch indiziert wäre.

Auch die **Exposition des Personals** ist so niedrig, daß selbst für Schwangere keine direkte Gefähr- dung vorliegt. Selbstverständlich sind trotzdem die Regeln und Bestimmungen der Strahlenschutzver- ordnung einzuhalten.

> Für Laborpersonal gilt, daß insbesondere **In- korporationen** zu vermeiden sind, da hier mit *langlebigen Nukliden* gearbeitet wird.

11.6 Protokollierung

Über alle Anwendungen von radioaktiven Stoffen zur Diagnostik (und Therapie) ist ein Protokoll zu führen, das die erforderlichen Patientendaten und

die zur Ermittlung der Strahlendosis notwendigen Daten enthält (DIN 6827 Teil 2).

12. Ultraschalldiagnostik

U. Flesch

Für die Ultraschalldiagnostik wird im Vergleich zur Röntgendiagnostik eine Energieform verwendet, die aus mechanischen Schwingungen besteht und nicht im elektromagnetischen Spektrum einzuordnen ist. Die Schwingungen werden wie bei einem Lautsprecher durch das Hin- und Herbewegen einer Membrane oder einer Stempelplatte erzeugt.

Die Anzahl der Schwingungen je Zeiteinheit wird als **Frequenz** bezeichnet mit der Einheit *Hertz (Hz)*.

12.1 Medizinischer Ultraschall

Der medizinische Ultraschall hat Frequenzen, die oberhalb der menschlichen Hörgrenze liegen, wobei die unterschiedlichen Frequenzbereiche wie folgt bezeichnet werden:

Infraschall <16 Hz
Hörschall   16 Hz–16 kHz

Ultraschall   16 kHz–1 GHz
Hyperschall >1 GHz

(10^3 Hz = 1 kHz / 10^6 Hz = 1 MHz / 10^9 Hz = 1 GHz)

Am häufigsten werden Frequenzen von 1–15 MHz verwendet. Die mechanischen Schwingungen der Schallquelle breiten sich in Form einer Welle durch das Untersuchungsobjekt aus, wobei Verdichtungs- und Verdünnungszonen entstehen und die Ausbreitungsrichtung der Welle mit der Schwingungsrichtung übereinstimmt. Man spricht von einer **Longitudinalwelle**. Der medizinische Ultraschall nutzt für die Untersuchung des Weichteilgewebes nur diese Longitudinalwelle. Die einzelnen Partikel des Untersuchungsmediums schwingen nur hin und her, während die Energie, die in dieser Bewegung liegt, sich ausbreitet, ohne daß ein direkter Transport von Substanz stattfindet. Der Ultraschall benötigt jedoch zur Ausbreitung immer ein Transportmedium, während die elektromagnetischen Wellen der Röntgenstrahlen solch ein Medium nicht erfordern (Übertragung der Röntgenstrahlen auch im Vakuum möglich).

12.2 Physikalische Grundlagen

Die Ultraschallwelle mit ihren periodisch sich wiederholenden Veränderungen wird durch 2 Zustandsbilder beschrieben, die *räumliche* und *zeitliche Wellenverteilung* (Abb. 12-1).

Im *räumlichen Ultraschallbild* ist die *Wellenlänge* als der kürzeste Abstand zweier gleicher Zustände *(Phase)* festgelegt und im **zeitlichen Ultraschallbild** die *Schwingungsdauer* als der zeitliche Abstand zweier gleicher Zustände (Abb. 12-2). Zwischen der Frequenz f bzw. der Anzahl der Wellen, die innerhalb einer Zeiteinheit (1 s) einen bestimmten Punkt des Mediums passieren, und der Schwingungsdauer T besteht folgender Zusammenhang:

Gl. 12.1 $f = 1/T$.

Die Wellenlänge λ und die Frequenz sind mit der Schallgeschwindigkeit c verbunden:

Gl. 12.2 $c = f \cdot \lambda$.

a Wellenlänge

Amplitude der Teilchen-verschiebung

Teilchen-abstand

Entfernung in Richtung der Wellenausbreitung

b Schwingungsdauer

Amplitude der Teilchen-verschiebung

Zeit während des Durchgangs einer Welle

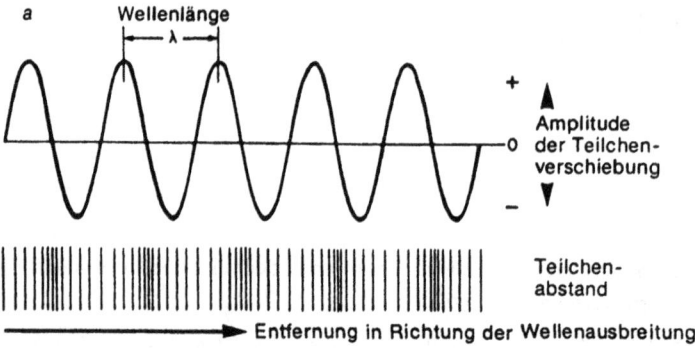

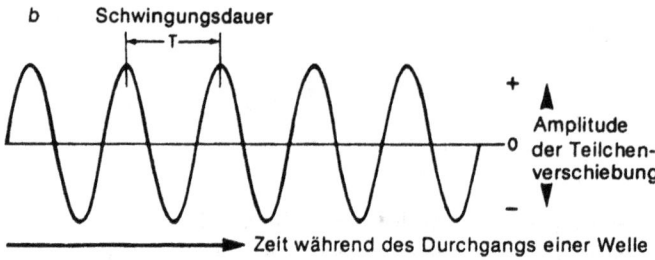

Abb. 12-1: Zustandsbilder der Longitudinalwellen. **a** Räumliche Wellenverteilung mit Teilchenverschiebung und -abstand im Ultraschallfeld zu einem festen Zeitpunkt; **b** Zeitliche Wellenverteilung mit Teilchenverschiebung an einem gegebenen räumlichen Punkt im Ultraschallfeld

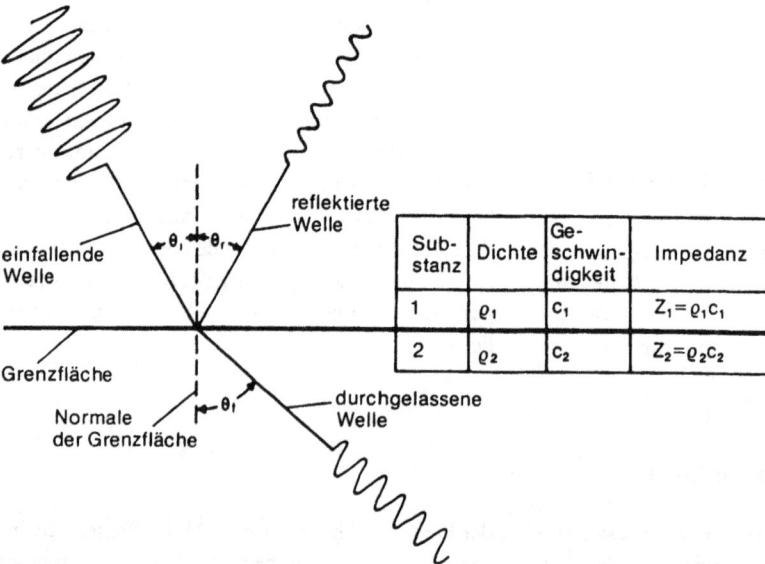

Substanz	Dichte	Geschwindigkeit	Impedanz
1	ϱ_1	c_1	$Z_1 = \varrho_1 c_1$
2	ϱ_2	c_2	$Z_2 = \varrho_2 c_2$

Abb. 12-2: Verhalten einer Schallwelle, die auf die Grenzfläche zweier verschiedener Gewebearten trifft

Bei einer Frequenz von 1 MHz beträgt die Wellenlänge im Wasser (c = 1500 m/s) 1,5 mm. Die Gleichungen gelten für kontinuierliche Wellen, für die eine bestimmte Frequenz angegeben werden kann. In der Ultraschalldiagnostik werden jedoch meist Wellenimpulse verwendet, für die die Wellenlänge und die Schwingungsdauer nicht konstant sind.

Weichteilgewebe und Wasser haben ungefähr die gleiche Ausbreitungsgeschwindigkeit des Ultraschalls. Im Knochen ist sie ungefähr doppelt so hoch. Dies muß bei den Ultraschallmessungen beachtet werden, weil sonst verknöcherte Prozesse (z. B. fibröse Dysplasie) im Durchmesser zu klein angegeben werden. Die Ausbreitungsgeschwindigkeit in verschiedenen Substanzen ist in der Tabelle 12-1 angegeben.

Verwendet wird ein kurzer Schallimpuls von 3–5 Wellenlängen, der sich durch das Gewebe fortpflanzt und von der Grenzfläche zweier unterschiedlicher Gewebsarten reflektiert wird.
Trifft ein Ultraschallimpuls auf eine Grenzschicht zwischen zwei verschiedenen Gewebsarten, so wird ein Teil des Ultraschalls reflektiert, und der Rest geht über diese Grenzschicht und erfährt eine Brechung (Abb. 12-2).

Tab. 12-1: Ultraschalleigenschaften einiger häufig vorkommender Substanzen und Gewebsarten

	Ausbreitungs-geschwindigkeit (ms^{-1})	Schallimpedanz (10^6 kg $m^{-2}s^{-1}$)	Schwächungs-kooeffizient bei 1 MHz ($dBcm^{-1}$)	Frequenzabhängigkeit des Schwächungs-koeffizienten
Luft	330	0,0004	10	f^2
Aluminium	6400	17	0,02	f
Knochen	2700–4100	3,75–7,38	3–10	f–$f^{1,5}$
Rizinusöl	1500	1,4	1	f^2
Lunge	650–1160	0,26–0,46	40	$f^{0,6}$
Muskel	1545–1630	1,65–1,74	1,5–2,5	f
Plexiglas	2680	3,2	2	f
Gewebsweichteile (außer Muskeln)	1460–1615	1,35–1,68	0,3–1,5	f
Wasser	1480	1,52	0,002	f^2

Die Ultraschallenergie wird bei der Ausbreitung im Gewebe geschwächt, und zwar unterschiedlich für die verschiedenen Frequenzen, wenig für niedrige und sehr stark für höhere Frequenzen. Dabei wird im Gewebe im Gegensatz zum Wasser und den meisten Phantomsubstanzen eine lineare Frequenzabhängigkeit des *Schwächungskoeffizienten* beobachtet. Im Unterschied zu den Röntgenstrahlen wird die Absorption des Ultraschalls nicht für die Bildgebung angewendet. Sie muß aber beachtet werden, um die *Eindringtiefe* des Ultraschalls abzuschätzen. Außerdem werden durch den laufzeitabhängigen *Tiefenausgleich* (*TGC*-Time Gain Control) die Signale laufzeitabhängig so verstärkt, daß Signale gleicher biologischer Strukturen möglichst auch mit gleicher Signalhöhe dargestellt werden.
Für die Bildgebung im Ultraschall werden die Reflexionseigenschaften des Ultraschalls genutzt.

Es gelten das bekannte Reflexionsgesetz, Einfallswinkel Θ_i gleich Reflexionswinkel Θ_r, sowie das Brechungsgesetz mit dem Transmissionswinkel Θ_t:

Gl. 12.3 $(\sin \Theta_i)/(\sin \Theta_t) = c_1/c_2$

Aus einer einfachen Überlegung, daß der Schalldruck und die Ausbreitungsgeschwindigkeit in der Normalrichtung an der Grenzfläche nicht verändert wird, folgt, daß der reflektierte und der durchgelassene Anteil der Schallwelle außer vom Einfallswinkel nur noch von der Dichte ρ und der Schallimpedanz Z (*„charakteristischer Schallwellenwiderstand"* oder *Schallkennimpedanz*) der beiden Gewebsarten abhängt (Gl. 12.4).

Gl. 12.4 $Z = \rho \cdot c$

Die Werte der Schallimpedanz sind in der Tabelle 12.1 angegeben. Bei senkrechtem Einfall der Schallwelle auf die Grenzfläche ergibt sich für den

Reflexionskoeffizienten R oder den *Reflexionsfaktor*, dem Verhältnis der Schalldruckamplituden der reflektierten zur einfallenden Schallwelle, die Gleichung 12.5:

Gl. 12.5 $R = (Z_2-Z_1)/(Z_2+Z_1)$

Nur wenn die beiden Gewebsarten eine unterschiedliche Schallimpedanz aufweisen, kommt es zur Reflexion bei senkrechtem Einfall. Haben z. B. der Gallenstein in der Gallenblase und die umgebende Gallenblasenflüssigkeit die gleiche Schallimpedanz, so kann der Gallenstein mit Ultraschall nicht dargestellt werden. Ein negativer sonographischer Befund muß bei entsprechenden klinischen Beschwerden dann durch bekannte andere radiologische Methoden ergänzt werden.

Ist andererseits $Z_2 \ll Z_1$ (z. B. an der Grenzfläche zwischen Weichteilgewebe und Luft), so ist R = 1. Dies entspricht einer fast vollständigen Spiegelung bzw. *Totalreflexion*. Allein die dünne Luftschicht zwischen Schallkopf und Hautoberfläche muß aus diesem Grund mit Hilfe eines Kontaktgels überbrückt werden. Als *Kontaktgel* kann Wasser mit Gelatine oder ein Babyöl verwendet werden. Bei der Anwendung von Ölen muß jedoch die Verträglichkeit mit den gummiartigen Hüllen der Schallköpfe gewährleistet sein.

Eine ideale Reflexion besteht nur an ebenen Grenzflächen bei senkrechtem Einfall der Ultraschallwelle. Bei nicht senkrechtem Einfall mit Abweichungen von wenigen Graden wird der Ultraschall nicht mehr zum Ultraschallkopf, der auch gleichzeitig der Empfangs- und Meßschallkopf ist, zurückgeworfen sondern in eine andere Richtung vorbei

am Ultraschallkopf. Außerdem sind die meisten Grenzflächen von unregelmäßiger Geometrie mit einer rauhen Oberfläche. Der Zusammenhang zwischen Spiegelung und Streuung ist nur schwer theoretisch zu beschreiben, die meisten biologischen Gewebe fallen jedoch in diese Kategorie.

Die mechanischen Schwingungen des Schallkopfes werden unter Anwendung des Piezo-Effektes mit elektrischen Impulsen gleicher Frequenz erzeugt. Eine Scheibe eines synthetischen Keramikkristalls ist beidseitig mit einer dünnen Metallschicht bedampft, an die der elektrische Impuls angelegt wird (Abb. 12-3).

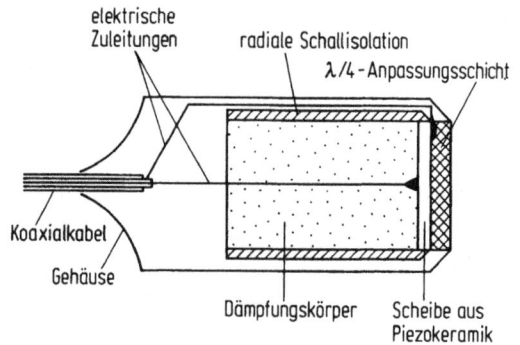

Abb. 12-3: Aufbau eines Schallkopfes für den Pulsbetrieb

Auf der Rückseite des Schwingerkristalls ist ein Dämpfungskörper angeordnet, um rückwärtige Wellen wegzudämpfen. Auf der Untersuchungsseite befindet sich eine λ/4 Anpassungsschicht. Der Ultraschallkopf dient beim Impuls-Echo-Verfahren gleichzeitig als Sender und Empfänger.

12.3 A-Bild

Beim *A-Bild*-Verfahren (A-Amplitude) wird auf der Abszisse eines Monitors das Ausgangssignal und dagegen zeitversetzt die Echohöhen der reflektierten Signale aufgezeichnet (Abb. 12-4).

Da die Geschwindigkeiten im Weichteilgewebe annähernd gleich sind, kann der Zeitmaßstab auf der Abszisse in einen Tiefenabstand umkalibriert werden. Zu beachten ist jedoch eine mögliche Ver-

änderung des Weichteilgewebes und damit eine Änderung der Schalleitungsgeschwindigkeit (fibröse Dysplasie, s. o.).

Jeder Punkt der Schallkopfoberfläche kann als Ausgangspunkt einer Elementarwelle betrachtet werden. Es kommt in der Nähe des Schallkopfes zu Überlagerungen dieser Elementarwellen und damit zu einer Schallauslöschung oder zu einer Schall-

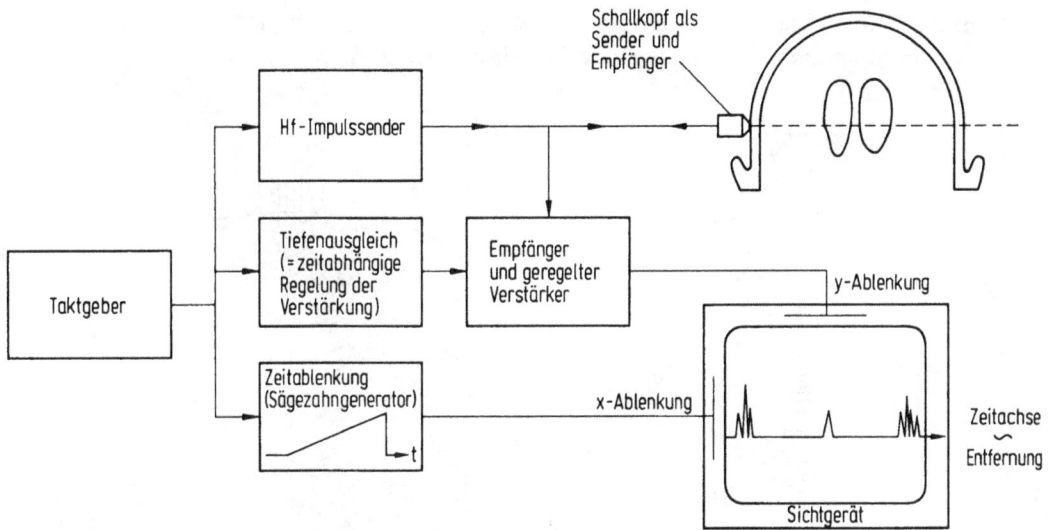

Abb. 12-4: Prinzip des Ultraschallbildes beim A-Bild-Verfahren

verstärkung. Nach einer bestimmten Entfernung von der Schallkopfoberfläche können solche Effekte in dem vom Schallkopf ausgesandten Schallbündel nicht mehr beobachtet werden. Das Schallbündel kann daher in zwei Bereiche eingeteilt werden: Ein schallkopfnaher Bereich, *Nahfeld* oder *Fresnel-Zone,* indem Interferenzerscheinungen zu beobachten sind, und ein ferner Bereich, *Fernfeld* oder *Frauenhofer-Zone,* ohne solche Effekte. Für die Praxis ist dies insofern von Bedeutung, als kleine Strukturen in den Auslöschräumen des Schallbündels im Nahfeld sonographisch nicht dargestellt werden. Art und Ausdehnung des Nah- und Fernfeldes können zwar gut berechnet werden, sind jedoch für alle Schallköpfe sehr unterschiedlich.

Wegen der räumlichen Ausdehnung des Schallbündels werden 2 Auflösungen unterschieden:

1. Das *axiale Auflösungsvermögen,* das zwei Punkte in axialer Entfernung der Schallbündelachse unterscheiden kann, ist im wesentlichen abhängig von der Länge des Schallimpulses.
2. Das *laterale Auflösungsvermögen,* das im wesentlichen vom Querschnitt des Schallbündels abhängig ist.

In der Praxis können Strukturen bis zu einer Größenordnung von ca. 3 mm bei einer Oberbauchsonographie aufgelöst werden.

Weitere Definitionen der Begriffe und Benennungen für die medizinische Ultraschalltechnik sind zu finden im DIN 6814, Teil 14, 15 und 20.

12.4 B-Bild, Real-Time Ultraschallbild

Um nicht nur Echosignale in Richtung einer Position des Schallkopfes und damit verbundenen Tiefe darzustellen, kann der Schallkopf auf der Haut in einer Linie bewegt werden, oder mehrere Schallköpfe, die auf einer Linie (Array) angeordnet sind, werden nacheinander angeregt und messen die empfangenen Signale auf dieser Linie. Damit er-

hält man ein Ultraschallschnittbild, das als **B-Bild** (B-Brightness, B-Scan oder B-Mode) bezeichnet wird. Wegen des schnelleren Bildaufbaus werden heute vorwiegend Linear-Array-Scanner für das **Real-Time Ultraschallbild** benutzt.
Bei einer verzögerten Anregung der benachbarten Kristallgruppen kann eine Foskussierung des

Meßschallbündels erreicht werden. Aber auch andere mechanische und elektronische automatische

Scanner sind für die Real-Time Technik gebräuchlich (Abb. 12-5).

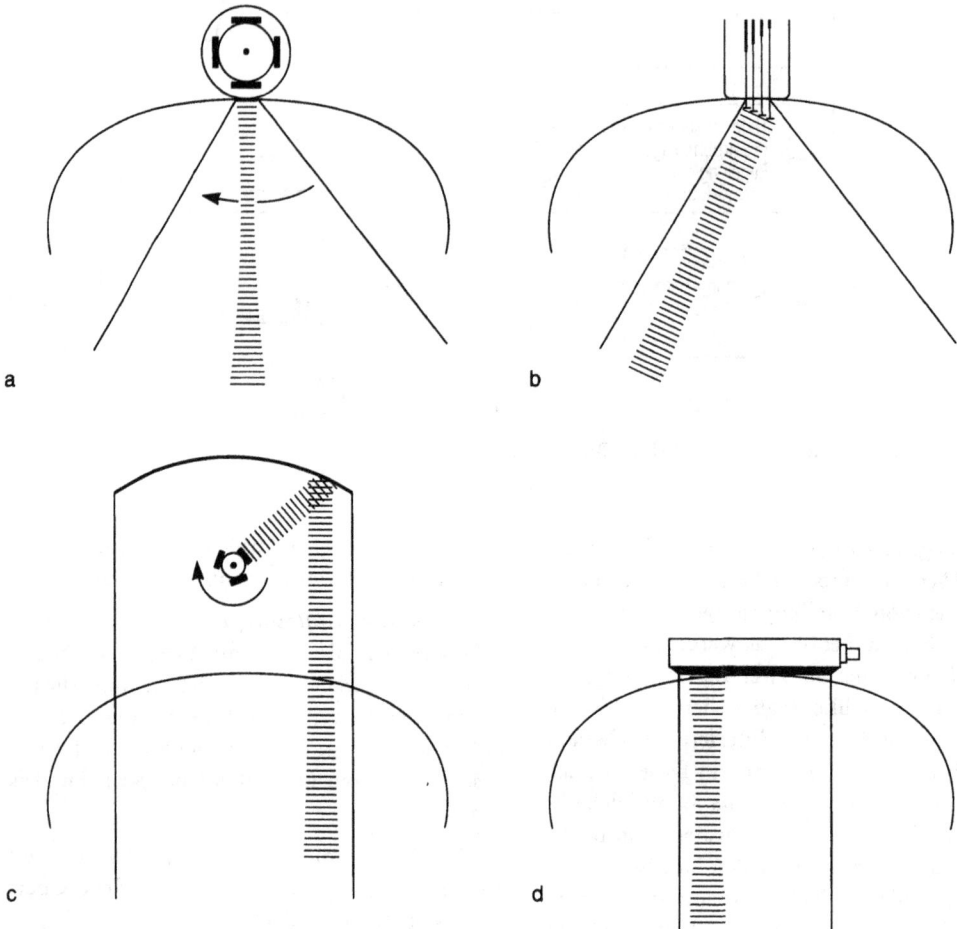

Abb. 12-5: Real-Time-Scanner für das Ultraschall-B-Bild. **a** Mechanischer Sektor-Scan; **b** Elektronischer Sektor-
Scan (Phased array); **c** Mechanischer Parallel-Scan mit Wasservorlaufstrecke; **d** Linear-Array

12.5 T-M-Mode, Doppler-Verfahren, Farbdoppler

Um bewegte Strukturen mit Ultraschall darzustellen, gibt es *2 Verfahren:* Zeit-Positions-
(T-M-Mode, Time-Motion) und *Doppler*-Verfah-
ren.

• **T-M-Mode.** Bei dem Time-Motion-Verfahren
wird ein **A-Bild** über die Zeit auf einem Monitor
oder einem Papierstreifen aufgezeichnet. Dieses

Verfahren hat sich bei der *kardialen Diagnostik*
besonders zur Beurteilung von *Herzklappenverän-
derungen* bewährt.

• **Doppler-Verfahren.** Bei dem Doppler-Verfahren wird der Effekt ausgenutzt, daß auf den
Schallkopf zu- oder wegbewegte Grenzflächen
eine Frequenzverschiebung des auf sie treffen-

den Ultraschalls bei der Reflexion erzeugen. Die Frequenzverschiebung f_D ist dabei abhängig von der Frequenz der auf die Grenzfläche treffenden Welle, der Geschwindigkeit v der Grenzfläche sowie der Ausbreitungsgeschwindigkeit c der Ultraschallwelle im Gewebe sowie dem Winkel γ zwischen Grenzfläche und Richtung der einfallenden Welle. Unter der Voraussetzung v<<c gilt:

Gl. 12.6 $\quad f_D = 2\,v\,(\cos\gamma) \cdot f/c$

Durch das Vorzeichen der Frequenzverschiebung kann unterschieden werden, ob die Grenzfläche sich auf den Schallkopf zu- oder wegbewegt.

• **Farbdoppler.** Moderne Ultraschallgeräte vereinigen Real-Time B-Bildtechnik mit der Real-Time-Dopplersonographie, wobei die Dopplerinformation farbig dargestellt wird, so daß vom Farbdoppler gesprochen wird.

Mit solchen Systemen können mit einer relativ großen Fehlerbreite auch quantitative Aussagen gewonnen werden, z.B. vom **Flußvolumen** und **Flußgeschwindigkeit** sowie **Stenosegraden in Gefäßen.** Die Möglichkeiten des Ultraschalls lassen sich erst vollständig nutzen durch spezielle, an die Untersuchungsproblematik angepaßte Ultraschallköpfe. Damit lassen sich selbst in kleinen Arterien Ultraschallköpfe einbringen und Ultraschallbilder gewinnen.

Die Ultraschalltechnik eignet sich besonders für **interventionelle Maßnahmen.** Dabei sind jedoch Schallköpfe von Vorteil, bei denen durch eine Lücke im Linear-Array die Nadel oder der Katheter geschoben werden kann, so daß während der gesamten Intervention die Spitze der Nadel oder des Katheters sichtbar bleibt.

---

13. Magnetresonanz-Tomograpie (MRT)

U. Flesch

Die MRT beruht auf dem Prinzip der *Kernspinresonanz* (engl. Nuclear Magentic Resonance/ NMR), die durch *F. Bloch* und *G. M. Purcell* 1946 entdeckt worden ist.

1974 wurde durch *P. C. Lauterbur* und unabhängig davon durch *J. M. S. Hutchison* ein MRT-Bild einer Maus erstellt. Die Abkürzung **MRT** (Magnetische Resonanz-Tomographie) ermöglicht dabei eine Übereinstimmung zum Englischen (Magnetic Resonance Tomography). Manchmal wird auch die Abkürzung **MRI** (Magnetic Resonance Imaging) gebraucht.

Tab. 13-1: Resonanz-Frequenzen einiger für die MRT wichtiger Elemente

	0.15 T	0.5 T	1.5 T	2.0 T
1 H	6.4	21.3	63.9	85.2
31 P	2.6	8.6	25.8	34.5
19 F	6.0	20.0	60.1	80.1
13 C	1.6	5.4	16.1	21.4
23 Na	1.7	5.6	16.9	22.4

$$\omega_o = \gamma B_o$$

Bei der MRT besteht die Möglichkeit, Schnittbilder vom menschlichen Körper herzustellen und ähnlich wie in der Computertomographie (CT) darzustellen. Im Gegensatz zur CT ergeben *Weichteile* besonders *gute Signale, Knochen* dagegen *schlechtere,* so daß sich beide Methoden gut ergänzen. Im Gegensatz zum CT bestehen beim MRT jedoch viele unterschiedliche Aufnahmetechniken, die es ermöglichen, bestimmte Weichteile und deren pathologische Veränderungen sowie Gefäße besonders hervorzuheben und darzustellen. Da ein bestimmtes Volumen vom Körper untersucht wird, kann die darzustellende Schnittebene auch einfacher festgelegt werden, während man beim CT immer abhängig ist von der Scanebene und den Lagerungsmöglichkeiten des Patienten, wenn man von den nachträglichen Rekonstruktionsmöglichkeiten einmal absieht. Auch *Kontrastmittel* (Gd-DTPA / Gadolinium Diäthylen-Triamin-Penta-Essigsäure / Magnevist, Schering) ermöglichen Änderungen der Bildsignale von vaskularisierten Geweben.

13.1 Physikalische Grundlagen

Ähnlich wie in der Diagnostik mit Röntgenstrahlen wird im MRT eine Wechselwirkung des Meßobjektes mit einem Strahlenfeld angewendet. Während bei der Röntgenstrahlung der kurzwellige Bereich der Strahlung (< 0.05 nm) genutzt wird, wird für die MRT-Diagnostik der *langwellige Bereich* (> 0,3 m) des elektromagnetischen Spektrums verwendet. Die Ortsauflösung hängt von der Wellenlänge der Strahlung ab, wie beim Vergleich Röntgendiagnostik und Ultraschalldiagnostik bereits zu sehen war. Die wesentlich größere Wellenlänge der für die Diagnostik verwendeten Hochfrequenzstrahlung würde eine deutlich schlechtere Ortsauflösung bedeuten. Durch die zusätzliche Anwendung eines starken Magnetfeldes auf das Meßobjekt wird diese Gesetzmäßigkeit umgangen. Durch die Überlagerung zweier Felder, ein starkes ortsveränderliches Magnetfeld und ein Hochfrequenzfeld im MHz-Bereich können von sehr kleinen Bereichen des Meßobjektes scharfe Hochfrequenzresonanzabsorptionen der magnetischen Atomkerne im biologischen Gewebe gemessen werden. Da die magnetische Feldstärke für jeden Raumpunkt des Meßvolumens unterschiedlich gewählt wird, kann eine räumliche Zuordnung der magnetischen Kernresonanzen durch den Computer erfolgen. Eine hohe Kernresonanz zeigen dabei Wasserstoffatomkerne, die besonders häufig in dem Wasser enthaltenen Gewebe vorhanden sind.

Der Atomkern ist in der Lage, Hochfrequenzwellen sowohl in einem schwachen als auch in einem starken Magnetfeld zu absorbieren: Die zu absorbierende Hochfrequenz ändert sich proportional zur magnetischen Feldstärke.

Eine solche Absorption ist möglich mit allen Atomen, die eine ungerade Anzahl von Nukleonen (Protonen+Neutronen) und ein magnetisches Moment für die MR-Tomographie aufweisen.

Am Beispiel des Wasserstoffatomkerns (1 Proton, am häufigsten im Gewebe vertreten) läßt sich das **Prinzip** veranschaulichen. Abbildung 13-1 zeigt den prinzipiellen Aufbau der Meßanordnung.

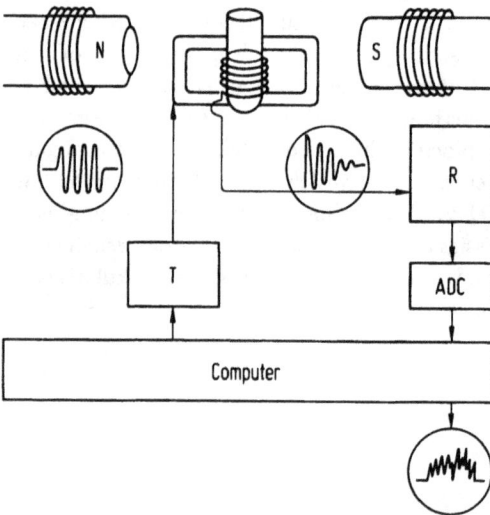

Abb. 13-1: Das Untersuchungsobjekt befindet sich in einem Glas in einem homogenen Magnetfeld zwischen dem Nordpol N und dem Südpol S. Eine Anregungsspule T befindet sich um das Objekt sowie eine Empfängerspule R

In einem Magnetfeld mit der Feldstärke B_0 richten sich ein Teil der magnetischen Momente in Richtung der äußeren Feldstärke aus (parallel). Dieses Gleichgewicht kann durch einen elektromagnetischen Impuls mit der Resonanzfrequenz ω_L

Gl. 13.1 $\omega_L = \gamma \cdot B_0$

gestört werden. γ ist in der Gleichung das Gyromagnetische Verhältnis und für jedes Element eine charakteristische Größe, das sich aus dem magnetischen Moment und seinem Drehimpuls bestimmt.

Die *magnetischen Feldstärke* ist:

Gl. 13.2 $1 \text{ Tesla} = \dfrac{1 \text{ Volt } 1 \text{ Sekunde}}{1 \text{ Meter}^2}$

Zwischen der Einheit *Tesla* und der älteren Einheit *Gauß* besteht folgender Zusammenhang:

Gl. 13.3 $1 \text{ Tesla} = 10^4 \text{ Gauß}$

Die Kernresonanz kann durch eine Anordnung nach Abbildung 13-2 gemessen werden. Nach dem Anregungsimpuls stellt sich das Gleichgewicht in einer bestimmten Zeit wieder ein. Die Zeitkonstante T_1, mit der sich die Magnetisierung längs zum Grundfeld wieder herstellt, wird als **Längsrelaxationszeit** und die Zeitkonstante T_2, mit der die Querkomponente zerfällt, wird als **Querrelaxationszeit** bezeichnet. Dabei hängt die Längsrelaxationszeit T_1 ab von der Energieabgabe an die Umgebung (Spin-Gitter-Relaxation, Begriff aus der Festkörperphysik) und die Querrelaxationszeit von der gegenseitigen Wechselwirkung der Atomkerne untereinander (Spin-Spin- Relaxation, Begriff aus der Festkörperphysik).

Für die MR-Tomographie wird die **gepulste Kernspinresonanz** angewendet. Bei einem konstanten äußeren Magnetfeld wird die Hochfrequenz zeitlich begrenzt eingestrahlt und in bestimmten Zeitabständen wiederholt.

13.2 Klassifizierung von MRT-Bildern

Ein **Hochfrequenzimpuls** heißt 90°-Impuls, weil er zu der Zeit angeschaltet wird, wenn die Kernmagnetisierung senkrecht (90°) zu dem Vektor

der magnetischen Feldstärke des äußeren Feldes steht. Die Art und Weise, wie die Wasserstoffatomkerne durch HF-Impulse angeregt werden, um dann ein Signal zu messen, ist sehr unterschiedlich. Aus den vielen Variationsmöglichkeiten kann einmal mehr die Dichte der Wasserstoffkerne, das andere Mal mehr die Relaxationszeiten T_1 und T_2 gemessen werden oder auch mehrere Komponenten gleichzeitig, wobei entweder T_1 oder T_2 mehr gewichtet werden. Für die Klassifizierung der MRT-Bilder sind die HF-Impulswiederholungszeit T_R (R-Repetition) für die Anregung und die Echo-Verzögerungszeit T_E (E-Emission) für das gemessene HF-Signal wichtig (Abb. 13-2).

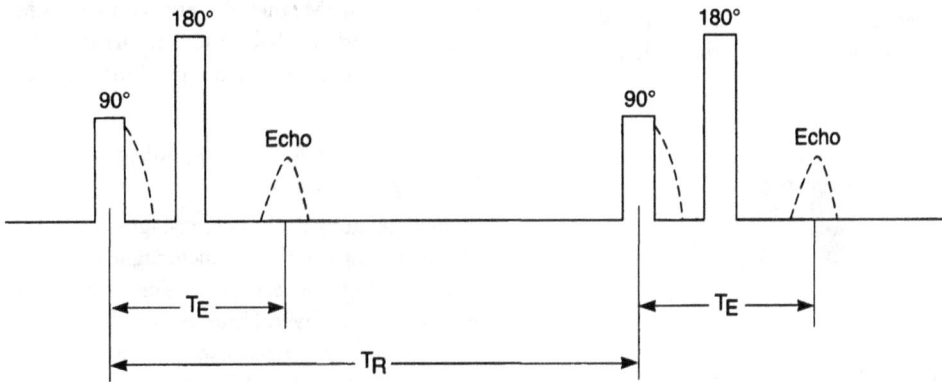

T_R = Wiederholungszeit
T_E = Echo-Verzögerungszeit

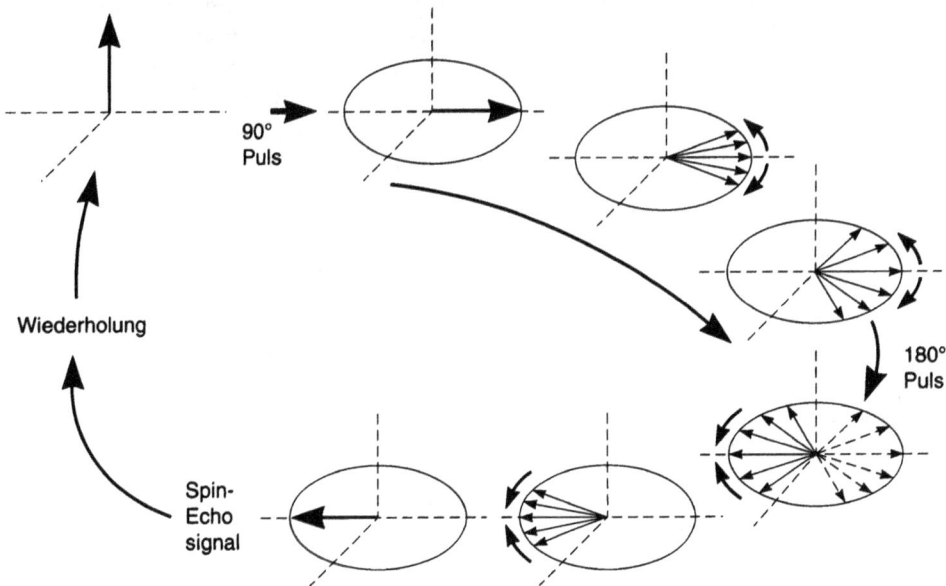

Abb. 13-2: Anregungs- und Echo-Pulssequenz (Spin-Echo-Pulssequenz, SE)

So erhält man z. B. für

- TR = 1600 ms und TE = 35 ms ein **Wasserstoffatomkerndichtebild**, das auch als Protonendichtebild bezeichnet wird,
- TR = 400 ms und TE = 35 ms eine T_1-**Wichtung**,
- TR = 1600 ms und TE = 105 ms eine T_2-**Wichtung**.

Dabei werden Blut, Muskel und Fett im MRT-Bild mit unterschiedlichen Relaxationszeiten dargestellt (Abb. 13-3).

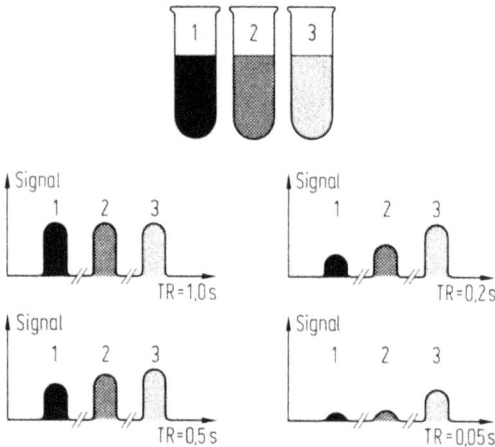

Abb. 13-3: Unterschiedliche Relaxationszeiten von Blut (1), Muskel (2) und Fett (3) bei gleichem Wasseranteil für verschiedene Anregungspulssequenzen T_R. Blut hat dabei die längste Relaxationszeit T_1

Typische Relaxationszeiten T_1 und T_2 bei einer magnetischen Feldstärke von 1 Tesla sind in der Tabelle 13-2 dargestellt.

Die Zahl der Pulssequenzen für die verschiedenen Untersuchungsfragestellungen ist sehr groß und noch Gegenstand der Entwicklung, wobei angestrebt wird, *kurze Untersuchungszeiten* zu erzielen, die zur Zeit *mehrere Minuten* betragen.

Bei der MR-Tomographie wird meist ein bestimmtes Volumen des Objektes untersucht. Um die einzelnen Volumenelemente differenzieren zu können und eine andere Resonanzfrequenz zu erhalten, muß die magnetische Feldstärke für jedes Volumenelement unterschiedlich sein. Dies wird erreicht, indem dem konstanten homogenen äußeren Magnetfeld ein Gradientenfeld überlagert wird, so daß an jedem Ort des Volumens eine andere magnetische Feldstärke existiert.

Der **Aufbau eines MR-Tomographen** ist aus der Abbildung 13-4 zu ersehen.

Für die Erzeugung des äußeren Magnetfeldes werden Permanentmagnete, Spulenmagnete und Supraleitungsmagnete verwendet. Zur Verbesserung des Signal-Rauschverhältnisses werden diverse Körper- und Oberflächenspulen für die HF-Meßspulen eingesetzt. Die Optimierung dieser Spulen ist noch Gegenstand der Entwicklung.

Pathologische Strukturen wie *Ödeme, Entzündungen, Nekrosen, Zysten* und ein *Tumor* lassen sich besonders **im T_2-gewichteten MRT-Bild** gut erkennen. Aus diesem Grunde gehört dieses Bild zur *Standarduntersuchung*.

Blutungen lassen sich in T_1-**betonten Bildern** mit der Möglichkeit einer Altersangabe erkennen. Bei Gabe des Kontrastmittels Gd-DTPA (Magnevist, Schering) kann im T_1-Bild die Vaskularisation beurteilt werden. *Gefäße* können jedoch auch ohne Kontrastmittel mit der MRT dargestellt und der Blutfluß gemessen werden.

Die **MR-Spektroskopie**, die in der Medizin Gegenstand der Entwicklung ist, ermöglicht Rückschlüsse auf die Art der chemischen Bindung des betreffenden Atoms, Aussagen über den Zellstoffwechsel und damit eine Differenzierung verschiedener Krankheiten.

Tab. 13-2: Typische Relaxationszeiten T_1 und T_2 (bei 1 T)

Gewebe	T_1 in s	T_2 in ms	Gewebe	T_1 in s	T_2 in ms
Muskel	$0,73 \pm 0,13$	47 ± 13	Milz	$0,68 \pm 0,19$	62 ± 27
Herz	$0,75 \pm 0,12$	57 ± 16	Fett	$0,24 \pm 0,07$	84 ± 36
Leber	$0,42 \pm 0,09$	43 ± 14	Graue Masse	$0,81 \pm 0,14$	101 ± 13
Niere	$0,59 \pm 0,16$	58 ± 24	Weiße Masse	$0,68 \pm 0,12$	92 ± 22

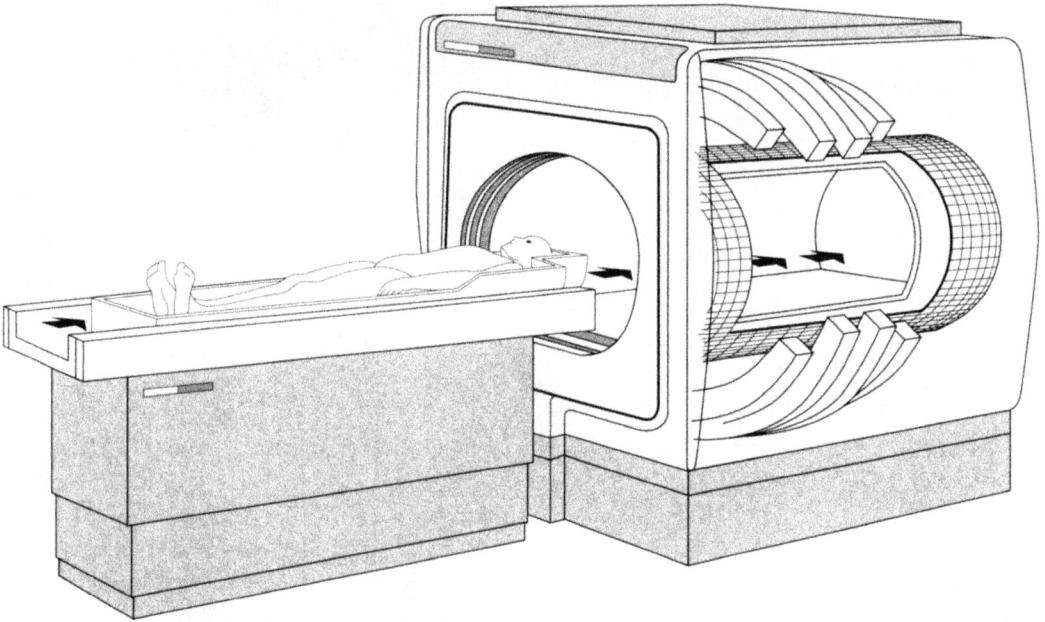

Abb. 13-4: Prinzipieller Aufbau eines Kernspin-Tomographieaufnahmegerätes mit Magnet- und Signalspulen im Gerät

14. Biologische Wirkung energiereicher Strahlen

W. Schlungbaum

Die biologische Wirkung der Röntgenstrahlen und der Strahlen radioaktiver Substanzen wurde bald nach ihrer Entdeckung beobachtet.

Becquerel, der Entdecker der Uranpechblende, bemerkte eine Hautrötung, als er ein Stück Uran bei sich betragen hatte. Bald wurden die Strahlen auch zu therapeutischen Zwecken angewandt.

Kenntnisse der biologischen Effekte im einzelnen (Angriffspunkt und Wirkungsmechanismus der Strahlen) wurden nur langsam auf Grund experimenteller Untersuchungen gewonnen.

14.1 Physikalisch-chemische Strahlenwirkung

Grundlage der Strahlenwirkung ist die *Absorption der Strahlenenergie*. Sie führt zur **Ionisation** und **Anregung** in den getroffenen Molekülen.

Zunächst wurde vor allem der *Zellkern* als strahlenempfindlich und seine Reaktion als allein ausschlaggebend für den biologischen Effekt angesehen. Nach der **Treffertheorie** (*Dessauer* u. a.) waren für die Auslösung einer biologischen Wirkung Ionisationen (eine oder mehrere) als sog. **Treffer** erforderlich, damit ein Effekt in der Zelle – möglicherweise der Zelltod – ausgelöst wurde. Im strahlensensiblen Zellkern waren dabei Veränderungen in bestimmten Zellstrukturen, dem **strahlenempfindlichen Bereich** oder dem **strahlenempfindlichen Volumen**, entscheidend für den ausgelösten Bestrahlungseffekt. Innerhalb des strahlenempfindlichen Bereichs sind die großen Eiweißmoleküle, die Nukleoproteide, besonders strahlenempfindlich. Es konnte festgestellt werden, daß die **Chromosomen** bzw. ihre Bestandteile als Träger der Erbanlagen, der Gene, besonders empfindlich waren. Bei Treffern im Bereich der Chromosomen kam es, wie tierexperimentell zunächst vor allem bei der Taufliege *Drosophila* nachgewiesen worden war, zu Änderungen des Erbgutes: **Mutationen** (s. S. 32 f.). Mutationen beruhen auf Veränderungen eines Gens, also einer Erbanlage: Punktmutation eines Chromosoms, Chromosomenbruch oder Änderung der Chromosomenzahl.

Auf Grund strahlenbiologischer Forschungen ist der **direkten Strahlenwirkung** eine **indirekte** gegenüberzustellen. Man versteht hierunter die strahleninduzierten Reaktionen im Plasma, besonders seinem Lösungsmittel, dem Wasser. Im *Wasser* kommt es unter der Einwirkung ionisierender Strahlen zur Bildung von Spaltprodukten und Radikalen. Unter den entstehenden Stoffen sind Wasserstoffsuperoxid (H_2O_2) und das Radikal HO_2 besonders wirksam. Diese nur flüchtig auftretenden Stoffe haben eine starke Oxidationswirkung und können so indirekt biologische Reaktionen auslösen. Die Forschungsrichtung, die sich mit den chemischen Effekten der ionisierenden, energiereichen Strahlen beschäftigt, heißt **Radiochemie**.

Nachdem zunächst bestimmten Aminosäuren, den schwefelhaltigen Aminosäuren mit Sulfhydryl (SH)-Gruppen, besondere Bedeutung zuerkannt worden war, ließ sich nachweisen, daß vor allem die **Desoxyribonukleinsäure (DNS)** und ihre strahlenbedingten Veränderungen im Rahmen des Zellstoffwechsels eine zentrale Stellung haben. Das DNS-Molekül besteht aus komplementären Polynukleotidketten, die miteinander verbunden sind. Die Einwirkung ionisierender Strahlen kann zu einem Bruch einer oder beider Polynukleotidketten führen (**Kettenbruch**). Bei nahe beieinanderliegenden Bruchstellen an den Ketten dissoziieren die Bruchstücke (**Doppelkettenbruch**). Daneben können auch indirekte, radiochemische Reaktionen zu einer Veränderung bzw. Ausschaltung von DNS-Molekülen oder ihrer Bestandteile führen. Die Strahleneinwirkung beeinflußt sowohl die DNS-Synthese (Replikation) als auch die Synthese der Ribonukleinsäure (RNS, Transskription).

Die Strahlenwirkung in der lebenden Zelle, die möglicherweise nur ein einziges Molekül (DNS,

s. o.) betrifft, kann sich in der ganzen Zelle auswirken, sie kann zum Zelltod führen. Die Zellen verlieren die Fähigkeit, sich zu teilen und zu einem Wachstum bzw. einer Erneuerung der Gewebe beizutragen. Diesen Effekt hat man als **Verstärkereffekt** bezeichnet.

Eine **Reparation des DNS-Moleküls** ist möglich. Einzelstrangbrüche können teilweise schnell repariert werden, während Schädigungen der Pyrimidin- und Purinbasen nur durch das Zusammenwirken eines komplizierten Systems mehrerer Enzyme

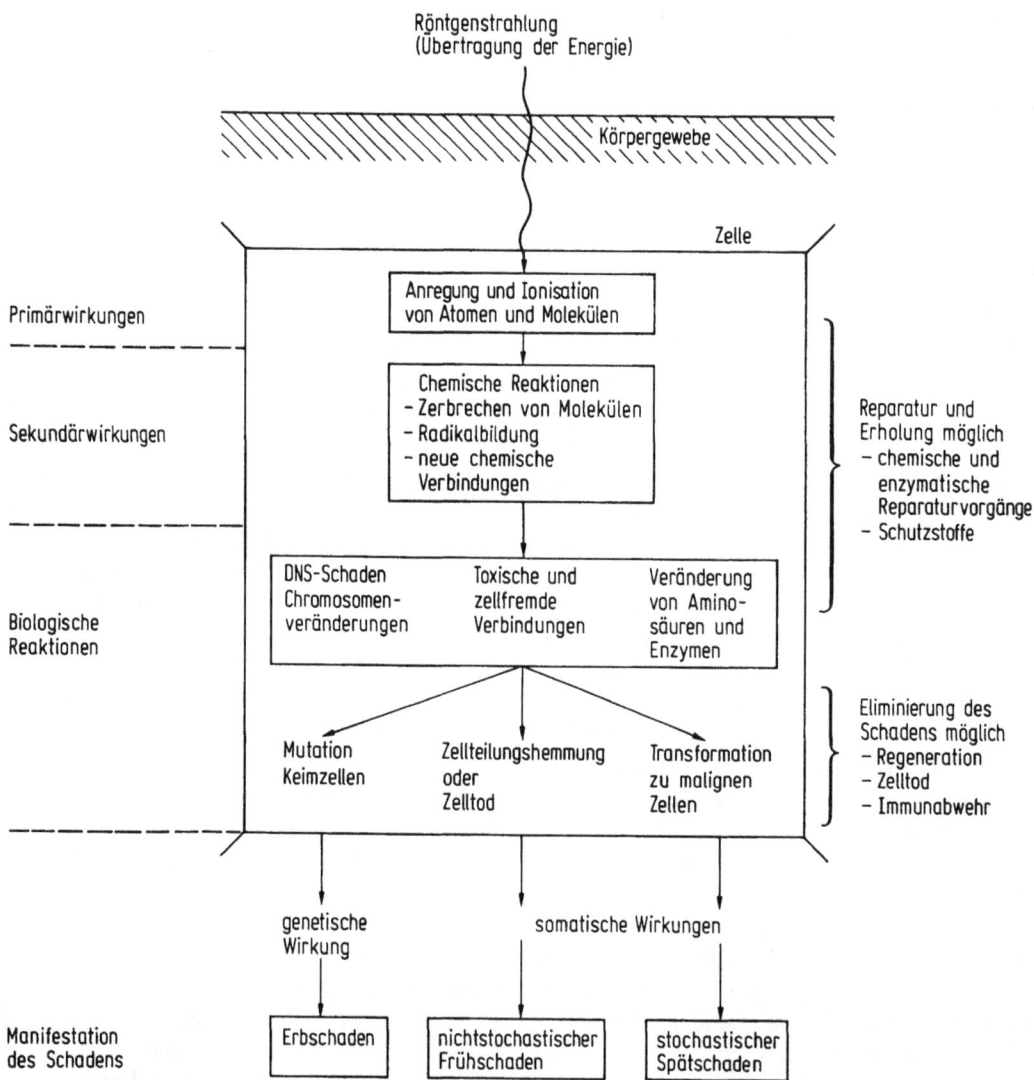

Abb. 14-1: Strahlenbiologische Wirkungskette bis zur Manifestation (mit Erlaubnis des H. Hoffmann Verlages, Berlin; nach Stieve)

zu beseitigen sind. Neben einer Schädigung der DNS kommt es durch die Strahleneinwirkung auch zu Schäden an den Zellmembranen.

Eine Übersicht über die strahlenbiologische Wirkungskette (s. dazu auch die nachfolgenden Kapitel) zeigt Abb. 14-1 (nach *Stieve*).

14.2 Strahlensensibilität von Zellen und Geweben

In lebenden, proliferierenden Geweben durchlaufen die einzelnen Zellen einen Zyklus mit mehreren Phasen. Neben der *Mitosephase* und der *DNS-Synthese-Phase* (S-Phase) kennen wir die G_1-*Phase*, in der die DNS-Synthese vorbereitet wird, und die G_2-*Phase*, die der Mitosephase vorangeht. Ruhende Zellen zwischen 2 Teilungen können einer G_0-*Phase (Vor G_1)* zugeordnet werden. Die Zellentwicklung in einem Gewebe, auch im Geschwulstgewebe, verläuft nicht gleichzeitig, sie ist *asynchron*. Nicht alle Zellen nehmen ständig an der Gewebsentwicklung teil. Der proliferierende Anteil wird auch als *Wachstumsfraktion* bezeichnet.

Durch die Strahleneinwirkung wird in der S-Phase die DNS-Syntheserate bei Verlängerung der G_1-Phase herabgesetzt, die Mitosen werden verzögert, der gesamte Zellgenerationsprozeß wird verlängert. Dabei liegt offenbar eine Blockierung der G_2-Phase vor. Untersuchungen der Strahlenempfindlichkeit von Zellen in den verschiedenen Phasen des Generationszyklus ergeben, daß Zellen in der Mitose-Phase besonders strahlenempfindlich sind, daß sie auch im Beginn der S-Phase und in der G_2-Phase strahlensensibel sind, daß die Strahlenresistenz während der S-Phase zunimmt und daß die Strahlenempfindlichkeit während der G_1-Phase, also zur S-Phase hin, zunimmt (Abb. 14-2).

Praktische Erfahrungen und experimentelle Untersuchungen hinsichtlich der speziellen Strahlenempfindlichkeit von Zellen, Geweben und Organen ergaben erhebliche **Unterschiede der Strahlensensibilität.**

Schon 1904 wurde das *Bergonié-Tribondeausche* Gesetz formuliert, nach dem ein Gewebe um so strahlenempfindlicher ist, je **näher es dem Embryonalzustand** (also dem frühesten Entwicklungsstand) steht, je **weniger differenziert** es ist und je **öfter sich seine Zellen teilen.**

Die bei der medizinischen Anwendung der ionisierenden Strahlen gewonnenen Kenntnisse bezüglich der relativen Srahlenempfindlichkeit von Zellen, Geweben und Organen wurden durch Tierexperimente sowie durch Untersuchungen der Bevölkerungsgruppen, die in Japan nach den Atombombenabwürfen und nach Kernkraftwerkunfällen der ionisierenden Strahlung ausgesetzt gewesen waren, vervollständigt.

Für die Strahlenempfindlichkeit von Zellen, Geweben und Organen ließ sich danach etwa folgende Reihe, der **Strahlensensibilität** nach geordnet, aufstellen (Abb. 14-3):

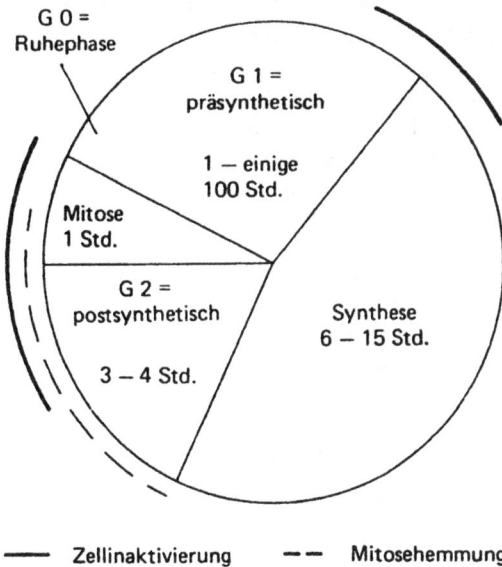

G 0 = Ruhephase

G 1 = präsynthetisch

1 – einige 100 Std.

Mitose 1 Std.

G 2 = postsynthetisch

3 – 4 Std.

Synthese 6 – 15 Std.

—— Zellinaktivierung   – – Mitosehemmung

Abb. 14-2: Phasen des Zellzyklus und der kritischen Stadien (mit Erlaubnis des H. Hoffmann Verlages, Berlin; nach Stieve)

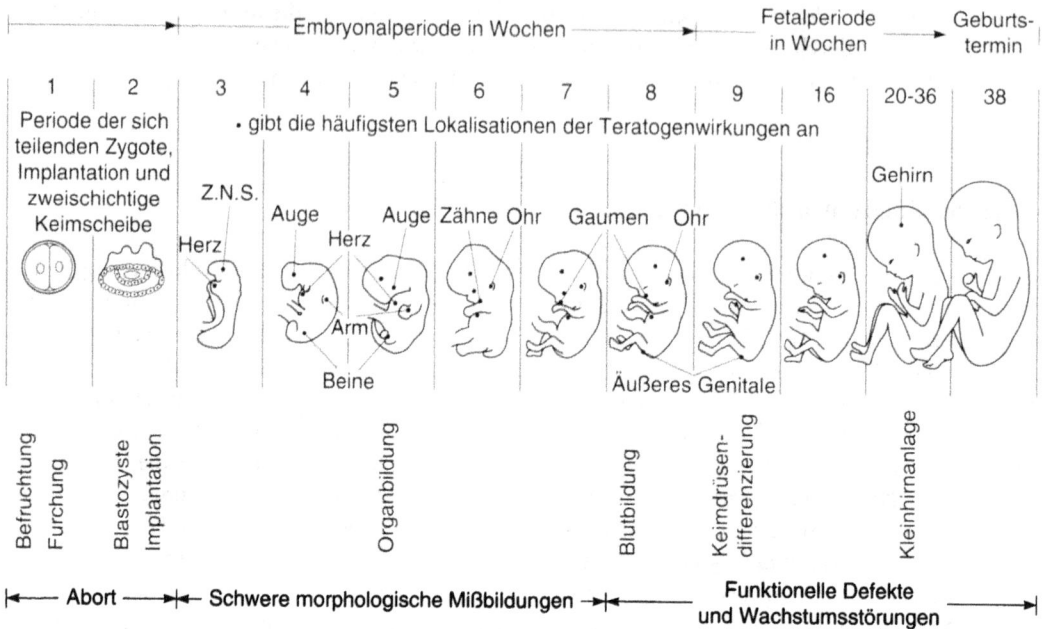

Abb. 14-3: Strahlenempfindliche Entwicklungsphasen des Menschen mit organtypischen Schadensmustern (mit Erlaubnis des H. Hoffmann Verlages, Berlin; nach Stieve)

1. *Embryo* (bis zum 3. Schwangerschaftsmonat)
2. *Fetus* (nach dem 3. Schwangerschaftsmonat)
3. lymphatische Organe und Knochenmark
4. Darmtrakt
5. Eierstock (Eizellen) und Hoden (Samenzellen)
6. Kapillaren, Schleimhäute, Speicheldrüsen und Haarpapillen
7. Knochenwachstumszonen (Epiphysenfugen)
8. Brustdrüsenanlage und Augenlinse
9. Schweiß- und Talgdrüsen und Oberhaut
10. Leber, Niere, Knochen beim Erwachsenen und Knorpel
11. Seröse Häute, Lungen
12. ZNS (Gehirn, Rückenmark) und periphere Nerven
13. Muskelgewebe

Neben der sich **entwickelnden Frucht** sind die **lymphatischen Organe,** das **Knochenmark** (unreife Blutzellen), der **Darmtrakt** und die **Keimdrüsen** als *besonders empfindlich* anzusehen.

Bestimmte physiologische oder pathophysiologische Bedingungen beeinflussen die Strahlensensibilität bzw. die Strahlenresistenz eines Gewebes, also auch von Tumoren. Erhöhter Flüssigkeitsgehalt, unter physiologischen Bedingungen also eine vermehrte Durchblutung, erhöhte Wärme und erhöhter Sauerstoffgehalt eines Gewebes erhöhen die Strahlenempfindlichkeit. Der Sauerstoffeffekt ist größer bei Strahlen mit lockerer Ionisationsdichte (s. u.) als bei dicht ionisierenden Strahlen.

Bei schlecht mit Sauerstoff versorgten (hypoxischen) Tumoren kann die Sauerstoffversorgung nach Bestrahlungen besser werden *(Reoxigenierung).* Diese Reoxigenierung sowie eine unter der Bestrahlung eintretende partielle Gleichschaltung des Zellzyklus *(Synchronisation)* und der Eintritt bisher ruhender Zellen in den Zellzyklus *(Rekrutierung)* können zu einer Sensibilitätssteigerung führen.

14.3 Einfluß von Strahlenart und -qualität

Strahlenart und -qualität (Energie) bestimmen die räumliche Verteilung der Energieabsorption und damit die biologische Strahlenwirkung. Die Form der Energieübertragung wird charakterisiert durch den Begriff der **linearen Energieübertragung** (anzugeben in keV/μm): LET=linear energy transfer. Die LET bleibt in der Bahn eines Strahlungsteilchens nicht konstant. Sie nimmt gegen Ende der Bahn zu und fällt dann steil ab. Die Strahlenwirkung wird durch die **Ionisationsdichte**, d.h. die Zahl der pro Wegstrecke ausgelösten Ionisationen, wesentlich beeinflußt.

Man unterscheidet **locker** (z.B. Gammastrahlen des ^{60}Co) und **dicht** (z.B. Neutronen) **ionisierende Strahlen.** Die von der Ionisationsdichte abhängigen Wirkungsunterschiede waren Veranlassung für die Charakterisierung unterschiedlicher Strahlenarten durch den Begriff der relativen biologischen Wirksamkeit bzw. den „Qualitätsfaktor" Q und den „Bewertungsfaktor" q (s. S.32). Die Anwendung dicht *ionisierender Strahlen (Neutronen)* scheint besonders dann *indiziert*, wenn Geschwülste mit schlechter Durchblutung bzw. Sauerstoffversorgung und dementsprechend herabgesetzter Strahlensensibilität bestrahlt werden sollen.

14.4 Räumliche und zeitliche Verteilung der Strahlenwirkung

Die räumliche und zeitliche Verteilung der ionisierenden Strahlen im lebenden Organismus ist in Verbindung mit der Dosis, d.h. der absorbierten Strahlenenergie, bestimmend für das Ausmaß der Reaktionen und bleibenden Veränderungen. Es ist das Grundproblem der radiologischen Geschwulsttherapie, räumlich und zeitlich die Dosis so optimal zu applizieren, daß bei größtmöglicher Schonung des gesunden Gewebes eine maximale Schädigung des Tumors erreicht wird.

14.4.1 Räumliche Verteilung

Die Wirkung auf den Gesamtorganismus ist um so größer, je größer das durchstrahlte Volumen, möglicherweise auch die Körperoberfläche im Vergleich zur Gesamtgröße sind. Größte Wirkungen löst eine einzeitige **Ganzkörperbestrahlung** aus. In Japan wurde ein großer Teil der Bevölkerung mit dem ganzen Körper der Strahlung der Atombomben ausgesetzt. Das Gesamtbild der krankhaften Reaktionen, die durch eine solche Ganzkörperbestrahlung oder eine Bestrahlung größerer Körperabschnitte mit höheren Dosen verursacht wird, nennen wir auch

Strahlenkrankheit oder **akutes Strahlensyndrom.** Die zweite Bezeichnung zeigt schon, daß Krankheitserscheinungen (Symptome) in unmittelbarem Zusammenhang mit der Strahlenwirkung auftreten.

14.4.2 Zeitliche Verteilung

Man unterscheidet hier *Protrahierung,* d.h. eine Bestrahlung mit langer Bestrahlungszeit bei kleiner Dosisleistung, und die *Fraktionierung,* d.h. eine zeitliche Unterteilung der Dosis. Ein Beispiel für eine **protrahierte Strahleneinwirkung** ist die *natürliche Strahlenexposition* (s. S.254f.) und im Rahmen der Strahlentherapie die *klassische Radiumtherapie von Gebärmutterkarzinomen.* Die **Fraktionierung** ist heute unentbehrlich. Ihre Bedeutung liegt darin, daß gesundes und krankes (Geschwulst-)Gewebe unterschiedliche Erholungszeiten nach der Bestrahlung aufweisen. Gesundes Gewebe erholt sich schneller, so daß nachfolgende Bestrahlungen eine geringere Wirkung haben, während sich bei Geschwülsten die Wirkung der einzelnen Dosen annähernd summiert (elektive Wirkung).

14.5 Stochastische und nichtstochastische, somatische und genetische Strahlenwirkung

Unter somatischer Strahlenwirkung (altgriech., soma = Körper) ist die das *Einzelindividuum betreffende Strahlenwirkung* zu verstehen, während die genetische Strahlenwirkung durch *Veränderungen an den Keimzellen* hervorgerufen wird, zu einer Änderung des Erbgutes führt und sich damit in den kommenden Generationen auswirken kann.

Stochastische Strahlenwirkungen sind biologische Strahlenwirkungen, bei denen die Eintrittswahrscheinlichkeit als eine Funktion der Strahlendosis anzusehen ist. Hierzu gehören *genetische Strahlenwirkungen* (s. S. 232) und *strahleninduzierte Tumorerkrankungen* (Krebs, Leukämie).

Nichtstochastische Strahlenwirkungen sind biologische Strahlenwirkungen, bei denen der Schweregrad von der Dosis abhängig ist. Da sehr geringe Strahlendosen nicht zu einem nachweisbaren Effekt führen, wird hier ein *Schwellenwert* angenommen (s. S. 232).

14.5.1 Somatische Strahlenwirkung

Unter Strahlenreaktionen versteht man im Gegensatz zu bleibenden strahleninduzierten Veränderungen reversible, also nur vorübergehend auftretende Symptome. Die Strahlenwirkung bleibt zunächst – scheinbar – *symptomlos*.

Der symptomfreie Zeitabschnitt bis zum Auftreten lokaler und allgemeiner Symptome wird auch als Latenz bezeichnet. Meist handelt es sich dabei um eine scheinbare Latenz, auch als Intervall bezeichnet, d. h. daß zwar eine Strahlenwirkung vorhanden ist, die Nachweis- bzw. Untersuchungsmethoden aber nicht ausreichen. Der Gesamtprozeß läuft unaufhaltsam ab. Teilweise dürften primäre Schädigungen von Enzymen und Fermenten, den biologischen Katalysatoren, die sich dann erst später an den Zellen bzw. dem Gesamtorganismus auswirken, Ursache der Latenz sein. Bei Spätwirkungen sind die Veränderungen an den Chromosomen entscheidend. Unter der wahren Latenz versteht man die Tatsache, daß die biologische

Strahlenwirkung bzw. die durch sie verursachten Veränderungen erst manifest werden, wenn sich die allgemeinen Lebensbedingungen bzw. die Stoffwechselaktivität ändern.

Als Beispiel sei die Bestrahlung von trockenen Pflanzenkeimen (z. B. weiße Bohnen) genannt. Die Bestrahlung wirkt sich erst aus, wenn man die Bohnen keimen läßt.

Beim Menschen ist eine zeitliche Verschiebung der manifesten Strahlenwirkung im Sinne der Latenz bei Bestrahlungen im Jugendalter nachweisbar. So wirkt sich eine Bestrahlung der Mammagegend im Kindesalter erst in der Pubertät aus. Die Manifestation von Strahlenwirkungen an den Knochenepiphysen erfolgt in Abhängigkeit vom physiologischen Längenwachstum.

Das Ausmaß der lokalen Reaktionen ist von der Feldgröße und der zeitlichen und räumlichen Verteilung und der Art der applizierten Strahlen abhängig. Am augenfälligsten ist bei der üblichen Röntgenbestrahlung die Reaktion der durchstrahlten Haut.

Die Haut stand als sichtbares Organ anfangs im Zentrum der Studien über die biologische Strahlenwirkung. Die Tatsache, daß eine bestimmte Strahlendosis zur Rötung der Haut führt, wurde als Grundlage für das biologische Dosierungssystem benutzt. Als Maß galt hier die Hauteinheitsdosis (HED, *Seitz* und *Wintz*). Man verstand darunter die Strahlendosis, die bei einmaliger Bestrahlung zu einer Hautrötung (Erythem) und später zu einer Pigmentierung führte. Sie beträgt bei einer Spannung von 180 kV (etwa 0,5 mm Cu HWS), einer Größe des Bestrahlungsfeldes von 6×8 und einem Fokushautabstand von 23 cm etwa 6 Gy. Sie ist niedriger bei größerem Feld und bei weicherer Strahlung, umgekehrt höher bei härterer Strahlung (z. B. des Radiums). Die HED wurde als höchstzulässige Dosis bei einmaliger Bestrahlung angesehen.

Als Maß der Dosierung hat sie durch Einführung der physikalischen Dosimetrie ihre Bedeutung verloren. Als Hauterythemdosis gibt sie die Strahlenmenge an, die eben eine Hautrötung erzeugt.

Als Ursache des Erythems ist die Bildung von Histamin oder histaminähnlichen Substanzen diskutiert worden, ohne daß im lebenden Organismus sichere Beweise hätten erbracht werden können.

Das **Hauterythem** verläuft wellenförmig. Das *Früherythem* beginnt 6–8 Stunden nach der Bestrahlung, wird dann stärker und klingt nach 2–3 Tagen wieder ab. Bei sehr hohen Dosen tritt schon ganz kurz nach der Bestrahlung eine Rötung *(Soforterythem)* auf. Das *Haupterythem* führt dann 8–10 Tage nach Abklingen des Früherythems zu einer stärkeren Rötung, die sich langsam nach etwa 1 Woche zurückbildet und in eine bräunliche Pigmentierung übergeht. Bei zeitlicher Unterteilung der Dosis (Fraktionierung, s. S. 225 f.) ist der Erythemablauf weniger konstant.

Das Erythem ist die einfachste Strahlenreaktion der Haut. Bei höheren Dosen kommt es an der Haut zu Veränderungen, die dem Bild einer mehr oder weniger schweren Entzündung entsprechen. Man spricht deshalb auch von **Strahlendermatitis.**

Der von Laien für die schwereren Strahlenreaktionen gebrauchte Ausdruck *Verbrennung* ist, obwohl die Symptome einer Verbrennung durchaus ähneln, unzweckmäßig, da damit meist unbewußt ein vermeidbares Verschulden des Therapeuten oder der Assistentin angenommen wird.

Die Strahlendermatitis imponiert als tiefrote, manchmal auch mehr bläuliche Verfärbung der Haut, mögicherweise mit Abschilferung der oberen Zellschichten (**trockene Strahlendermatitis**), oder es kommt zur Abhebung der Epidermis mit Blasenbildung und Exsudation (Ausschwitzung von Gewebsflüssigkeit): **feuchte Epitheliolyse,** exsudative Strahlendermatitis. Entsprechende Erscheinungen finden sich auf bestrahlten Schleimhäuten als *fibrinöse Entzündung.* Im Lauf von 2–3 Wochen klingt die Reaktion im allgemeinen ab, wenn zusätzliche Schäden vermieden werden, worin das Hauptziel einer zweckmäßigen *Therapie* (s. u.) zu liegen hat. Bei noch höheren Dosen kommt es zur Entstehung von **tiefen Geschwüren** infolge einer Nekrosenbildung. Bei kleinen Bestrahlungsfeldern heilen derartige Defekte, die bei der Therapie von Hautkrebsen manchmal bewußt in Kauf genommen werden müssen (**Röntgenkaustik**), ebenfalls schnell ab. Ulzerationen in großen Bestrahlungsfeldern bedürfen dagegen oft einer sehr langwierigen Behandlung.

Bei der heute als selbstverständlich anzusehenden Geschwulsttherapie mit ultraharten Strahlen treten die beschriebenen Reaktionen der Haut gar nicht oder nur in ganz geringem Ausmaß auf.

Zu den Reaktionen gehört auch die **Epilation,** der Haarausfall. Die „Epilationsdosis" beträgt bei einzeitiger Bestrahlung etwa 4 Gy (am Haarbalg). Im allgemeinen wachsen die Haare auch nach der therapeutischen Bestrahlung mit hohen Dosen wieder nach. Nach einer zweiten, durch ionisierende Strahlen verursachten Epilation ist der Haarwuchs meist nur noch spärlich. Es finden sich dann auch andere bleibende Hautveränderungen.

Die einfachste bleibende Veränderung der Haut ist die **Pigmentierung.** Sie tritt bei hohen Dosen auch nach Bestrahlung mit ultraharten Strahlen auf. Die Pigmentverschiebung bleibt (abgesehen von einer flüchtigen „Frühpigmentierung") erhalten und ist ein Hinweis auf vorausgegangene Bestrahlungen. Auch weniger stark ausgeprägte Pigmentverschiebungen sind mit Hilfe einer Analysenlampe (UV-Licht) gut sichtbar zu machen. Bei höheren Dosierungen kommt es zu einer Ernährungsstörung der Haut (**Atrophie**). Sie wird dünner, weniger elastisch, pergamentartig. Ihre natürliche Widerstandskraft, auch gegen mechanische Läsionen, ist vermindert. In der atrophischen Haut werden oft erweiterte, tiefrote Gefäße sichtbar *(Teleangiektasien).* Sie bedeuten keinesfalls, daß die bestrahlte Haut gut durchblutet ist, sondern im Gegenteil, daß die Versorgung und Ernährung des Gewebes infolge verlangsamter Blutströmung verschlechtert ist. In manchen Fällen steht eine Schuppung der Haut mit vermehrter Hornbildung *(Hyperkeratose)* im Vordergrund.

Eine schwerwiegende Strahlenwirkung in der Haut, die aber bei manchen Bestrahlungen bösartiger Geschwülste mit konventionellen Röntgenstrahlen noch in Kauf genommen werden mußte, war die Geschwürsbildung (**Strahlenulkus**). Sie trat in der bestrahlten Haut (bzw. Schleimhaut) nach Monaten oder noch später auf (Spätulkus), besonders bei zusätzlichen Noxen (Schäden): Hitze, mechanische Verletzungen u. a. Die Behandlung derartiger Geschwüre, die Folge eines lokalen Gewebstodes (Nekrose) sind, war schwierig und langwierig.

Der schwerste Strahlenschaden der Haut ist der **Strahlenkrebs.** Seine Entstehung – nach unkontrollierter beruflicher Exposition und therapeutischer Bestrahlung früher (nach Jahren und Jahrzehnten) nicht allzu selten beobachtet – ist bei Einhaltung der Strahlenschutzbestimmungen bei Anwendung moderner Bestrahlungsmethoden und physikalisch kontrollierter Dosierung kaum noch zu befürchten. Wahrscheinlich entsteht der Strahlenhautkrebs auf dem Boden unkoordinierter Abbau- und Regenerationsprozesse in der „Röntgenhaut".

Therapie

Das Problem der Verhütung und Behandlung von Strahlenreaktionen und Spätfolgen der Strahlentherapie in der Haut hat durch die modernen Bestrahlungsmethoden an Bedeutung verloren. Wichtig ist aber auch heute noch die Hautpflege während einer hochdosierten Strahlentherapie. Bewährt hat sich die Anwendung eines *reizlosen Puders* (Fissanpuder). Eine entzündungswidrige Komponente hat der Kamillenpuder. Entsprechende *Salben* oder *Pasten* (Fissanpaste, Azulonsalbe, Bepanthensalbe, Actihaemylsalbe oder -gelee) werden besonders dann als angenehm empfunden, wenn eine **Strahlendermatitis** mit stärkerem Spannungsgefühl oder sogar Schmerzen auftritt. Die Salbenanwendung hat den Nachteil, daß die Epidermis erweicht wird und daß, damit ein Verschmieren der Salbe vermieden wird, ein Verband angelegt werden muß. Bewährt hat sich bei stärkeren Graden der Strahlendermatitis die Anwendung cortisonhaltiger Sprays oder einer entsprechenden Lotion. Zusätzliche Schäden (Druck, Verletzungen) müssen vermieden werden. Wichtig ist, daß die Kranken nicht ständig auf der Haut eines Bestrahlungsfeldes liegen (Rücken, Gesäß), also ihre Lage möglichst häufig wechseln, da durch den Druck die Durchblutung verschlechtert wird. Wasser und Seife sind nicht zu benutzen, auch sollen die Kranken in der Zeit der beginnenden bis zur abklingenden Strahlenreaktion nicht baden. Die Säuberung der Haut kann durch Abtupfen mit Olivenöl vorgenommen werden.

Ein verschmutztes **Strahlengeschwür** kann durch feuchte Verbände gesäubert werden. Fibrinbeläge lassen sich durch lokale Anwendung fibrinolytischer Substanzen lösen. Bei Sekundärinfektion

sind antibiotisch wirksame Salben zweckmäßig (z. B. Tetracyclinsalbe). Die lokale oder auch parenterale Anwendung gewebsaktivierender Stoffe (Actihaemyl) sowie von Vitaminen (B-Komplex) zur Förderung der Heilungstendenz wird vielfach empfohlen. Im Ausheilungsstadium, d. h. also nach Säuberung und Beseitigung der Sekundärinfektion, können die Epithelbildung anregende Salben die Überhäutung beschleunigen. Bei sorgfältiger und geduldig durchgeführter Behandlung wird nur in schwersten Fällen eine chirurgische Exzision notwendig sein.

Den Strahlenreaktionen der Haut kam besonders deswegen Bedeutung zu, weil hier die Veränderungen deutlich sichtbar beobachtet werden konnten. Außerdem erhielt bei den alten Bestrahlungsmethoden die Haut die höchste Dosis. Infolgedessen war die Hauttoleranz das Maß der zu verabfolgenden Dosis.

Neue Bestrahlungsmethoden (Bewegungsbestrahlung, ultraharte Strahlen s. u.), die die Verabfolgung **hoher Tiefendosen** bei relativer Schonung der Haut ermöglichen, haben die Aufmerksamkeit auf Strahlenreaktionen und -schäden an den in der Tiefe liegenden Organen und Geweben gelenkt. Erwähnt seien in diesem Zusammenhang **Lungenveränderungen**, z. B. bei Bestrahlung von Speiseröhren- und Bronchuskrebsen (**Strahlenpneumonitis, -fibrose**), Schäden an der **Harnblase** und dem **Verdauungstrakt** (Geschwüre, Nekrosen, wie sie in ähnlicher Form von der Radiumbestrahlung der Gebärmutterkrebse bekannt sind), sowie Schäden am **Zentralnervensystem**, das entgegen früheren Ansichten keineswegs als strahlenunempfindlich angesehen werden darf.

Unter den lokalen Strahlenschäden ist weiterhin die **strahleninduzierte Knochennekrose** (Absterben des Knochengewebes) klinisch wichtig. Der Knochen ist bei üblicher Röntgenbestrahlung besonders gefährdet, weil er die Strahlung stärker absorbiert als das Weichteilgewebe (die Energiedosis (s. S. 31 f.) ist also hoch). Der strahlengeschädigte nekrotische Knochen – man nennt diese Veränderungen pathologisch-anatomisch *Osteoradionekrose* – ist mechanisch nicht mehr voll belastungsfähig: Oft kommt es dann zu Spontanfrakturen.

Am häufigsten wurden derartige pathologische Frakturen nach gynäkologischen Bestrahlungen beobachtet: *Schenkelhalsfrakturen*. Wahrscheinlich ist eine gewisse Disposition oder aber das Zusammenwirken mit anderen schädlichen Einflüssen Vorbedingung für das Auftreten von Osteoradionekrosen. Jedenfalls muß die Belastung des Knochens beim Aufstellen eines Bestrahlungsplanes besonders berücksichtigt werden.

Strahlenempfindlich ist vor allem auch der **wachsende Knochen** bzw. die Wachstumszone des Knochens, die **Epiphyse**. Bei Bestrahlung von Patienten im Wachstumsalter ist deswegen die Belastung der Epiphysengebiete nach Möglichkeit zu vermeiden. Wachstumsstörungen können nach Bestrahlungen der vorderen Thoraxwand im Kindesalter auch an der **Brustdrüse** auftreten. Auch hier ist deshalb größte Vorsicht notwendig.

Als weiterer lokaler Strahlenschaden ist der **strahleninduzierte Linsenstar** bzw. das Auftreten von Wachstumsstörungen der Augenlinse zu nennen. Die Dosis, die zur Entstehung eines Strahlenstars führt, ist vom Alter des Individuums abhängig: mit zunehmendem Alter wird die Augenlinse weniger empfindlich. Bei Bestrahlung jugendlicher Individuen kommt es auch zu einer Wachstumshemmung. Tierexperimentelle Untersuchungen nach Augenbestrahlungen ergaben, daß die Wirksamkeit auch kleiner Dosen (bei Bestrahlung jugendlicher Tiere) nicht ausgeschlossen werden kann.

> Die *höchste Strahlensensibilität* hat die befruchtete Eizelle vor der Einnistung in die Gebärmutterschleimhaut (**Präimplantationsphase**). Bei entsprechender Dosis stirbt der Keim ab und wird ausgestoßen. In den Entwicklungsphasen nach der Implantation kann es zu Organ- und allgemeinen Entwicklungsstörungen bzw. zu Mißbildungen kommen. Derartige Schäden bezeichnet man als *Fruchtschäden* (im Gegensatz zu genetischen Schäden).

Ein typischer Strahlenschaden ist die *Mikrozephalie* bzw. *Mikroenzephalie* (Unterentwicklung des Schädels bzw. des Gehirns). Im Tierexperiment sind Fruchtschäden nach Strahlenexposition mit 250 m Gy nachgewiesen worden. Mit der Entwicklung im Uterus nimmt die Strahlensensibilität ab. Als kritische Dosis im ersten Schwangerschaftsdrittel – mit der Frage nach der Indikation zur Unterbrechung – ist die Dosis von etwa 100 m Gy anzusehen. Die Strahlenempfindlichkeit in den Entwicklungsphasen mit den Schadensmustern zeigt Abb. 14-3.

Als praktische Folgerung ergibt sich daraus, daß in der Schwangerschaft nur lebenswichtige Röntgenuntersuchungen oder strahlentherapeutische Maßnahmen durchgeführt werden dürfen. Röntgenologische Untersuchungen der Abdominalorgane sollten bei fortpflanzungsfähigen Frauen nach Möglichkeit in der ersten Woche nach der Menstruation vorgenommen werden (wenn noch keine Schwangerschaft vorliegen kann). Offene radioaktive Isotope dürfen nicht inkorporiert werden. Nach Gaben von J-131 in der Schwangerschaft wurden in einzelnen Fällen Schilddrüsenschäden bei dem später geborenen Kinde beobachtet.

14.5.2 Akutes Strahlensyndrom (Strahlenkrankheit)

Bei der *Ganzkörperbestrahlung* oder der Bestrahlung *größerer Körperabschnitte* kommt es zu einem **akuten Strahlensyndrom** mit

- *allgemeinen Symptomen* (Schocksymptome, Übelkeit mit Erbrechen, Temperatursteigerung, Ernährungsstörungen, Gewichtsverlust u. a.),
- *Organ- oder Organsystemstörungen*.

Der Verlauf des akuten Strahlensyndroms, der **Strahlenkrankheit**, ist abhängig von der empfangenen Dosis. Die tödliche Dosis bezeichnet man als **Letaldosis**. Sie unterscheidet sich im Tierexperiment (z. B. bei Ratten höhere, bei Meerschweinchen niedrigere Werte) und beim Menschen. Beim Menschen findet sich eine nicht unerhebliche individuelle Schwankungsbreite.

> Als **absolut tödliche Dosis** können 7 Gy bei *einmaliger kurzzeitiger Ganzkörperbestrahlung* angenommen werden. Eine Sterblichkeit von 50 % verursacht eine Bestrahlung mit etwa 4 Gy *(mittlere letale Dosis)*.

Der **Zeitpunkt des Todes** ist ebenfalls dosisabhängig. Bei hohen Dosen tritt er in der 2. Woche, bei mittleren in der 3.–5. Woche auf – etwas früher, wenn die *Verarmung an weißen Blutkörperchen,* später, wenn die *Blutungsneigung* (hämorrhagische Diathese) im Vordergrund steht.

Im **Tierexperiment** wird meist die Dosis angegeben, die bei 50 % der Tiere innerhalb von 30 Tagen zum Tode führt: LD 50 (30).

Höchste Dosen (>12 Gy) führen bereits unter der Bestrahlung bzw. wenige Stunden danach zum Tode. Man muß hier annehmen, daß lebenswichtige Katalysatoren (Fermente, Enzyme) zerstört werden, und daß damit der Gesamtorganismus lebensunfähig wird.

Klinisch lassen sich *2 Stadien des Strahlensyndroms* unterscheiden:

1. Stadium: Schocksymptome mit Blutdruckabfall. Störungen der Kapillardurchlässigkeit (Übertritt von roten Blutkörperchen in die Lymphe) mit Eindickung des strömenden Bluts, **Erbrechen, Durchfall.**
Hämatologisch findet sich schon in den ersten Stunden eine **Lymphopenie.** Nach 2–3 Stunden tritt (im Tierexperiment) eine Leukozytose auf, die nach 12 Stunden wieder beseitigt ist und dann in eine **Leukopenie** übergeht. Bei einem Absinken der Leukozytenzahl unter 800/mm^3 ist die Erholung kaum zu erwarten. Die Regeneration beim Überlebenden beginnt in der 2. Woche. Sensible Störungen und Ödeme treten an den mit sehr hohen Dosen bestrahlten Oberflächenregionen (Hände) auf.

2. Stadium: Die **Leukopenie** in schweren Fällen als Agranulozytose wirkt sich auch im 2. Stadium aus, das durch **Blutungen (Hämorrhagien)** gekennzeichnet ist. Sie sind Folge eines Gefäßschadens und einer Gerinnungsstörung infolge einer Verminderung der *Thrombozyten* (unter 30 000 mm^3) bzw. einer Zerstörung der *Megakaryozyten.* Fraglich ist eine Vermehrung des die Blutgerinnung hemmenden Heparins.
Weitere Symptome sind: **Infektionen,** die häufig von **Ulzerationen** in der Mundhöhle, dem Rachen und dem Darmtrakt ausgehen, die **Anämie,** die sich zwischen der 2. und 3. Woche ausbildet und Folge der *Erythrozytenzerstörung,* der Blutungen

und der gestörten Neubildung der Erythrozyten im Knochenmark ist, schließlich **Allgemeinsymptome** wie Gewichtsverlust und Kräfteverfall mit Appetenz- und Ernährungsstörungen.

Eine Übersicht über den Verlauf des Strahlensyndroms gibt **Tabelle 14-1.**

Bei höchsten Dosen bleibt jede **Therapie** erfolglos. Bei kritischen Dosen um und unter 4 Gy kann eine gezielte Therapie (Blutersatz, Antibiotika) mit Erfolg die das Leben gefährdenden Symptome bekämpfen. Aussichtsreiche Versuche mit Injektion von artgleichem Knochenmark wurden in letzter Zeit mitgeteilt.

Bei Verkleinerung des durchstrahlten Volumens bzw. der Körperoberfläche werden sehr viel höhere Dosen vertragen.

Höchste Dosen können bei sehr kleinen Bestrahlungsfeldern verabfolgt werden (100 Gy und mehr bei Nah- und Kleinraumbestrahlung, s. S. 243 f.).

> Die **Feldgröße** bzw. das **bestrahlte Volumen** sind also von ganz wesentlichem Einfluß auf die Verträglichkeit der Bestrahlung.

Bei den Allgemeinerscheinungen sind die **unspezifischen Reaktionen** des Organismus von Bedeutung, die *Selye* im Rahmen des *allgemeinen Anpassungssyndroms* als Alarmreaktion (reaktive Funktionssteigerung der Nebennierenrinde und der Hypophyse als des übergeordneten Organs) beschrieben hat.

Auch bei geringeren, in der strahlentherapeutischen Praxis üblichen Dosen und räumlich begrenzter Straßeneinwirkung können strahlenbedingte Allgemeinsymptome auftreten, die bei der Durchführung der Therapie für den Kranken beschwerlich sind und u. U. die Fortführung der Therapie bis zum Erreichen einer kurativen Dosis unmöglich machen. Die allgemeinen Symptome werden unter der Bezeichnung Strahlenintoxikation (Intoxikation bedeutet Vergiftung), auch „Strahlenkater", zusammengefaßt. Die Symptome entsprechen den subjektiven Beschwerden bei der Strahlenkrankheit, sind nur wesentlich schwächer ausgeprägt (Übelkeit, Kopfschmerzen, Müdigkeit, Leistungsunfähigkeit u. a.).

Tab. 14-1: Klinischer Verlauf des akuten Strahlensyndroms

Zeit der Bestrahlung	Letale Dosen um 7 Gy	Mittelletale Dosen um 4 Gy	Subletale Dosen um 1 Gy
1. Woche	Übelkeit, Erbrechen nach 1–2 Std. Diarrhoen Lymphopenie und Leukopenie (ev. nach kurzer Leukozytose), Agranulozytose	am 1. Tag	
2. Woche	Schwere Ulzerationen an Mund- und Rachenschleimhäuten Fieber, Kräfteverfall Tod (bei höheren Dosen schon am 3.–4. Tag)	bleibende Leukopenie (Agranulozytose)	Leukopenie
3. Woche		Epilation Krankheitsgefühl und Appetitmangel stärker ausgeprägt später Diarrhoen	geringer
4. Woche		Ulzerationen an den Schleimhäuten Infektionen Blutungen Thrombozytopenie Gefäßschaden Anämie	Wundes Gefühl in Mundhöhle und Rachen
5. Woche		Schwerer Kräfteverfall Tod (50 %)	Vereinzelt Kräfteverfall und Tod

Diese Reaktionen des Gesamtorganismus werden möglicherweise durch im Bestrahlungsgebiet gebildeten Stoffe oder aber auch nervös (vegetatives und zentrales Nervensystem) ausgelöst. So reagiert der lebende Organismus mit einem „Zusammenspiel von örtlich auftretenden Reaktionen und zentralnervösen Vorgängen" *(Langendorff)*.

Die Frage der **somatischen** (altgriech., somatisch = körperlich) **Allgemeinschädigung** bei Einwirkung auch kleiner Strahlenmengen auf den menschlichen Organismus hat in den letzten Jahren zahlreiche Untersuchungen und statistische Erhebungen veranlaßt. Besonders diskutiert wurde die Frage, ob die Strahleneinwirkung die **Alterung** des Organismus **beschleunigt** und damit die **Lebenszeit verkürzt**. Nachdem amerikanische Untersucher anfänglich angenommen hatten, daß die Exposition durch 10 m Gy die Lebenszeit um 15 Tage verkürzt, wird heute nur noch von einem Tag gesprochen. Die statistische Signifi-

kanz ist damit nicht mehr nachweisbar. Noch wichtiger ist die Frage, ob die Erkrankung an **bösartigen Geschwülsten** durch die Strahleneinwirkung begünstigt wird. Die krebserzeugende Wirkung der ionisierenden Strahlen, die im Prinzip seit langem bekannt ist (Hautkrebs, s. S. 227), dürfte auf der mutativen Wirkung der Strahlen beruhen. Bekannt ist seit langem die Entstehung von **Lungenkrebs** nach Einatmung strahlender Substanzen (Schneeberger und Joachimsthaler Lungenkrebs). Auch bei Aufnahme von **Thorium** konnte ein gehäuftes Auftreten bösartiger Geschwülste (am **Knochen**) beobachtet werden, ebenso nach beruflich bedingter Inkorporation radiumhaltiger Leuchtfarben.

Das brennendste Problem ist mit dem gehäuften Auftreten von **Leukämien,** die als bösartige geschwulstartige Erkrankungen des Blutes aufgefaßt werden können, gegeben. Die Zunahme der Erkrankungshäufigkeit würde in der japanischen Bevölkerung, die den Atombombenstrahlen ausgesetzt war, und in England bei Kranken, die wegen einer Wirbelsäulenkrankheit (Morbus *Bechterew*) bestrahlt worden waren, beobachtet. In Japan bestand eine deutliche Abhängigkeit von der empfangenen Dosis. Unterhalb einer bestimmten Mindestdosis wurde keine Zunahme von Leukämieerkrankungen (im Vergleich mit nicht bestrahlten Bevölkerungsgruppen) mehr beobachtet. Leukämieerkrankungen wurden auch bei chronischer beruflicher Strahlenbelastung beobachtet (Ehepaar *Joliot-Curie*).

Chronische Schäden des Knochenmarks, die sich auch auf das strömende Blut auswirken, wurden früher bei beruflicher Exposition beobachtet (**aplastische Anämien** als Todesursache, z. B. von Mme. *Curie*).

Die Annahme einer **Null-** oder **Indifferenzdosis** bzw. eines Schwellenwertes, wie er bisher für die **somatische Strahlenwirkung** (somatisch = körperlich, d. h. also Wirkung auf Individuum im Gegensatz zur genetischen Strahlenwirkung, s. u.) vielfach angenommen wurde, erscheint heute problematisch. Bei graphischer Darstellung der Beziehung zwischen Dosis und Effekt der Strahlenwirkung wurde danach ein S-förmiger Verlauf der *Dosis-Effektkurve* angenommen (Abb. 14-4).

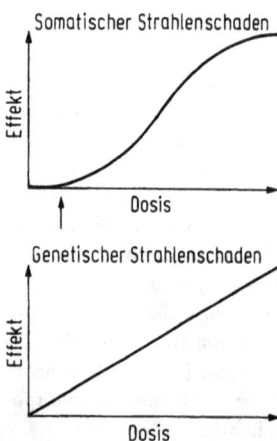

Abb. 14-4: Dosisabhängigkeit des somatischen (↑ „Schwellenwert") und genetischen Strahlenschadens

14.5.3 Genetische Strahlenwirkung

Eine direkte lineare Beziehung zwischen Dosis und Effekt (Abb. 14-4) besteht nach heutiger Ansicht für die **genetische Strahlenwirkung,** d. h. die Wirkung auf die besonders **strahlenempfindlichen Keimdrüsen** bzw. die Ei- und Samenzellen. Die genetische Strahlenwirkung birgt infolge der *strahleninduzierten Mutationen* in sich die Gefahr einer Schädigung *späterer Generationen*.

Viele strahlengenetische Probleme müssen allerdings auch heute noch als ungelöst angesehen werden. Vor allem ist auch zu betonen, daß tierexperimentelle Ergebnisse nicht ohne weiteres auf den Menschen übertragen werden können.

Untersuchungen an Mäusen zeigten, daß auch die Dosisleistung einen Einfluß auf die strahleninduzierten Mutationen hat (im Bereich mittlerer und höherer Strahlendosen wurden bei chronischer Bestrahlung weniger Mutationen ausgelöst). Es ist danach nicht gleichgültig, in welcher Zeit eine bestimmte Dosis verabfolgt wird. Auch konnte nachgewiesen werden, daß Mutationsschäden in gewissem Umfang reparabel sind. Brüche im Desoxyribonukleinsäure(DNS)molekül, dem Überträger der Erbinformationen (s. auch S. 221) können repariert werden (Reparatursynthese). Eizellen scheinen weniger mutationsbereit als Samenzellen.

Bei unseren relativ geringen Kenntnissen der Dosisabhängigkeit der genetischen Strahlenwirkung beim Menschen wird von seiten der Genetiker mit Recht die Forderung vertreten, die **Strahlenexposition auf das mögliche Minimum** herabzusetzen.

Aus neueren Erkenntnissen, die den vereinfachenden Vorstellungen einer gleichartigen Auswirkung bestimmter Dosen und einer unbedingten Summation der Strahlenwirkung unabhängig vom Zeitfaktor widersprechen, nach denen also in gewissem Umfang ein genetischer Strahlenschaden verhindert werden kann, seien folgende Gesichtspunkte zusammengestellt:

• Die Zellen der Keimdrüsen bzw. ihre Entwicklungsstadien haben eine unterschiedliche Strahlenempfindlichkeit bzw. daraus resultierende Mutationsrate.

• Milieufaktoren beeinflussen die Strahlenwirkung.

- Mutationen sind teilweise reversibel, da eine Restitution von Chromosomenbrüchen möglich ist.
- Zellen mit Mutationen können für die Fortpflanzung ausgeschaltet werden (germinale Selektion).

- Der Zeitfaktor ist nicht bedeutungslos. Eine protrahierte Strahleneinwirkung verursacht weniger Mutationen.

15. Strahlentherapie

W. Schlungbaum

15.1 Vorbemerkungen, Dosisbegriffe

Die **praktische Anwendung** der ionisierenden Strahlen zur Behandlung von Krankheiten, besonders von bösartigen Geschwülsten, beruhte zunächst auf zufälligen Beobachtungen.

Erste strahlentherapeutische Erfahrungen (1897 Bestrahlung eines Pigmentnaevus durch den Wiener Dermatologen Leopold *Freund;* 1900 Bestrahlung und Heilung von Hautkrebsen durch die Schweden *Sjögren* und *Stenbeck*) zeigten die Beeinflussung oberflächlicher Krankheitsherde. Sehr bald versuchte man dann auch die Bestrahlung von in der Tiefe des Körpers gelegenen Erkrankungen.

Von Anfang an waren die Strahlentherapeuten mit dem Problem einer unerwünschten, schädlichen Strahlenwirkung, also des *„Strahlenschadens"*, konfrontiert. Voraussetzung einer Verbesserung der therapeutischen Ergebnisse waren

- Kenntnisse auf dem Gebiet der *biologischen Strahlenwirkung,*
- die Erarbeitung zuverlässiger, reproduzierbarer *Meßverfahren* (Dosimetrie),
- *technische* und *methodische* Fortschritte,
- Kenntnisse auf dem Gebiet der Onkologie (Lehre von den Geschwulstkrankheiten).

Nur *Ärzte* mit speziellen im Rahmen der Weiterbildung erworbenen Kenntnissen dürfen die Strahlentherapie planen und durchführen. Bei den modernen Methoden der Therapie mit ultraharten Strahlen ist die Zusammenarbeit mit einem *Medizinphysiker* erforderlich. *Medizinisch-technische Radiologieassistenten/Assistentinnen* erwerben die nach Röntgen- und Strahlenschutzverordnung geforderte Fachkunde im Rahmen ihrer Ausbildung. Nur bei ständiger Anpassung der Bestrahlungstechnik und -methodik an den Stand des Wissens und der technischen Entwicklung können optimale Ergebnisse der Strahlentherapie erreicht werden.

Das *Hauptproblem* der Strahlentherapie besteht darin, die **Strahleneinwirkung auf den Krankheitsherd zu begrenzen**, also das gesunde Gewebe nicht zu schädigen. Die Ausheilung des Krankheitsherdes ist an die erhaltene Funktion des umgebenden Gewebes, besonders des *Gefäßbindegewebeapparates,* gebunden.
Die **optimale Bestrahlungstechnik** ist bei der hochdosierten Bestrahlung von Geschwülsten diejenige, die den Krankheitsherd maximal schädigt, andererseits aber das umgebende, gesunde Gewebe möglichst schont.

Pflege, Betreuung und ärztliche Führung von Bestrahlungspatienten sind besonders wichtig, da es sich meist um Schwerkranke mit bösartigen Geschwülsten handelt und die Bestrahlung vorübergehend zusätzliche Beschwerden verursachen kann. Auch die *technische Assistentin* hat in diesem Rahmen eine wichtige Aufgabe zu erfüllen. Sie hat nicht nur den Kranken sachlich-fachlich zu betreuen, sondern durch besondere Aufgeschlossenheit gegenüber dem Schicksal der Kranken und ein entsprechendes fürsorgendes Bemühen die Durchführung der Strahlentherapie zu erleichtern. Arzt und technische Assistentin müssen hier eng zusammenwirken. Zweifellos ist es zweckmäßig und auch juristisch notwendig, die Kranken bei Beginn der Therapie über die möglichen Folgen und Nebenerscheinungen (s. S. 226 ff.) der Strahlenwirkung zu orientieren und sie zu belehren, wie zusätzliche Schäden im Sinne eines Kombinationsschadens vermieden werden können. Die Kranken sind darauf hinzuweisen, daß sie allgemeine und lokale Besonderheiten dem Arzt oder der technischen Assistentin mitteilen, damit rechtzeitig eingegriffen werden kann. Andererseits ist auch bei stärkeren Beschwerden zu betonen, daß eine längere Unterbrechung der Strahlentherapie oder gar das völlige Abbrechen der Behandlung ohne zwingenden Grund den Heilerfolg gefährdet.

Neben den in der gesamten Radiologie angewandten **Dosisbegriffen** sind *spezielle* in der Strahlentherapie üblich:

• Die Dosis im Zielvolumen ist die **Energiedosis** in einem anzugebenden Punkt (früher: *Herddosis*). Die **Referenzdosis** ist die Energiedosis im Referenzpunkt oder Referenzbereich. Aus den Dosen mehrerer gleichverteilter Punkte im Zielvolumen ergibt sich die **mittlere Dosis** (arithmetischer Mittelwert) im Zielvolumen.

Das *Zielvolumen* ist der Bereich, in dem eine dem Behandlungsziel angemessene Energiedosis erreicht werden soll.

Das *Behandlungsvolumen* ist von der Isodosenfläche (s. u. unter Isodosen) begrenzt, deren Dosiswert gleich der minimalen Dosis im Zielvolumen ist.

Das *bestrahlte Volumen* ist der gesamte Bereich im Körper, der eine in bezug auf die Strahlenwirkung zu berücksichtigende Energiedosis erhält.

• Die **Gewebeoberflächendosis** ist die Energiedosis an einem anzugebenden Punkt der Körperoberfläche. Ggf. kann die Gewebeoberflächendosis auf der Strahlenein- und -austrittsseite angegeben werden. Die Gewebeoberflächendosis setzt sich zusammen aus der *Einfallsdosis* und der durch die Streustrahlung verursachten *Streuzusatzdosis*.

• Die **Tiefendosisverteilung** ist die Dosisverteilung entlang der Achse des Nutzstrahlenbündels.

• **Isodosen** sind Kurven, die in einem Strahlungsfeld die gleiche Dosis in einer Ebene graphisch darstellen. Mit Hilfe der Isodosen wird die *räumliche Dosisverteilung* abgebildet.

Strahlentherapeutische Methoden werden nach Lage und Ausdehnung des Zielvolumens unterschieden. Dazu gehören *Oberflächen-, Tiefentherapie, Ganzkörper-, Teilkörper-* und *Kleinvolumenbestrahlung.*

Unter **Bestrahlungstechnik** versteht man die Anwendung technischer Mittel zur Durchführung strahlentherapeutischer Methoden. Sie umfaßt sowohl die Ausnützung *physikalischer Gesetze* (z. B. Abstandsgesetz, s. S. 125) als auch die Anwendung bestimmter *Strahlenarten* und *-qualitäten* sowie der *Bestrahlungsmodi* (Dosis mit räumlicher und zeitlicher Dosisverteilung).

15.2 Strahlenarten

Man unterscheidet:

• **Röntgenstrahlen** werden mit Hilfe entsprechender *Generatoren* bzw. *Beschleuniger* erzeugt (s. S. 58 f., 77),

• **Gammastrahlen** entstehen beim *Zerfall von Radionukliden,*

• **Korpuskularstrahlen** entstehen beim *Zerfall von Radionukliden* (Elektronen = Betastrahlen, Alphateilchen = Alphastrahlen s. S. 24 f.) oder werden mit Hilfe von *Beschleunigern* erzeugt: z. B. Elektronen in *Linearbeschleunigern,* schwere Teilchen im *Zyklotron,* einem Kreisbeschleuniger, in dem Ionen auf hohe Energien beschleunigt werden.

Neutronengeneratoren erzeugen Neutronen durch Beschuß von Tritium (^{3}H) mit beschleunigten Deuteronen.

15.3 Strahlenqualität

Die **Strahlenhärte** von Röntgenstrahlen wird durch Bereiche der *Röhrenspannung* bzw. der sich daraus ergebenden maximalen Photonenenerinergie (Grenzenergie) gekennzeichnet:

– weiche Strahlung: bis 100 kV (keV)
– harte Strahlung: 100 bis 1000 kV (keV) = 1 MV (MeV)
– ultraharte Strahlung >1 MV (MeV)

Die *Qualität* von

• **weichen Röntgenstrahlen** mit einer Grenzenergie bis 100 keV wird charakterisiert durch die Angabe der Röhrenspannung (kV) und der Gesamtfilterung oder der Halbwertschichtdicke,

• **harten Röntgenstrahlen** ist gekennzeichnet durch die Röhrenspannung (kV), die Gesamtfilterung und das Anodenmaterial. Zu berücksichtigen ist auch der Generatortyp (Welligkeit der erzeugten Röntgenstrahlung),

• **ultraharten Röntgenstrahlen** wird durch die Grenzenergie und ggf. das Ausgleichsfilter gekennzeichnet,

• **Gammastrahlen** ergibt sich aus der Angabe des Radionuklids und ggf. der Filterung,

• **Elektronen aus Beschleunigern** läßt sich durch die Angabe der Maximalenergie bzw. der praktischen Reichweite der energiereichsten Elektronen (in Wasser) charakterisieren,

• **Betastrahlen** radioaktiver Substanzen wird durch Angabe des Radionuklids und des Filters charakterisiert.

In den Strahlengang gebrachte **Filter** schwächen die Strahlung und verändern durch Absorption der weichen Strahlenanteile die Strahlenqualität im Sinne einer *Aufhärtung* (**Härtungsfilter**). Durch Absorption der weicheren Strahlen wird die Strahlung homogener (s. S. 84 f.). Durch Filter mit ungleichmäßiger Dicke (z. B. Keilfilter) kann die *räumliche Verteilung* der Dosisleistung verändert werden (**Schwächungsfilter**).

Die **optimale Verteilung** der Energiedosis im Krankheitsherd wird angestrebt durch die *Auswahl* der Strahlenart und -qualität (weiche, harte, ultraharte Photonen-Elektronen, Radionuklide) sowie *Methoden*, die die Applikation ausreichender Dosen bei Herden in der Körpertiefe ermöglichen.

15.3.1 Auswahl der Strahlenart

Abschn. 15.9 bis 15.14.

15.3.2 Applikationsmethoden

Bei Bestrahlung mit relativ zum Patienten feststehender Strahlenquelle (**Stehfeldbestrahlung**) kann eine für die Zerstörung eines in der Körpertiefe gelegenen Geschwulstherdes erforderliche Dosis mittels Bestrahlung von *einem* Feld (**Einzelfeldbestrahlung**) kaum erreicht werden. Die Bestrahlung über mehrere auf das Zielvolumen gerichtete Felder heißt **Mehrfeldbestrahlung** (früher auch als *Kreuzfeuermethode* bezeichnet). Erfolgt die Bestrahlung von gegenüberliegenden Eintrittsfeldern (gleicher Zentralstrahl), spricht man von **Gegenfeldbestrahlung.** Eine gleichmäßige Strahlenexposition der Oberfläche ermöglicht die **Bewegungsbestrahlung,** bei der sich die Strahlenquelle um den Patienten bewegt. Die kreisförmige Bewegung um eine innerhalb oder seltener auch außerhalb des Patienten gelegene Achse heißt **Rotationsbestrahlung,** *Voll*rotationsbestrahlung bei einem Rotationswinkel von 360°, *Teil*rotationsbestrahlung bei kleinerem Winkel, *Pendelbestrahlung* bei mindestens zweimaliger Änderung des Drehsinns.

Besondere Einstrahlrichtungen sind durch *Auslenkung* und *Neigung* der Röhre möglich (Abb. 15-1).

Einstellhilfen sollen die konstante Einstellung des Bestrahlungsfeldes gewährleisten. Durch Lichtvisiere kann das Bestrahlungsfeld sichtbar gemacht werden. Front- und Gegenpunktanzeiger sind Vorrichtungen zur Anzeige des Schnittpunkts des Zentralstrahls mit der proximalen bzw. distalen Körper-(Phantom-)Oberfläche.

Blendensysteme sind Vorrichtungen zur Begrenzung des Nutzstrahlenbündels in Form von feststehenden oder verstellbaren Bestrahlungstuben, Blenden, sog. *Satellitenblenden* zu besonderer Formgebung des Nutzstrahlenbündels (meist fokusfern) und *Halbschattentrimmern* (Vorrichtungen zur Verkleinerung der Halbschattenzone, meist hautnah angebracht. Tuben, wie sie in der klassischen Röntgentherapie üblich waren, dienten auch der Kompression (s. S. 245). Tuben für die Oberflächen- und Körperhöhlenbestrahlung erlaubten

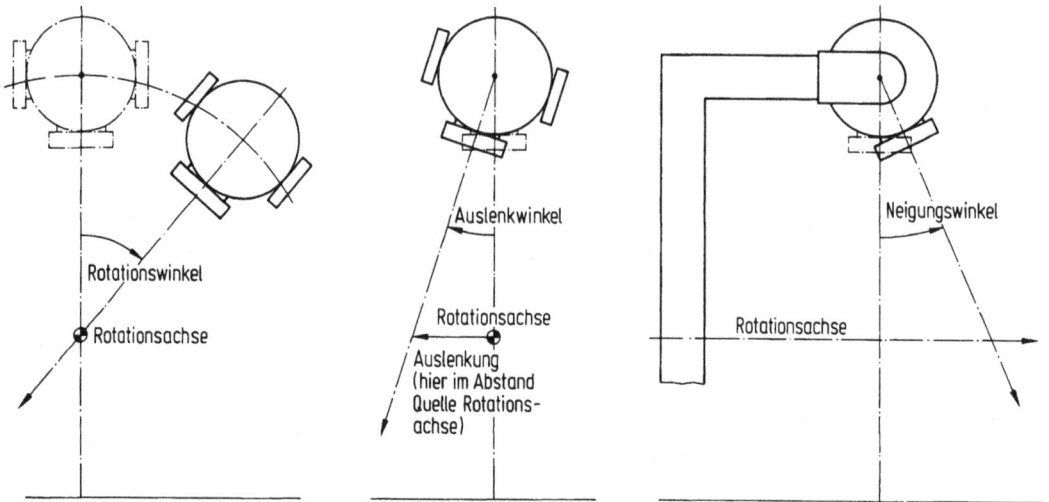

Abb. 15-1: Einstrahlrichtungen

eine weitgehende *Einengung des Bestrahlungsfeldes* (s. S. 244).

Eine *Vergrößerung des Fokus-Hautabstandes* verringert den Dosisabfall zu in der Körpertiefe gelegenen Herden. Die damit verbundene Verlängerung der Bestrahlungszeit setzt aber einer solchen Vergrößerung enge Grenzen.

Die **Siebbestrahlung,** bei der die Strahlung durch ein Bleisieb oder -raster geleitet wird und bei deren Anwendung auch in der konventionellen Tiefentherapie mit harten Röntgenstrahlen ausreichende Dosen im Zielvolumen erreicht werden konnten, ohne daß es zu größeren Hautschäden gekommen wäre, ist durch die Therapie mit ultraharten Strahlen überholt.

15.4 Zeitliche Dosisverteilung: Fraktionierung, Protrahierung

Durch **Fraktionierung,** d. h. *zeitliche Unterteilung der Gesamtdosis,* können ausreichende Dosen im Krankheitsherd, Zielvolumen appliziert werden. Eine Bestrahlungsserie bei Behandlung bösartiger Geschwülste wird im allgemeinen in einem Zeitraum von 4–6 Wochen verabfolgt, wobei täglich bzw. 3–6 mal wöchentlich bestrahlt wird.

> Die **Fraktionierung** ist eine der wesentlichen Grundlagen der modernen Bestrahlungstechnik. Ihre Einführung bedeutet den entscheidenden methodischen Fortschritt in der Strahlenbehandlung der bösartigen Geschwülste nicht nur in der Tiefentherapie, sondern auch in der Nahbestrahlungsmethode (s. S. 243 f.), bei Anwendung von ultraharten Strahlen (s. S. 245 f.) sowie bei Benutzung von Korpuskularstrahlen (s. S. 247 f.).

Bei den modernen Bestrahlungsmethoden (Telegammatherapie, Therapie mit ultraharten Röntgenstrahlen und mit Korpuskularstrahlen, insbesondere schnellen Elektronen) kann unter Verlängerung der Intervalle die Einzeldosis im Vergleich zur konventionellen Therapie höher gewählt werden.

Die Wirkung der Fraktionierung beruht auf der unterschiedlichen Erholung gesunden Gewebes und des Geschwulstgewebes. Neben der Tumorsensibilität ist also die Toleranz des gesunden Gewebes ein entscheidender Faktor.

Strandquist untersuchte mit Hilfe von **Isoeffektkurven** die Schäden in der bestrahlten *Haut* bei Fraktionierung (1944).

Elis gab 1971 eine Formel an, in der die Zahl der **Fraktionen** und die **Gesamtzeit** einer Bestrahlungsserie berücksichtigt wurden:

$$D = NSD \cdot N^{0,24} \cdot T^{0,11}$$

Dabei bedeutet D die Gesamtdosis in Rad, NSD ist die „nominale Standarddosis". Sie entspricht der Toleranz normalen Bindegewebes. Die NSD ist abhängig von der Art des Gewebes, der Strahlenenergie und der Feldgröße (Größenordnung etwa 1800). N ist die Zahl der Fraktionen, T ist die Zeit der Bestrahlungsserie in Tagen. Die NSD wird dabei in ret (roentgen equivalent therapy) angegeben.

Ein ähnliches Konzept wurde 1975 von *Kirk* und Mitarb. beschrieben. Es ist anzunehmen, daß bei verschiedenen Tumorarten mit unterschiedlicher Zellproliferation unterschiedliche Arten der Fraktionierung zweckmäßig sind.

Den Einfluß der Fraktionierung auf die *Hautreaktion* zeigt Abb. 15-2. Danach genügen zur Erzeugung eines einfachen Erythems unter bestimmten Bedingungen 6–10 Gy (6 unter Tiefentherapiebedingungen, d. h. mit harten Strahlen und größeren Feldern, 10 bei kleinen Hautfeldern). Bei Fraktionierung führt erst eine wesentlich höhere Gesamtdosis zum Erythem.

Folgende Faktoren **bestimmen** den Fraktionierungseffekt:

• Gesamtdosis,
• Bestrahlungszeit (gesamte Periode),
• Dosisleistung,
• Zahl der Fraktionen,
• Einzeldosis,
• Dauer der bestrahlungsfreien Intervalle.

Eine besondere Form der Fraktionierung ist die „*split course*"-*Technik*. Dabei wechseln kurzfristige Perioden der Bestrahlung (etwa je 1 Woche 7) mit Bestrahlungspausen (etwa 10 Tage), bis die gewünschte Dosis erreicht ist.

Die **Protrahierung**, d. h. eine *Bestrahlung mit verminderter Dosisleistung* und entsprechend verlängerter Bestrahlungszeit, hatte wegen des gewebeschonenden Effekts Bedeutung in der klassischen *Radiumtherapie*.

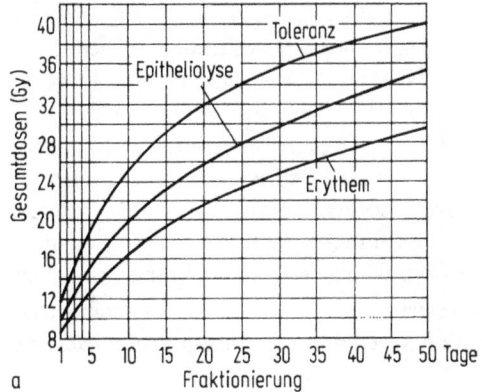

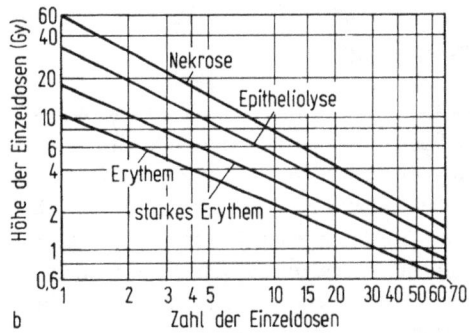

Abb. 15-2: Abhängigkeit der Hautreaktionen von Höhe und Zahl der Einzeldosen (Fraktionierung nach Wachsmann unter Tiefentherapiebedingungen (a) und bei kleinen Hautfeldern (b))

15.5 Entwicklungstendenzen

Strahlenbiologische Forschungen, Erkenntnisse auf dem Gebiet der molekularen Grundlagen der Strahlenwirkung und sich daraus ergebende Möglichkeiten einer Sensibilisierung von Zellen und Geweben gegenüber der Strahlenwirkung (praktisch Sensibilisierung von Geschwulstzellen und -geweben) scheinen neue Möglichkeiten zu eröffnen.

Die Atmung unter **Sauerstoffüberdruck** im geschlossenen System (Sauerstoffüberdruckkammer) kann zu einer besseren Sauerstoffversorgung von Tumoren führen und so zu einer Sensibilisierung beitragen. Möglicherweise

genügt auch die Atmung eines *Sauerstoff-Kohlensäure-Gemischs* (95:5) ohne Überdruckkammer.

Hypoxische (sauerstoffarme) Zellen können sicher durch dicht ionisierende Strahlen besser beeinflußt werden. Eine Therapie mit **Neutronen** könnte hier ein erfolgversprechendes Indikationsgebiet finden.

Die Sensibilität der Tumorzellen kann durch den Einbau bestimmter Substanzen in die DNS erhöht werden (halogenierte Pyrimidine wie Bromuracil). Andererseits können bestimmte Substanzen die Spontanreparation von DNS-Brüchen verhindern (Hydroxylharnstoff). Sensibilisierend wirkt auch das Antibiotikum Actonomycin B, wahrscheinlich infolge einer Veränderung des DNS-Moleküls im Sinne einer Komplexbildung.

Schon in den Anfangsjahren der Strahlentherapie versuchte man, die Strahlenwirkung durch eine Kombination mit **Überwärmung** der Tumoren zu erhöhen. Diese Methode ist neuerdings besonders bei schlecht durchbluteten hypoxischen Tumoren wieder aktuell geworden (Überwärmung z. B. durch Bestrahlung mit Dezimeterwellen).

Es bedarf noch weiterer experimenteller Untersuchungen und einer längeren Zeit praktischer Erprobung, ehe sich die genannten Möglichkeiten endgültig beurteilen lassen, und die Bestätigung ihres Werts die allgemeine Einführung rechtfertigt.

Bei der Behandlung einiger Tumoren hat die Kombination **Operation** mit **postoperativer Bestrah-**

lung zunehmende Bedeutung, da bei Operationen nicht mehr *„Radikalität"* angestrebt wird (z. B. begrenzte Operation kleiner Mammakarzinome mit Nachbestrahlung). Auch eine **intraoperative Bestrahlung** ist mit entsprechenden Spezialgeräten möglich.

Bei einigen Tumoren (Analkarzinom, Tumoren im HNO-Bereich) ist die Kombination Strahlentherapie-Chemotherapie (**„Radiochemotherapie"**) die Methode der Wahl.

Durch **Ganzkörperbestrahlung** (fraktioniert 6 mal 2 Gy) kann bei Leukämien das kranke Knochenmark zerstört und damit die Vorbedingung (Konditionierung) für eine Knochenmarktransplantation geschaffen werden.

15.6 Indikation

Die **Behandlung bösartiger Geschwülste** (Malignome), besonders der Karzinome (Krebs), ist das Hauptanwendungsgebiet der Strahlentherapie. Eine enge Zusammenarbeit des Strahlentherapeuten mit dem Chirurgen und dem (internistischen) Onkologen ist heute selbstverständlich. Nur gemeinsam kann die optimale Therapie geplant und durchgeführt werden.

Die Strahlentherapie der unter der Körperoberfläche, also **in der Tiefe gelegenen Tumoren** wird heute mit *ultraharten Photonen* (Röntgen- bzw. Gammastrahlen) und *Korpuskularstrahlen* (meist Elektronen) durchgeführt. Bei bestimmten Indikationen ist die Anwendung *radioaktiver Substanzen* indiziert. **Oberflächliche Herde** können mit *weichen Röntgenstrahlen*, energiearmen schnellen *Elektronen* oder *Betastrahlen* von Radionukliden bestrahlt werden. Einzelheiten s. Abschn. 15.11 bis 15.14.

Ein weiteres Gebiet der Strahlentherapie ist die **Entzündungsbestrahlung** (eigentlich besser „entzündungswidrige" Bestrahlung): die Bestrahlung entzündlicher Veränderungen oder

degenerativer Prozesse, die zu Reiz- und Schmerzzuständen besonders im Bereich der Gelenke und der Wirbelsäule geführt haben.

Bei Einwirkung auf das vegetative Nervensystem oder auf endokrine Drüsen wie die Hypophyse und die Nebennieren spricht man auch von **funktioneller Strahlentherapie**. Sie kann mit harten Röntgenstrahlen (s. Abschnitt 15.10, konventionelle Röntgentherapie) durchgeführt werden.

Der **Angriffspunkt der Entzündungsbestrahlung,** die mit wesentlich kleineren Dosen arbeitet als die in der Geschwulsttherapie üblichen, ist durchaus noch nicht eindeutig geklärt. Verschiebungen der Gewebsreaktion (p_H-Wert) als unmittelbare Folge der Bestrahlung dürften eine Rolle spielen.

Zu den **Indikationen der Entzündungsbestrahlung** gehören:
- *Abszesse* (z. B. Schweißdrüsenabszesse, besonders im Anfangsstadium),
- *Wurzelhautreizungen* an Zähnen, *Furunkel, Karbunkel* und
- *Venenentzündungen* (Thrombophlebitis) sowie vor allem
- Schmerzzustände bei *Osteoarthrosis deformans* der Gelenke und *Spondylosis deformans* der Wir-

belsäule bzw. den Folgeerscheinungen von Bandscheibenschäden *(Osteochondrose)*. Gerade bei den letztgenannten Leiden ist auch heute noch die Röntgenbestrahlung als wirksamste Behandlungsmethode anzusehen.

Bei therapeutischer Anwendung der energiereichen Strahlen sind natürlich die **Gesichtspunkte des Strahlenschutzes** für den Patienten sorgfältig zu berücksichtigen. Bei der Behandlung der bösartigen Geschwülste mit ihrer unmittelbaren Gefährdung des Lebens muß die erforderliche Strahlenexposition in Kauf genommen werden. Besonders sorgfältig ist die Indikation bei gutartigen Krankheiten zu überprüfen, vor allem bei jüngeren Menschen, bei denen sich eine Mitbestrahlung der Gonaden als Ursache eines genetischen Strahlenschadens in späteren Generationen auswirken kann (s. S. 232 f.). Kinder sind nur mit größter Vorsicht unter Beachtung aller möglichen Strahlenschutzmaßnahmen (Schonung der Epiphysen, der Mammagegend) zu bestrahlen.

15.7 Therapieplanung

Voraussetzung für die Aufstellung eines **Bestrahlungsplanes** durch einen strahlentherapeutisch ausgebildeten Arzt ist die Kenntnis des **klinischen Befundes.** Dazu gehört die Vorgeschichte einschließlich der bisher durchgeführten Behandlung, bei Geschwulstkrankheiten nach Möglichkeit die Angabe eines histologischen Befundes. Bei Beginn der Behandlung ist der Ausgangsbefund festzulegen. Hilfsmittel für die Dokumentation des Ausgangsbefundes sind Skizzen, Eintragungen in Stempelvordrucke (Körperskizzen) und Photographien. Bei Geschwulstkrankheiten sollte die *Klassifikation des Tumors* und die Bestimmung des Krankheitsstadiums nach den vorhandenen internationalen Empfehlungen angegeben werden, z. B. nach dem TNM-System, in dem der Primärtumor bzw. seine Ausdehnung (T), regionäre Lymphknotenmetastasen (N) und Fernmetastasen (M) erfaßt werden. Hieraus ergibt sich dann das „Tumorstadium". Bei Beginn der Bestrahlung einer bösartigen Geschwulst sollte festgelegt werden, ob eine Heilung angestrebt wird *(kurative Bestrahlung)*, oder ob nur eine Linderung von Symptomen möglich ist *(palliative Bestrahlung)*.

Bei der Planung einer kurativen Geschwulstbestrahlung ist es wichtig, neben dem Zielvolumen, worunter dasjenige Volumen im Patienten zu verstehen ist, das mit der vollen Dosis (Energiedosis) belegt werden soll, Risikobereiche zu berücksichtigen. Damit sind Bereiche in Körperabschnitten gemeint, in denen eine bestimmte Dosis wegen der Strahlenempfindlichkeit nicht überschritten werden darf (z. B. das Rückenmark).

> Nach der *Röntgen-* (§ 27) und *Strahlenschutzverordnung* ist vor der therapeutischen Anwendung von ionisierenden Strahlen ein **Bestrahlungsplan** aufzustellen, der **Art, Qualität** und **Dosis** der Strahlung und deren räumliche und zeitliche Verteilung enthält.

Der Bestrahlungsplan ist die Summe aller Unterlagen, Angaben und Anweisungen zur Planung und Durchführung der Strahlenbehandlung (DIN 6814, Teil 8).

Im einzelnen umfaßt der *Bestrahlungsplan* nach DIN 6827, Teil 1 (Therapie mit Röntgen-, Gamma- und Elektronenbestrahlungseinrichtungen) folgende Punkte:

a) die **Planungsunterlagen** (wie Körperquerschnittskizzen, CT, Sonogramme, Isodosenpläne, Lokalisationsaufnahmen, Simulationsaufnahmen, Meßaufnahmen). Wird ein *Bestrahlungsplanungssystem* angewendet, müssen das System und die Programmversion angegeben sein. Im Rahmen der Vorbereitung der Planung hat sich die röntgendiagnostische Untersuchung mit einem „Simulator", der den geometrischen Bedingungen des Therapiegeräts entspricht, bewährt.

b) den **Dosierungsplan** mit
– angestrebter *Gesamtdosis* und
– *zeitlicher Folge* der Einzelbestrahlungen,
– der *Einzeldosis* und der in der strahlentherapeutischen Verordnung zugelassenen *oberen Grenzdosen in Risikobereichen.*

c) die **Bestrahlungstechnik:**
- bei *Stehfeldbestrahlungen*, z. B. Einzelfeld-, Mehrfelder-, Gegenfeld-, Tangentialbestrahlung,
- bei *Bewegungsbestrahlungen*, z. B. Rotations-, Pendelbestrahlung,
- ggf. Kombination von Stehfeld- mit Bewegungsbestrahlung,
- ggf. Kombination von unterschiedlichen Strahlenarten oder -energien.

d) die **Bestrahlungseinrichtung:** z. B. Typ des Linearbeschleunigers, Art und Qualität der Strahlung.

e) die **Feldkennzeichnung.** Aus der Kennzeichnung muß die Zuordnung zum *Zielvolumen* hervorgehen. Die *Einstrahlrichtung* (z. B. anterior-posterior, posterior-anterior, seitlich) ist anzugeben.

f) **Lagerung des Patienten:** Alle Angaben für eine Reproduzierbarkeit müssen enthalten sein (z. B. Rückenlage, Arme hinter dem Kopf verschränkt).

g) **Positionierung des Patienten:** z. B. Höhe, laterale und Längsposition sowie Drehwinkel der *Tischplatte.*

h) **geometrische Parameter**
- *Fokushautabstand, Feldabmessungen* und *Blendendrehwinkel,*
- bei Stehfeldbestrahlung *Stativrotationswinkel,*
- bei Rotationsbestrahlung *Start- und Stopwinkel, Rotationsrichtung,*
- *Fokus-Achs-Abstand, Neigungs-* und *Auslenkwinkel.*

i) **physikalische Parameter:**
- bei Röntgenstrahlen **bis 100 keV:** *Röhrenspannung, Gesamtfilterung,* evtl. ersetzt durch Gerätetyp und Betriebsstufe,
- bei Röntgenstrahlen von **100 keV bis 1 MeV:** *Röhrenspannung, Gesamtfilterung, Halbwertschichtdicke,*
- bei Röntgenstrahlen über **1 MeV:** Nennwert der *Grenzenergie,* Typ der *Bestrahlungseinrichtung, Ausgleichsfilter* (sofern unabhängig wählbar),
- bei Anwendung von **Gammastrahlen:** *Radionuklid,* Typ der *Bestrahlungseinrichtung,*
- bei **Elektronenstrahlung:** Nennwert der *Elektronenenergie,* Typ der *Bestrahlungseinrichtung, Streufilter* (sofern unabhängig wählbar).

k) **Zubehörteile und Hilfsvorrichtungen:** z. B. Keilfilter, Moulagen, besondere Blenden.

l) Maßnahmen zum **Strahlenschutz** des Patienten: z. B. Abdeckung, Hodenkapseln.

m) **Zusatzmaßnahmen:** z. B. Labor und Kontrolluntersuchungen, Wiedervorstellung.

n) **Personen,** die an der Aufstellung des Bestrahlungsplans mitgewirkt haben.

Bei der Bestrahlung von in der Körpertiefe liegenden Tumoren ist die Festlegung der Dosen im Zielvolumen und in angrenzenden Risikobereichen von größter Bedeutung.

Bei der Methode der *Stehfeld-* und *Kreuzfeuerbestrahlung* ist es unter besonderen Umständen (Vernachlässigung von Körperinhomogenitäten) möglich, auf die Erstellung von Isodosenplänen zu verzichten und Standardpläne zu benutzen. Auch bei einer einfachen *Pendelbestrahlung* ist die Übersicht über die Dosisverteilung noch relativ leicht. Bei Mehrzentren-Pendelbestrahlungen und der Überlagerung von Strahlen unterschiedlicher Qualität mit gleichzeitiger Berücksichtigung von Inhomogenitäten (Knochen-Lungen) ist eine Berechnung der Dosisverteilung mit Aufstellung eines *Isodosenplanes,* in dem die Ortspunkte gleicher Dosis zu Isodosenlinien verbunden werden, erforderlich.

Für die **Aufstellung eines Isodosenplanes** werden Rechner mit entsprechendem Programm eingesetzt, da eine manuelle Berechnung sehr langwierig und zeitlich kaum durchführbar ist.

Ältere Systeme, z. B. Sidos U (Siemens) TPS (Philips), fordern gegenüber den jüngsten Generationen von Planungssystemen auch noch erhebliche Rechenzeit, wobei die Rechnung sich stets nur auf eine Schnittebene des Körpers bezieht.

Neuere Systeme wie z. B. das System Axiom (Fa. Siemens) erlauben bei erheblich verkürzter Rechenzeit die Berechnung des Strahlenfeldes in mehreren Schnittebenen, die durch Darstellung als Schrägprojektion einen Eindruck über die Dosisverteilung im Bestrahlungsfeld vermitteln.

Zur Berechnung sind folgende Daten erforderlich:

- **Patientendaten:** Umfang des *Körperquerschnittes,* Lage von *Zielvolumen,* von *Inhomogenitäten und besonders zu berücksichtigender Organe.*

- **Angaben über die vorgesehene Bestrahlung:** *Gammastrahlen, Bremsstrahlen, Elektronen, Energie der Strahlen,* Lage und Größe der Bestrahlungsfelder, Rotationsbzw. Pendelwinkel, bei mehreren Pendelfeldern Lage der Pendelwinkel, Tangentialwinkel, Anzahl der einzelnen Einstellungen.

Aus Röntgenaufnahmen, Ultraschallbildern sowie aus Aufnahmen von speziellen Lokalisations- und Therapiesimulatoren wird ein repräsentativer Körperquerschnitt des interessierenden Körperbereiches gezeichnet, in dem die unterschiedlichen Organe und das Zielvolumen eingetragen werden. Auch die Lage der Pendelzentren und die dazugehörigen Pendelbereiche werden vermerkt. Zur Orientierung ist auf jeden Fall ein Ortspunkt zu markieren, der in einem festen Bezug zu einem Punkt im oder auf dem Körper des Patienten steht. Dies ist wichtig, um später die richtige Lagerung des Patienten am Bestrahlungsgerät zu erreichen. Für die Dosisplanung gut geeignete Körperquerschnitte werden durch CT gewonnen. Auf Grund der Angaben über die Bestrahlungsweise werden noch zusätzlich für die Berechnung Meßdaten über *Stehfelder* bereitgestellt, die den Pendelfeldern in der Feldgröße entsprechen. Diese Daten beinhalten entweder die Stehfelder in Form von Isodosenfeldern, wie sie an einem Phantom für die bestimmten Feldgrößen und bestimmte Quellen-Phantomoberflächenabstände vermessen worden sind, oder aber charakteristische Daten, aus denen sie berechnet werden können. Bei großen Rechnersystemen sind diese Daten fest im Rechnerwerk gespeichert (Magnetband oder Magnetplatte) und werden automatisch auf Befehl des Rechnerprogramms abgefragt.

Grundsätzlicher Ablauf einer Isodosenberechnung: Es wird für die erste Teilbestrahlung für eine Ausgangsstellung unter Berücksichtigung des entsprechenden Pendelwinkels und -zentrums sowie der vorgegebenen Feldgröße das in dem Körper resultierende Stehfeld berechnet. Die Angaben über die in dieser Bestrahlungsrichtung liegenden Inhomogenitäten werden ebenfalls in die Rechnung mit einbezogen. In einer zweidimensionalen Matrix, die praktisch die Ebene des Körperquerschnittes darstellt, werden die Dosiswerte für die einzelnen Ortspunkte gespeichert. Danach wird die Rechnung für eine Änderung des Pendelwinkels um einen gewissen diskreten Betrag wiederholt. Die Daten dieses Stehfeldes werden wiederum additiv in die Matrix mit den Daten des ersten Stehfeldes eingelesen. Dieser Rechenschritt wiederholt sich so oft, bis einmal der gesamte Pendelbereich in äquidistanten Schritten überstrichen worden ist. Sodann wird der Rechengang für das nächste Pendelfeld wiederholt. Als Resultante entsteht in der Matrix das Isodosenfeld aller Pendelfelder als Summe vieler einzelner Stehfelder. Die Daten dieser Matrix werden ausgedruckt.

15.8 Weiche Röntgenstrahlen

Weiche Strahlen für Oberflächen- und Körperhöhlentherapie: Die technischen Bedingungen für die Strahlentherapie liegen hier besonders günstig, da die Herde in unmittelbaren Kontakt mit der Röhre gebracht werden können. Ursprünglich ist die von *Chaoul* angegebene Nahbestrahlungsmethode der *Radiumkontakttherapie* nachgebildet (Abb. 15-3). Sie ist charakterisiert durch

- *steilen Dosisabfall,* praktisch also geringe Reichweite der Strahlen,
- *kleine Bestrahlungsfelder* (Tuben, Abb. 15-4).

> Der **Grad des Dosisabfalls** kann modifiziert werden durch
> - die Verwendung *verschiedener Spannungen* und von *Zusatzfiltern* (z. B. am *van der Plaats*schen Nahbestrahlungsrohr),
> - die Veränderung des *Fokus-Haut-Abstandes.*

> Der **Dosisabfall ist steiler**
> - je geringer die *Spannung,* d. h. je weicher die Strahlung ist,
> - je geringer der *Fokus-Haut-Abstand* ist,
> - je geringer *Eigenfilterung* der Röhre und *Zusatzfilterung* sind.

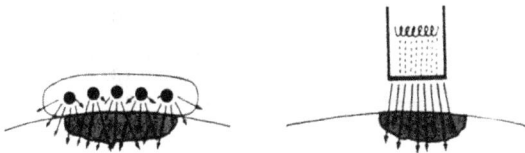

Abb. 15-3: Schematische Gegenüberstellung der Radiumkontakttherapie (links) und der Nahbestrahlung mit Hilfe weicher, in der Röntgenröhre erzeugter Strahlen. Die Reichweite der Strahlen liegt in der gleichen Größenordnung

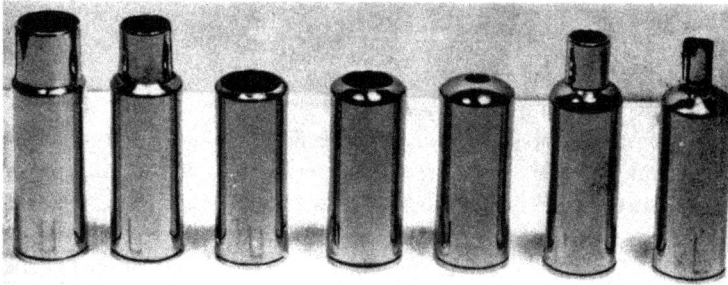

Abb. 15-4: Nahbestrahlungs-
tuben für Nahbestrahlungs-
gerät (Philips CT)

Die mit speziell konstruierten Tuben durchzuführende **Körperhöhlenbestrahlung** (Mundhöhle, endovaginale Gebärmutterhalsbestrahlung) hat kaum noch praktische Bedeutung.

Für die Bestrahlung bestimmter *gutartiger Hautkrankheiten* werden **Weichstrahlröhren** (sehr geringe Filterung mit einem Berylliumfenster der Röhre) benutzt. Sie ermöglichen die Applikation sehr weicher Strahlen bis in den Grenzstrahlbereich hinein (Bucky-Strahlen). Bei ausgedehnten Krankheitsprozessen wird mit größeren Feldern und Abständen gearbeitet.

Bei *generalisierten Dermatosen* ist eine Großfeld-(Ganzkörper- oder Abschnitts-)bestrahlung möglich, wenn die entsprechenden Abstände gewählt werden (1–2 m). Die Erzielung eines steilen Dosisabfalls wird dabei nur durch die entsprechende Strahlenqualität erreicht. Dabei muß berücksichtigt werden, daß überweiche Strahlen durch Luft schon erheblich gefiltert, also auch aufgehärtet (größere

Halbwertschicht!) werden. Zur Charakterisierung der Tiefenwirkung verschiedener Schaltstufen wurde der Begriff der Gewebehalbwerttiefe (GHWT) oder der prozentualen Hauttiefendosis (PTH) eingeführt, worunter das Verhältnis der Dosisleistung in 5 mm Gewebstiefe zur Dosisleistung an der Hautoberfläche verstanden wird. Eine Übersicht über Tiefenwirkung und Dosisleistung in Abhängigkeit von den verschiedenen Schaltstufen zeigt Tabelle 15-1.

Abgesehen von der letztgenannten Methodik ist die Nah- und Körperhöhlenbestrahlung durch die Wahl kleiner Felder charakterisiert. Da nur ein kleiner Raum bestrahlt wird, wurde der Begriff **„Kleinraumbestrahlung"** geprägt. Die Bestrahlung kleiner Felder ist besonders gut verträglich. Die Kleinfelder können mit höheren Dosen belastet werden als Großfelder, da die Heilungstendenz von der gesunden Umgebung sich schneller auswirken kann. Die Verwendung sehr hoher Einzel- und Gesamtdosen ist nur bei räumlicher Beschränkung möglich!

Tab. 15-1: Schaltstufen einer Oberflächenbestrahlungseinrichtung (Siemens Dermopan) mit GHWT und PTH

Schaltstufe	GHWT mm	PTH	Röhren-spannung kV	Röhrenstrom mA	FHA cm	Filter mm Al	Dosisleistung r/min
1	0,5	–	10	25	10	–	1000
2	3,0	35%	29	25	30	0,3	100
3	7,5	60%	43	25	30	0,6	100
4	12,5	75%	50	25	30	1,0	100

15.9 Harte Röntgenstrahlen

Die **konventionelle Röntgentherapie** mit *harten Strahlen* einer Energie bis 200 keV war lange Zeit die einzige Methode, die für die Behandlung in der Körpertiefe gelegener Geschwulstherde mittels perkutaner Bestrahlung zur Verfügung stand. Strahlen einer Energie von 110–120 keV wurden zur Behandlung oberflächennäherer Herde im Rahmen der Halbtiefentherapie eingesetzt. Die relative Tiefendosis wurde durch höhere Spannung, Filterung und größeren Abstand gesteigert.

Nachteile der konventionellen Therapie waren starke *Hautreaktionen* bei höheren Dosen, die Schwierigkeit, *ausreichende Dosen in die Tiefe* zu bringen, die unterschiedliche *Gewebsabsorption*

und das Auftreten *unerwünschter Allgemeinreaktionen* („Strahlenkater").

Demgegenüber hat die Anwendung **ultraharter Strahlen** (s. u.) den *Vorteil* der höheren relativen Tiefendosis und der Hautschonung.

Die konventionelle Röntgentherapie wird heute fast ausschließlich zur Therapie **gutartiger Erkrankungen** eingesetzt.

Der übliche *Fokus-Haut-Abstand* liegt zwischen 30 und 50 cm. *Tuben* ermöglichen eine Feldeinstellung bzw. Feldbegrenzung sowie die Konstanz des Fokus-Haut-Abstandes.

Früher wurde auch die Möglichkeit, mit Hilfe der Tuben das Gewebe zu komprimieren, ausgenützt.

15.10 Ultraharte Röntgen- und Gammastrahlen

Die ultraharten Strahlen unterscheiden sich von den *konventionellen Röntgenstrahlen* durch folgende Eigenschaften:

• Mit zunehmender Strahlenhärte verschiebt sich als Folge des sog. Aufbaueffekts („Build-up-Effekt") das **Dosismaximum zur Tiefe** hin, da die Streustrahlen die Richtung der Primärstrahlung beibehalten und sich deshalb voll auswirken. Hinter dem Maximum kommt es zu einem relativ langsamen Abfall (Abb. 15-5). Bei höchsten Energien kann dann die *Austrittsdosis höher* liegen als die Eintrittsdosis.

• Der Einfluß der verschiedenen Gewebsarten (mittlere Ordnungszahl!), besonders des Knochens, auf **die Schwächung wird nahezu aufgehoben.** Nur noch die Unterschiede der Dichte (auch des Knochens), nicht mehr die der Ordnungszahlen sind wirksam. Die Dosis im (kalkhaltigen) Knochen ist also wesentlich geringer als bei konventioneller Strahlung.

• Die **Verträglichkeit der Strahlen ist wesentlich** besser, da
– die *Haut* und das unter der Haut gelegene *Gefäßbindegewebe geschont werden* und dadurch

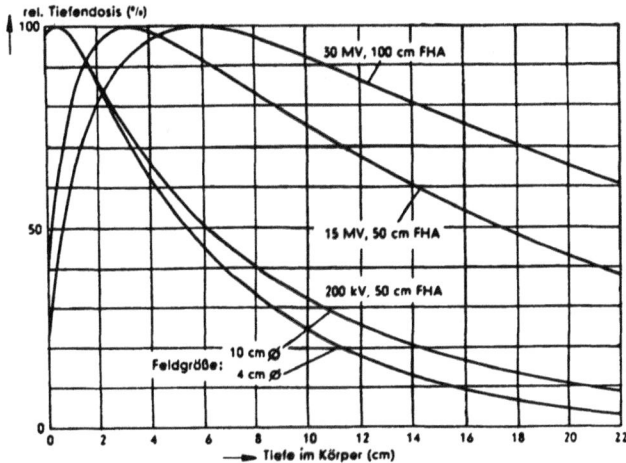

Abb. 15-5: Tiefendosen bei verschiedenen Strahlenqualitäten

eine wesentliche Hautreaktion vermieden wird,
– die *Dosis im bestrahlten Volumen geringer* ist als
  bei konventioneller Bestrahlung, wodurch *Allgemeinreaktionen vielfach vermieden werden.*

• Die **biologische Wirksamkeit** (RBW bzw. Q s.
S. 32 f.) ist bei geringer Ionisationsdichte wohl etwas **kleiner** als die der harten Strahlen (s. Abschn. 15.8). Vielfach wird deswegen eine etwas
höhere Dosis (bis zu 20 %) für notwendig gehalten.

Bei Anwendung der ultraharten Strahlen ist besonders zu bedenken, daß die **Körperoberfläche wesentlich geringer belastet** wird, und
daß die Reaktion der Haut nicht, wie sonst vielfach in der Strahlentherapie, als *Hauptanzeige-
organ der Strahlenreaktion* anzusehen ist. Bei
Bestrahlung können aber **schwere Schäden in
der Tiefe** (z. B. am *Intestinaltrakt*) auftreten.

15.10.1 Ultraharte Röntgenstrahlen

Gegenüber der Elektronenschleuder (Betatron)
mit einem kreisförmigen Beschleunigungsrohr (s.
S. 77 f.) hat sich der **Linearbeschleuniger** durchgesetzt. Mit einer regulierbaren Energie bis zu
25 MeV und mehr läßt sich die *Dosisverteilung in-
dividuellen Erfordernissen anpassen.* Durch Vergrößerung des Abstandes (s. Abb. 15-6) lassen sich
auch *große Felder* bestrahlen. Die Tiefendosis bei
einer Strahlenenergie von 15 MeV im Vergleich
mit konventioneller Röntgenstrahlung und der

Gammastrahlung eines Telekobaltgeräts zeigt
Abb. 15-6. Der Linearbeschleuniger hat gegenüber
dem Telekobaltgerät den **Vorteil** der *größeren
Strahlenenergie* sowie der Möglichkeit einer *Therapie mit schnellen Elektronen.*

15.10.2 Gammastrahlen (Telekobalttherapie)

Sehr harte Gammastrahlen können heute mit Hilfe
radioaktiver Substanzen appliziert werden. Bei
perkutaner Bestrahlung mit größeren Abständen
sind für die Erzielung einer ausreichenden Dosisleistung große Aktivitäten erforderlich.

Die ersten Versuche mit der Gammastrahlenfernbestrah-
lung, der **Telecurietherapie**, wurden schon mit **Radium**
gemacht. Ihre breitere Anwendung scheiterte an dem
Preis des Radiums.

Neue Möglichkeiten brachte die Erzeugung der
künstlich radioaktiven Isotope. Hier hat sich das
Kobalt-60 (^{60}Co) durchgesetzt.

Die Anwendung großer Aktivitäten (bis 6000 Ci ≈
222 TBq und mehr) erfordert naturgemäß einen
großen, dem Strahlenschutz dienenden Aufwand.
Form und Größe der entsprechenden Anlagen hat
zu der Bezeichnung **Kobalt-** (bzw. Radium- oder
Caesium-)**bombe oder -kanone** geführt.

Der *Vorteil* des Kobalts gegenüber dem Radium liegt in
seiner Billigkeit. Bei genügend langer Bestrahlung in
Atomreaktoren können Präparate hoher spezifischer Aktivität, d. h. also geringer Gesamtmenge bei großer Akti-

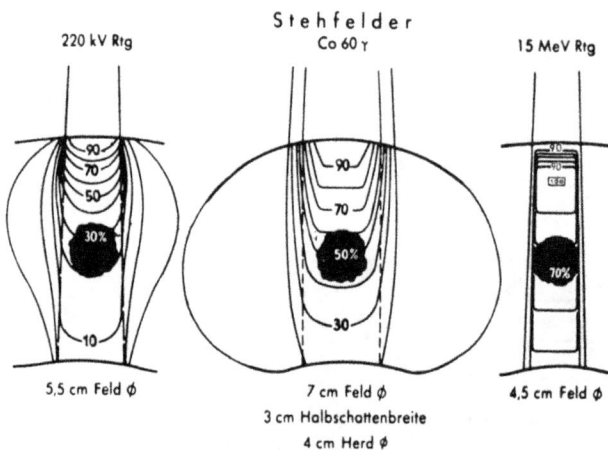

Abb. 15-6: Tiefendosen verschiedener
Therapieeinheiten

vität, hergestellt werden. *Nachteilig* ist die Halbwertzeit von 5,3 Jahren (Zerfall, Abb. 15-7), die nach einiger Zeit ein Auswechseln oder Aktivieren des Präparats notwendig macht.

Die vom ^{60}Co ausgesandte, annähernd homogene Gammastrahlung mit den beiden Komponenten 1,17 und 1,33 MeV ist einer technischen Strahlung mit einem Bremsspektrum bzw. einer maximalen Energie (entsprechend der Grenzwellenlänge) von 2,5 MeV ungefähr gleichwertig. Die Betastrahlung kann vernachlässigt werden. Bei der im Vergleich zu den ultraharten Strahlen

der Beschleuniger noch relativ geringen Energie wird der oben beschriebene Effekt einer wesentlichen Verlagerung des Dosismaximums in die Tiefe noch nicht erreicht (nur etwa 5 mm). Die *relativen Tiefendosen* sind aber wesentlich höher als bei konventionellen Strahlen (Abb. 15-6). Die Haut- und Knochenschonung und die bessere allgemeine Verträglichkeit (s. o.) sind weitere entscheidende Eigenschaften der Kobalt-60-Telegammatherapie.

Mit der Vervollkommnung der Linearbeschleuniger hat die Telekobalttherapie wesentlich an Bedeutung verloren.

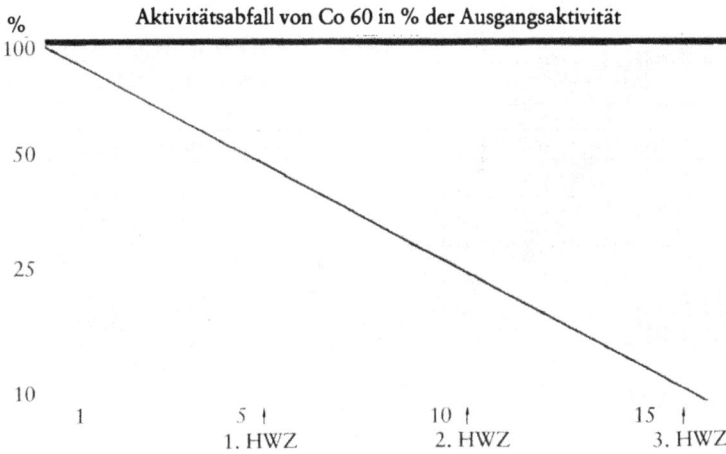

Abb. 15-7: Zerfallskurve von Co-60 (auf Papier mit halblogarithmischem Raster); auf der Abszisse ist die Zeit (Jahre), auf der Ordinate der Aktivitätsabfall (%) aufgetragen

15.11 Schnelle Elektronen

Die Elektronentherapie wendet direkt die im Linearbeschleuniger (und im Betatron) erzeugten Elektronen an.

Der **Vorteil der Elektronentherapie** liegt in der *räumlichen Dosisverteilung* der Elektronen. Die Eindringtiefe ist abhängig von der Energie der Elektronen. Während die Betastrahlung des Radiums beispielsweise nur wenige Millimeter in Wasser oder wasseräquivalentes Gewebe eindringt, haben Elektronen einer maximalen Energie von 15 MeV eine *Eindringtiefe von etwa 7,4 cm* (Abb. 15-8), bei 35 MeV von etwa *15 cm* (Wasser oder Gewebe). Charakteristisch für den Dosisverlauf ist der langsame Anstieg unter der Oberfläche bis zum Maximum und der relativ steile Abfall hinter dem Maximum (Abb. 15-9). Damit ist eine Schonung des hinter dem Herd gelegenen Gewebes

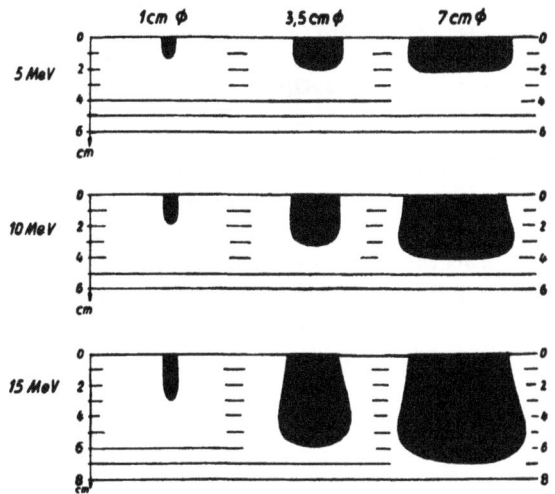

Abb. 15-8: Nutzbares Strahlenbündel einer Elektronenstrahlung bei verschiedenen Energien und Feldgrößen

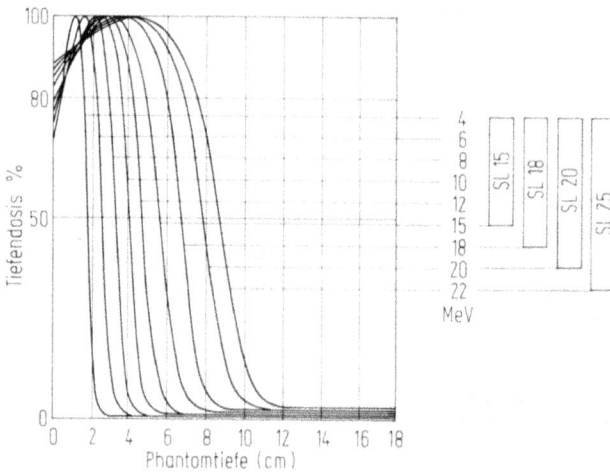

gegeben. Das Dosismaximum kann durch Regulierung der Elektronenenergie in den Herd hineinge-
legt werden. Mit Elektronen hoher Energie

(45 MeV, s. o.) läßt sich bei allen Herden in der
Körpertiefe eine gute lokale Dosisverteilung erreichen.

15.12 Andere Korpuskularstrahlen

Andere Korpuskularstrahlen wurden vereinzelt zu
therapeutischen Zwecken angewandt, so die im
Synchro-Zyklotron beschleunigten **Protonen** für
die Bestrahlung der Hypophyse. Erwünscht ist hier
besonders das klein zu haltende, scharf begrenzte
Strahlenbündel.

In letzter Zeit wurden umschriebene Zerstörungen von
Hirngewebe durch Protonen ähnlich der Leukotomie
(Durchtrennung der weißen Masse des Stirnhirns) mitge-
teilt.

Die Anwendung von **Neutronenstrahlen** für die
Tumortherapie steht noch im Anfangsstadium. Erste Versuche hatten zu erheblichen Gewebszer-
störungen (auch des gesunden Gewebes) geführt,
was auf die große Ionisationsdichte zurückzuführen ist. Die Bestrahlung kann mit technisch erzeugten und beschleunigten schnellen Neutronen
durchgeführt werden, die auch in der Tiefe liegende Herde erreichen. Die Neutronentherapie erscheint besonders bei schlecht mit Sauerstoff
versorgten (hypoxischen) und dadurch wenig
strahlensensiblen Zellen bzw. Tumoren erfolgver-
sprechend.

Langsame Neutronen können aus einem Kernreaktor gewonnen werden. Ihre Anwendung ist
möglich, wenn eine Geschwulst Substanzen speichert und die Neutronen einfängt (z. B. Bor in
Hirntumoren). Die durch Kernreaktionen erzeugte Sekundärstrahlung ist dann wirksam.

Neuerdings wurden erste Ergebnisse einer Strahlentherapie mit **Pi(π)-Mesonen** (s. S. 21) mitgeteilt.
Sie sollen auch bei hypoxischen Tumoren wirksam
sein. Außerdem soll bei ihrer Anwendung eine optimale lokale Dosisverteilung möglich sein. Sie
können durch Beschuß von Atomkernen mit
schnellen Elektronen erzeugt werden.

Zur Therapie wurden und werden radioaktive
Stoffe, die **Radionuklide** als *umschlossene* und *offene* radioaktive Stoffe enthalten, angewandt.

15.12.1 Umschlossene und offene radioaktive Stoffe

Umschlossene radioaktive Stoffe sind von einer allseitig dichten, festen, inaktiven Hülle umschlossen oder in festen inaktiven Stoffen ständig so eingebettet, daß bei üblicher betriebsmäßiger Beanspruchung ein Austritt radioaktiver Stoffe mit Sicherheit verhindert wird. *Eine* Abmessung muß mindestens 2 mm betragen.

Die Kontakt- oder Kurzdistanzbestrahlung mit umschlossenen radioaktiven Strahlern heißt *Brachytherapie* (griech., brachys = kurz). Sie umfaßt die intrakavitäre (Bestrahlung von Körperhöhlen), die interstitielle (Strahler im Gewebe) und die Oberflächenkontakttherapie. Bei der *intrakavitären Bestrahlung* werden die Applikatoren in natürliche oder künstlich angelegte Körperhöhlen eingeführt. Die Applikatoren enthalten die umschlossenen Radionuklide bereits vor der Einführung in die Körperhöhle oder werden erst nach Einführung mit den Strahlern beladen (Afterloading-Verfahren, s. S. 251). Bei der *interstitiellen Bestrahlung* werden die Strahler in das Gewebe direkt implantiert. Werden sie dort belassen, spricht man von Permanentimplantation, bei Entfernung von temporärer Implantation. Es können auch implantierte Nadeln oder Schläuche mit den umschlossenen Radionukliden beladen werden. Bei der Kontaktbestrahlung wird der Strahler bzw. der den Strahler enthaltende Applikator in unmittelbaren Kontakt mit der Körperoberfläche gebracht.

Offene radioaktive Stoffe sind Stoffe, bei denen die Bedingungen für umschlossene radioaktive Stoffe nicht erfüllt sind.

Norm: DIN 6814, Teil 4 Radioaktivität.

15.12.2 Klassische Verfahren: Radium, Radon, Mesothorium

Die **klassische Radiumtherapie** mit umschlossenen Präparaten (meist in Platin eingebettete Stäbchen, die in den speziellen Zwecken angepaßten Trägern wie Platten und Stäben, z. B. für die Therapie des Gebärmutterkarzinoms (intrakavitäre Therapie) für die Therapie oberflächlicher Herde (Kontakttherapie, s. auch Abb. 15-8, S. 243) oder in Nadelform für die „Spickung" von Tumoren (interstitielle Therapie) appliziert wurden, wird heute nicht mehr durchgeführt.

Das gleiche gilt für das **Radon** (Implantation von Glaskapillaren) und das in ähnlicher Weise wie das Radium verwandte **Mesothorium**. Auch das **Thorium X** (als Isotop des Radiums auch als Radium-224 bezeichnet), das als offener radioaktiver Stoff in Lackform auf oberflächliche Hautherde aufgetragen oder in wasserlöslicher Form zur Behandlung bestimmter Erkrankungen des Skelettsystems, wo es gespeichert wurde, i. v. injiziert wurde, wird nicht mehr verwandt.

Die Radiumtherapie hatte abgesehen von dem hohen Preis den Nachteil einer hohen Strahlenexposition des Personals. Einer Verminderung dieser Exposition diente das **Afterloading**(Nachlade)verfahren (s. S. 251).

15.12.3 Radioaktive Isotope

Die Einführung der **künstlich erzeugten Radionuklide** (radioaktive Isotope) in die Strahlentherapie eröffnet neue Möglichkeiten. Die strahlenden Stoffe könnten unter Benutzung des normalen Stoffwechsels, sozusagen als Medikamente, in das erkrankte Organ gebracht werden, wo sie dann als Strahler wirksam werden. Große praktische Bedeutung erlangte diese Therapie für *Schilddrüsenerkrankungen* (Abb. 15-10).

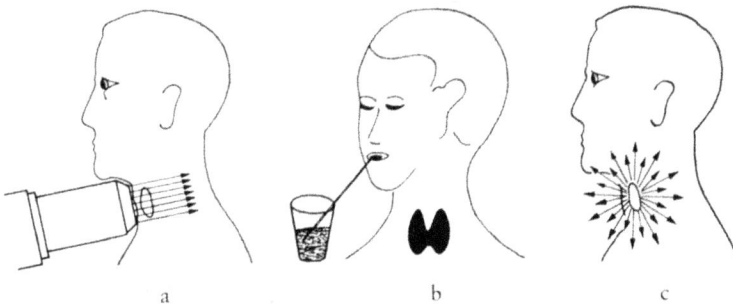

Abb. 15-10: Schematische Darstellung der Strahlentherapie der Schilddrüsenerkrankungen: a bei Bestrahlung von außen (Röntgentherapei); b selektive Strahlenapplikation unter Ausnutzung des Stoffwechsels; c Bestrahlung von innen (Radiojodtherapie)

Die Hoffnungen auf eine neue erfolgreiche Krebstherapie auf dieser Grundlage haben sich bisher im ganzen nicht erfüllt. Nur in Ausnahmefällen können die Isotope auf indirektem Wege über den Stoffwechsel in der notwendigen Konzentration an den Krankheitsherd gebracht werden. Der genannten Anwendung der Isotope entspricht die Verwendung des sich im Skelettsystem anreichernden Yttrium-90 zur Therapie bestimmter Skeletterkrankungen (entsprechend der älteren Therapie mit Thorium X, s. o.).

Im übrigen werden die künstlich erzeugten Radionuklide in gleicher Weise angewandt wie das Radium, insbesondere für die Afterloading-Technik (s. unter Iridium).

Unter den **künstlich radioaktiven Isotopen haben praktische Bedeutung in der Strahlentherapie:**
- Jod-131, seltener Jod-125 ($^{131}_{53}$ J; $^{125}_{53}$ J) und Gold-198 ($^{198}_{79}$Au),
- Kobalt-60 ($^{60}_{27}$Co), Phosphor-32 ($^{32}_{15}$ P) und Strontium-90 bzw. Yttrium-90 ($^{90}_{38}$ Sr; $^{90}_{39}$ Y),
- Iridium-192 ($^{192}_{77}$ Ir) und Caesium-137 ($^{137}_{55}$ Cs).

Weitere Isotope dienen der Diagnostik und Forschung (s. S. 182 ff.).

1. Radioaktives Jod: $^{131}_{53}$J Beta (max. Energie 0,61 MeV)- und Gammastrahler (max. Energie 0,64 MeV). HWZ 8 Tage. Dosisleistungskonstante 0,059 (mSvm²h⁻¹ GBq⁻¹).
$^{125}_{53}$J *K-Strahler* (max. Energie 0,03 MeV). HWZ 60 Tage. Dosisleistungskonstante 0,039 (mSvm²h⁻¹ GBq⁻¹).

Jod-131 wird für die Therapie von **Schilddrüsenerkrankungen** verwandt. Benutzt wird ebenso wie bei der diagnostischen Anwendung (s. S. 196 ff.) die Speicherung des Jods in der Schilddrüse (Abb. 15-10). Zu behandeln sind Überfunktionszustände und maligne Tumoren. Leider ist bei den Tumoren nur in einem geringen Prozentsatz (weniger als 20%) die Speicherungsfähigkeit erhalten. Wenn der Primärtumor Jod aufnimmt, haben die Tochtergeschwülste (Metastasen) meist auch diese Eigenschaft, so daß sie ebenfalls durch Gabe von Jod-131 behandelt werden können. In manchen Fällen gelingt es, die Jodaufnahmen durch den Tumor zu erreichen, wenn durch eine ausreichende Dosis Jod-131 die noch normale funktionsfähige Schilddrüse zerstört wird (sogenannte „Radioresektion", d. h. Ausschaltung durch Strahlen). In allen Fällen mit völlig fehlender Jodaufnahme durch einen Schilddrüsentumor ist die Radiojodbehandlung sinnlos. Bei schweren Herzkrankheiten kann die Radioresektion der Schilddrüse zu einer Besserung beitragen.

Selten wird J-125 in Form von kleinen Stäbchen (Seeds) zur Spickung in kleine neoplastische Bezirke (z. B. am Bronchusstumpf) verwandt. Diese werden nicht entfernt (Permanentimplantation).

2. Radioaktives Gold: $^{198}_{79}$Au Beta (max. Energie 0,96 MeV)- und Gammastrahler (max. Energie 0,41 MeV). HWZ 64 Stunden 2,7 Tage. Dosisleistungskonstante 0,062 (mSvm²h⁻¹ 6 Bq⁻¹).

Radioaktives Gold wird nur noch selten verwandt. Es kann in Form von Seeds durch „Spickung" in kleineren Tumoren implantiert werden (Permanentimplantation).

3. Radioaktives Kobalt: $^{60}_{27}$Co Beta (max. Energie 0,31 MeV)- und Gammastrahler (1,17 und 1,33 MeV). HWZ 5,3 Jahre. Dosisleistungskonstante 0,350 (mSvm²h⁻¹ GBq⁻¹).

Radioaktives Kobalt wird fast ausschließlich zur *Telekobalttherapie* verwandt.

Selten ist seine Anwendung als umschriebene Strahlenquelle im Rahmen der Afterloading-Methode („Nachlademethode", s. unter Iridium).

4. Radioaktiver Phosphor: $^{32}_{15}$P Betastrahler (max. Energie 1,68 MeV, Spektrum s. S. 28). HWZ 14 Tage.

Radioaktiver Phosphor wird nur noch selten benutzt (i. v. Injektion bei *Polyzythämie*).

5. Radioaktives Strontium und Yttrium: $^{90}_{38}$Sr, $^{90}_{39}$Y Betastrahler (max. Energie 0,61 bzw. 2,18 MeV). HWZ Sr: 28 Jahre, Y: 2,5 Tage.

Radioaktives Strontium wird in Form einer Platte zur Betabestrahlung *oberflächlicher Herde* verwandt.

Radioaktives Yttrium kann in kolloidaler Form bei *Karzinosen* der Körperhöhlen (Pleurahöhle, Bauchhöhle) in diese infundiert werden. Als wasserlösliches Zitrat kann das radioaktive Yttrium zur Behandlung von *Knochenmetastasen* i. v. injiziert werden.

6. Radioaktives Caesium: $^{137}_{55}$Cs Beta (max. Energie 0,52 MeV)- und Gammastrahler (max. Energie 0,66 MeV). HWZ 30 Jahre. Dosisleistungskonstante 0,088 (mSvm^{2}h^{-1} GBq^{-1}).

Radioaktives Caesium wurde früher zur Teletherapie verwandt (neben Co-60): Vorteil lange Halbwertzeit, Nachteil geringere Energie. Selten wird es als Strahlenquelle zur Afterloading-Therapie (s. u.) eingesetzt.

7. Radioaktives Iridium: $^{192}_{77}$Ir Beta (max. Energie 0,67 MeV)- und Gammastrahler (max. Energie 0,61 MeV). HWZ 74 Tage. Dosisleistungskonstante 0,120 (mSvm^{2}h^{-1} GBq^{-1}).

Iridium kann in *kleinen Stäbchen in Geschwülste* implantiert werden. Die Bestrahlung ist bei der langen Halbwertszeit, bei der schon kleine Aktivitätsmengen ausreichen, sehr schonend (starke Protrahierung).

15.12.4 Afterloading-Therapie

Radioaktives Iridium ist die meist verwandte Strahlenquelle in den Afterloading-Anlagen. Die Applikationeinrichtung, bei der der Strahler ferngesteuert in den an der gewünschten Stelle angebrachten Applikator gebracht wird, besteht aus dem *Bestrahlungsgerät* mit der Strahlerführung, der *Bedienungsvorrichtung* und dem *Applikator*.

Das **Bestrahlungsgerät** befindet sich im Bestrahlungsraum. Es besteht aus dem Strahlenschutzbehälter, in dem sich der Strahler in Ruhestellung befindet, der Antriebsvorrichtung zum Ein- und Ausfahren des Strahlers und zu seiner Bewegung während der Bestrahlung sowie gegebenenfalls Vorrichtungen, die spezielle Zusammenstellungen des Strahlers mit inaktiven Distanzstücken ermöglichen.

Die **Strahlerführung,** in der der Strahler transportiert wird, kann aus einer flexiblen Schlauchleitung oder einem starren Rohr bestehen. Bei elektromechanischer Bewegung des Strahlers erfolgt die Bewegung mittels eines Transportkabels, bei pneumatischem Antrieb mittels eines Luftstroms. Der Strahler wird in den für die vorgesehene Bestrahlung am oder im Patienten angebrachten **Applikator** transportiert. Der Strahler für die ferngesteuerte Applikation muß von einer dichten inaktiven Hülle umgeben sein. Für den Strahler muß die Kenndosisleistung in 1 m Abstand angegeben sein.

Die **Bedienungsvorrichtung** außerhalb des Bestrahlungsraumes ermöglicht die strahlengeschützte Bedienung der Antriebsvorrichtung.

Einzelheiten, insbesondere bezüglich des Strahlenschutzes, finden sich in der Norm DIN 6853 Ferngesteuerte Applikationsanlagen zur Therapie mit umschlossenen radioaktiven Stoffen.

15.13 Protokollierung der Strahlentherapie

Bei jeder therapeutischen Anwendung von ionierenden Strahlen ist ein ausführliches **Protokoll** anzufertigen, das die notwendigen Angaben über Planung und Durchführung der Strahlentherapie enthalten muß und entsprechend den gesetzlichen Vorschriften aufzubewahren ist.

15.13.1 Röntgen-, Gamma- und Elektronenbestrahlungseinrichtungen

Zweck der Protokollierung nach DIN 2827, Teil 1 ist:

• Planung und Durchführung einer Strahlenbehandlung festzuhalten,
• Angaben zu dokumentieren, die die Reproduzierbarkeit und Nachprüfbarkeit jeder einzelnen Strahlenanwendung gewährleisten,
• Art und Zeitpunkt einer Störung einer Bestrahlungseinrichtung festzuhalten,
• die Zuordnung betroffener Patienten zu einer Störung an einer Bestrahlungseinrichtung zu ermöglichen.

Das **Bestrahlungsprotokoll** besteht aus der *strahlentherapeutischen Verordnung* und dem *Bestrahlungsnachweis*.

Auf jedem Blatt des Protokolls muß das Strahlen-
institut angegeben sein.

Die **strahlentherapeutische Verordnung** umfaßt:

- **Personalien** des Patienten,
- **Kurzbeschreibung der Erkrankung:** klinische Diagnose, histologischer Befund, ev. Malignitätsgrad und Klassifikation nach dem TNM-System, vorausgegangene
Behandlung, klinischer Befund bei Beginn der Strah-
lentherapie.
- **Aufgabenstellung:** kurativ oder palliativ, Einordnung
in das Gesamtbehandlungskonzept, ggf. also Operation,
Chemotherapie, Hyperthermie, andere Bestrahlungsme-
thoden (z. B. Brachytherapie).
- Beschreibung der **Zielvolumina** und der **Risikoorgane**
bzw. -bereiche, in der Regel mit **Körperquerschnittsdar-
stellungen.**
- **Bestrahlungsplan** (s. S. 241 ff.).
- **Zusatzmaßnahmen:** Laboruntersuchungen, sonstige
Kontrolluntersuchungen, Wiedervorstellung.
- Angaben über **mitwirkende Personen** (bei der Aufstel-
lung der strahlentherapeutischen Verordnung).

Der **Bestrahlungsnachweis,** in dem die durchgeführten Bestrahlungen protokolliert werden, umfaßt:

- Personalien des Patienten,
- Angaben über die therapeutische Verordnung (Datum),
- Bezeichnung des Zielvolumens,
- Kennzeichnung der Bestrahlungseinrichtung,
- bei jeder Bestrahlung zu protokollierende Angaben:
Datum, bei mehreren Applikationen am Tag Uhrzeit,
Kennzeichnung des Feldes (nach Bestrahlungsplan) in einem Referenzpunkt (des Zielvolumens bzw. in einem Ri-
sikobereich erreichte kumulierte, d. h. erreichte Gesamtdosis, *Abweichungen von* den im Bestrahlungsplan
angegebenen *Sollwerten* und von den *physikalischen
Werten* des Bestrahlungsplans, *vorzeitige Beendigung*
der Bestrahlung in Abweichung vom Bestrahlungsplan.

In einer **Bestrahlungsliste** sind die an einer bestimmten Bestrahlungseinrichtung durchgeführten Bestrahlungen in chronologischer Reihenfolge
zu dokumentieren. Die Zuordnung zu einer even-
tuellen Störung muß möglich sein.

Die Bestrahlungsliste muß mindestens folgende Angaben
enthalten: Bezeichnung des *Strahleninstituts,* Kennzeichnung der *Bestrahlungseinrichtung, Datum* und *Uhrzeit*

jeder Bestrahlung, *Personalien* des Patienten, Angaben
des *Bestrahlungsfeldes.*

Bei Störungen: *Datum, Uhrzeit* und *Beschreibung* der
Störung.

Die Durchführung des Bestrahlungsplanes, insbesondere auch die Einhaltung der Bestrahlungsdaten
(Spannung, Strom, Zeit, Filter), ist vom verantwortlichen Arzt zu überwachen. Bei besonderen *Reaktionen* des Patienten oder *Komplikationen* muß der
Bestrahlungsplan geändert und die Bestrahlung
u. U. abgebrochen werden, bevor die ursprünglich
vorgesehene Dosis erreicht ist. Selbstverständlich
ist die technische Durchführung der Strahlentherapie nach dem Bestrahlungsplan, d. h. die Feldeinstellung, vom verantwortlichen Arzt – unter Assi-
stenz der med.-techn. Assistentin – vorzunehmen.
Eine automatische Steuerung ist möglich.

Die **Bestrahlungsprotokolle** müssen als **Dokumente aufbewahrt** werden. In Krankenhäusern ist es
üblich, sie den Krankengeschichten beizulegen. In
jedem Fall sind sie so aufzubewahren, daß sie
jederzeit verfügbar sind. Besonders wichtig ist
die Protokollierung und Registrierung, wenn Patienten mehrfach bestrahlt werden, da eine Vor-
belastung die Toleranz der Haut wesentlich
einschränkt und u. U. die schon bestrahlten Haut-
felder nur noch mit geringeren Dosen belegt werden dürfen.

15.13.2 Offene radioaktive Stoffe

Aufgabe der Protokollierung nach Normblatt
DIN 6827 Teil 2 ist es
- die Daten bei der therapeutischen Anwendung
offener radioaktiver Stoffe am Patienten festzuhalten,
- die zur Ermittlung der Strahlendosis erforderlichen Daten zu erfassen.

15.13.3 Umschlossene radioaktive Strahler

Das Normblatt DIN 6827 Teil 3 beschreibt die
Protokollierung von Planung, Ziel und Durch-
führung der Strahlentherapie mit umschlossenen
Strahlern.

16. Strahlengefährdung, Strahlenschutz

W. Schlungbaum

16.1 Strahlengefährdung

Das Problem von Strahlengefährdung und -schutz ist heute stark in den Blickpunkt des Interesses gerückt. Die Anwendung von Atomenergie und Strahlen in der Medizin und Technik, aber besonders die drohende Anwendung in der Kriegstechnik, die eine ungeheure Gefährdung der Menschheit bedeutet, führte dazu, daß die Gesamtbelastung der Bevölkerung mit energiereichen Strahlen einer eingehenden Prüfung unterzogen wurde.

Mit zunehmenden Kenntnissen von der *biologischen Strahlenwirkung* wurden Überlegungen angestellt, welche Strahlendosis als „erträglich" anzusehen sei. Für diese Dosis wurde der Begriff **Toleranzdosis** geprägt. Er wurde sowohl allgemein für die Strahlenexposition der entsprechenden Berufsgruppen als auch lokal für die Reaktionen und Schäden nach therapeutischen Röntgenbestrahlungen angewandt.

Die ersten umfassenden Untersuchungen zur allgemeinen Toleranz wurden 1925/26 von dem Amerikaner *Mutscheller* durchgeführt. Er untersuchte das Personal in Strahlenbetrieben und ermittelte die Dosis, bei deren Einwirkung er keinerlei pathologischen Befund erheben konnte (besonders bei hämatologischen Untersuchungen). Dieser Wert betrug 0,25 R/Tag = 2,5 mGy/Tag oder 1,25/Woche = 15 mGy/Woche und wurde auch als sogenannte *Mutscheller*-Dosis bezeichnet. Die *Mutscheller*-Dosis ist so errechnet, daß nach etwa 7,5 Jahren die Erythemdosis erreicht wird. Die besondere Empfindlichkeit der Keimdrüsen wurde insofern berücksichtigt als man die *Keimschädigungsdosis* = $^1/_{10}$ der *(Mutscheller-)* Toleranzdosis einführte.

Neuere Erkenntnisse über die biologische Strahlenwirkung lassen den Begriff der Toleranzdosis fragwürdig erscheinen. Sicher hängt der Nachweis pathologischer, durch Strahlen ausgelöster Veränderungen entscheidend von der Feinheit der Untersuchungsmethoden ab. Dosen, die keinerlei Reaktion verursachen, wären als **Indifferenz**- oder **Nulldosis** zu bezeichnen. Grundsätzlich hiervon zu unterscheiden sind die *gesetzlich festgelegten Höchstdosen,* bei deren Einwirkung nach dem jeweiligen Stand der Wissenschaft nur geringe biologische Reaktionen, aber keine eigentlichen Schäden zu erwarten sind (s. u.). In den entsprechenden Rechtsverordnungen werden diese Dosen als **Dosisgrenzwerte** bezeichnet.

Entsprechend unseren Kenntnissen von der biologischen Strahlenwirkung sind bezüglich der Strahlenexposition und -gefährdung des Menschen zu unterscheiden:

- Gefährdung des *Individuums,* vorwiegend bei beruflicher Exposition,
- Gefährdung des *Erbguts der Gesamtbevölkerung.*

Bei der **Gefährdung des Individuums** sind zu diskutieren:

- *Verkürzung der Lebenszeit* (s. S. 231) und Erzeugung *bösartiger Geschwülste* (s. S. 227 f., 231 ff.),
- *lokaler Strahlenschaden* (s. S. 226 ff.) bzw. Schädigung von *Organen* und *Organsystemen* (z. B. der blutbildenden Organe).

Das Ausmaß der **Gefährdung des Erbgutes** infolge der mutativen Wirkung auf die Keimzellen (Samen- und Eizellen) ist gegeben durch die **Gonadendosis**, die an den Keimzellen wirksame Dosis, von der die Zahl der **ausgelösten Mutationen** abhängig ist. Mutationen, d. h. also Änderungen des Erbguts, kommen auch spontan ohne Nachweis einer besonderen Ursache vor. Die *spontane Mutationsrate* ist bedingt durch die natürliche Instabilität der lebenden Substanz, durch die Einwirkung von Stoffwechselprodukten und natürlichen Umweltfaktoren wie auch – wahrscheinlich nur zum kleinen Teil – der natürlichen Strahlenbelastung (s. u.). Künstlich erzeugt (induziert) werden Mutationen durch chemische Einflüsse (ihr Ausmaß ist weitgehend unbekannt) sowie durch die künstliche Strahlenexposition (s. u.). Mutationen sind ungerichtet, meist führen sie zu einer Schädigung des Einzelindividuums oder der Nachkommenschaft. Nur selten dürften sie zu einer „Verbesserung" des Erbguts beitragen.

Wichtig ist die Tatsache, daß die spontanen und die induzierten Mutationen nicht an denselben Genen angreifen. Ein Vergleich der Mutationsrate der spontanen und der induzierten Mutationen beim Menschen ist bei unseren bisherigen Kenntnissen kaum möglich, zumal im wesentlichen nur tierexperimentelle Ergebnisse zur Verfügung stehen.

Im Tierexperiment (Drosophila) ergaben Unterschiede der Umweltbedingungen und des Entwicklungszustandes der Keimzellen Differenzen der Mutationshäufigkeit um den Faktor 100. Gänzlich unbekannt ist die genetische Wirkung bestimmter Dosen inkorporierter radioaktiver Substanzen. Auch die unterschiedliche Wirksamkeit verschiedener Strahlenarten (RBW, s. S. 32) ist ungeklärt. Von Genetikern wird aus den genannten Gründen keine Grenzdosis angegeben, unterhalb derer keine schädliche Wirkung zu erwarten sei.

Der Begriff der **Verdopplungsdosis**, d. h. derjenigen Dosis künstlicher Strahlenbelastung, die zu einer Verdopplung der spontanen Mutationsrate führt, ist nur ein problematischer *Richtwert*. Die *Verdopplungsdosis* dürfte bei etwa 100–800 mGy, die *mittlere Verdopplungsdosis* bei 400 mGy liegen.

Bei Errechnung der gesamten Strahlenexposition sind die *natürliche* und die *zivilisatorische Strahlenexposition* zu unterscheiden.

16.1.1 Natürliche Strahlenexposition

Die natürliche Strahlenexposition setzt sich zusammen aus der

• **kosmischen**, aus dem Weltraum kommenden (sehr harten) **Strahlung**,
• **Umgebungsstrahlung** der Erde (Radium u. a.), der Wohnungen, d. h. des Baumaterials, und der Luft (**Radon**). Die Umgebungsstrahlung kann stark differieren (Zunahme mit der Höhenlage, 50fache Durchschnittswerte im Himalaya durch radioaktiven Monazitsand, Radioaktivität mancher Heilbäder u. a.),

• inneren Strahlung des Körpers, der **Körpereigenstrahlung** (vorwiegend radioaktives Kalium: ^{40}K, Radium, Radon u. a.). Die Körpereigenstrahlung ist in besonderen dickwandigen Bleimeßkammern, die den Untersuchten vollkommen von der Umgebungsstrahlung abschirmen, untersucht worden.

> Die effektive Dosis/Jahr, die durch die natürliche Strahlung bedingt ist, beträgt etwa 2,4 mSv.

Bei Umrechnung der Gonadendosen innerhalb einer Bevölkerungsgruppe auf die Gesamtzahl dieser Gruppe spricht man auch von **mittlerer genetischer Dosis**, bei Korrektur dieses Werts unter Berücksichtigung von Alter und Kindeserwartung von **genetisch signifikanter Dosis**. Eine Verdopplung der durch die natürliche Strahlenexposition bedingten Gonadendosis wird heute vielfach als noch vertretbarer Höchstwert angesehen.

Die mittlere effektive Dosis in der Bundesrepublik Deutschland im Jahre 1988 zeigt Tabelle 16-1:

16.1.2 Zivilisatorische Strahlenexposition

> Die **zivilisatorische (künstliche) Strahlenexposition** hat bisher etwa 50 % der natürlichen Strahlenexposition erreicht. Sie setzt sich zusammen aus der
> • **medizinischen Strahlenanwendung** (vorwiegend Röntgendiagnostik),
> • **beruflichen Strahlenexposition**,
> • **Strahlung radioaktiver Niederschläge** („Fall-out" der Kernwaffenversuche),
> • **technischen Strahlenanwendung** (einschl. **kerntechnischer Anlagen**) und der Strahlung von **Störstrahlern** (z. B. Fernsehen).

> Der ausschlaggebende Anteil zivilisatorischer Strahlenexposition liegt auf dem medizinischen Sektor.

Die übrigen Formen der Strahlenexposition machen nur einen Bruchteil davon aus. Insbesondere ist auch die

Tab. 16-1: Mittlere effektive Dosis der Bevölkerung der Bundesrepublik Deutschland im Jahr 1988

		Mittlere effektive Dosis (mSv)
1.	**Natürliche Strahlenexposition**	
1.1	durch kosmische Strahlung	ca. 0,3
1.2	durch terrestrische Strahlung von außen im Mittel	ca. 0,5
	bei Aufenthalt im Freien	ca. 0,43
	bei Aufenthalt in Gebäuden	ca. 0,57
1.3	durch Inhalation von Radon in Wohnungen im Mittel	ca. 1,3
1.4	durch inkorporierte natürliche radioaktive Stoffe	**ca. 0,3**
	Summe der natürlichen Strahlenexposition	ca. <u>2,4</u>
2.	**Zivilisatorische Strahlenexposition**	
2.1	durch kerntechnische Anlagen	< 0,01
2.2	durch Anwendung radioaktiver Stoffe und ionisierender Strahlen in der Medizin	ca. 1,5*)
2.3	durch Anwendung radioaktiver Stoffe und ionisierender Strahlung in Forschung, Technik und Haushalt (ohne 2.4)	< 0,02
2.3.1	Industrieerzeugnisse	< 0,01
2.3.2	technische Strahlenquellen	< 0,01
2.3.3	Störstrahler	< 0,01
2.4	durch berufliche Strahlenexposition (Beitrag zur mittleren Strahlenexposition der Bevölkerung)	< 0,01
2.5	durch besondere Vorkommnisse	0
2.6	durch Fall-out von Kernwaffenversuchen	< 0,01
2.6.1	von außen im Freien	< 0,01
2.6.2	durch inkorporierte radioaktive Stoffe	**< 0,01**
	Summe der zivilisatorischen Strahlenexposition	ca. <u>1,55</u>
3.	**Strahlenexposition durch den Unfall im Kernkraftwerk Tschernobyl im Mittel**	
3.1	von außen	ca. 0,025
3.2	durch inkorporierte radioaktive Stoffe	**ca. 0,015**
	Summe der Strahlenexpositionen durch den Unfall im Kernkraftwerk Tschernobyl	ca. <u>0,04</u>

*) Der Schwankungsbereich dieses Wertes beträgt ca. 50 %.

durch die Kathodenstrahlen in Fernsehapparaten entstehende Röntgenstrahlung belanglos, da sie so weich ist, daß sie schon im Schirm zum größten Teil absorbiert wird.

Zweifellos muß jede **medizinische Applikation von Strahlen** genau überlegt werden, sie muß ärztlich angezeigt, **indiziert**, sein. Nur wenn die Strahlenanwendung für den Kranken sinnvoll ist, ist sie gerechtfertigt. Das bedeutet, daß Diagnostik mit ionisierenden Strahlen nur betrieben werden soll, **wenn sich aus der zu stellenden Diagnose therapeutische Konsequenzen ergeben** oder aber im persönlichen bzw. allgemeinen Interesse die entsprechenden Untersuchungen erforderlich sind (z. B. bei Tuberkulose). Natürlich

soll eine übertriebene Strahlenfurcht nicht dazu führen, daß notwendige Untersuchungen unterbleiben. Niemand sollte vergessen, daß die Einführung der Röntgenstrahlen in die Medizin eine der wirklich großen Errungenschaften ist. Auch die therapeutische Anwendung von Röntgenstrahlen bei der Behandlung bösartiger Geschwülste ist absolut gerechtfertigt, da es sich ja hier um die Beseitigung einer unmittelbaren Lebensbedrohung handelt. Bei der Bestrahlung gutartiger Erkrankungen wird man dagegen, besonders auch unter Berücksichtigung des Lebensalters (Vorsicht vor Mitbestrahlung der Keimzellen im fortpflanzungsfähigen Alter), die Indikation im Einzelfall sorgfältig überprüfen.

Wie bei der *natürlichen Strahlenexposition* sind zu unterscheiden (Abb. 16-1) die *Strahleneinwirkung von außen* und die *Strahleneinwirkung von innen* durch Aufnahme radioaktiver Substanzen *(Inkorporation).*

facht. Sie macht allerdings erst etwa 1 % der durch ^{40}K bedingten Eigenstrahlung (s. S. 254) aus. Eine akute Gefahr durch die Strahlung der radioaktiven Niederschläge dürfte also noch nicht gegeben sein.

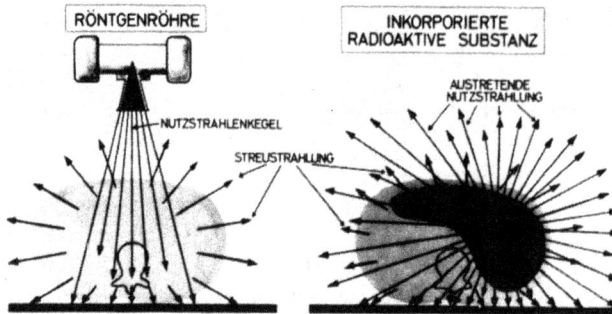

Abb. 16-1: Strahleneinwirkung von außen und durch Inkorporation

Strahlenwirkung von innen. Die strahlenden Substanzen bleiben im Körper. Sie können in die Gewebe eingebaut werden, da der Organismus strahlende und nicht strahlende Stoffe nicht unterscheiden kann. Bei langer Dauer der Einwirkung erzeugen sie möglicherweise chronische Schäden. Besonders wichtig ist in dieser Beziehung das **Strontium-90** (s. S. 50). Bei Inkorporation kann es als Ersatz des Kalziums in den Knochen eingebaut werden und ist dann kaum wieder zu entfernen. Bei seiner langen Halbwertzeit sind mit einem Ansteigen der Strontiuminkorporation erhebliche Gefahren verbunden. Besondere Bedeutung hat der Einbau des Strontiums in den kindlichen, noch wachsenden Knochen. Strontium-90 gehört zu den *Spaltprodukten der Atombombenexplosionen.* Diese Spaltprodukte werden zunächst in die Atmosphäre geschleudert, mit dem Regen kommen sie dann auf die Erdoberfläche. Die verseuchten Pflanzen werden von den Tieren gefressen. Strontium-90 gerät so in menschliche Nahrungsmittel (Milch, Käse u. a.). Der Mensch ist hier ein Glied in der **biologischen Kette** Luft – Boden – Pflanze – Tier – Mensch. Den gleichen Kreislauf macht das radioaktive **Cäsium** (^{137}Cs), das als Gammastrahler leichter nachzuweisen ist. Nach amerikanischen Untersuchungen hat sich die Körpereigenstrahlung durch ^{137}Cs in den letzten Jahren vervier-

16.1.3 Berufliche Strahlengefährdung

Akute Strahlenunfälle an Reaktoren und Beschleunigern sind infolge der scharfen Schutzbestimmungen sehr selten. Die Katastrophe in Tschernobyl (1986) ist durch eine leichtfertige Abschaltung der Sicherheitsvorrichtungen ausgelöst worden.

Bei hohen Dosen kommt es zum akuten Strahlensyndrom (S. 229 ff.). Eine Behandlung in Spezialkliniken (Blutersatz, ev. Knochenmarktransplantation. Infektionsschutz) ist erforderlich.

16.1.3.1 Akute und chronische Inkorporation

Akute **Inkorporationsschäden** (auch durch äußere Verletzungen) sind ebenfalls selten. Ihre Folgeerscheinungen sind von der Art des inkorporierten Strahlers abhängig. In allen Fällen muß versucht werden, die Ausscheidung möglichst zu beschleunigen. Möglichkeiten der *Dekorporation,* d. h. der Entfernung inkorporierter offener radioaktiver Stoffe aus dem Körper durch therapeutische Maßnahmen (z. B. der „Knochensucher", d. h. die Stoffe, die im Knochen angereichert werden, wie z. B. Strontium-90) wurden experimentell untersucht. Es gibt Substanzen, die die Fähigkeit zu haben scheinen, manche strahlende Stoffe in erhöhtem Maß zur Ausscheidung zu bringen (am wirksamsten sind *Chelatbildner*).

Schäden durch **chronische Inkorporation**, wie sie früher besonders in technischen bzw. gewerblichen Radiumbetrieben beobachtet wurden, sollten heute bei Einhaltung der Schutzbestimmungen nicht mehr vorkommen.

16.1.3.2 Chronische Schädigung

Eine chronische Schädigung des in medizinischen Strahleninstituten arbeitenden Personals dürfte im allgemeinen ebenfalls vermeidbar sein. Am stärksten ist die Gefährdung in Betrieben, in denen viel mit **radioaktiven Nukliden** (therapeutisch) gearbeitet wird. Möglich sind hier **lokale und allgemeine Schäden**. Bei den vorgeschriebenen regelmäßigen ärztlichen Untersuchungen ist besonders zu achten auf Veränderungen

• an **Händen** und **Fingern**. Verdächtig sind Veränderungen an den Fingerbeeren. Eine Änderung bzw. Abflachung der *Papillarlinien*, besonders exponierter Finger, ist verdächtig *(Fingerabdrücke!)*, ebenso sonstige atrophische Veränderungen, Epilation, Wachtumsstörungen an den Nägeln und Nagelfalzen, schließlich in schweren Fällen (dürfte kaum vorkommen) Ulzerationen.

• am **lymphatischen Rachenring** (Entzündung, Atrophie, Ulzerationen).

• im **Blut**. Möglich sind hier als chronische Schäden

– die Entstehung einer **Anämie**. Schwierig ist auch heute noch der Nachweis von Frühschäden. Unter Umständen muß bei Verdacht auf einen Strahlenschaden eine Sternalpunktion gemacht werden, da das Knochenmark in erster Linie und erst sekundär die Zellen des strömenden Blutes geschädigt werden.

Funktionelle Untersuchungen sind zu empfehlen, so der sogenannte Pyrexaltest (nach Gabe von Pyrexal schüttet das funktionstüchtige Knochenmark vermehrt weiße Blutkörperchen aus, deren Zahl im strömenden Blut dadurch meßbar erhöht wird) und durch Untersuchung der Resistenz der strömenden Blutzellen (z. B. Untersuchung von Resistenzminderung nach Vorbehandlung mit Ultraschall).

Vor der Diagnose einer strahleninduzierten Anämie müssen selbstverständlich andere schädliche Einwirkungen ausgeschlossen werden. Ebenso sollte überprüft werden, ob nicht schon vor der Strahlenexposition eine Anämie nachweisbar war.

– die **Leukämie**gefährdung ist nach unseren heutigen Kenntnissen nicht sicher abschätzbar, scheint aber erst bei *hohen Dosen* zu bestehen. Diese Schlußfolgerung erlauben Untersuchungen der japanischen Bevölkerung von Hiroshima und Nagasaki.

– Die Spätfolgen der Reaktorkatastrophe von Tschernobyl sind noch nicht eindeutig zu beurteilen. Es soll zu einer Häufung von *Schilddrüsentumoren bei Kindern* gekommen sein.

Die Entstehung eines **Hautkrebses** als Berufsschaden ist bei Einhaltung aller Vorsichtsmaßnahmen bzw. der Strahlenschutzbestimmungen nicht mehr wahrscheinlich.

Bezüglich der Möglichkeit eines genetischen Strahlenschadens sei auf S. 232 f. verwiesen. Wenn es auch nicht allzu wahrscheinlich ist, daß bei Einhaltung der Dosisgrenzwerte Schäden auftreten, sollten doch alle Personen, die beruflich den ionisierenden Strahlen ausgesetzt bzw. für den Strahlenschutz verantwortlich sind, bemüht sein, die Dosis soweit wie möglich zu verringern.

16.2 Strahlenschutz

Strahlenschutz bedeutet:
Herabsetzung bzw. Begrenzung der Strahlenexposition
• des beruflich strahlenponierten Personals,
• aller Individuen, besonders der Patienten, die der Strahleneinwirkung zu medizinischen Zwecken oder anderweitig ausgesetzt sind, und damit der Gesamtbevölkerung.

Für den Strahlenschutz ergeben sich prinzipiell *2 Möglichkeiten: chemischer* und *physikalischer* Strahlenschutz.

16.2.1 Chemischer Strahlenschutz

Chemischer oder „aktiver" Strahlenschutz. Es wird hierbei versucht, chemisch-medikamentös die Strahlenempfindlichkeit herabzusetzen. Bei gegebener Dosis soll die biologische Strahlenwirkung gehemmt werden. Experimentell haben sich hier einige schwefelhaltige Substanzen, die SH-(Sulfhydril-)Gruppen erhalten, wie die Aminosäure Cystein und das Cysteamin, als wirksam erwiesen.

Es gelingt, wenn sie *vor* einer *Bestrahlung* verabfolgt werden, im Tierexpierment die Letaldosis wesentlich heraufzusetzen. Die Wirkung ist möglicherweise so zu erklären, daß die radiochemisch aktiven, oxidierenden Substanzen neutralisiert werden.

Praktische Bedeutung für die Anwendung beim Menschen hat der chemische Strahlenschutz bisher nicht.

Bemerkenswert ist auch, daß sich im Tierexperiment eine Herabsetzung der Strahlenempfindlichkeit durch eine Vorbestrahlung mit einer relativ kleinen Dosis nachweisen ließ.

16.2.2 Physikalischer Strahlenschutz

> Aufgabe des physikalischen Strahlenschutzes ist, die *einwirkende Dosis zu verringern* durch:
> • **Vergrößerung des Abstandes** von der Strahlenquelle,
> • **Abschirmung mittels Schutzstoffen** (Absorption der Strahlen),
> • **Herabsetzung der Expositionszeit,**
> • **Schutz gegen Verseuchung** (Kontamination).

16.2.2.1 Abstandsvergrößerung

Das Einhalten eines möglichst großen Abstandes hat *praktische Bedeutung in der Röntgendiagnostik* (z. B. beim Schalten von Aufnahmen mit Kleinapparaten, Zahnaufnahmen u. a.), vor allem aber beim *Umgang mit radioaktiven Substanzen.* Prinzipiell verringert sich die Dosis nach dem **Abstandsgesetz** im Quadrat der Entfernung (bei geringen Abständen und räumlicher Ausdehnung der Strahlenquelle gilt das Gesetz nur mit Ein-

schränkung). Besonders zu beachten ist, daß auch die Hände einen möglichst großen Abstand von der Strahlenquelle einhalten. Radioaktive Präparate dürfen niemals direkt angefaßt werden. Für die Arbeit stehen Instrumente zum Greifen und Hantieren zur Verfügung. Greifapparate (master slave = Meistersklave) ermöglichen das gefahrlose Hantieren auch mit großen Aktivitäten. Der Umgang mit radioaktiven Stoffen erfordert auch in modernen Strahlenbetrieben besondere Maßnahmen und Kenntnisse des Personals.

> Immer wieder muß betont werden, daß **die Einhaltung eines möglichst großen Abstandes als wichtigste Schutzmaßnahme anzusehen ist** (*„Abstand geht vor Deckung"*). In der Nähe der Strahlenquelle darf sich nur derjenige aufhalten, dessen Anwesenheit wirklich unentbehrlich ist.

16.2.2.2 Schutzstoffe

Schutzstoffe dienen
• der *Absicherung von Räumen,* in denen mit Strahlen gearbeitet wird,
• der *Herabsetzung der Dosis* in unmittelbarer Umgebung des Strahlers,
• dem unmittelbaren *Schutz* des mit den Strahlen arbeitenden *Personals.*

Absicherung von Räumen. Bei der Planung und dem Bau von Strahlenbetrieben ist der Strahlenschutz von Anfang an zu berücksichtigen. Als **Baumaterial** kommen in Betracht:

Wände aus Beton oder besser **Barytbeton** (Baryt = Bariumsulfat = Schwerspat), z. B. in Form von *Kämpe-Lorey*-Ziegeln. Im Bereich diagnostischer Spannungen entspricht der Schutzwert von 13,5 mm bei einem bestimmten Mischungsverhältnis 1 mm Blei, bei reinem Beton ist er etwa halb so groß (die Relation ändert sich mit der Spannung).

Ziegel haben im Vergleich zu Blei einen Schutzwert von 1:100, Holz 1:1000. *Türen* bestehen entweder aus Bleiplatten in Stahlrahmen oder aus Holz mit Bleiaufschlägen, Einblickfenster aus **Bleiglas** (Schutzwert 1:4).

Der Schutzwert muß in allen Fällen so groß sein, daß in Nachbarräumen befindliche Personen ohne besondere weitere Maßnahmen möglichst weit unter der erlaubten Höchstdosis bleiben.

Schutz des Personals. In *Röntgenbetrieben* dient vor allem das Röhrengehäuse (s. S. 56 f.) dem Strahlenschutz. Abgesehen vom Nutzstrahlenbündel darf an der Oberfläche nur eine geringe Dosis nachweisbar sein. Bei manchen Spezialuntersuchungen (z. B. Serienaufnahmen wie Angiokardiografie) sind besondere Strahlenschutzvorrichtungen zweckmäßig (Bleigummivorhänge). Dem Schutz des Durchleuchters dient die Schutzkanzel und ein Bleigummivorhang. **Radioaktive Substanzen**, besonders harte Gammastrahler, müssen strahlengeschützt sicher gegen Diebstahl aufbewahrt und transportiert werden (Transportbehälter aus Blei). Einen nicht unbeträchtlichen Schutzwert (etwa 1 HWS) hat auch der menschliche Körper. Es ist also durchaus zweckmäßig, wenn sich z. B. die assistierende Schwester nach Möglichkeit hinter den Operateur stellt. Besondere Schutzgehäuse erfordern die Telecuriegeräte.

Dem direkten Schutz des Personals dient vor allem die **Schutzkleidung**, deren Tragen u. a. bei Untertischdurchleuchtungen und Schalten von Aufnahmen am Bett und im Operationssaal wichtig ist.

Die zulässigen Dosisgrenzwerte sind im Abschnitt 4 der Röntgenverordnung (Vorschriften über die Strahlenexposition) bzw. der Anlage IV (Werte der Körperdosen für strahlenexponierte Personen) festgelegt. (s. S. 265).

Schutz des Patienten. Röntgenverordnung (Abschnitt 2, s. S. 263) und Strahlenschutzverordnung (§§ 41 und 42, s. S. 265) sind maßgebend für die Anwendung ionisierender Strahlen am Menschen. Der Herabsetzung der Exposition dienen:

- Sorgfalt der Indikationsstellung,
- alle Maßnahmen zur Qualitätssicherung (s. S. 265 ff.),
- Ausbildung des Personals (Fachkunde bzw. Kenntnisse im Strahlenschutz, s. S. 263),
- technische Kontrollen (Abnahme und Konstanzprüfungen, s. S. 266),
- Anwendung optimaler Technik. Einzelheiten finden sich in den Leitlinien der Bundesärztekammer.

Größte Bedeutung hat hier die Auswahl der optimalen Film-Folienkombinationen, s. S. 167. Spezielle Schutzmaßnahmen wie z. B. die Anwendung von Hodenschutzkapseln.

Die Wirksamkeit von Abstand und Schutzstoffen zeigt Abb. 16-2.

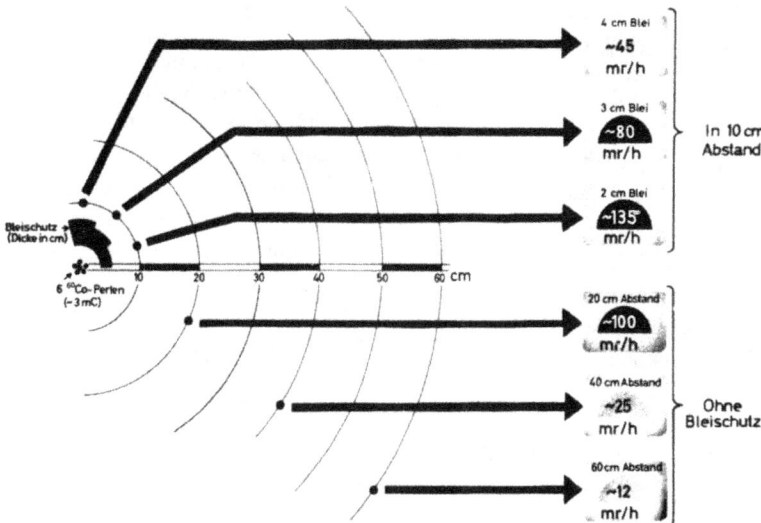

Abb. 16-2: Schutz durch Abstand und Schutzstoffe (Blei)

16.2.2.3 Expositionszeit bei Anwendung von Radionukliden

Die Herabsetzung der Expositionszeit beim Umgang mit Radionukliden bedeutet praktisch ein schnelles Arbeiten. Lange Wege des Präparats, Umlagern und unnötige Transporte von Kranken mit Einlagen harter Gammastrahler sind zu vermeiden.

Eine weitgehende Herabsetzung der Strahlenexposition für das Personal bringt die Verwendung von Nachlade-Geräten (Afterloading-Verfahren, s. S. 251).

16.2.2.4 Kontamination

Besondere Schutzmaßnahmen sind notwendig, um eine Kontamination von Menschen und Räumen durch offene radioaktive Substanzen zu verhindern. Die innere Kontamination, Aufnahme radioaktiver Stoffe in den Körper, heißt **Inkorporation** (über die Atemwege: **Inhalation**, den Verdauungstrakt: **Ingestion**, die Haut: **perkutane Resorption**). Die inkorporierten Substanzen können in den Stoffwechsel einbezogen oder auch unverändert wieder ausgeschieden werden (z. B. nach Passage des Verdauungstrakts). Beim Arbeiten müssen gekennzeichnete Gummihandschuhe getragen werden. Bei der Arbeit mit bestimmten hochaktiven und biologisch sehr gefährlichen Substanzen (z. B. Plutonium) ist es zweckmäßig, die Arbeiten in geschlossenen Boxen durchzuführen, in die nur durch Handschuhe geschützte Hände hineingreifen (Abdichtung durch Gummimanschetten!). Räume und Laboreinrichtungen müssen gut zu säubern sein. Fugen, in die Radionuklide eindringen können, sollen nicht vorhanden sein. Oberflächen müssen glatt (kein Einsickern!) und abwaschbar sein. Wichtig ist die Verhütung einer Verseuchung von Meßgeräten.
Auch die Beseitigung radioaktiver Abfälle muß nach den Prinzipien des Strahlenschutzes erfolgen. Es ist allerdings dazu zu sagen, daß die Aktivitätsmengen in medizinischen Betrieben so gering sind, daß sie kaum zu einer wesentlichen Gefährdung führen können. Im allgemeinen genügen Abklinganlagen.

Die **Überwachung des gefährdeten Personals**, nicht nur in medizinischen, sondern auch in wissenschaftlichen und industriellen Betrieben, und der Schutz vor einer Schädigung durch die Strahlen gehört zu den **Aufgaben des Gesetzgebers**. Neben der durch die **Strahleneinwirkung** bedingten Gefährdung ist auch der Schutz gegen **Hochspannung**, **Feuer** (Filmlagerung) und **Infektion** (z. B. Tuberkulose) zu berücksichtigen.

16.2.3 Gesetzliche Regelung des Strahlenschutzes

Die gesetzliche Regelung des Strahlenschutzes basiert in Deutschland auf dem Atomgesetz (23. 12. 59, gültige Fassung vom 15. 7. 85) und den dazu erlassenen Rechtsverordnungen, die Empfehlungen internationaler Organisationen berücksichtigen.

- *Internationale Strahlenschutzkommission* (ICRP = International Commission for Radiation Protection),
- *Internationale Kommission für Einheiten und Messungen* (ICRU = International Commission for Radiation Units),
- *Generalkonferenz für Maße und Gewichte*,
- *Weltgesundheitsorganisation* (WHO = World Health Organization),
- *Internationale Arbeitsorganisation* (ILO = International Labour Organization).

Bindend sind die Richtlinien (Direktiven) des Rates der Europäischen Gemeinschaften (Euratom) vom 15. 7. 80 und 3. 9. 84.

Für die betriebliche Anwendung ionisierender Strahlen gibt es Unfallverhütungsvorschriften der Berufsgenossenschaften, die den Rechtsverordnungen angeglichen werden müssen. Bedingt rechtsverbindlich sind die sich mit der Herstellung von Einrichtungen zur Strahlenanwendung im medizinischen Bereich und ihrem Betrieb befassenden Normen des Deutschen Instituts für Normung (DIN). Da sie als Maßstab für den Stand von Wissenschaft und Technik anzusehen sind, haben sie besonders bei juristischen Auseinandersetzungen erhebliche praktische Bedeutung.

Eine Übersicht über Empfehlungen und Bestimmungen für den Strahlenschutz gibt Tabelle 16-2 (nach Stieve).

Tab. 16-2: Empfehlungen und rechtliche Bestimmungen für den Strahlenschutz

Verbindlichkeit	Organisation	an wen gerichtet
Empfehlungen	Interationale Organisationen und Kommissionen (ICRP, WHO, ILO)	die es betrifft
Direktiven	Rat der Europäischen Gemeinschaften (Euratom)	Mitgliedstaaten
verpflichtend	Atomgesetz der Bundesrepublik Deutschland	an alle, die in der Bundesrepublik mit Strahlenschutz befaßt sind
verpflichtend	Rechtsverordnungen, z. B. Röntgenverordnung	Betreiber und Beschäftigte
bestimmend für eine einheitliche Durchführung	Richtlinien zur Durchführung	Behörden und deren Beauftragte, Betreiber und Beschäftigte
für Hersteller und Anwender richtungweisend	DIN Normen	Hersteller und Anwender
für Betriebe bestimmend	Unfallverhütungsvorschriften	Betreiber und Beschäftigte

Die Rechtsverordnungen dienen der Vermeidung jeglicher unnötiger Strahlenexposition und damit ihrer weitestgehenden Verminderung für die *Gesamtbevölkerung*, in Strahlenbetrieben *arbeitendes Personal* und *Patienten*.

In Deutschland gelten:
• die Verordnung über den Schutz vor Schäden durch Röntgenstrahlen (**Röntgenverordnung – RöV vom 8. Januar 1987**)
(in Kraft getreten in den Ländern der früheren Bundesrepublik Deutschland am 1. 1. 1988, in den neuen Bundesländern am 1. 7. 90),
• die Verordnung über den Schutz vor Schäden durch ionisierende Strahlen (**Strahlenschutzverordnung – StrSchV**) vom 30. Juni 1989

(in Kraft getreten in den Ländern der früheren Bundesrepublik Deutschland am 1. 11. 1989, in den neuen Bundesländern am 1. 7. 90).

16.2.3.1 Röntgenverordnung (RöV)

Der **Erste Abschnitt** (§ 1 und 2) enthält *Allgemeine Vorschriften*:

§ 1 bestimmt den Anwendungsbereich: Röntgeneinrichtungen und Störstrahler, in denen Röntgenstrahlen mit Energien von 5 keV–3 MeV erzeugt werden können,

§ 2 gibt einen Hinweis auf die in Anlage I gegebenen Begriffsbestimmungen.

Wichtig ist die Definition „*Beruflich strahlenexponierte Person*" aus der möglichen Strahlenexposition (mehr als

$1/10$ der in Anlage IV angegebenen Grenzwerte, s. S. 265).

Der Zweite Abschnitt enthält *Überwachungsvorschriften:*

1. Betrieb von Röntgeneinrichtungen und Störstrahlern

§ 3 Genehmigungspflichtiger Betrieb von Röntgeneinrichtungen

§ 4 Genehmigungsfreier Betrieb von Röntgeneinrichtungen

§ 5 Betrieb von Störstrahlungen

2. Prüfung, Erprobung, Wartung und Instandsetzung

§ 6 Anzeigebedürftigkeit

§ 7 Untersagung (z. B. bei fehlender Fachkunde)

§ 8 Bauartzulassung

§ 9 Pflichten des Zulassungsinhabers

§ 10 Zulassungsschein

§ 11 Bekanntmachung (der Bauartzulassung) im Bundesanzeiger

§ 12 Pflichten des Betreibers einer zugelassenen Vorrichtung

Der Dritte Abschnitt enthält *Vorschriften für den Betrieb:*

1. Allgemeine Vorschriften

§ 13 *Strahlenschutzverantwortliche und -beauftragte*
Strahlenschutzverantwortlich ist der Betreiber (Praxisinhaber, Krankenhaus). Er kann bzw. muß (im Krankenhaus) Strahlenschutzbeauftragte mit bestimmtem innerbetrieblichem Entscheidungsbereich bestellen. Diese müssen die Fachkunde im Strahlenschutz besitzen. Die Bestellung ist der zuständigen Behörde anzuzeigen.

§ 14 *Stellung des Strahlenschutzverantwortlichen und des -beauftragten*
Der Strahlenschutzbeauftragte muß Mängel dem Strahlenschutzverantwortlichen mitteilen. Dieser hat den Strahlenschutzbeauftragten über den Strahlenschutz betreffende Verwaltungsakte und Maßnahmen zu informieren. Strahlenschutzverantwortliche und -beauftragte haben bei der Erfüllung ihrer Aufgaben mit dem Betriebs- bzw. Personalrat zusammenzuarbeiten.

§ 15 *Allgemeine Schutzmaßnahmen*
Der Strahlenschutzverantwortliche ist für alle Schutzmaßnahmen verantwortlich (Bereitstellung von Räumen, Geräten, Personal, mit deren Hilfe die Strahlenexposition vermieden bzw. vermindert werden kann, Einhaltung aller Schutzvorschriften).

§ 16 *Qualitätssicherung bei Röntgeneinrichtungen zur Untersuchung von Menschen*

(1) Vor Inbetriebnahme einer Röntgeneinrichtung und bei die Bildqualität beeinflussenden Betriebsänderungen ist eine Abnahmeprüfung durchzuführen. Die Abnahmeprüfung wird im allgemeinen vom Hersteller durchgeführt. Die Abnahmeprüfung ist durch einen Sachverständigen zu kontrollieren (§ 4.1).

(2) In regelmäßigen Abständen, mindestens monatlich, ist eine Konstanzprüfung durchzuführen. Die zuständige Behörde kann längere Zeitabstände festlegen. Die Konstanzprüfung wird im allgemeinen vom Betreiber durchgeführt. Grundlage der Konstanzprüfung sind die am Ende der Abnahmeprüfung mit Mitteln des Betreibers festgelegten Ausgangswerk.

(3) Die Röntgenaufnahmen von Menschen und die Ergebnisse der Abnahme- und Konstanzprüfungen sind einer von der zuständigen Behörde bestimmten ärztlichen Stelle zugänglich zu machen. Sie hat die Aufgabe, dem Strahlenschutzverantwortlichen und dem anwendenden Arzt Vorschläge zur Verringerung der Strahlenexposition zu machen.

(4) Die Aufzeichnungen der Abnahmeprüfung sind 10 Jahre, der Konstanzprüfungen 2 Jahre aufzubewahren.

§ 17 *Qualitätssicherung bei Röntgeneinrichtungen zur Behandlung von Menschen und nach Betriebsänderungen*

(1) Vor Inbetriebnahme ist die Dosisleistung zu messen und das Ergebnis aufzuzeichnen.

(2) Im Abstand von 6 Monaten ist die Dosisleistung erneut zu messen und aufzuzeichnen.

(3) Bei fortlaufender Kontrolle der Dosisleistung sind die Messungen nach (1) und (2) nicht erforderlich.

(4) Messungen nach (1) und (2) sind 30 Jahre aufzubewahren.

Die Verpflichtung zur technischen Qualitätssicherung ist eine der wichtigsten Neuerungen der Röntgenverordnung vom 1. 1. 88. Alle Qualitätssicherungsmaßnahmen sind auf S. 265 f. nochmals zusammengefaßt.

§ 18 *Sonstige Pflichten des Betreibers*

(1) Beim Betrieb einer Röntgeneinrichtung beschäftigte Personen sind von einem Fachkundigen einzuweisen.

(2) und (3) regeln die Aufbewahrung des Zulassungsscheines sowie der Sachverständigenbescheinigungen.

(4) In Abständen von längstens 5 Jahren ist die Einrichtung von einem vor der Behörde bestimmten Sachverständigen zu überprüfen und eine Durchschrift des Prüfberichts der zuständigen Behörde zu übersenden.

§ 19 *Kontrollbereich und betrieblicher Überwachungs-bereich*

Kontrollbereiche – Bereiche, in denen Personen höhere Ganzkörperdosen als 15 mSv/Jahr erhalten können – sind zu kennzeichnen, mindestens durch die Worte *„Kein Zutritt – Röntgen".*

Als betriebliche Überwachungsbereiche sind Bereiche festzulegen, in denen Personen – außerhalb des Kontroll-bereichs – mehr als 5 mSv/Jahr erhalten können. Die Bezeichnungen Kontrollbereich und betrieblicher Überwachungsbereich gelten nur während der Einschalt-zeiten.

§ 20 *Röntgenräume*

Röntgeneinrichtungen dürfen grundsätzlich nur in allsei-tig umschlossenen Räumen (Röntgenraum) betrieben werden.

Ausnahmen sind aber erlaubt, wenn der Zustand der zu untersuchenden Person es erfordert, außerdem beim Be-trieb von Einrichtungen, für die eine ausdrückliche Ge-nehmigung vorliegt.

§ 21 *Besondere Vorschriften für den Kontrollbereich*

Durch Dauerschutzeinrichtungen ist in Kontrollberei-chen die Strahlenexposition zu vermindern. Beruflich tätige Personen müssen Schutzkleidung tragen.

§ 22 *Zutritt zum Kontroll- und betrieblichen Über-wachungsbereich*

Zutritt haben Personen zur Durchführung der vorgesehe-nen Betriebsvorgänge, im Rahmen der Ausbildung (unter ständiger Aufsicht eines Fachkundigen, mit Genehmi-gung der zuständigen Behörde auch Personen zwischen 16 und 18 Jahren), Patienten und auch Begleitpersonen, wenn ein fachkundiger Arzt das für notwendig hält. Der Zutritt ist schwangeren Frauen nur zur Unter-suchung bzw. Behandlung erlaubt, ebenso Personen un-ter 18 Jahren (Ausnahme im Rahmen der Ausbildung s. o.).

2. Anwendung von Röntgenstrahlen auf den Menschen

§ 23 bestimmt die zur Anwendung berechtigten Perso-nen:

1. Ärzte mit Anerkennung der Fachkunde
2. Ärzte mit Kenntnissen im Strahlenschutz (erworben durch Teilnahme an einer 8stündigen Unterweisung gem. Richtlinie Fachkunde)
3. Med.-technische Radiologieassistenten/-innen, Med.-technische Assistenten/-innen sowie unter ständiger Auf-sicht und Verantwortung eines fachkundigen Arztes.
4. Hilfskräfte (z. B. Arzthelferinnen), die über die erfor-derlichen Kenntnisse im Strahlenschutz (erworben durch Teilnahme an Kursen gem. „Richtlinie") und über die von der nach Landesrecht zuständigen Stelle (meist

Ärztekammer) ausgestellten Bescheinigung über den Er-werb der Kenntnisse verfügen

§ 24 bestimmt, daß Röntgenstrahlen am Menschen nur im Rahmen der Heilkunde oder anderen durch Gesetz vorgesehenen oder zugelassenen Fällen (z. B. durch das Bundes-Seuchengesetz) angewendet werden dürfen. Ob und in welcher Weise die Röntgenstrahlen ange-wendet werden, kann nur ein fachkundiger Arzt bestim-men.

§ 25 bestimmt, daß die Strahlenexposition weitestmög-lich einzuschränken ist (exakte Indikationsstellung, ge-eignete technische Mittel).

§ 26 bestimmt, daß Durchleuchtungen nur mit Bildver-stärker-Fernsehsystemen und automatischer Dosislei-stungsregelung durchgeführt werden dürfen.

§ 27 bestimmt zur Röntgenbehandlung, daß ein Be-strahlungsplan mit genauer Angabe der speziellen Daten (s. S. 241 f.) aufgestellt werden muß. Die Einstellung und die Einhaltung der im Bestrahlungs-plan enthaltenen Daten sind jeweils von einem fachkun-digen Arzt zu überprüfen.

§ 28 bestimmt, daß die technischen Daten bei jeder An-wendung von Röntgenstrahlen aufgezeichnet werden müssen. Zu fragen ist nach früheren Anwendungen von Röntgenstrahlen und ggf. nach der Möglichkeit bzw. dem Bestehen einer Schwangerschaft. Ein Röntgennach-weisheft ist nicht zwingend vorgeschrieben, bei Vorhan-densein aber auszufüllen.

Auf jeden Fall kann der Patient/die Patientin eine Abschrift oder eine Ablichtung der Aufzeich-nungen verlangen. Aufzeichnungen über eine Behandlung mit Röntgenstrahlen sind 30 Jahre aufzubewahren, Aufzeichnungen über Röntgen-untersuchungen und Röntgenaufnahmen sind 10 Jahre aufzubewahren (in Krankenhäusern mit den übrigen Unterlagen 30 Jahre).

Röntgenbilder können dem Patienten vorüberge-hend überlassen werden (für den behandelnden Arzt, insbesondere auch zur Vermeidung von Dop-pelaufnahmen).

Weitere Einzelheiten regelt die Richtlinie „Emp-fehlungen über Aufzeichnungen nach § 28 der Röntgenverordnung".

3. Anwendung von Röntgenstrahlen in sonstigen Fällen

Die §§ 29 und 30 regeln die Anwendung bei Tie-ren.

4. Vorschriften über die Strahlenexposition.

Nach § 31 dürfen bestimmte, in einer Tabelle (s. Tab. 16-3) angegebene Werte bei beruflich strahlenexponierten Personen nicht überschritten werden. Am wichtigsten ist hier die Körperdosis von 50 mSv im Kalenderjahr, bei Personen unter 18 Jahren 5 mSv/Jahr.

§ 32 bestimmt die wesentlich niedrigeren Grenzwerte für andere Personen.

§ 33 regelt die Möglichkeit spezieller Anordnungen zum Strahlenschutz durch die zuständige Behörde.

Nach § 34 sind Messungen der Ortsdosis bzw. -leistung durchzuführen, „soweit es aus Gründen des Strahlenschutzes erforderlich ist".

§ 35 regelt die Ermittlung der Körperdosis bei beruflich im Kontrollbereich tätigen Personen. In jedem Fall ist die Körperdosis mit einem von der nach Landesrecht zuständigen Meßstelle zur Verfügung gestellten Dosimeter zu ermitteln. Die entsprechenden Filmdosimeter (s. S. 40) sind an der Vorderseite des Rumpfes unter der Schutzkleidung zu tragen.
Die Meßergebnisse sind aufzuzeichnen und 30 Jahre aufzubewahren.

§ 36 schreibt die Durchführung von Belehrungen der Personen, die Zutritt zum Kontrollbereich haben und Röntgenstrahlen anwenden, vor (Arbeitsmethoden, Schutznahmen, Inhalt der Röntgenverordnung). Die Belehrung ist vor der Aufnahme der Tätigkeit durchzuführen, halbjährlich zu wiederholen und zu dokumentieren. Die Aufzeichnungen sind 5 Jahre aufzubewahren.

Der Vierte Abschnitt befaßt sich mit der *ärztlichen Überwachung:*

Nach § 37 sind beruflich strahlenexponierte Personen vor Aufnahme der Tätigkeit von einem ermächtigten Arzt zu untersuchen. Die Unbedenklichkeitsbescheinigung ist den Strahlenschutzverantwortlichen vorzulegen. Die Weiterbeschäftigung nach einem Jahr ist nur erlaubt, wenn eine erneute Untersuchung keine gesundheitlichen Bedenken gegen die weitere Tätigkeit ergeben hat.

Nach § 38 sind die ärztlichen Bescheinigungen während der Dauer des Beschäftigungsverhältnisses aufzubewahren und auf Verlangen – besonders bei Bedenken – der zuständigen Behörde vorzulegen.

Nach § 39 kann der Strahlenschutzverantwortliche bei Bedenken gegen die Richtigkeit der ärztlichen Bescheinigung der zuständigen Behörde die Entscheidung beantragen.

Nach § 40 ist bei wesentlicher Überschreitung der Grenzwerte sofort eine Untersuchung durchzuführen.

§ 41 regelt die Ermächtigung von Ärzten.

Nach § 42 sind Unfälle, die Grenzwertüberschreitungen zur Folge haben können, unverzüglich der zuständigen Behörde anzuzeigen.

Der Fünfte Abschnitt enthält *ergänzende Vorschriften:*

§ 43 betrifft die Prüfungsordnung für Zahnärzte.

§ 44 betrifft die Änderung der Strahlenschutzverordnung vom 13.10.76 (inzwischen novelliert, s. u.).

§ 45 enthält Übergangsvorschriften.

Der Sechste Abschnitt enthält *Bußgeld- und Schlußvorschriften:*

§ 46 enthält die bußgeldpflichtigen Ordnungswidrigkeiten (nach Atomgesetz).

Die §§ 47 und 48 bestimmen das Inkrafttreten.
Die Verordnung ist am 1.1.88 in den alten Bundesländern und im Land Berlin, am 1.7.1990 in den neuen Bundesländern in Kraft getreten.

Die Anlagen zur Röntgenverordnung enthalten
I.   Begriffsbestimmungen
II. Vorschriften über die Bauart von Röntgenstrahlern zur Anwendung am Menschen
III. Anwendung nicht am Menschen
IV. Werte der Körperdosen für beruflich strahlenexponierte Personen. (Tabelle 16-3)

Zur praktischen Durchführung der Röntgenverordnung sind bisher folgende Richtlinien* veröffentlicht worden:
1. Sachverständigenprüfung (§ 4)
2. Prüfungen zur Qualitätssicherung (§ 16)
3. Fachkunde (§ 23)
4. Aufzeichnungen (§ 28)
5. Anwendung in der Technik

---

* Schriftenreihe der Bundesanstalt für Arbeitsschutz. Regelwerke:
RW 11 Fachkunde nach Röntgenverordnung; RW 12 Fachkunde-Richtlinie Technik; RW 13 Richtlinie für Sachverständigenprüfungen nach Röntgenverordnung; Richtlinie zur Durchführung von Prüfungen zur Qualitätssicherung in der Röntgendiagnostik nach § 16 der Röntgenverordnung; RW 16 Empfehlungen über Aufzeichnungen nach § 28 der Röntgenverordnung. (**Verlag:** Wirtschaftsverlag NW, Verlag für neue Wissenschaft, Postfach 101110, 2850 Bremerhaven 1).

Tab. 16-3: Werte der Körperdosen für beruflich strahlenexponierte Personen (Grenzwert). Kategorie A: Personen, die mehr als drei Zehntel der o. a. Dosen erhalten können. Kategorie B: Personen, die mehr als ein Zehntel (bis drei Zehntel) erhalten können

Körperdosis	Werte der Körperdosis für beruflich strahlenexponierte Personen im Kalenderjahr der	
	Kategorie A	Kategorie B
Effektive Dosis 1. Teilkörperdosis: Keimdrüsen, Gebärmutter, rotes Knochenmark	50 mSv 50 mSv	15 mSv 15 mSv
2. Teilkörperdosis: Alle Organe und Gewebe, soweit nicht unter 1., 3. und 4. genannt	150 mSv	45 mSv
3. Teilkörperdosis: Schilddrüse, Knochenoberfläche, Haut, soweit nicht unter 4. genannt	300 mSv	90 mSv
4. Teilkörperdosis: Hände, Unterarme, Füße, Unterschenkel, Knöchel, einschl. der dazugehörigen Haut	500 mSv	150 mSv

16.2.3.2 Strahlenschutzverordnung (StrSchV)

In vielen Punkten entsprechen die Vorschriften der StrSchV den Bestimmungen der RöV. Einige Besonderheiten seien hervorgehoben:

§ 1 bestimmt den sachlichen Geltungsbereich. Die Verordnung gilt für den Umgang mit radioaktiven Stoffen sowie die Errichtung und den Betrieb von Beschleuniger-Einrichtungen mit einer Energie von mindestens 5 keV, für Elektronen über 3 MeV.

Nach § 34 kann die zuständige Behörde den Strahlenschutzverantwortlichen verpflichten, eine „Strahlenschutzanweisung" zu erlassen.

§ 35 behandelt die Kennzeichnungspflicht radioaktiver Stoffe.

§ 41 regelt die Anwendung radioaktiver Stoffe oder ionisierender Strahlung am Menschen in der medizinischen Forschung.

§ 42 die Anwendung in der Heilkunde.

§ 43 regelt den Umfang und die Aufbewahrung von Aufzeichnungen (Untersuchung 10 Jahre, Behandlung 30 Jahre).

Die §§ 44–48 behandeln den Schutz der Bevölkerung und der Umwelt vor den Gefahren ionisierender Strahlen.

Die Dosisgrenzwerte des § 49 bei beruflicher Strahlenexposition entsprechen denen der Röntgenverordnung.

Für die Inkorporation radioaktiver Stoffe enthält der § 52 besondere Vorschriften (Grenzwerte).

Nach § 57 sind „Sperrbereiche" abzugrenzen (Bereiche, in denen die Ortsdosisleistung höher als 3 mSv/h sein kann) und zu kennzeichnen: „Sperrbereich – kein Zutritt".

Kontroll- und Überwachungsbereich (§ 58 und § 60) entsprechen der Röntgenverordnung.

Nach § 63 sind ggf. die Körperaktivität oder die Aktivität von Ausscheidungen zu messen.

Nach § 64 ist bei Personen, die Kontrollbereiche verlassen, in denen offene radioaktive Stoffe vorhanden sind, zu prüfen, ob die Haut oder die Kleidung kontaminiert sind.

Die ärztliche Überwachung (§§ 67–71) entspricht der der Röntgenverordnung.

§ 75 regelt die Dichteprüfung umschlossener radioaktiver Stoffe.

Die StrSchV wird ergänzt durch die Richtlinie „Strahlenschutz in der Medizin"[*]. Sie regelt vor allem auch den Erwerb der Fachkunde mit entsprechenden Angaben über die zu besuchenden Strahlenschutzkurse.

Zur Qualitätssicherung (§§ 16 und 17 der RöV).

Grundlage jeder Qualitätssicherung im Sinne des Strahlenschutzes sind Fachkunde und Kenntnisse derjenigen Personen, die die Anwendung von ionisierenden Strahlen anordnen und praktisch durchführen. Hervorzuheben

---

[*] Neufassung der Richtlinie Strahlenschutz in der Medizin (W. Kemmer unter Mitarb. von G. Johnke. H. Hoffmann Verlag Berlin 1993), enthält auch ein Verzeichnis der die Radiologie betreffenden Normen (DIN).

sind für Einrichtugnen, in denen ionisierende Strahlen angewandt werden, die Funktion des Strahlenschutzverantwortlichen und des Strahlenschutzbeauftragten (§§ 13–15 der RöV, §§ 29–31 der StrSchV) sowie die die Einzelheiten von Fachkunde und Kenntnissen regelnden Richtlinien (Richtlinie Fachkunde nach RöV, Richtlinie Strahlenschutz in der Medizin).

Die Anforderungen, die im Rahmen der Qualitätssicherung nach § 16 der RöV erfüllt werden müssen, sind für den Bereich der Röntgendiagnostik in der „Richtlinie zur Durchführung von Prüfungen zur Qualitätssicherung in der Röntgendiagnostik nach § 16 der RöV vom 15.7.87 festgelegt (ergänzende Hinweise vom 6.12.88).

Die vor Inbetriebnahme einer Röntgeneinrichtung durchzuführende **Abnahmeprüfung** hat sicherzustellen, daß

– der technische Zustand der Einrichtung eine hinreichend gute Bildqualität erwarten läßt,
– die erforderlichen Strahlenexposition möglichst gering ist,
– die technischen Daten zur Ermittlung der Körperdosis unter festgelegten Meßbedingungen ermittelt werden (§ 28.2 RöV, Standarddaten),
– die Bezugswerte für die Konstanzprüfung festgelegt werden.

Die Abnahmeprüfung ist durch den Hersteller oder Lieferanten durchzuführen, die abschließende Prüfung zur Ermittlung der Bezugswerte für die Konstanzprüfungen in der Regel durch den Anwender mit den für die späteren Konstanzprüfungen vorgesehenen Meßmitteln.

Eine Abnahmeprüfung ist auch durchzuführen, wenn Änderungen (Reparaturen, Ersatz von Komponenten u.a.) der Röntgeneinrichtung vorgenommen werden, die die Bildqualität oder den Strahlenschutz beeinflussen.

Einzelheiten über die Abnahmeprüfung, insbesondere die Prüfpositionen und die praktische Durchführung, finden sich in der **Richtlinie zu § 16** der Röntgenverordnung sowie den **Normen DIN 6868**

Teil 50: Abnahmeprüfung an medizinischen Röntgeneinrichtungen für Aufnahme, Durchleuchtung und Filmverarbeitung (Juni 1990)

Teil 51: Abnahmeprüfung an zahnärztlichen Röntgeneinrichtungen (September 1990)

Teil 52: Abnahmeprüfung an Mammographieeinrichtungen (Dezember 1990)

Teil 53: Abnahmeprüfung bei Computertomographieeinrichtungen (Dezember 1990)

Teil 54: Abnahmeprüfung bei Einrichtungen zur digitalen Subtraktionsangiographie (März 1993).

Teil 55: Abnahmeprüfung an medizinischen Röntgeneinrichtungen. Funktionsprüfung der Filmverarbeitung (Entwurf Februar 1991, in Überarbeitung).

Nach § 4 ist eine Kontrolle der Abnahmeprüfung durch einen von der zuständigen Behörde bestimmten Sachverständigen durchzuführen, bei Änderungen nur, wenn die Abnahmeprüfung eine Veränderung gegenüber der letzten von einem Sachverständigen geprüften Abnahmeprüfung ergibt.

Die vorgeschriebene Konstanzprüfung wird mit dem Ziel durchgeführt, festzustellen, ob Werte repräsentativer Kenngrößen den Bezugswerten entsprechen, die beim Abschluß der Abnahmeprüfung ermittelt wurden. Die Röntgeneinrichtungen, bestehend aus dem strahlenerzeugenden System und dem Abbildungssystem, sind nach § 16.2 mindestens monatlich zu überprüfen. Nach der Richtlinie kann die Frist auf Antrag bis zu 3 Monaten verlängert werden. Die Prüfung der Filmverarbeitung soll nach DIN 6868, Teil 2 möglichst arbeitstäglich, mindestens aber wöchentlich durchgeführt werden.

Die Konstanzprüfung soll mit möglichst einfachen Prüfmitteln vom Betreiber durchgeführt werden.

Einzelheiten der Konstanzprüfung finden sich in den Normen:

DIN 6868, Teil 1: Sicherung der Bildqualität in röntgendiagnostischen Betrieben

Teil 2: Filmverarbeitung: Konstanzprüfung der visuellen optischen Dichte (Februar 1985, z.Zt. in Überarbeitung)

Teil 3: Konstanzprüfung bei Direktradiographie (Juli 1985, z.Zt. in Überarbeitung)

Teil 4: Konstanzprüfung bei Durchleuchtung mit Röntgenbildverstärker und bei Aufnahmen vom Ausgangsschirm des Röntgenbildverstärkers (Juli 1987)

Teil 5: Konstanzprüfung in der zahnärztlichen Aufnahmetechnik (Mai 1989)

Teil 6: Konstanzprüfung bei Computertomographieeinrichtungen (Mai 1989)

Teil 7: Konstanzprüfung für die Mammographie (Oktober 1989)

Teil 8: Konstanzprüfung bei Einrichtungen zur digitalen Subtraktionsangiographie (März 1993).

Teil 9: Konstanzprüfung der Filmverarbeitung mittels vorbelichteter Prüffilme (Vornorm März 1993)

Prüfmittel für die Prüfung der Filmverarbeitung sind ein Densitometer, mit dem optische Dichte und Kontrast des verarbeiteten Films untersucht werden, ein Prüffilm und ein Sensitometer, mit dessen Hilfe ein Stufenkeil auf den Prüffilm belichtet wird. Der Vereinfachung der Prüfung dient die Verwendung sensitometrisch in einem Prüflabor vorbelichteter Filme. Die Entwicklertemperatur sollte täglich kontrolliert werden. Der Dunkelraum ist mindestens einmal jährlich zu kontrollieren. Für die Registrierung des Prüfergebnisses ist das im Normblatt angegebene Formular zu empfehlen.

Bei der **Konstanzprüfung der Direktradiographie** sind mit Hilfe von Aufnahmen des Prüfkörpers die optische Dichte, der Kontrast, das Nutzstrahlenfeld und die Dosis zu prüfen.

Zulässige Grenzabweichungen für die Konstanzprüfung sind den Normblättern zu entnehmen.

Das Ergebnis aller Konstanzprüfungen ist aufzuzeichnen. Die Aufzeichnungen der Abnahme- und Konstanzprüfungen sowie Röntgenaufnahmen von Patienten sind einer von der zuständigen Behörde bestimmten **ärztlichen** (zahnärztlichen) **Stelle** zugänglich zu machen. Sie setzt sich im allgemeinen aus Vertretern der Ärztekammer und der Kassenärztlichen Vereinigung zusammen. Die Stelle hat die Aufgabe, dem Strahlenschutzverantwortlichen und dem anwendenden Arzt ggf. Vorschläge zur Verringerung der Strahlenexposition zu machen und zur Verbesserung der Bildqualität.

Die Beurteilung der Prüfkörperaufnahmen und der Aufzeichnungen soll gewährleisten, daß die Prüfungen ordnungsgemäß durchgeführt worden sind. Bei der Beurteilung der Bildqualität der Patientenaufnahmen ist zu beurteilen, ob das darzustellende Objekt in typischer Weise dargestellt ist, die eine Beurteilung pathologischer Veränderungen erlaubt. Projektion, Zentrierung und Einblendung sind zu beurteilen. Die optische Dichte sollte im Bereich $D = 0,6-2,0$ liegen (mittlere optische Dichte etwa 0,8–1,3). In diesen Bereichen ist eine gute Detailerkennbarkeit gewährleistet. Hilfreich sind die von der Bundesärztekammer erarbeiteten Leitlinien und die entsprechenden Richtlinien der Kassenärztlichen Bundesvereinigung:

Leitlinien der Bundesärztekammer zur Qualitätssicherung in der Röntgendiagnostik vom 9. 12. 88.
Leitlinien der Bundesärztekammer zur Qualitätssicherung in der Computertomographie vom 10. 4. 92.
Richtlinien über Kriterien zur Qualitätsbeurteilung in der radiologischen Diagnostik gemäß § 136 SGB V (Qualitätsbeurteilungsrichtlinien) vom 17. 5. 92.

Bei mangelhafter Bildqualität sind folgende Faktoren zu analysieren:

1. Einstelltechnik einschließlich Lagerung des Patienten,
2. Einfluß des strahlenerzeugenden Systems (Generator, Strahler),
3. Einfluß des Abbildungssystems.

Besondere Bedeutung hat die Verwendung von den speziellen Aufgaben einer Untersuchung angepaßten Film-Folien-Systemen mit möglichst geringer Strahlenexposition.

17. Therapie mit energiearmen Strahlen

W. Schlungbaum

Die Strahlen des sichtbaren Lichts und die im Spektrum der elektromagnetischen Wellen angrenzenden infra-(ultra-)roten (IR) und ultravioletten Strahlen (UV) sind biologisch wirksam und können therapeutisch angewandt werden. Aus dem gesamten Gebiet der Wellenlängen zwischen etwa 300 µm und 10 nm sind die Wellenlängen von 5 µm bis 180 nm praktisch wichtig.

Lichtstrahlen im weiteren Sinne, d.h. mit Einschluß der infraroten (IR, UR) und ultravioletten (UV) Strahlen entstehen

1. bei der **Wärmebewegung** der Moleküle, sie werden also von erhitzten Körpern ausgesandt. Man spricht auch von **Temperaturstrahlern**;

2. bei der **Bewegung von Ionen im Gasentladungsrohr**, d.h. einer mit verdünntem Gas gefüllten Glasröhre, in die 2 Elektroden eingeschmolzen sind. Die Bewegung der Gasionen wird durch Anlegen einer elektrischen Spannung erzeugt. Derartige Strahler heißen **Lumineszenzstrahler**.

17.1 Temperaturstrahler

Die Temperaturstrahler senden ein **kontinuierliches Spektrum** aus, d.h. in einem bestimmten Spektralbereich sind alle Wellenlängen lückenlos vertreten. Die *Sonne* ist ein Temperaturstrahler mit einer Oberflächentemperatur von etwa 6000°. Ihr Spektrum (Abb. 17-1) umfaßt vor allem das IR, zu einem geringeren Anteil auch das UV.

Die Ausdehnung des Sonnenspektrums ins IR hinein wurde 1800 von *Herschel,* die ins UV 1801 von *Ritter* entdeckt. Als Licht- und Wärmespender ermöglicht die Sonne das Leben auf der Erde. Das Sonnenlicht hat sein Maximum im Gelbgrünbereich (550 nm). Außerhalb der Erdatmosphäre erzeugt die Sonnenstrahlung beim senkrechten Auftreffen auf 1 cm^2 etwa 2 cal/min (Solarkonstante). In der Erdatmosphäre wird ein großer Teil der Strahlung absorbiert. Der Anteil des IR an der Gesamt-

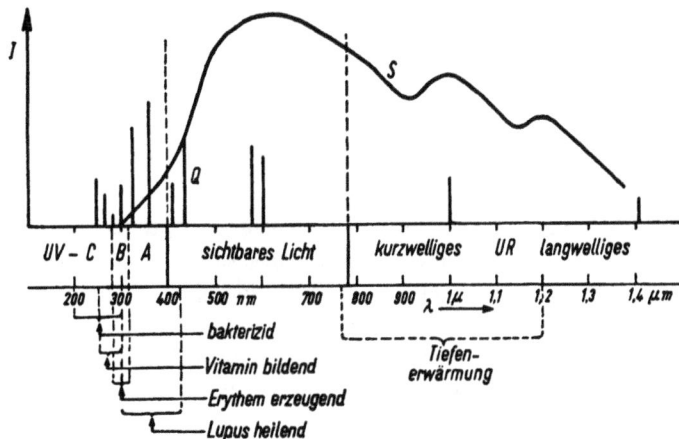

Abb. 17-1: Kontinuierliches Spektrum der Sonne (S) und Linienspektrum (Q, senkrechte Linien) einer Quecksilberlampe (nach *Rump*)

energie beträgt etwa 45 %. Der Wasserdampf der Luft absorbiert vor allem den langwelligen Anteil (>1400 nm). Die UV-Strahlung macht beim Eintritt in die Atmosphäre etwa 10 % aus. Die Atmosphäre (besonders das Ozon) läßt davon nur knapp 20 % auf die Erdoberfläche gelangen und begrenzt das Spektrum bei etwa 290 nm. Blaulicht und UV werden in der Luft und den kleinen in der Luft schwebenden Teilchen besonders stark gestreut (blaue Farbe und hoher UV-Gehalt der diffusen Himmelsstrahlung).

Künstliche Temperaturstrahler sind die *Wärmestrahler,* die aus einer erhitzten, rotglühenden Drahtspirale mit einem Reflektor bestehen. Auch *Glühlampen* höherer Leistungen erzeugen IR-Strahlung (Sollux-, Vitaluxlampe, Lichtkästen und Lichtboxen mit zahlreichen Glühlampen). Mit zunehmender Temperatur steigt die Lichtausbeute der Temperaturstrahler, das Intensitätsmaximum verschiebt sich in den Bereich des sichtbaren Lichts.

17.2 Lumineszenzstrahler

Der wichtigste Lumineszenzstrahler, als vorwiegender UV-Strahler auch künstliche Höhensonne genannt, ist die *Quecksilberdampflampe.* Das Quecksilber verdampft durch die Erwärmung. Das Rohr besteht zur Erhöhung der Durchlässigkeit für UV-Licht aus Quarz. Die Zündung erfolgt durch Kippen des Rohres. Etwas Quecksilber fließt dann von einer Elektrode zur anderen. Beim Abreißen des Fadens entsteht ein Lichtbogen. Mit dem Verdampfen des Quecksilbers setzt dann die Gasentladung ein.

Ein anderer Typ der Quecksilberlampe ist mit einem Edelgas (z. B. Argon) gefüllt. Das Einschalten der Spannung führt zur Entladung des Gases. Die Elektroden (Oxidelektroden) werden zum Glühen gebracht, wodurch dann die Quecksilberverdampfung und -entladung ausgelöst wird. Die Entladungslampen haben ein *Linienspektrum* (s. Abb. 17-1), d. h. einzelne Wellenlängen bestimmen mit ihrer Intensität die Zusammensetzung des Spektrums, mit einem kontinuierlichen, bis ins IR reichenden Untergrund. Die Quecksilberlampen haben ein fahlgrünliches Licht. Die *Krohmeyer-Lampe* ist eine Quecksilberdampflampe.

Eine andere Metallentladungslampe ist die **Kadmiumlampe,** die einen intensiveren sichtbaren Lichtanteil abstrahlt und ein mehr rötliches Licht aussendet.

Um das durch künstliche Strahler erzeugte Licht dem Sonnenlicht ähnlicher zu machen, hat man vielfach Temperatur- und Lumineszenzstrahler kombiniert, z. B. Quecksilberlampe und Wolframglühdraht in der Osram-Ultra-Vitaluxlampe (Zusatzkorrektur durch Glasfilter).

In **Kohlenbogenlampen** wirken die glühenden Kohleelektroden als Temperaturstrahler und erzeugen ein kontinuierliches Spektrum, während der Lichtbogen ein Mehrlinienspektrum erzeugt. In der *Finsen-Lampe* wird das Bogenlicht durch Quarzlinsen konzentriert. Eine zusätzliche Wasserschicht kühlt und filtert.

17.3 Biologische Wirkung

17.3.1 IR-Strahlung

Die relativ kurzwelligen Anteile der **IR-Strahlung** (700–1400 nm) dringen bis zu 30 mm tief in die Gewebe ein. Die angrenzenden längerwelligen Strahlen durchdringen ebenso wie das sichtbare Licht nur oberflächlicher gelegene Schichten (bis 1 cm). Bei künstlichen Strahlern können diese durch ein Rotfilter, jene durch eine Wasserschicht von etwa 1 cm Dicke abgefiltert werden. Damit erhöht sich die relative Tiefenwirkung.

Die **Temperaturerhöhung im Gewebe** erweitert die zuführenden Gefäße: Sie erzeugt eine aktive *Hyperämie.* Der Zellstoffwechsel wird angeregt. Durch den Einfluß auf die sensiblen Nerven können Schmerzen gelindert werden (Entzündungsprozesse, Rheumatismus u. a.). Die Resorption ausgeschwitzter Flüssigkeiten (Exsudate) wird gefördert. Die IR-Strahlung erzeugt sofort ein fleckig-rotes, flüchtiges Erythem. Nach wiederholten Bestrahlungen tritt auch eine ebenfalls fleckige Pigmentierung auf. Bei Temperaturen über 42 °C besteht die Gefahr einer Hautverbrennung. Die Dosierung erfolgt meist nach dem subjektiven Empfinden (Vorsicht bei nervösen Störungen!).

17.3.2 Sichtbares Licht

Das *sichtbare Licht* dringt nur mehrere Millimeter (bis zu 1 cm) tief in das Gewebe ein. Da die natürliche Lichtquelle, die Sonne, auch IR- und UV-Anteile enthält, handelt es sich hier immer um eine Kombinationswirkung. Auch die künstlichen Strahler enthalten die verschiedenen Anteile. Durch Filterung können einzelne spektrale Anteile getrennt angewandt werden. **Rotlicht** hat noch eine gewisse Wärmewirkung und wird bei Entzündungserscheinungen verwendet. **Blaulicht** hat eine sehr milde, beruhigende Wirkung. Es ist besonders bei Wärmeempfindlichkeit zweckmäßig. Nach *Warburg* aktiviert das Blaulicht das gelbe Atemferment der Zellen.

17.3.3 UV-Licht

Im *UV-Anteil* nimmt mit Abnahme der Wellenlänge die Eindringtiefe ab (bis etwa 0,1 mm). Trotzdem ist das UV-Licht (zumindest bis zu einer Wellenlänge von etwa 200 nm) infolge der von ihm ausgelösten spezifischen Reaktionen physiologisch außerordentlich wirksam. Das UV-Licht wird eingeteilt in

UV A$_1$: 440–340 nm
   A$_2$: 340–320 nm
UV B: 320 bis 290 nm (sog. *Dorno*-Strahlung)
UV C: 290 bis 180 nm

Die Quanten des UV-Lichts sind energiereicher als Lichtquanten. Ihre Wirkung beruht vor allem auch auf ihrer Fähigkeit, chemische Prozesse auszulösen, während die Wärmewirkung zurücktritt. In der therapeutischen Praxis ist das UV-Licht immer mit sichtbarem Licht kombiniert.

Das UV-Licht hat folgende **biologische Wirkungen:**

• **Erythemerzeugung.** Die Intensität der Hautrötung ist abhängig von der Wellenlänge sowie der Belichtungsstärke und -dauer. Die Rötung tritt erst nach einer Latenz (meist mehrere Stunden) auf. Starke Erytheme klingen im allgemeinen nach 3–4 Tagen langsam ab. Im Vergleich zu dem durch die IR-Strahlung erzeugten Erythem ist das UV-Erythem mehr hellrot und gleichmäßig gefärbt. Besonders wirksam sind die Wellenlängen 300 und 250 nm. Bei zu intensiver Bestrahlung – sowohl Sonnenbestrahlung als auch Bestrahlung mit künstlichen Strahlern – kommt es zu schweren Entzündungserscheinungen der Haut mit Blasenbildung: Symptomem, wie sie auch bei echten Verbrennungen beobachtet werden. Die Ursache des UV-Erythems beruht auf **photochemischen Reaktionen.** Bei mehrfacher Bestrahlung wird die Reaktion der Haut geringer (Ausbildung einer Lichtschwiele, s. u.). Zur Erzeugung eines gleichen Erythems sind dann also höhere Intensitäten bzw. längere Bestrahlungszeiten notwendig.

Bei Bestrahlung der Augenbindehaut kommt es zu einer starken Vermehrung der Durchblutung, wodurch das Bild einer **Konjunktivitis** (Bindehautentzündung) verursacht wird. Bei intensiver Bestrahlung müssen deswegen die Augen geschützt werden, d. h. es muß eine Schutzbrille getragen werden.

• **Pigmentierung.** Nach dem Erythem, besonders wenn dieses durch eine Strahlung der Wellenlänge um 300 nm erzeugt wurde, kommt es zu einer Pigmentierung in der Haut. Eine Pigmentierung ohne vorhergehendes Erythem tritt nach Bestrahlung mit UV-A-Licht auf (400 bis 320 nm). Der Grad der Pigmentbildung ist individuell verschieden. Die Haut brünetter Typen pigmentiert leichter als die blonder. Albinos sind nicht in der Lage, Pigment zu bilden. Bei einer Haut mit fehlender Pigmentbildung (nach Erythemerzeugung) ist eine Lichttherapie erfolglos.

Chemisch kommt dem Dioxyphenylalanin **(DOPA),** dessen Oxidationsprodukt gefärbt ist, besondere Bedeutung zu. Es handelt sich um komplizierte chemische Reaktionen, die durch die reduzierenden oxidierenden Potenzen (Redoxpotential) gesteuert werden. Hypothetisch ist in diesem Zusammenhang die Bedeutung der Sulfhydril-(SH-)Gruppen *(Wels).*

• **Hyperkeratose: Lichtschwiele.** Bei mehrfacher Bestrahlung kommt es zu einer Verdickung der obersten Hautschichten, der Bildung einer Lichtschwiele. Sie stellt einen gewissen Schutz gegen weitere Bestrahlungen dar. Die Erythemschwelle, d. h. die Intensität, bei der eben ein Erythem auftritt, kann durch die Lichtschwielenbildung bis auf den 10fachen Wert erhöht werden. Die Lichtschwiele schützt auch in begrenztem Ausmaß gegen Überwärmung durch Wärmestrahler.

• **Allgemeinwirkungen.** Zweifellos werden durch die Einwirkung des sichtbaren Lichts und besonders des UV-Lichts alle Lebensvorgänge stimuliert. Auch hier ist die Bedeutung des Redoxpotentials der SH-Substanzen (s. o.) zu diskutieren. Im Kindesalter wird über hormonelle Steuerungsmechanismen ein Wachstumsreiz ausgeübt. Die Steigerung der zellulären Immunität erhöht die Abwehrbereitschaft des Organismus und vermindert die Infektionsanfälligkeit.

Zunehmende Bedeutung für die Behandlung bestimmter Hautkrankheiten hat die Beeinflussung des *Immunsystems* durch Licht- bzw. UV-Strahlen.

Der gesamte Stoffwechsel wird angeregt, was zu einer Steigerung des Grundumsatzes führt. Dabei wird die Sauerstoffausnutzung der Gewebe gesteigert. Eine Anregung der blutbildenden Organe macht sich in einer Normalisierung des peripheren Blutbildes bemerkbar.

Nicht zu vernachlässigen ist die allgemeine *psychische Wirkung* des sichtbaren Lichts. Die Auswirkungen des Lichtmangels konnten besonders auch im Polarwinter studiert werden. Die psychische Wirkung von Farben wird heute auch im Wohnungs- und Schulbau berücksichtigt.

• Die **antirachitische Wirkung** wurde 1919 von *Huldschinsky* entdeckt. Sie kommt sowohl dem Sonnenlicht als auch den künstlichen UV-Strahlern zu. Wirksam sind Strahlen mit Wellenlängen zwischen 250 und 300 nm mit dem Maximum im Bereich der *Dorno*-Strahlung bei etwa 290 nm. Es handelt sich um einen photochemischen Prozeß, bei dem das **Provitamin D** (Ergosterin, Dehydrocholesterin) **in das Vitamin D2** bzw. **D3 umgewandelt** wird. Es können auch Nahrungsmittel (Milch) vorbestrahlt und so „akiviert" werden. Das Vitamin D steuert den Kalzium-Phosphor-

Stoffwechsel und ist entscheidend für die Knochenbildung und das normale Knochenwachstum.

• **Bakterizide Wirkung.** Strahlung mit Wellenlängen zwischen 200 und 300 nm mit einem Maximum bei 265 nm sind in der Lage, Bakterien bei direkter Einwirkung zu töten (Eiweißdenaturierung). Im menschlichen Organismus kann dieser Effekt allenfalls bei oberflächlichen Wunden benutzt werden, da die Eindringtiefe dieser Strahlen zu gering ist. Hier ist allerdings wahrscheinlich der Allgemeineffekt (Steigerung der Abwehrkraft) zumindest zusätzlich wirksam. Versuchsweise sind UV-Lampen in Operationssälen und auf Säuglingsstationen zur „Entkeimung" angewandt worden.

• **Photosynthese.** Grüne Pflanzen (Chlorophyll) können mit Hilfe der Lichtenergie den Kohlenstoff der Luft (CO_2) assimilieren, d. h. in ihren Organismus einbauen. Die Photosynthese ist eine der Grundlagen des Lebens überhaupt.

• **Fluoreszenzerregung.** Das UV-Licht erregt Fluoreszenz auch auf der bestrahlten Haut. Dieser Effekt kann zur Diagnostik von Hautveränderungen (Narben, Pigmentierung, Zustand nach Röntgenbestrahlung) verwandt werden. Bei Bestrahlung mit einer „Analysenlampe" heben sich die betreffenden Partien deutlich von der Umgebung ab.

Den *positven Wirkungen* des Lichts stehen andererseits Eigenschaften gegenüber, die **Krankheiten erzeugen:**

• **Krebserzeugende Wirkung.** Sie kommt vor allem der *Dorno*-Strahlung (Wellenlänge 290 nm) zu. Der Lichtkrebs wird vor allem bei besonders exponierten Berufen (Seeleute, Landbevölkerung) beobachtet. Die Mehrzahl aller Hautkrebse entsteht an belichteten Körperregionen.

• **Lichtdermatosen.** Besonders empfindliche Personen reagieren mit starken krankhaften Reaktionen der Haut. Zu erwähnen sind in diesem Zusammenhang vor allem Menschen mit einer Stoffwechselstörung, der Porphyrie (die Porphyrine sind die Bausteine des roten Blutfarbstoffs).

Die stimulierende allgemeine Wirkung des Lichts wurde auch an entsprechenden Mangelerscheinungen (Großstadtbevölkerung, Bergleute) studiert. Die resultierenden „**Schattenkrankheiten**" machen sich durch eine Verminderung des Leistungsvermögens, allgemeine Müdigkeit, Stoffwechselstörungen u.a. bemerkbar. Zur Vorbeugung haben sich in großen Industriebetrieben Belichtungsanlagen mit künstlichen Bestrahlern bewährt, durch die das Personal durchgeschleust wird, wodurch der Lichtmangel zumindest zum Teil ersetzt werden kann.

Hauptindikationen der Lichttherapie waren *Rachitis* und *extrapulmonale Tuberkulose.* Beide Indikationen sind heute überholt (Rachitisprophylaxe durch Vitamin D, medikamentöse Therapie der Tuberkulose).

Indikationen heute sind:

• **Schuppenflechte** (Psoriasis). Meist wird eine Strahlung mit einem Emissionsmaximum zwischen 300 und 320 nm eingesetzt *(selektierte UV-Phototherapie = SUP).* Bei Personen vom Hauttyp 1 (s.o.) wird sie nicht angewandt.

Eine Kombinationstherapie ist die sog. *PUVA-Therapie.* Photosensibilisierende Psoralene (meist 8-Metoxipsoralen = 8-MOP) werden zusammen mit einer UVA-Bestrahlung angewandt (therapeutisch wirksamster Spektralanteil wahrscheinlich 320–340 nm.

• **atopische Dermatitis** (allergisches Ekzem). Hier wird häufig die Kombinationen einer UV B- mit einer UV A-Strahlung angewandt, auch als *PUVA* also in Kombination mit einer (meist oralen) *Chemotherapie.*

• **T-Zell-Lymphome.** Für die Behandlung kutaner T-Zell (T-Lymphozyten)-Lymphome hat sich die *PUVA-Therapie* ebenfalls bewährt (nach einer Bestrahlungsserie bis zur Rückbildung Erhaltungstherapie über längere Zeit).

• **Lichtdermatosen.** Bei manchen Lichtdermatosen ist die *UVA-* oder auch die *PUVA-Therapie* wirksam.

• **Vitiligo.** Bei der Vitiligo (Pigmentschwund) kann mit der *PUVA-Therapie* eine oft allerdings nur vorübergehende Pigmentierung erreicht werden.

Daß vielfach auch Bestrahlungen zu **kosmetischen Zwecken** (Hautbräunung) durchgeführt werden, ist allgemein bekannt. Sicher ist hier dem Sonnenlicht der Vorzug zu geben. Die Pigmentierung durch die künstlichen Strahler entspricht infolge ihrer spektralen Zusammensetzung nicht der durch das Sonnenlicht erzeugten Pigmentierung.

Die **Dosimetrie** der Licht- bzw. UV-Strahlen ist schwierig. Im allgemeinen wird biologisch nach dem Auftreten des Erythems dosiert. Die Intensität der Strahlung läßt sich bei künstlichen Strahlern durch den Abstand (Abstandsgesetz, s.S. 125) und die Bestrahlungszeit regulieren. In manchen Fällen ist es zweckmäßig, den Erythemschwellenwert zu bestimmen (Bestrahlung der Abschnitte einer kleinen Hautpartie mit verschiedenen Zeiten). Objektive Dosierungsmöglichkeiten sind bei Ausnutzung des photoelektrischen Effekts einer **Photozelle** (Selen oder Kadmium) möglich. Eine exakte Dosimetrie hat die Kenntnis der spektralen Verteilung des Lichts zur Voraussetzung.

Monochromatische Lichtstrahlen sehr hoher Intensität sind die **Laser**-Strahlen. Der scharf gebündelte Strahl wird z.B. mit Hilfe einer Quecksilberdampflampe in einem Rubinkristall (Aluminiumoxidkristall mit 0,5 % Chrom) erzeugt (*Maiman* 1960), dessen Enden verspiegelt sind. Die im Kristall erzeugten Photonen werden an den Enden reflektiert, bis sie bei einer bestimmten Intensität an dem einen Kristallende austreten. In der Medizin werden Laserstrahlen u.a. zu umschriebener Koagulation (bei Netzhautablösung) bzw. Gewebszerstörung (Versuche zur Zerstörung kleiner Tumoren) benutzt.

In allen Fällen ist die Licht- bzw. UV-Therapie vom Arzt zu verordnen. Er hat auch zu entscheiden, ob ein künstlicher UV-Strahler mit relativ starken Intensitäten, wie die *Finsen-* oder *Krohmeyer*-Lampe, verwendet werden soll, oder ob ein Schwachstrahler, wie die dem Sonnenlicht nachgeahmte Ultravitalux, oder das Sonnenlicht selbst mehr indiziert sind.

18. Einstelltechnik

H. Grieszat

Die nachfolgende Einstelltechnik ist ganz auf die Praxis abgestellt. Schwierigkeiten bestehen oft besonders darin, daß hinfällige oder schwerverletzte Patienten nicht lehrbuchmäßig gelagert werden können. Für diesen Fall werden Alternativen empfohlen, die ebenfalls eine ausreichende diagnostische Aussagekraft besitzen.

Für die Lagerung und Fixierung empfehlen sich Schaumstoffkissen und -formen.

Bei Unruhe der Patienten muß die Belichtungszeit so kurz wie möglich sein (Hochleistungsgenerator, entsprechende Folien).

Notwendig sind weiterhin Bleigummiabdeckplatten, Gonadenschutz, Tuben und ein Holzkasten, der etwa die Größe 50 × 30 × 20 haben sollte.

In jedem Fall dürfen nur die darzustellenden Körperabschnitte exponiert werden. Der übrige Körper ist aus Strahlenschutzgründen abzudecken!

Bei der Auswahl der Folien und evtl. des Filmmaterials sind die Empfindlichkeit und die Zeichenschärfe den jeweiligen Erfordernissen anzupassen.

Vor der Röntgenuntersuchung muß entschieden werden, welche Aufnahmen zweckmäßig und notwendig sind (Indikation!), Lagerung und technische Daten sollen gewährleisten, daß optimale Röntgenbilder mit größtmöglicher Aussagekraft angefertigt werden.

Zu den jeweiligen schematischen Skizzen sind Hinweise für die Vorbereitung und Durchführung der Untersuchung nach folgendem Muster angebracht:

1. Vorbereitung des Patienten

2. Vorbereitung am Schalttisch
2.1 Arbeitsplatzwahl
2.2 Fokuswahl
2.3 KV-Wahl
2.4 mAs-Wahl bzw. mA- und s-Wahl

2.5 oder Belichtungsautomatik, mittlere, rechte oder linke Kammer
2.6 oder Organautomatik anstelle 2.1–2.5

3. Vorbereitung am Aufnahmetisch
3.1 Kassettenformat, Seitenbezeichnung
3.2 Folie
3.3 Fokus-Filmabstand

4. Lagerung des Patienten

5. Zentrierung

Obere Extremitäten
1.–5. Finger

1. Schmuck, soweit möglich auch Verbände ablegen
2.1 Auftischaufnahme
2.2 Brennfleck 0,6 mm
2.3 KV-Wahl
2.4 mAs-Wahl

3.1 13/18 Hochformat, geteilte Kassette für 2 Ebenen, Bleibuchstabe
3.2 Folienempfindlichkeit 50
3.3 FFA 100 cm

4. Patient sitzt seitlich mit zu untersuchender Seite am Aufnahmetisch. Bleischürze.

Daumen mit Metacarpale I

a) seitlich; b) volo-dorsal; c) dorso-volar

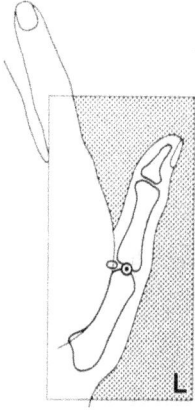

a) seitlich (Aufsicht)

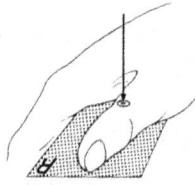

a) seitlich (Seitenansicht)

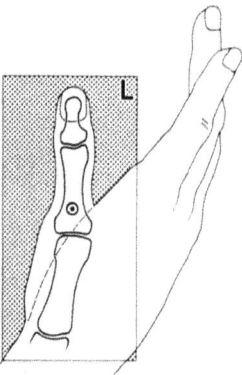

b) volo-dorsal (Aufsicht)

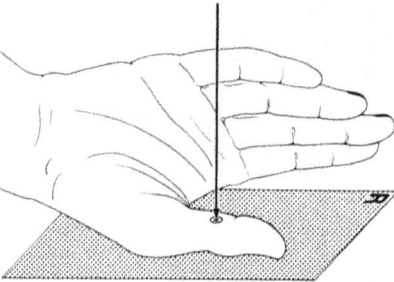

b) volo-dorsal (Seitenansicht)

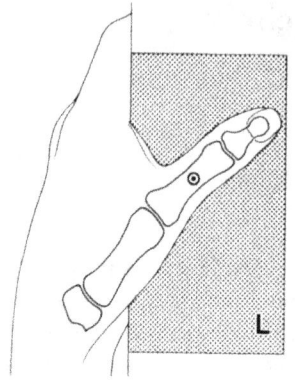

c) dorso-volar
(Aufsicht)

4. a) Daumen liegt seitlich auf der Kassette bei Pronationsstellung der Hand.
    b) nach innen gedrehter Arm des Patienten wird so – vom Körper abgestreckt – gelagert, daß der Daumen mit seiner dorsalen Seite auf der Kassette liegt.
    c) auf erhöht gelagerter Kassette wird der Daumen mit seiner volaren Seite diagonal gelagert (ungünstige Lagerungsmöglichkeit bei Verletzungen!; Carpo-Metacarpalgelenk nicht dargestellt!).

5. Zentralstrahl
    a) und b) Daumengrundgelenk, Mitte Kassette
    c) Daumengrundglied

Daumen und 1. Mittelhandknochen einschließlich Carpometacapalgelenk müssen sichtbar dargestellt sein! (Bennet'sche Fraktur!).

2. Finger

a) dorso-volar; b) seitlich ulno-radial

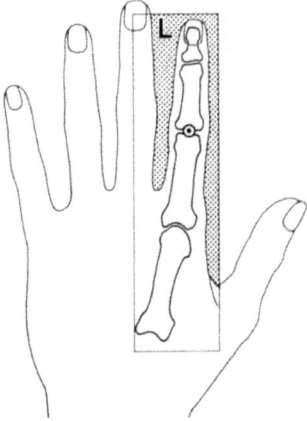

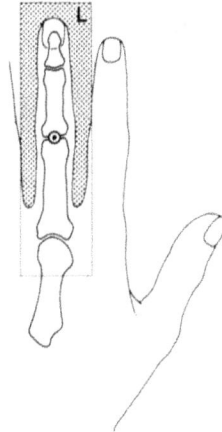

a) dorso-volar (Aufsicht)

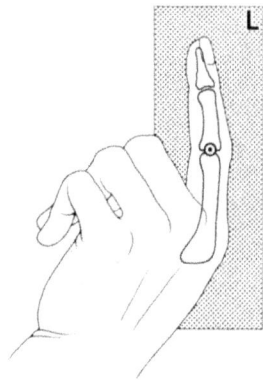

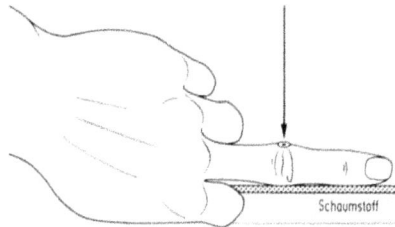

*b) seitlich ulno-radial
(Aufsicht)*

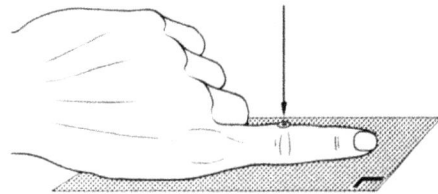

b) seitlich ulno-radial (Seitenansicht)

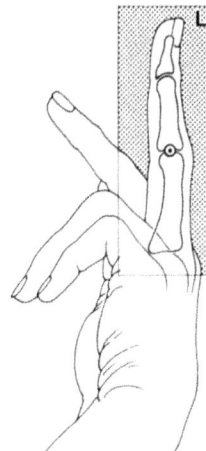

4. a) 2. Finger liegt bei Pronationsstellung der
        Hand auf der Kassette.
    b) 2. Finger liegt gestreckt mit radialer Seite
        auf der Kassette.
        Daumen und 3.–5. Finger zur Faust ein-
        knicken.

5. ZS Mittelgelenk Mitte Kassette.

    Grund-, Mittel- und Endglied einschließlich
    drei Gelenke müssen dargestellt sein.

3. Finger

a) dorso-volar; b) seitlich ulno-radial

a) dorso-volar (Aufsicht)

Schaumstoff

b) seitlich ulno-radial (Seitenansicht)

*b) seitlich ulno-radial
(Aufsicht)*

4. a) 3. Finger liegt bei Pronationsstellung der Hand auf der Kassette.

    b) 3. Finger liegt gestreckt mit radialer Seite auf der Kassette, leicht mit Schaumstoff unterpolstert, damit parallele Lage zum Film gegeben ist. Daumen, 2., 4. und 5. Finger sind zur Faust eingeknickt.

5. ZS Mittelgelenk, Mitte Kassette.

    Grund-, Mittel- und Endglied einschließlich drei Gelenke müssen dargestellt sein.

4. Finger

a) dorso-volar; b) seitlich radio-ulnar

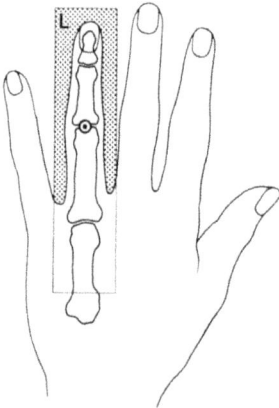

a) dorso-volar
(Aufsicht)

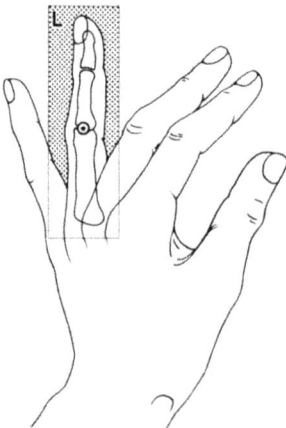

b) seitlich radio-ulnar (Aufsicht)

4. a) 4. Finger liegt bei Pronationsstellung der Hand auf der Kassette.

b) 4. Finger liegt gestreckt mit ulnarer Seite auf der Kassette. 2. und 3. Finger sind volar, 5. Finger dorsal abgestreckt.

5. ZS Mittelgelenk, Mitte Kassette.

    Grund-, Mittel- und Endglied einschließlich drei Gelenke müssen dargestellt sein.

5. Finger

a) dorso-volar; b) seitlich radio-ulnar

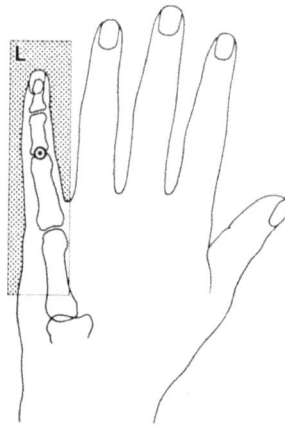

a) dorso-volar
(Aufsicht)

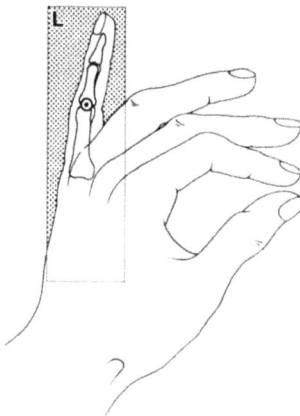

b) seitlich radio-ulnar (Aufsicht)

4. a) 5. Finger liegt bei Pronationsstellung der Hand auf der Kassette.

    b) 5. Finger liegt gestreckt mit ulnarer Seite auf der Kassette. 1.–4. Finger sind nach volar abgestreckt.

5. ZS Mittelglied Mitte Kassette.

Grund-, Mittel- und Endglied einschließlich drei Gelenke müssen dargestellt sein.

Kontrollaufnahmen in Beugestellung eingegipster Finger zur Aufnahme im volo-dorsalen Strahlengang entsprechend der Frakturstelle lagern. Das Objekt liegt somit plattenah, ferner wird besserer Einblick in die Gelenkspalte ermöglicht.

Hand

a) dorso-volar; b) schräg (Zitherspielerstellung); c) seitlich (bei Fremdkörpersuche bzw. Dislokation bei Frakturen im Metacarpalbereich)

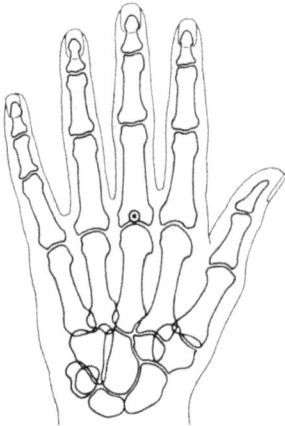

a) dorso-volar
(Aufsicht)

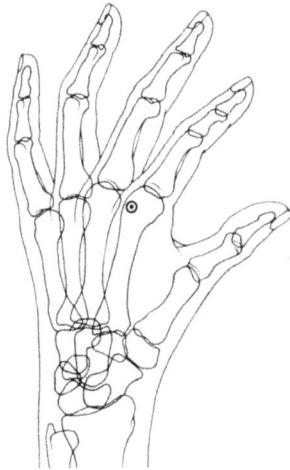

b) schräg (Zither-
spielerstellung)

1. Schmuck, soweit möglich auch Verbände ablegen

2.1 Auftischaufnahme
2.2 Brennfleck 0,6 mm
2.3 KV-Wahl
2.4 mAs-Wahl

3.1 2×18/24 Hochformat oder 24/30 Querformat geteilt für 2 Ebenen, Bleibuchstabe
3.2 Folienempfindlichkeit 50
3.3 FFA 100 cm

4. Patient sitzt seitlich mit zu untersuchender Seite am Aufnahmetisch. Bleischürze.
   a) Hand liegt bei angewinkeltem Arm in Pronationsstellung auf der Kassette.
   b) Hand liegt schräg mit ulnarer Seite auf der Kassette, 1.–4. Finger liegen mit ihren Spitzen auf der Kassette.
   c) Hand liegt mit ulnarer Seite auf. Daumen nach volar abgespreizt.

5. a) ZS Grundgelenk des 3. Fingers.
   b+c) Grundgelenk des 2. Fingers.

   Bei schweren Verletzungen, z.B. Kreissägenverletzung oder Quetschung sollte, wenn die Finger nicht gestreckt werden können, eine Aufnahme in Supinationsstellung angefertigt werden. Für die zweite Ebene ist es ratsam, einen Schaumstoffkeil unter die Hand zu legen, um Bewegung der Finger zu vermeiden, aber ruhige Schräghaltung der Hand zu gewährleisten.

Handgelenk + Handwurzel

a) dorso-volar; b) seitlich radio-ulnar

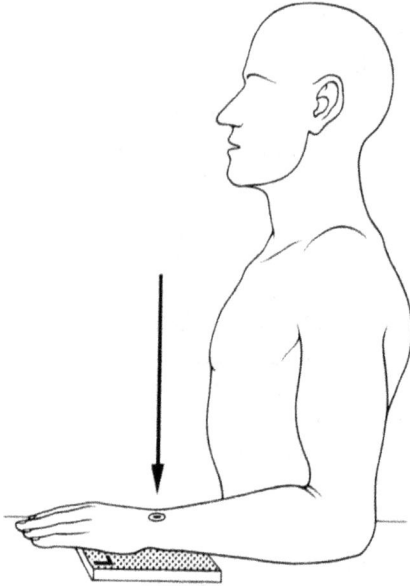

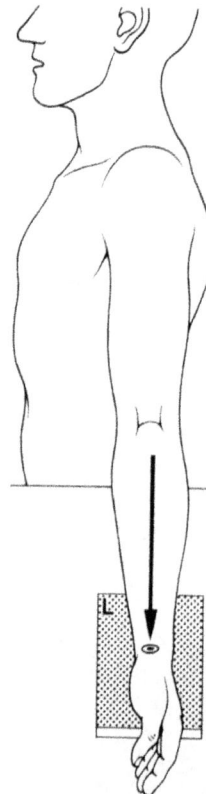

a) dorso-volar

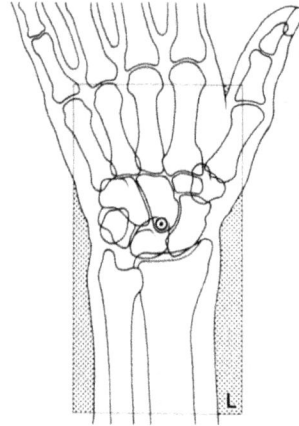

a) dorso-volar (Aufsicht)

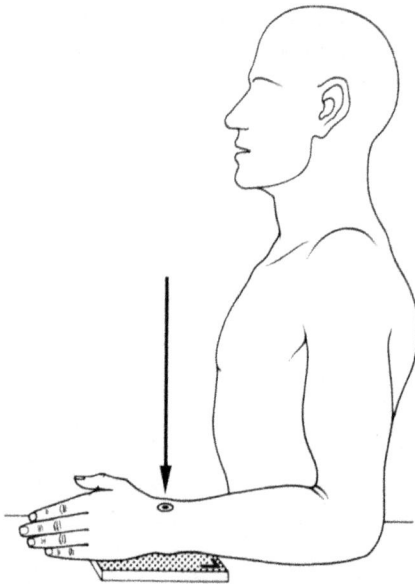

b) seitlich (radio-ulnar)

b) seitlich radio-ulnar (Aufsicht)

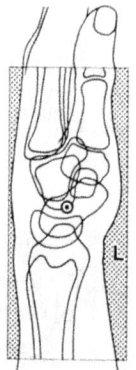

1. Schmuck, Uhr, wenn möglich auch Verbände ablegen

2.1 Auftischaufnahme
2.2 Brennfleck 0,6 mm
2.3 KV-Wahl
2.4 mAs-Wahl

3.1 2×13/18 Hochformat oder 18/24 Querformat geteilt für 2 Ebenen, Bleibuchstabe
3.2 Folienempfindlichkeit 50
3.3 FFA 100 cm

4. Patient sitzt seitlich mit zu untersuchender Seite am Aufnahmetisch, Bleischürze.
   a) Handgelenk liegt bei angewinkeltem Arm und Pronationsstellung der Hand auf der Kassette.
   b) Handgelenk liegt bei angewinkeltem Arm (bei Verletzungen im Handgelenkbereich leicht vom Körper abgestrecktem Arm) mit ulnarer Seite auf der Kassette.
5. ZS Handgelenk, Kassettenmitte.

Achtung! Bei Kontrollaufnahme im Gips ist die exakte Lagerung bei der Seitenaufnahme besonders wichtig! Orientierungsmöglichkeit zur Lagerung ist der Daumen!

Bei Radiusfrakturen sollte zur seitlichen, radio-ulnaren Einstellung der Unterarm nicht, wie üblich, 90° in sich gedreht, sondern der gesamte Arm im Ellenbogengelenk 90° bei gleichzeitiger Abwinkelung vom Körper gedreht werden.

Spezielle Darstellung einzelner Handwurzelknochen

1. Schmuck, eventuell Verbände ablegen

2.1 Auftischaufnahme
2.2 Brennfleck 0,6 mm
2.3 KV-Wahl
2.4 mAs-Wahl

3.1 9/12 Hochformat, Bleibuchstabe
3.2 Folienempfindlichkeit 50
3.3 FFA 100 cm

4. Patient sitzt seitlich mit zu untersuchender Seite am Aufnahmetisch. Bleischürze.

OS Scaphoideum

4. Die Hand liegt in Pronationsstellung auf der Platte. 2.–5. Finger werden im End- und Mittelgelenk stark gebeugt (Grundglieder, Mittelhand und Handwurzel bilden eine Ebene!). Die Hand wird im Handgelenk stark nach lateral (ulnarwärts) abgewinkelt. (Bei Schwellung als Traumafolge nur mit Hilfestellung möglich!)
5. ZS auf Tabatierenfenster, Mitte Kassette.

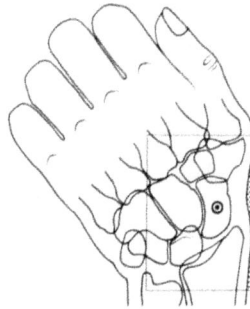

Os Scaphoideum
(Aufsicht)

Alternative: Falls die Einstellung bei Verletzungen nicht möglich ist, kann man eine Aufnahme bei Schräglage der Handwurzel aus der Pronationsstellung heraus mit Zentrierung auf das Tabatierenfenster machen. Schaumstoffunterstützung.

Weitere Projektionsmöglichkeit durch Vergrößerungstechnik. Hierzu ist jedoch die Verwendung eines Feinstfokus erforderlich.

Os Triquetrum

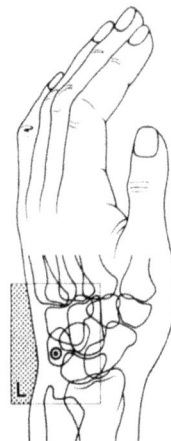

Os Triquetrum
(Aufsicht)

4. Hand liegt 45° schräg auf ulnarer Seite in Pronationsstellung auf der Kassette (Schaumkissenkeil).

5. ZS auf das Os Triquetrum, Kassettenmitte.

    Das Os Triquetrum ist partiell freiprojeziert dargestellt.

Os Pisiforme

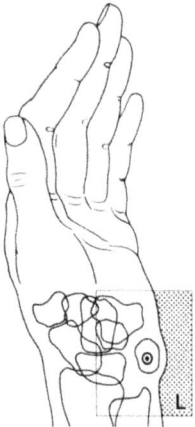

Os Pisiforme (Aufsicht)

4. Die Hand liegt 45° in schräger Supinationsstellung mit der ulnaren Seite auf der Kassette.

5. ZS auf Pisiforme, Mitte Kassette.

    Das Os Pisiforme ist isoliert dargestellt.

Carpaltunnel axial

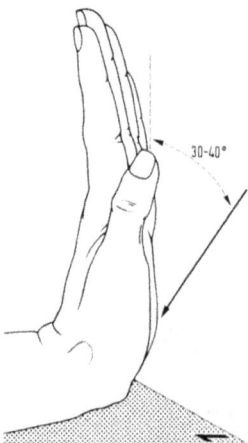

(Seitenansicht)

1. Schmuck, eventuell Verbände entfernen

2.1 Auftischaufnahme

2.2 Brennfleck 0,6 mm

2.3 KV-Wahl

2.4 mAs-Wahl

3.1 13/18 Hochformat

3.2 Folienempfindlichkeit 50

3.3 FFA 100 cm

4. Patient sitzt seitlich mit zu untersuchender Seite am Aufnahmetisch, Bleischürze.

    Der Unterarm liegt auf dem Tisch. Die Hand wird angehoben und mit der gesunden Hand des Patienten weit nach dorsal gedrückt. Bei eingeschränkter Beweglichkeit ist der Arm auf einen schrägen Schaumstoffkeil so zu lagern, daß die nach dorsal geneigte Hand senkrecht nach oben schaut. Die Kassette liegt dabei unter dem Schaumstoffkeil auf der Tischplatte. Die Vergrößerung durch größeren Objekt-Film-Abstand sollte dabei in Kauf genommen werden.

5. Röhre 30–40° aus der Senkrechten nach proximal geneigt, ZS fällt tangential auf die Handwurzel.

    Es ist zu beachten, daß die Handwurzel am oberen Rand der Kassette zu liegen kommt, da durch Schrägeinfall des ZS der Carpaltunnel dann in Filmmitte projeziert wird.

    Es sind alle Handwurzelknochen axial dargestellt.

Unterarm

a) volo-dorsal; b) seitlich radio-ulnar

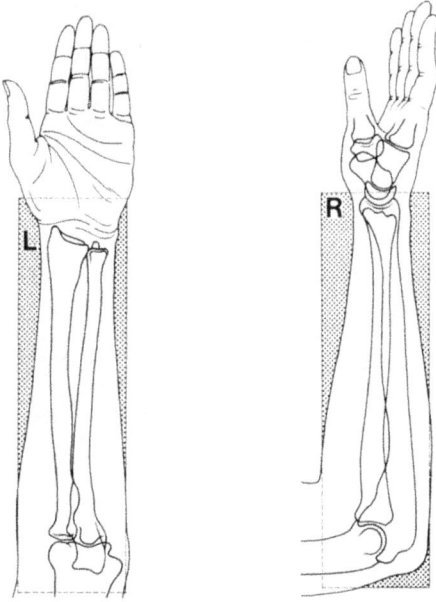

a) volo-dorsal   b) seitlich radio-ulnar
(Aufsicht)   (Aufsicht)

1. Kleidung, Schmuck, eventuell Verbände ablegen
2.1 Auftischaufnahme
2.2 Brennfleck $\leq 1,3$ mm
2.3 KV-Wahl
2.4 mAs-Wahl
3.1 2×15/40 oder 24/30 Hochformat geteilt für 2 Ebenen (dann meistens 1 Gelenk abgebildet), Bleibuchstabe
3.2 Folienempfindlichkeit 200
3.3 FFA 100 cm
4. Patient sitzt seitlich mit zu untersuchender Seite am Aufnahmetisch. Bleischürze.
  a) Ausgestreckter Arm liegt vom Körper abgewinkelt, bei Supinationsstellung der Hand auf einer Schaumstoffunterpolsterung bzw. Holzkiste, so daß der gesamte Arm in Schulterhöhe liegt. Falls keine Unterpolsterungsmöglichkeit besteht, kann der Patient auch anstatt auf einem Stuhl auf einer Fußbank seitlich am Aufnahmetisch sitzen.

  b) Im Ellenbogen angewinkelter Arm liegt in Schulterhöhe auf Schaumstoff oder Holzkiste mit ulnarer Seite auf. Daumen zeigt nach oben.
5. ZS Mitte Unterarm, Mitte Kassette.

  Unterarm ist mit mindestens einem Gelenk dargestellt.

Ellenbogengelenk

a) Ellenbogen volo-dorsal; b) seitlich, radio-ulnar; c) axial

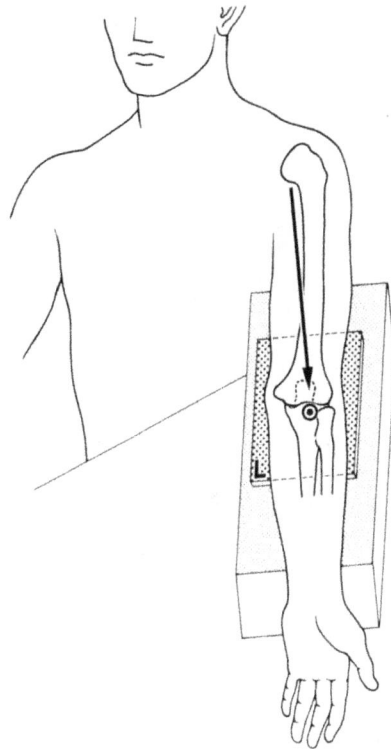

a) volo-dorsal (Aufsicht)

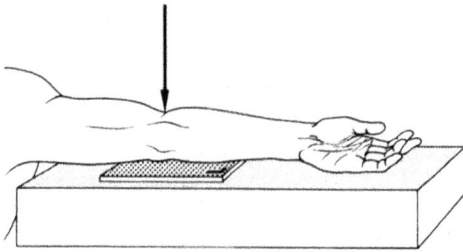

a) volo-dorsal (Seitenansicht)

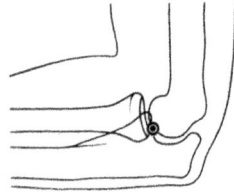

b) seitlich radio-ulnar
(Aufsicht)

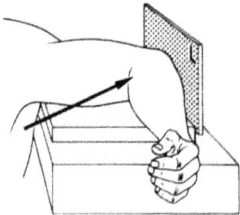

a) volo-dorsal
Alternative
(Seitenansicht)

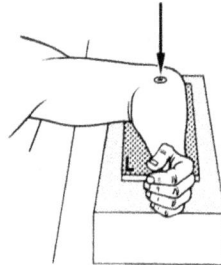

b) radio-ulnar seitlich
(Seitenansicht)

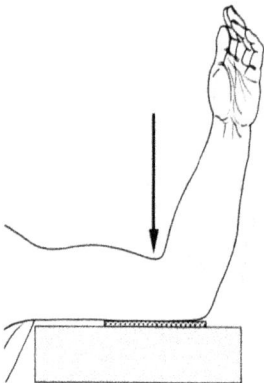

a) Alternative: Ellen-
bogen mit Oberarm-
anteil volo-dorsal bei
Streckhemmung
(Seitenansicht)

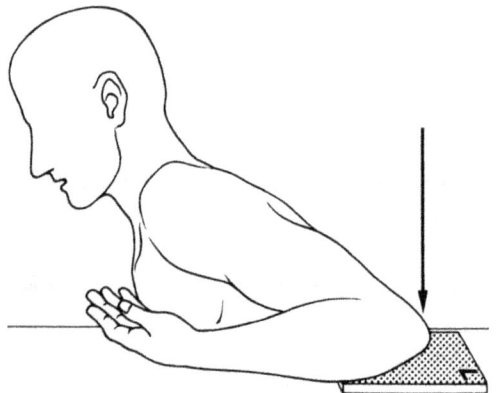

c) axial

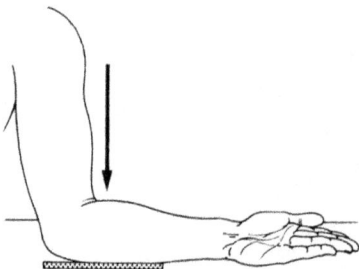

a) Alternative: Ellenbogen mit Unterarmanteil
(volo-dorsal) bei Streckhemmung (Seitenansicht)

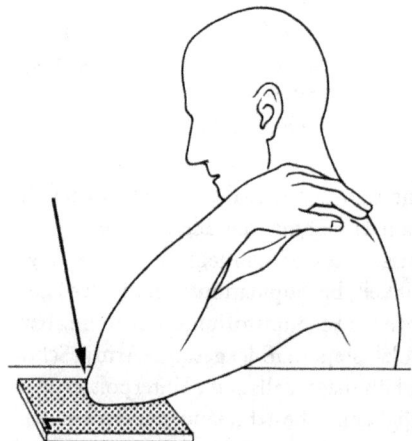

c) axial

1. Kleidung, eventuell Verbände ablegen

2.1 Auftischaufnahme

2.2 Brennfleck $\leq 1,3$ mm

2.3 KV-Wahl

2.4 mAs-Wahl

3.1 a+b) 2×13/18 Hochformat oder 18/24 Querformat geteilt für 2 Ebenen, Bleibuchstabe

   c) 13/18 Hochformat

3.2 Folienempfindlichkeit 200

3.3 FFA 100 cm

4. Patient sitzt seitlich mit zu untersuchender Seite am Aufnahmetisch. Bleischürze.

   a) Ausgestreckter Arm liegt vom Körper abgewinkelt bei Supinationsstellung der Hand auf einer Schaumstoffunterspolsterung bzw. Holzkiste, so daß sich der gesamte Arm in Schulterhöhe befindet. (Der Patient kann auch auf einer Fußbank sitzen, so daß der Arm direkt auf dem Tisch aufliegt.)
   Alternative bei Streckhemmung: Unterarm liegt auf dem Tisch auf (Darstellung der gelenknahen Unterarmanteile), oder: Oberarm liegt auf der Unterpolsterung auf (Darstellung der gelenknahen Oberarmanteile.).
   Lagerung des Ellenbogens bei Streckhemmung auf das Olecranon bringt projektionsbedingte Verkürzungen der Ober- und Unterarmanteile mit sich!
   Zur Vermeidung von Bewegung des Armes bei Verletzungen (z. B. Luxation) kann eine Kassette senkrecht zur Tischebene an den zur seitlichen Aufnahme in Schulterhöhe gelagerten Ellenbogen am Olecranon angestellt werden.

   b) Im Ellenbogen angewinkelter Arm liegt in Schulterhöhe auf Schaumstoff oder Holzkiste mit ulnarer Seite auf. Daumen zeigt nach oben. Kassette unter Ellenbogengelenk.

   c) Oberarm liegt auf dem Tisch auf. Der Unterarm wird stark angewinkelt, so daß mit der Hand die Schulter berührt wird. Kassette unter Ellenbogen.
   oder:
   Unterarm liegt auf, Ellenbogen wird so angewinkelt, daß die Hand die Schulter berührt. Bleibuchstabe.

5. a+b) ZS auf Ellenbogengelenk, Mitte Kassette. Bei angestellter Kassette: ZS parallel zur Tischebene auf Ellenbogengelenk senkrecht auf Kassette.
   Ellenbogengelenk muß in beiden Ebenen freiprojeziert sein.

   c) ZS senkrecht auf Olecranon, Mitte Kassette. Olecranon muß freiprojeziert sein.

Radiusköpfchen spezial

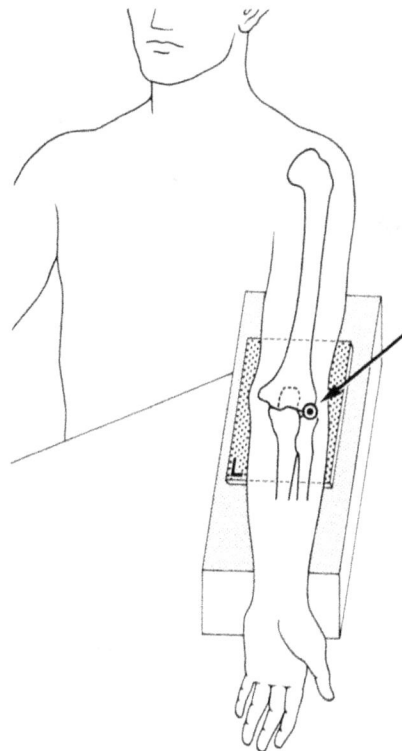

(Aufsicht)

1. bis 2.4 wie Ellenbogengelenk

3.1 13/18 Hochformat, Bleibuchstabe

3.2 Folienempfindlichkeit 200

3.3 FFA 100 cm

4. Patient sitzt seitlich mit zu untersuchender Seite am Tisch. Bleischürze.
   Ausgestreckter Arm liegt mit dem Ellenbogen in Schulterhöhe in Supinationsstellung der Hand auf der Kassette.
   Kassette leicht nach lateral verschoben.

5. ZS ca. 25° medio-lateral auf Ellenbogenge-
    lenk, Mitte Kassette.

    Radiusköpfchen ist freiprojeziert.

Oberarm (mit Ellenbogen)

a) volo-dorsal; b) seitlich mit Ellenbogen

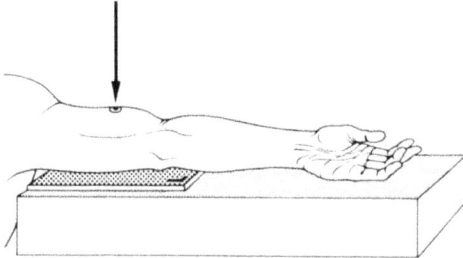

a) volo-dorsal

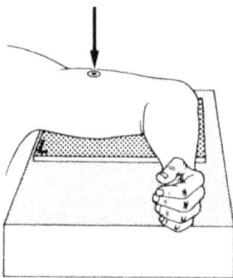

b) seitlich

1. Kleidung, eventuell Verbände ablegen

2.1 Auftischaufnhme
2.2 Brennfleck $\leq 1,3$ mm
2.3 KV-Wahl
2.4 mAs-Wahl

3.1 24/30 Hochformat geteilt für 2 Ebenen, Blei-
    buchstabe
3.2 Folienempfindlichkeit 200
3.3 FFA 100 cm

4. Patient sitzt seitlich mit zu untersuchender
    Seite am Aufnahmetisch. Bleischürze.
    a) Ausgestreckter Arm liegt, vom Körper ab-
       gewinkelt, bei Supinationsstellung der
       Hand auf einer Schaumstoffunterlage bzw.
       Holzkiste, so daß sich der Arm in Schulter-

höhe befindet. Kassette ist in Achselhöhle
geschoben.
b) Im Ellenbogen angewinkelter Arm liegt in
    Schulterhöhe auf Schaumstoff oder Holz-
    kiste mit ulnarer Seite auf. Daumen zeigt
    nach oben.

5. ZS Mitte Oberarm, Mitte Kassette.

    Oberarm mit Ellenbogen sind abgebildet.

Oberarm (mit Schulter- und Ellenbogengelenk)

a) ventro-dorsal (liegend oder stehend); b) seitlich
(liegend oder stehend)

1. Kleidung, eventuell Verbände ablegen

2.1 Rasteraufnahmetisch (liegend) oder RWG
    (sitzend)
2.2 Brennfleck $\leq 1,3$ mm
2.3 KV-Wahl
2.4 mAs-Wahl
2.5 oder Belichtungsautomatik mittlere Kam-
    mer mit Dosiserhöhung („Mogeltaste"), da
    Objekt die Kammer nicht ausreichend
    deckt
2.6 oder Organautomatik mit Dosiserhöhung

3.1 15/40 Hochformat, bzw. 15/40 Querformat,
    Bleibuchstabe
3.2 Folienempfindlichkeit 200
3.3 FFA entsprechend der Fokussierung des Ra-
    sters, mindestens jedoch 100 cm

4. a) Patient liegt auf dem Aufnahmetisch bzw.
       sitzt am RWG. Arm in Supinationsstel-
       lung, längs am Körper.
    b) Patient liegt auf dem Aufnahmetisch bzw.
       sitzt am RWG. Unterarm im Ellenbogen-
       gelenk angewinkelt, Oberarm 90° vom
       Körper abgewinkelt. Unterarm und Hand
       zeigen nach cranial.

5. ZS Mitte Oberarm, Kassettenmitte.
    Oberarm in ganzer Länge mit Schulter und El-
    lenbogen sind dargestellt.

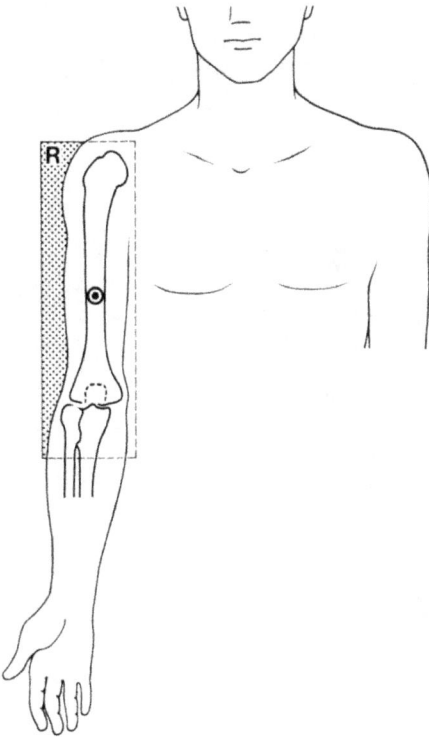

a) ventro-dorsal mit Schulter u. Ellenbogen (liegend oder stehend)

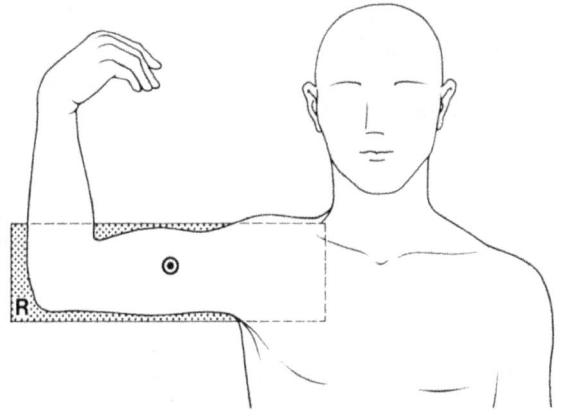

b) seitlich mit Schulter u. Ellenbogen (liegend oder stehend)

Alternative: Bei Oberarm-Schaftfrakturen wird seitliche Aufnahme durch Abwinkelung des Oberarms unter Zugwirkung (Hilfestellung durch 3. Person) in Aufnahmeposition gebracht. Kassette wird senkrecht zur Tischebene an der Schulterhöhe angestellt. ZS verläuft parallel zur Tischebene auf Mitte Oberarm, Mitte Kassette.

Weitere Möglichkeit zur Darstellung des Oberarmes in der 2. Ebene: transthoracale Aufnahme: Patient sitzt seitlich mit zu untersuchender Seite am Wandstativ. Nicht aufzunehmender Arm wird über den Kopf gelegt, ZS trifft 10 cm unter der Achselhöhle der plattenfernen Seite auf, Mitte Kassette. Folienempfindlichkeit 400.

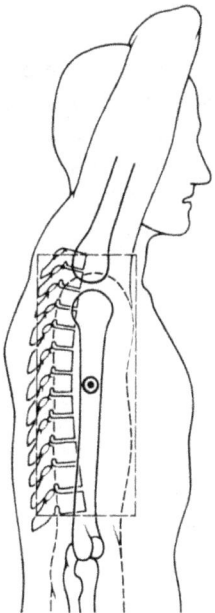

b) transthoracal (Seitenansicht) Alternative bei Verletzungen

Schultergürtel
Schultergelenk ap.

a) sitzend; b) liegend

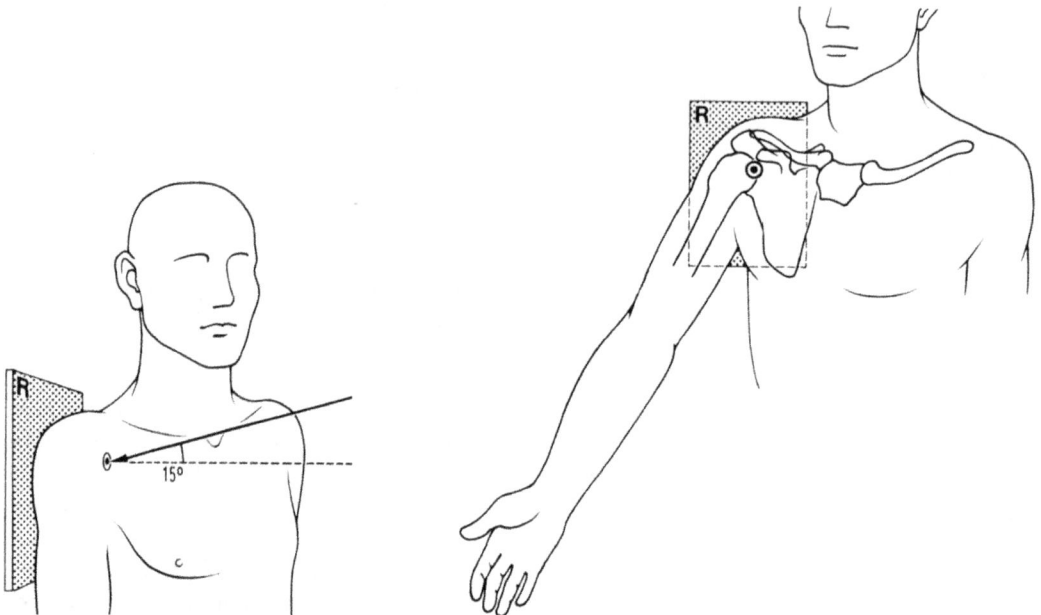

a) sitzend (Seitenansicht)   b) liegend (Aufsicht)

1. Patient muß Kleidung und Schmuck (Halsketten) ablegen

2.1 a) RWG; b) Rasteraufnahmetisch
2.2 Brennfleck $\leq 1,3$ mm
2.3 KV-Wahl
2.4 mAs-Wahl
2.5 oder Belichtungsautomatik mittlere Kammer, Schwärzungsstufe.
2.6 oder Organautomatik anstelle 2.1–2.5

3.1 18/24 Hochformat, Bleibuchstabe
3.2 Folienempfindlichkeit 200
3.3 FFA entsprechend der Fokussierung des Rasters, mindestens jedoch 100 cm

4. a) Patient sitzt mit dem Rücken am RWG. Die aufzunehmende Seite ist 15° zur Platte gedreht. Der Arm der zu untersuchenden Seite wird wenn möglich gedreht, so daß sich die Hand in Supinationsstellung befindet. (Freiprojezieren des Gelenkspaltes)

b) Patient liegt auf dem Aufnahmetisch. Die nicht aufzunehmende Seite wird mit Schaumstoff unterstützt, der Arm der aufzunehmenden Seite wird gedreht, so daß sich die Hand in Supinationsstellung befindet. Flexible Bleiabdeckung an der Schulterhöhe verwenden, um Überstrahlung zu vermeiden. Bleiabdeckung des Patienten.

5. Röhre cranio-caudal 15° neigen: Vermeidung einer Überlagerung von Acromion und Oberarmkopf!
ZS auf Gelenkspalt Mitte Kassette.
Das Schultergelenk, Acromion und Oberarmkopf sind nahezu überlagerungsfrei dargestellt.

Schultergelenk axial

a 1) sitzend caudo-cranial; a 2) sitzend cranio-caudal; b) liegend caudo-cranial

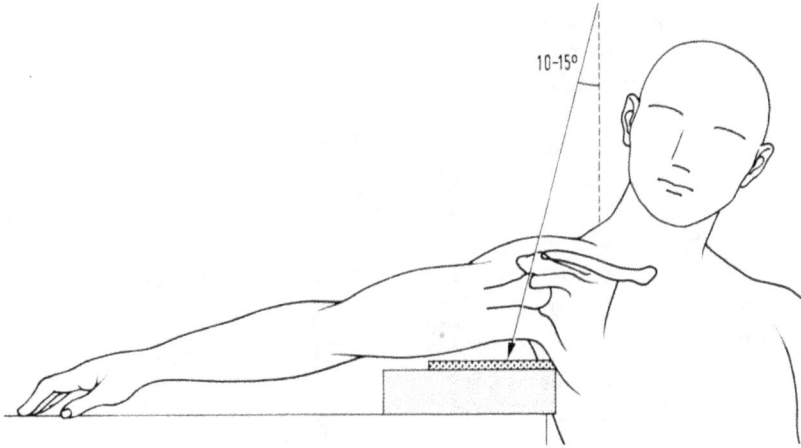

a 1) ohne Abbildung
a 2) sitzend, cranio-caudal (Seitenansicht)

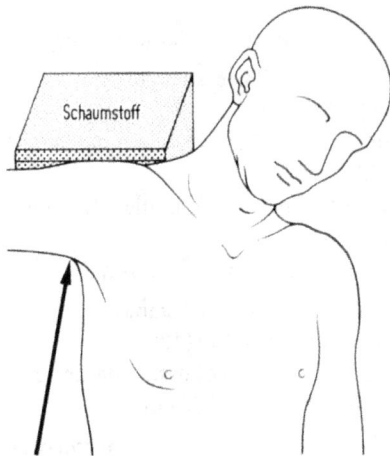

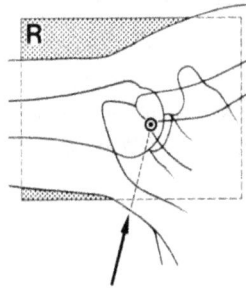

b) liegend, caudo-cranial (Seitenansicht)

b) liegend, caudo-cranial (Aufsicht)

1. Patient muß Kleidung und Halskette ablegen

2.1 ohne Raster, eventuell fahrbarer Einkessel-Apparat

2.2 Brennfleck ≤ 1,3 mm

2.3 KV-Wahl

2.4 mAs-Wahl, bzw. s-Wahl

3.1 13/18 Querformat, Bleibuchstabe

3.2 Folienempfindlichkeit 200

3.3 FFA 100 cm bzw. 70 cm

4. a 1) Patient sitzt mit seitlich im rechten Winkel abgespreiztem Arm. Arm wird abgestützt (eventuell Stuhllehne oder besonders günstig in der Höhe verstellbares Wandstativ). Vom Patienten gehaltene Kassette liegt auf der Schulter, weit an den Hals geschoben, Kopf wird zur nicht zu untersuchenden Seite geneigt.
Bleiabdeckung.

a 2) Patient sitzt seitlich mit zu untersuchender Seite am Tisch, Arm wird seitlich im rechten Winkel abgespreizt und auf die mit Schaumstoff erhöht gelagerte Kassette gelegt, wobei der Oberkörper weitmöglichst über den Tischrand geneigt wird. Die Kassette darf nicht in der Achselhöhle liegen, sondern muß tiefer an den Rippen ansetzen, sonst wird das Schultergelenk nicht abgebildet!

b) Patient liegt auf dem Aufnahmetisch. Arm wird im rechten Winkel vom Körper abgespreizt, mit Schaumstoff unterstützt. Kassette steht senkrecht auf der Tischplatte, weit in Richtung Hals, an der Schulterhöhe an. Kopf ist zur nicht zu untersuchenden Seite geneigt. Bleiabdeckung des Patienten.

5. a 1)+b) Röhre caudo-cranial ca. 20–30° aus der Median-Ebene gewinkelt. ZS auf Achselhöhle gerichtet, Mitte Kassette.

a 2) Röhre cranio-caudal, 10–15° medio-lateral geneigt. ZS auf das Schultergelenk, Mitte Kassette. Kopf ist zur nicht zu untersuchenden Seite geneigt.

Es müssen der Oberarmkopf, die Gelenkpfanne, im unteren Bildteil das Acromion, im oberen Bildteil der Proc. Coracoideus abgebildet sein.

Schultergelenk transthorakal

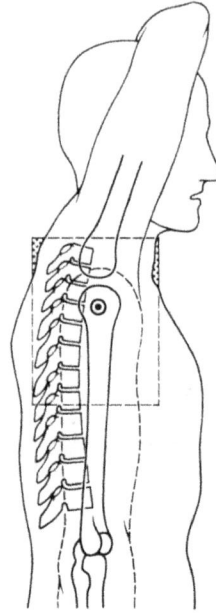

1.   Patient muß Kleidung und Halskette ablegen

2.1 RWG, Alternative: Rasterkassette

2.2 Brennfleck ≤ 1,3 mm

2.3 KV-Wahl

2.4 mAs-Wahl

2.5 oder Belichtungsautomatik, mittlere Kammer, Schwärzungsstufe

2.6 oder Organautomatik anstelle 2.1–2.5

3.1 18/24 Hochformat, Bleibuchstabe

3.2 Folienempfindlichkeit 200 (400)

3.3 FFA entsprechend der Fokussierung des Rasters, mindestens jedoch 100 cm

4.   Patient sitzt exakt seitlich mit zu untersuchender Seite am Wandstativ. Nicht aufzunehmender Arm wird mit dem Unterarm über den Kopf gelegt. Bleiabdeckung.
      Alternative: Beim liegenden Patienten ist seitlich eine Rasterkassette an der zu untersuchenden Seite anzustellen. Der plattenferne Arm wird über den Kopf gelegt.

5.   ZS trifft auf Achselhöhle der plattenfernen Seite auf, Mitte Kassette.

      Gelenkpfanne und Oberarmkopf müssen in Kassettenmitte abgebildet sein, bei exakt seitlicher Lagerung des Patienten keine Überlagerung des Schultergelenkes durch Sternum oder BWS.

Diese Aufnahme dient nur der Stellungskontrolle bei Frakturen oder Luxation. Beurteilung der Knochenstruktur nicht möglich.

Acromio-Claviculargelenk

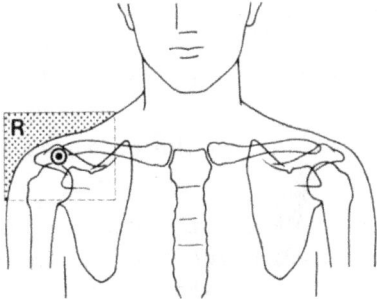

Acromio-Claviculargelenk ap

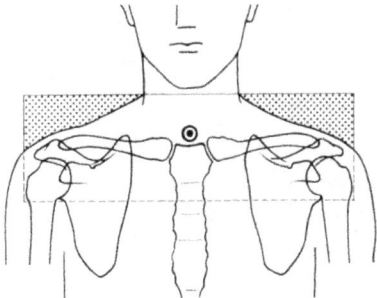

bd. Acromio-Claviculargelenke ap

1. Patient muß Kleidung und Halskette ablegen

2.1 a) RWG; b) Rasteraufnahmetisch; c) ohne Raster

2.2 Brennfleck ≤ 1,3 mm

2.3 KV-Wahl

2.4 mAs-Wahl

2.5 oder zu a, b) Belichtungsautomatik, mittlere Kammer, Schwärzungsstufe, (Objekt deckt nicht die gesamte Kammer!)

2.6 oder zu a, b) Organautomatik anstelle 2.1–2.5

3.1 13/18 Querformat oder 18/24 geteilt für beide Seiten, Bleibuchstabe

3.2 Folienempfindlichkeit 200

3.3 FFA entsprechend der Fokussierung des Rasters, mindestens jedoch 100 cm

4. a) Patient sitzt mit dem Rücken am Wandstativ
   b) Patient liegt auf dem Aufnahmetisch
   c) Patient liegt auf dem Rücken, Kassette unter dem aufzunehmenden Schultereckgelenk.
   Bleiabdeckung.

5. ZS direkt auf das Acromio-Claviculargelenk, Mitte Kassette. Tubus bzw. kleine Einblendung!

Stets beide Seiten zum Vergleich aufnehmen! Der Gelenkspalt ist auf Mitte Film dargestellt, gut einsichtbar.

Alternative: auf 15/40 Kassette quer gesamten Schultergürtel aufnehmen. Zentrierung Sterno-Claviculargelenke. Ungeeignet jedoch für große, kräftige Patienten, da Acromio-Claviculargelenk seitlich abgeschnitten!

Clavicula pa

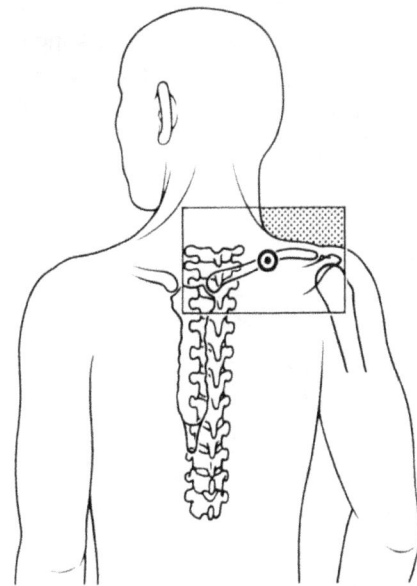

1. Patient muß Kleidung und Halskette ablegen

2.1 a) RWG; b) Rasteraufnahmetisch

2.2 Brennfleck ≤ 1,3 mm

2.3 KV-Wahl

2.4 mAs-Wahl

2.5 oder Belichtungsautomatik, mittlere Kammer, Schwärzungsstufe

2.6 oder Organautomatik anstelle 2.1–2.5

3.1 18/24 quer, Bleibuchstabe

3.2 Folienempfindlichkeit 200

3.3 FFA entsprechend der Fokussierung des Rasters, mindestens jedoch 100 cm

4. a) Patient sitzt mit der Brust gegen das Wandstativ

    b) Patient liegt in Bauchlage auf dem Aufnahmetisch. Der Kopf ist zur nicht untersuchenden Seite gedreht.
        Bleiabdeckung des Patienten.

5. ZS auf Spina Scapulae der zu untersuchenden Seite. Mitte Kassette.

Es muß die Clavicula in ihrer gesamten Länge einschließlich Acromio-Clavic](argelenk und Sterno-Clavic](argelenk dargestellt sein.

Alternative: Verletzte Patienten, die nicht sitzen können, sollten in Rückenlage geröntgt werden, da Bauchlage erhebliche Schmerzen verursacht und zu verstärkter Dislokation der Knochenfragmente führen kann!

In Rückenlage ZS auf Mitte Clavicula.

Clavicula tangential

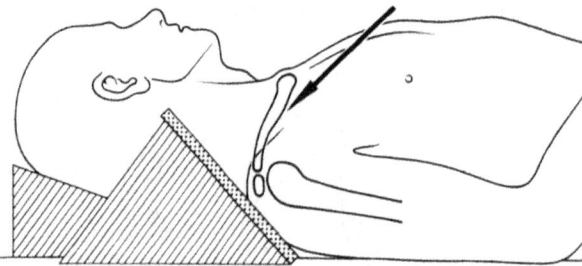

1. Patient muß Kleidung und Halskette ablegen

2.1 ohne Raster

2.2 Brennfleck ≤ 1,3 mm

2.3 KV-Wahl

2.4 mAs-Wahl

3.1 13/18 quer, eventuell 18/24 quer, Bleibuchstabe

3.2 Folienempfindlichkeit 100

3.3 FFA 100 cm

4. Patient liegt auf dem Rücken. Kopf ist zur nicht zu untersuchenden Seite geneigt. Kassette steht 45° zur Tischebene geneigt an der Schulterhöhe an. (Schaumstoffkeil.) Bleiabdeckung des Patienten.

5. Die Röhre befindet sich über dem Becken des Patienten, ca. 45° caudo-cranial und 5–10° medio-lateral geneigt auf die Clavicula, Mitte Kassette.

Die Clavicula ist, von Rippen freiprojeziert, dargestellt.

Alternative: Die Aufnahme ist auch im Sitzen möglich. Patient hält dann die Kassette mit der Hand der nicht zu untersuchenden Seite in etwa 45°-Neigung an der Schulterhöhe.

Sterno-Claviculargelenk pa (Abstandsaufnahme)

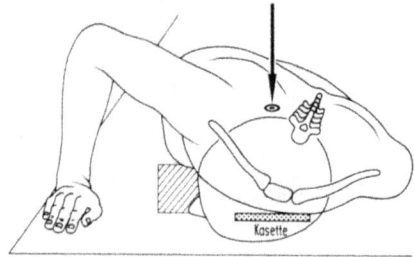

1. Patient muß Kleidung und Halskette ablegen

2.1 RWG bzw. Rasteraufnahmetisch

2.2 Brennfleck ≤ 1,3 mm

2.3 KV-Wahl

2.4 mAs-Wahl

2.5 oder Belichtungsautomatik, mittlere Kammer, Schwärzungsstufe

2.6 oder Organautomatik anstelle 2.1–2.5

3.1 13/18 Querformat, Bleibuchstabe

3.2 Folienempfindlichkeit 200

3.3 FFA entsprechend der Rasterfokussierung, mindestens jedoch 100 cm

4. Patient sitzt mit der Brust gegen das Wandstativ bzw. liegt in Bauchlage auf dem Aufnahmetisch. Zur Darstellung des rechten Sterno-Clavicu-largelenkes ist die rechte Seite leicht angehoben. Der Kopf ist nach rechts gedreht. Der linke Arm liegt am Körper an, mit dem rechten Arm stützt sich der Patient ab. Für die Darstellung des linken Sterno-Claviculargelenkes wird entsprechend in umgekehrter Weise verfahren. Bleiabdeckung!

5. ZS ca. 2 cm neben der Wirbelsäule der aufzunehmenden Seite in Höhe der Spina Scapulae senkrecht auf Kassettenmitte. Das Sterno-Claviculargelenk, ein Teil des Manubrium Sterni, sowie Anteil der Clavicula sind abgebildet.

Sterno-Claviculargelenke (Schichtaufnahmen)

1. Patient muß Oberkörper freimachen

2.1 Rasteraufnahmetisch mit Schichtmöglichkeit
2.2 Brennfleck ≤ 1,3 mm
2.3 KV-Wahl
2.4 mAs-Wahl
2.5 oder automatische Belichtung, mittlere Kammer, Schwärzungsstufe
2.6 oder Organautomatik anstatt 2.1–2.5

3.1 13/18 bzw. 18/24 Querformat, Bleibuchstabe
3.2 Folienempfindlichkeit 200
3.3 FFA entsprechend der Fokussierung des Rasters, mindestens jedoch 100 cm

4. Patient liegt in Bauchlage auf dem Aufnahmetisch. Der Kopf liegt gerade mit dem Kinn über einen Schaumstoffkeil. Beide Arme längst des Körpers gelagert, Bleiabdeckung.

5. ZS auf BWS in Höhe der Spina Scapulae.

Es werden Schichtaufnahmen mit einem Schichtwinkel von 25° linear oder kreisförmig von ca. 5–8 cm halbzentimeterweise (je nach Lage des Patienten. – Meßstab verwenden!) angefertigt.

Es werden beide Gelenke symmetrisch dargestellt. Diese Untersuchungsmethode bietet die weitaus beste Aussagemöglichkeit!

Alternative: Bei Verletzungen auch Schichtaufnahme in Rückenlage möglich!

Sternum pa (Abstandsaufnahme)

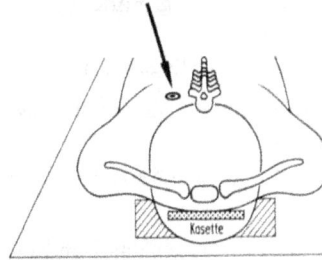

1. Patient muß Oberkörper freimachen

2.1 ohne Raster
2.2 Brennfleck ≤ 1,3 mm
2.3 KV-Wahl
2.4 mAs-Wahl

3.1 24/30, eventuell 18/24 Hochformat, Bleibuchstabe
3.2 Folienempfindlichkeit 200
3.3 FFA 100 cm

4. Patient liegt in Bauchlage auf der Kassette, die mit Schaumstoffkeil der Lage des Körpers angepaßt ist. Die Kassette ist aus der Mitte leicht nach links verschoben. Der Kopf liegt gerade mit dem Kinn über einem Schaumstoffkeil. Beide Arme sind längs des Körpers gelagert. Bleiabdeckung.

5. Die Röhre ist ca. 30° latero-medial geneigt. Der ZS tritt in Höhe der Scapulamitte ca. 10 cm rechts neben der Wirbelsäule ein, auf Kassettenmitte gerichtet.

Sternum pa (Abstandsaufnahme)

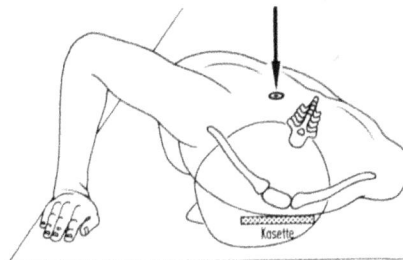

1. Patient muß Oberkörper freimachen

2.1 RWG oder Rasteraufnahmetisch

2.2 Brennfleck ≤ 1,3 mm

2.3 KV-Wahl

2.4 mAs-Wahl

2.5 oder automatische Belichtung mittlere Kammer, Schwärzungsstufe

2.6 oder Organautomatik anstelle 2.1–2.5

3.1 24/30 Hochformat, eventuell 18/24 Hochformat

3.2 Folienempfindlichkeit 200

3.3 FFA je nach Fokussierung des Rasters, mindestens 100 cm

4. Patient sitzt mit der Brust gegen das Wandstativ bzw. liegt in Bauchlage auf dem Aufnahmetisch. Die rechte Seite des Patienten ist leicht angehoben. Der Kopf ist nach rechts gedreht. Der linke Arm liegt am Körper an, mit dem rechten Arm stützt sich der Patient ab. Bleiabdeckung.

Weniger empfehlenswert: Bei links angehobener Seite wird das Sternum in den Herzschatten projeziert.

5. ZS ca. 2 cm rechts neben der WS in Höhe der Scapulamitte, senkrecht auf Mitte Kassette.

Das gesamte Sternum mit den drei Anteilen Manubrium, Korpus, Prozessus Xiphoideus sind dargestellt.

Alternative: Sternumverletzungen sind äußerst schmerzhaft. Patienten, die nicht sitzen können, in Rückenlage lagern. Die linke Seite wird leicht angehoben und mit Schaumstoff unterstützt.

ZS auf Mitte Sternum, Mitte Kassette.

Sternum pa (Schichtaufnahmen)

1. Patient muß Oberkörper freimachen

2.1 Rasteraufnahmetisch mit Schichtmöglichkeit

2.2 Brennfleck ≤ 1,3 mm

2.3 KV-Wahl

2.4 mAs-Wahl

2.5 oder automatische Belichtung mittlere Kammer, Schwärzungsstufe

2.6 oder Organautomatik anstatt 2.1–2.5

3.1 24/30 bzw. 18/24 Hochformat

3.2 Folienempfindlichkeit 200

3.3 FFA entsprechend der Fokussierung des Rasters, mindestens jedoch 100 cm

4. Patient liegt in Bauchlage auf dem Aufnahmetisch. Der Kopf liegt gerade mit dem Kinn über einem Schaumstoffkeil. Beide Arme längs des Körpers gelagert.
    Bleiabdeckung.

5. ZS auf BWS in Höhe der Scapulamitte. Es werden Schichtaufnahmen mit einem Schichtwinkel von 25° linear oder kreisförmig von 1 cm bis 6 cm halbzentimeterweise (Meßstab verwenden) angefertigt. Alle Sternumabschnitte werden in bestimmten Schichttiefen scharf abgebildet. Diese Untersuchungsmethode bietet die weitaus beste Aussagemöglichkeit!

Alternative: Bei Verletzungen auch Schichtaufnahmen in Rückenlage möglich. Jedoch wird dabei das Sternum in mehreren Schichtebenen partiell scharf dargestellt (Form des Brustkorbes beachten!).

Sternum seitlich

a) stehend; b) liegend

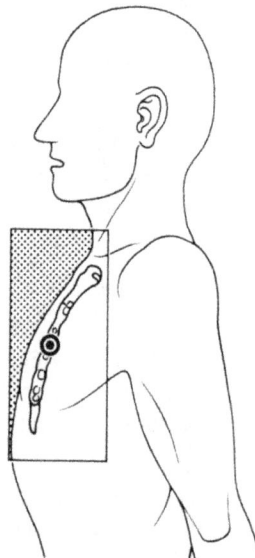

a) seitlich stehend

1.   Patient muß Oberkörper freimachen

2.1 a) RWG oder b) Rasteraufnahmetisch

2.2 Brennfleck ≤ 1,3 mm

2.3 KV-Wahl

2.4 mAs-Wahl

2.5 oder Belichtungsautomatik, mittlere Kammer, Schwärzungsstufe, Dosiserhöhung! (Objekt deckt nicht ausreichend die Kammer, da es sich um eine tangentiale Aufnahme handelt)

2.6 oder Organautomatik anstatt 2.1–2.5, Dosiserhöhung!

3.1 24/30 Hochformat

3.2 Folienempfindlichkeit 200

3.3 FFA entsprechend der Rasterfokussierung, mindestens jedoch 100 cm

4.   a) Patient steht seitlich am RWG. Beide Arme längs dem Körper. Schultern weit nach hinten gezogen. Brust nach vorn gestreckt. Dadurch wird auch die Darstellung des Manubrium Sterni möglich.

     b) Patient liegt seitlich auf dem Aufnahmetisch. Der auf dem Tisch liegende Arm wird nach oben, vor den Kopf gelegt. Der plattenferne Arm wird nach hinten gestreckt. Bleiabdeckung des Patienten. Bleiabdeckung auf der Tischplatte vor dem Sternum.

5.   ZS auf Mitte Sternum, ca. 2 cm dorsal der Hautgrenze. Enge Einblendung erforderlich!

Es soll das Sternum mit allen 3 Abschnitten seitlich dargestellt sein.

Scapula ap

a) sitzend; b) liegend

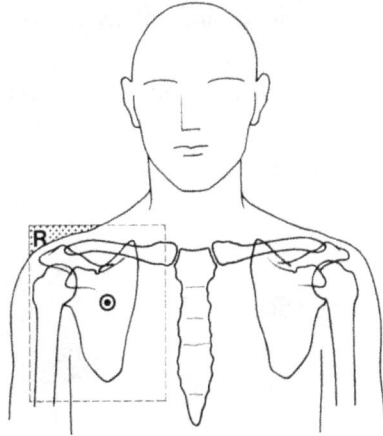

1.   Patient muß Oberkörper freimachen

2.1 a) RWG; b) Rasteraufnahmetisch

2.2 Brennfleck ≤ 1,3 mm

2.3 KV-Wahl

2.4 mAs-Wahl

2.5 oder Belichtungsautomatik, mittlere Kammer, Schwärzungsstufe

2.6 oder Organautomatik anstelle 2.1–2.5

3.1 24/30 Hochformat

3.2 Folienempfindlichkeit 200

3.3 FFA entsprechend der Rasterfokussierung, jedoch mindestens 100 cm

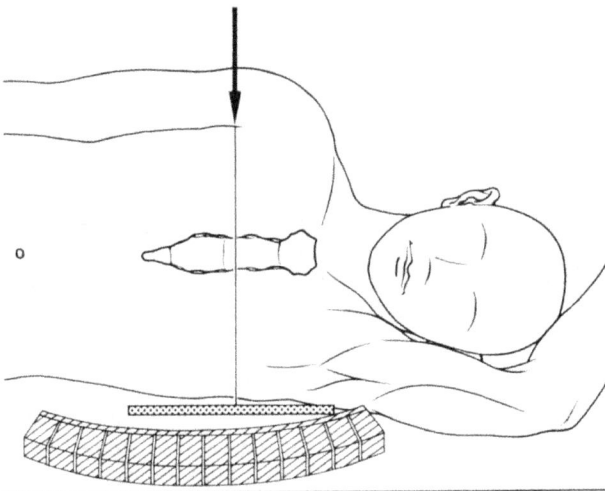

b) seitlich liegend

4. a) Patient sitzt mit dem Rücken am Wandstativ
    b) Patient liegt in Rückenlage auf dem Auf-
       nahmetisch.
       Die nicht zu untersuchende Seite wird ca.
       15–20° angehoben und mit Schaumstoff
       unterpolstert.

5. ZS trifft ca. 5 cm unter der Claviculamitte auf.
    Mitte Kassette.

    Die Scapula mit Acromion und Clavicula ist
    dargestellt.

Scapula seitlich im Sitzen

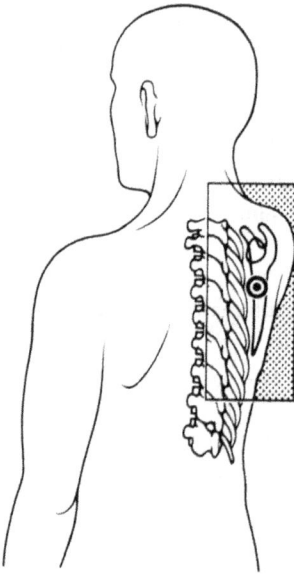

1.   Patient muß Oberkörper freimachen

2.1 RWG
2.2 Brennfleck ≤ 1,3 mm
2.3 KV-Wahl
2.4 mAs-Wahl
2.5 oder Belichtungsautomatik mittlere Kammer,
     Schwärzungsstufe, Dosiserhöhung, da Objekt
     nicht die Kammer deckt
2.6 oder Organautomatik anstatt 2.1–2.5, Dosis-
     erhöhung

3.1 24/30 Hochformat, Bleibuchstabe
3.2 Folienempfindlichkeit 200

3.3 FFA entsprechend der Rasterfokussierung, je-
     doch mindestens 100 cm

4.   Patient sitzt seitlich mit zu untersuchender
     Seite am RWG. Der plattennahe Arm wird
     nach ventral zur plattenfernen Seite gezogen,
     so daß die Hand den Beckenkamm der plat-
     tenfernen Seite faßt.

     Dann wird der Patient so zum RWG gedreht,
     daß die Scapula senkrecht zur Filmebene
     steht. Der Untersucher legt dazu die flache
     Hand auf die Scapula und erkennt damit
     leicht die senkrechte Stellung zum Film.
     Bleiabdeckung.

5.   ZS tangential auf Mitte Scapula. (Bei schlan-
     ken Patienten leicht erkennbar, bei kräftigen
     Patienten abtasten! Enge Einblendung erfor-
     derlich, da keine Bleiabdeckung an der Haut-
     grenze möglich.)

     Die Scapula muß isoliert, strichförmig er-
     scheinen.

Scapula seitlich im Liegen

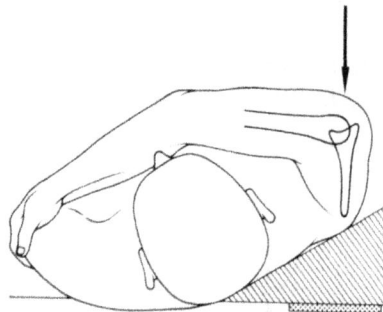

1.– 3.3 wie „Scapula seitlich im Sitzen"

2.1 Rasteraufnahmetisch

4.   Bei Frakturen im Scapulabereich ist es Patien-
     ten, die nicht sitzen können, nicht zuzumuten,
     sich auf die verletzte Seite zu drehen.

     Der Patient liegt auf dem Rücken. Der Arm
     der zu untersuchenden Seite wird so nach ven-
     tral gelegt, daß die Hand den Beckenkamm
     der anderen Seite faßt. Dann wird der Patient
     so zur nichtaufzunehmenden Seite gedreht,

daß die Scapula senkrecht zur Tischebene
steht. Der Untersucher legt dazu seine flache
Hand auf die Scapula und erkennt damit
leicht die senkrechte Stellung zum Film.
Bleiabdeckung.

5. ZS tangential auf Mitte Scapula. Enge Ein-
    blendung! Bleiabdeckung auf der Tischplatte
    an Hautgrenze.

Hemithorax ap

1. Patient muß Oberkörper freimachen

2.1 a) RWG; b) Rasteraufnahmetisch

2.2 Brennfleck $\leq 1,3$ mm

2.3 KV-Wahl

2.4 mAs-Wahl

2.5 oder Belichtungsautomatik mittlere Kammer,
    Schwärzungsstufe

2.6 oder Organautomatik anstelle 2.1–2.5

3.1 20/40 oder 30/40 Hochformat, Bleibuch-
    stabe

3.2 Folienempfindlichkeit 200 (400), evtl. Ver-
    laufsfolie oben –, unten +

3.3 FFA entsprechend der Rasterfokussierung,
    mindestens jedoch 100 cm

4. a) Patient steht oder sitzt mit dem Rücken am
       RWG.
    b) Patient liegt in Rückenlage auf dem Auf-
       nahmetisch.
       Bleiabdeckung.

5. ZS in Höhe Sternummitte, Handbreit zur zu
    untersuchenden Seite, auf Kassettenmitte.
    (Oberer Kassettenrand 2 Querfinger über
    Schulterhöhe.) Aufnahme erfolgt in Inspira-
    tion und Atemstillstand.

Alle Rippen sind etwa gleichmäßig geschwärzt dargestellt. Die Differenz zwischen
thoracalem und abdominellem Anteil wird
durch die Verlaufsfolie ausgeglichen.

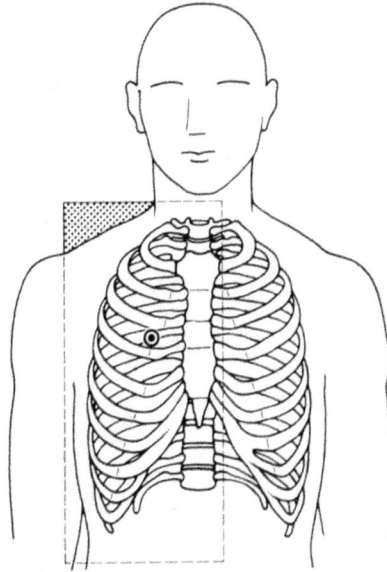

Hemithorax ap

Hemithorax ap schräg

1.– 3.3 wie „Hemithorax ap"

4. a) Patient steht oder sitzt mit dem Rücken am
       Wandstativ.
    b) Patient liegt in Rückenlage auf dem Auf-
       nahmetisch.

    Die nicht zu untersuchende Seite wird ca.
    30–40° angehoben und mit Schaumstoff-
    keil unterstützt.
    Bleiabdeckung.

5. ZS in Höhe Sternumitte ca. 5 cm zur aufzu-
    nehmenden Seite neben dem Sternum auf Kas-
    settenmitte. (Oberer Kassettenrand 2 Quer-
    finger über Schulterhöhe). Aufnahme erfolgt
    in tiefer Inspiration bei Atemstillstand.

Mit dieser Einstellung werden die Rippen
„aufgedreht", d.h. sie sind nahezu in ihrer
ganzen Länge plattennah dargestellt. Die WS
wird herausprojeziert.

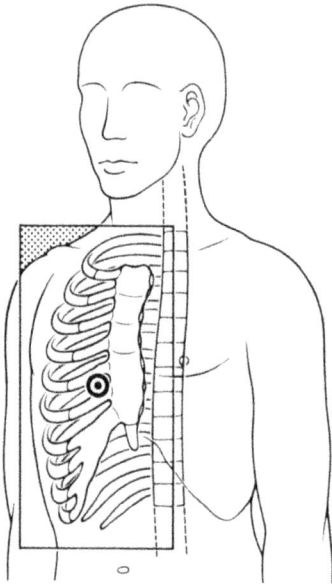

Hemithorax ap schräg

Obere hintere Rippe ap

1.– 2.6 wie „Hemithorax ap"

3.1 24/30 Hochformat, Bleibuchstabe

3.2 Folienempfindlichkeit 200 (400)

3.3 FFA entsprechend der Rasterfokussierung, mindestens jedoch 100 cm

4. a) Patient steht oder sitzt mit dem Rücken am RWG.
    b) Patient liegt in Rückenlage auf dem Aufnahmetisch.
       Bleiabdeckung.

5. ZS Handbreit unter der Clavicula der aufzunehmenden Seite auf Kassettenmitte. (Oberer Kassettenrand zwei Querfinger über Schulterhöhe). Aufnahme erfolgt in tiefer Inspiration bei Atemstillstand. Es sind die erste bis ca. neunte Rippe dargestellt.

Obere hintere Rippen schräg

1.– 3.3 wie „Obere hintere Rippen ap"

4. a) Patient steht oder sitzt mit dem Rücken am RWG.

b) Patient liegt in Rückenlage auf dem Aufnahmetisch.

   Die nicht zu untersuchende Seite wird ca. 30–40° angehoben und mit Schaumstoffkeil unterstützt. Bleiabdeckung.

5. ZS Handbreit unter Clavicula ca. 5 cm zur aufzunehmenden Seite neben dem Sternum auf Kassettenmitte. (Oberer Kassettenrand 2 Querfinger über Schulterhöhe). Aufnahme erfolgt in tiefer Inspiration bei Atemstillstand.

   Die erste bis ca. neunte Rippe werden nahezu in ganzer Länge dargestellt. Die WS ist herausprojeziert.

Untere hintere Rippen ap

1.– 2.6 wie „Hemithorax ap"

3.1 24/30 Hochformat, Bleibuchstabe

3.2 Folienempfindlichkeit 200 (400)

3.3 FFA entsprechend der Rasterfokussierung, mindestens jedoch 100 cm

4. a) Patient steht oder sitzt mit dem Rücken am RWG.
    b) Patient liegt in Rückenlage auf dem Aufnahmetisch.
       Bleiabdeckung.

5. ZS in Höhe des Proz. Xiphoideus Sterni, handbreit lateral zur zu untersuchenden Seite.

   Aufnahme erfolgt in tiefer Exspiration bei Atemstillstand. Es sind etwa die 8. bis 12. Rippe dargestellt.

   Durch die Exspiration wird das Zerchfell gehoben, so daß die unteren Rippen im abdominellen Bereich dargestellt werden. („Belichtung etwa wie zur Gallenaufnahme")

Vordere Rippen pa

1.– 2.6 wie „Hemithorax ap"

3.1 24/30 Hochformat, Buchstabe in Spiegelschrift

3.2 Folienempfindlichkeit 200 (400)

3.3 FFA entsprechend der Rasterfokussierung, mindestens jedoch 100 cm

4. a) Patient steht oder sitzt mit der Brust gegen das RWG gelehnt, die aufzunehmende Seite mittelständig. Der Kopf wird zur nicht zu untersuchenden Seite gedreht.

   b) Patient liegt in Bauchlage auf dem Aufnahmetisch. Der Kopf ist zur nicht zu untersuchenden Seite gedreht.
   Bleiabdeckung.

5. ZS senkrecht auf Kassettenmitte auf Scapulamitte auftreffend. (Oberer Kassettenrand 2 cm oberhalb der Schulterhöhe.) Aufnahme erfolgt in Inspiration bei Atemstillstand.

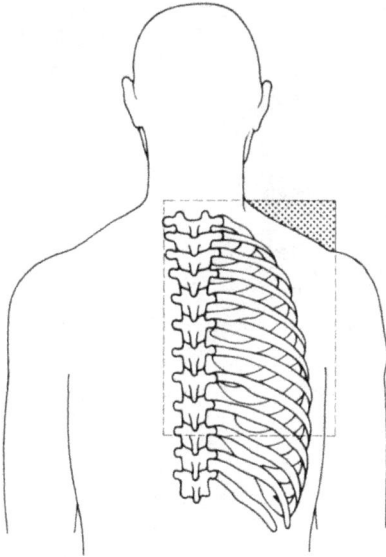

5. ZS senkrecht auf Kassettenmitte (Kassettenrand 2 cm über der Schulterhöhe). Aufnahme erfolgt in Inspiration bei Atemstillstand.

vordere Rippen pa schräg

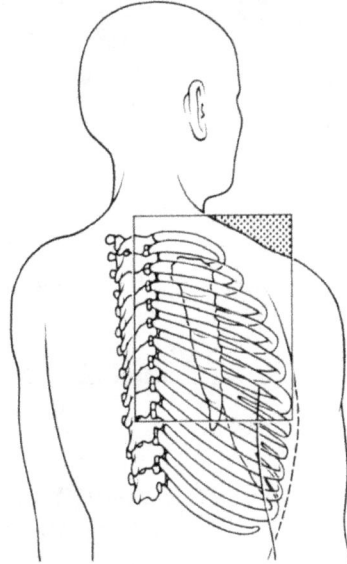

vordere Rippen pa

Es sind die vorderen und lat. Abschnitte der Rippen dargestellt.

Bei Rippenfrakturen sind Aufnahmen in Bauchlage dem Patienten nicht zuzumuten. Wenn Stehen und Sitzen nicht möglich ist, sollte die Aufnahme in Rückenlage angefertigt werden!

Vordere Rippen pa schräg

1.– 3.3 wie „vordere Rippen pa"

4. a) Patient steht oder sitzt mit der Brust gegen das Wandstativ gelehnt, die aufzunehmende Seite wird ca. 30° angehoben. Die Arme befinden sich längs des Körpers.

   b) Patient liegt in Bauchlage auf dem Aufnahmetisch. Die aufzunehmende Seite wird ca. 30° angehoben. Der Arm wird zum Abstützen nach oben gelagert. Der Arm der nicht aufzunehmenden Seite liegt längs des Körpers.
   Bleiabdeckung.

Wirbelsäule:

HWS ap Langzeitaufnahme

a) im Liegen; b) im Sitzen

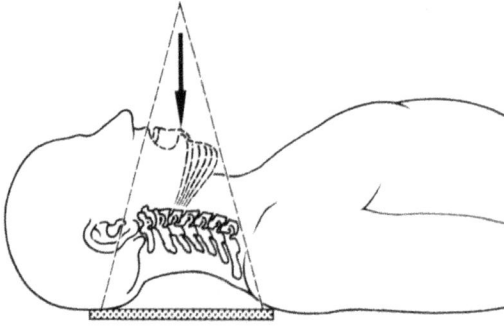

Langzeitaufnahme (Seitenansicht)

1. Patient muß Kleidung, Halsschmuck, Haarklammern, Kämme, Ohrringe, Zahnprothese
   entfernen
2.1 a) Rasteraufnahmetisch; b) RWG
2.2 Brennfleck ≤0,6 mm
2.3 KV-Wahl
2.4 mAs-Wahl, wobei zu beachten ist, daß die
    Aufnahmezeit ca. 3 s betragen sollte
2.5 oder Belichtungsautomatik mittlere Kammer,
    Dosiserhöhung
2.6 oder Organautomatik mit Dosiserhöhung an-
    stelle 2.1–2.5
3.1 18/24 Hochformat, eventuell 13/18 Hochfor-
    mat, Bleibuchstabe
3.2 Folienempfindlichkeit 200
3.3 FFA entsprechend der Rasterfokussierung,
    mindestens jedoch 100 cm
4. a) Patient liegt in Rückenlage auf dem Auf-
       nahmetisch. Der Kopf ist so gelagert, daß
       der Oberkiefer (obere Zahnreihe) senk-
       recht zur Filmebene steht.
    b) Patient sitzt, entsprechend der Aufnahme
       im Liegen, am RWG.
       Bleiabdeckung des Patienten.
5. ZS auf Kinnspitze bei geschlossenen Mund,
    Filmmitte. Während der Belichtung muß der
    Unterkiefer ständig weit auf und zu geklappt
    werden, ohne daß sich der Kopf bewegt. Das

Auf- und Zuklappen des Unterkiefers bewirkt
dessen Verwischung. Sichtbar werden alle
7 Halswirbel.

Die Aufnahme im Sitzen am RWG mit Bewegung des Unterkiefers bei Ruhighalten
des Kopfes ist für viele Patienten sehr schwierig.

HWS ap Doppelaufnahme

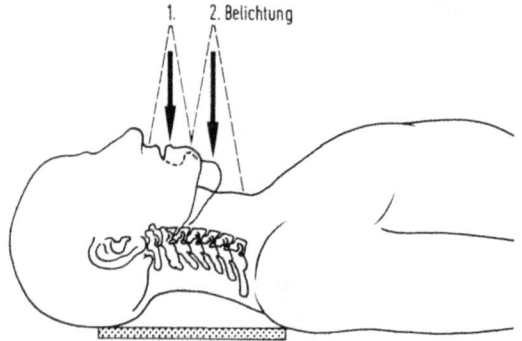

Doppelaufnahme (Seitenansicht)

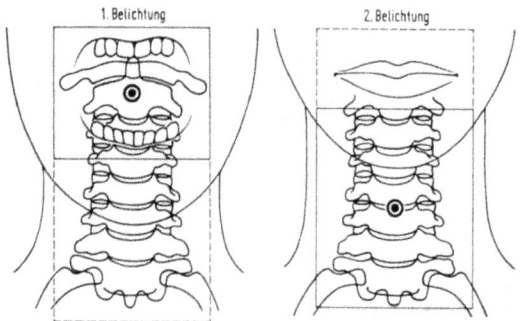

Doppelaufnahme (Aufsicht)

1. Patient muß Kleidung, Halsschmuck, Haarklammern, Kämme, Ohrringe, Zahnprothese
   entfernen
2.1 Rasteraufnahmetisch
2.2 Brennfleck ≤0,6 mm (≤1,3 mm)
2.3 KV-Wahl
2.4 mAs-Wahl
2.5 Belichtungsautomatik nicht empfehlenswert,
    da zwei gleiche Belichtungen benötigt werden,
    die die Meßkammer nicht ermittelt

3.1 18/24 Hochformat, eventuell 13/18 Hochformat, Bleibuchstabe

3.2 Folienempfindlichkeit 200

3.3 FFA entsprechend der Rasterfokussierung, mindestens jedoch 100 cm

4. Patient liegt in Rückenlage auf dem Aufnahmetisch. Der Kopf ist so gelagert, daß der Oberkiefer (obere Zahnreihe) senkrecht zur Filmebene steht. Bleiabdeckung des Patienten.

5. 1. Zentrierung in den offenen Mund. Einblendung so wählen, daß Ober- und Unterlippe gerade noch innerhalb des Belichtungsfeldes liegen. Nach der 1. Belichtung schließt der Patient den Mund, ohne den Kopf zu bewegen.

   2. Zentrierung auf den Schildknorpel. Einblendung an der Längsrichtung soweit offen, daß im oberen Bereich die Kinnspitze noch im Belichtungsfeld liegt.

   2. Belichtung durchführen.

   Die Kassette bleibt während des gesamten Zentrier- und Belichtungsvorganges unverändert.

   Durch die Doppelbelichtung wird der Unterkiefer derart überstrahlt, daß alle Halswirbel frei von Störschatten abgebildet werden.

   Es ist nicht empfehlenswert, diese Aufnahmen im Sitzen durchzuführen, da ein Ruhigverhalten des Patienten nicht gewährleistet werden kann.

HWS ap., 1. und 2. Halswirbel

1.– 2.4 wie bei HWS – Doppelaufnahme

2.5 Belichtungsautomatik, mittlere Kammer, Schwärzungsstufe

2.6 oder Organautomatik

3.1 13/18 Hochformat, Bleibuchstabe

3.2 Folienempfindlichkeit 200

3.3 FFA entsprechend der Rasterfokussierung, mindestens jedoch 100 cm

4. Patient liegt in Rückenlage auf dem Aufnahmetisch. Der Kopf ist so gelagert, daß der Oberkiefer (obere Zahnreihe) senkrecht zur Filmebene steht, Bleiabdeckung des Patienten.

5. ZS in den offenen Mund. Einblendung entsprechend der Mundöffnung, eventuell Tubus benutzen!

   Es sind der 1. und 2. Halswirbel dargestellt.

HWS ap, 3.–7. Halswirbel

1.– 2.4 wie bei Doppelaufnahme

2.5 Belichtungsautomatik, mittlere Kammer, Schwärzungsstufe

2.6 oder Organautomatik

3.1 13/18 Hochformat

3.2 Folienempfindlichkeit 200

3.3 FFA entsprechend der Rasterfokussierung, mindestens jedoch 100 cm

4. Patient liegt in Rückenlage, der Kopf ist weit nach hinten geneigt. Bleiabdeckung des Patienten.

5. ZS auf Schildknorpel, Filmmitte. Röhrenkippung ca. 5° caudo-cranial.

   Es sind der 3.–7. Halswirbel dargestellt.

   Diese Aufnahme ermöglicht einen guten Einblick in die Zwischenwirbelräume. Günstige Aufnahmetechnik bei schwerverletzten oder bewußtlosen Patienten!

HWS seitlich im Sitzen

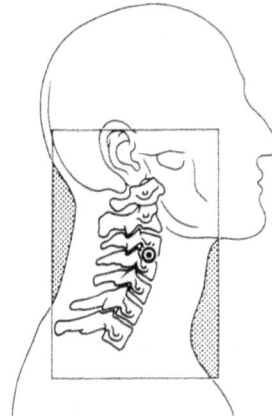

1. Patient muß Kleidung, Halsschmuck, Ohrringe, Haarklammern, Kämme ablegen

2.1 RWG, Aufnahme auch an Wandstativ ohne Raster möglich

2.2 Brennfleck $\leq 0,6$ mm

2.3 KV-Wahl

2.4 mAs-Wahl

2.5 oder Belichtungsautomatik, mittlere Kammer, Schwärzungsstufe, Dosiserhöhung, da Objekt kleiner als Meßkammer

2.6 oder Organautomatik, Dosiserhöhung

3.1 18/24 Hochformat

3.2 Folienempfindlichkeit 200

3.3 FFA entsprechend der Rasterfokussierung, mindestens jedoch 100 cm

4. Patient sitzt seitlich am Wandstativ, die Arme längs des Körpers, Schultern ausreichend fallen lassen! Bleiabdeckung des Patienten.

5. (Oberer Kassettenrand in Höhe des oberen Ohrrandes.) ZS auf ca. 4. HW, das heißt in Höhe Kieferwinkel, Kassettenmitte. Bei Belichtungsautomatik ist darauf zu achten, daß die Zentrierung im vorderen Drittel erfolgt, um, entsprechend der Krümmung der HWS, die Wirbelkörper in Kammermitte zu lagern!

Es soll die gesamte HWS seitlich dargestellt sein.

HWS seitlich im Liegen

1. Patient muß Kleidung, Halsschmuck, Ohrringe, Haarklammern, Kämme ablegen

2.1 Aufnahmetisch ohne Raster

2.2 Brennfleck 0,6 mm

2.3 KV-Wahl

2.4 mAs-Wahl

3.1 18/24 Hochformat

3.2 Folienempfindlichkeit 200

3.3 FFA 100 cm

4. Patient liegt auf dem Aufnahmetisch, im Bett oder auf einer Trage.
Der Kopf liegt auf einem Schaumstoffkissen. Die Arme liegen längs des Körpers, Schultern soweit wie möglich herunterziehen. Bleiabdeckung des Patienten.

5. Kassette steht senkrecht auf dem Tisch an einer Schulter an, oberer Kassettenrand in Höhe des oberen Ohrrandes.

ZS ca. 4. HW (Kieferwinkel), Kassettenmitte. Es sollen die HW dargestellt sein.

Auf dem Röntgenbild ist zu vermerken, daß diese Aufnahme im Liegen angefertigt wurde, da in dieser Lage eine Fehlhaltung vorgetäuscht wird.

Die Darstellung der gesamten HWS im seitlichen Strahlengang in Seitenlage des Patienten auf dem Rasteraufnahmetisch ist nicht möglich, da die aufliegende Schulter so hochgezogen wird, daß der 5.–7. Halswirbel verdeckt bleiben!

HWS ap, Funktionsaufnahme

1.– 2.4 wie bei „Doppelaufnahme der HWS"

2.5 Belichtungsautomatik, mittlere Kammer, Schwärzungsstufe

2.6 oder Organautomatik (bei automatischer Belichtung beachten, daß das Objekt die Kammer deckt!)

3.1 18/24 Hochformat, Bleibuchstabe

3.2 Folienempfindlichkeit 200

3.3 FFA entsprechend der Rasterfokussierung, mindestens 100 cm

4. Patient liegt in Rückenlage
a) auf dem Aufnahmetisch oder sitzt
b) am RWG. Bleiabdeckung.

Der Kopf wird jeweils weit nach links oder rechts geneigt, wobei die Medianebene des Kopfes senkrecht zur Filmebene bleiben muß.

5. ZS auf Schildknorpel, Mitte Kassette.

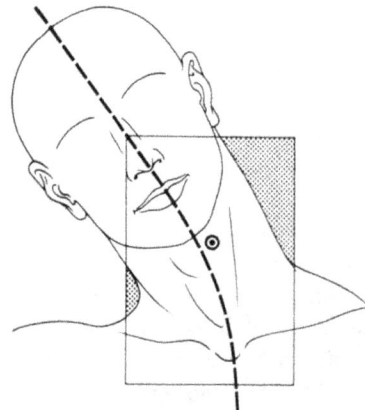

ap Funktionsaufnahme

HWS seitlich, Funktionsaufnahme

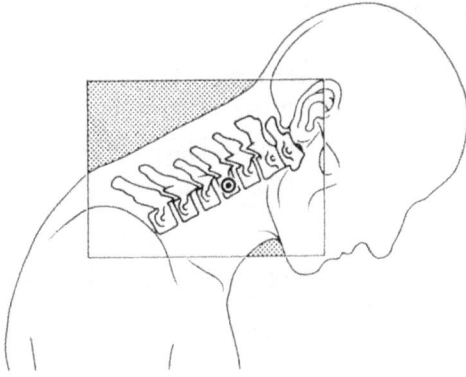

Volarflexion

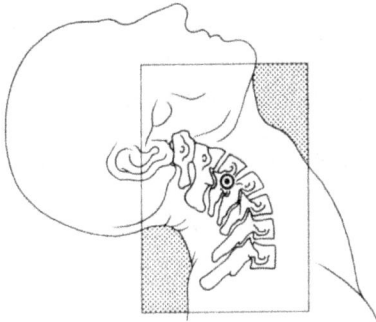

Dorsalflexion

1.– 3.3 wie „HWS seitlich im Sitzen"

4. Patient sitzt seitlich am Wandstativ. Zur Vo-
    larflexion wird der Kopf so weit nach vorn ge-
    neigt, daß das Kinn auf das Brustbein aufzu-
    liegen kommt.

    Zur Dorsalflexion wird der Kopf weit nach
    hinten geneigt. Bleiabdeckung des Patienten.

5. ZS auf 4. HWK, Mitte Kassette.

    Bei automatischer Belichtung darauf achten,
    daß HWK die Kammer decken.

HWS, ventro-dorsale Schrägaufnahme

Zur Darstellung der „plattenfernen" foramina in-
tervertebralia und kleinen Gelenke

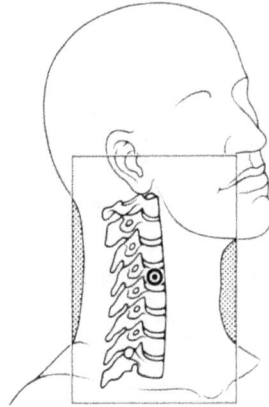

1.– 3.3 wie „HWS seitlich im Sitzen"

4. Patient sitzt 45° aus der Rückenlage zum
    Wandstativ gedreht. Kopf leicht angehoben.
    Der Kopf wird nun weitere 15° zum Wandsta-
    tiv hin gedreht.

5. ZS 4. Halswirbel, Kassettenmitte, 5° caudo-
    cranial. Es werden stets beide Seiten aufge-
    nommen.

HWS, dorso-ventrale Schrägaufnahme

Zur Darstellung der „plattennahen" foramina in-
tervertebralia und kleinen Gelenke

1.– 3.3 wie „HWS seitlich im Sitzen"

4. Patient sitzt 45° aus der Bauchlage nach rechts
    bzw. links gedreht.

5. ZS senkrecht auf 4. Halswirbel, Mitte Kasset-
    te.

Cervico-Thoracaler Übergang halbschräg

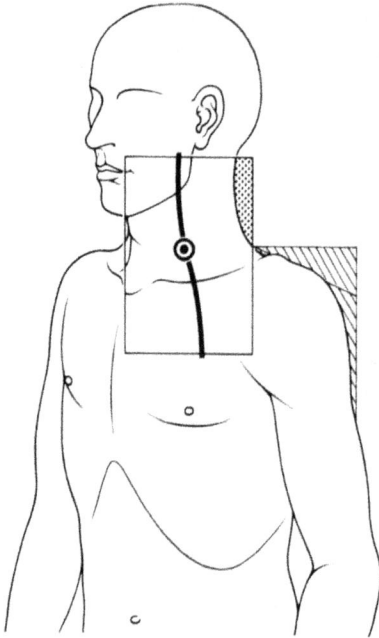

1. wie „HWS ap"
2.1 RWG
2.2 Brennfleck ≤ 1,3 mm
2.3 KV-Wahl
2.4 mAs-Wahl
2.5 oder Belichtungsautomatik, mittlere Kammer, Schwärzungsstufe
2.6 oder Organautomatik
3.1 18/24 oder 24/30 Hochformat
3.2 Folienempfindlichkeit 200
3.3 FFA entsprechend der Fokussierung des Rasters, mindestens jedoch 100 cm
4. Patient sitzt oder steht seitlich am Stativ, dreht sich aus dieser Stellung 20–25° zur Röhre hin, der plattennahe Arm wird nach vorn, der plattenferne Arm nach hinten genommen.
5. ZS auf plattenferne Clavicula.

Die oberen Brustwirbel sollen ohne Überlagerung der Schultern dargestellt sein.

BWS ap

a) im Liegen; b) im Sitzen

1. Patient muß Kleidung am Oberkörper ablegen, Halskette entfernen
2.1 a) Rasteraufnahmetisch; b) RWG
2.2 Brennfleck ≤ 1,3 mm
2.3 KV-Wahl
2.4 mAs-Wahl
2.5 oder Belichtungsautomatik, mittlere Kammer, Schwärzungsstufe
2.6 oder Organautomatik
3.1 15/40 Hochformat
3.2 Folienempfindlichkeit 200, Verlaufsfolie oben –, unten +
3.3 FFA entsprechend der Fokussierung des Rasters, mindestens jedoch 100 cm
4. a) Patient liegt in Rückenlage auf dem Aufnahmetisch, Arme längs des Körpers.
   b) Patient steht mit dem Rücken am Wandstativ.
   Bleiabdeckung des Patienten. Eventuell WS-Tubus verwenden.
5. ZS Mitte Sternum, Mitte Kassette, oberer Kassettenrand 2 cm über Schulterhöhe.

Der 7. Halswirbel, 12 Brustwirbel, der 1. und 2. Lendenwirbel sind dargestellt.

BWS-Aufnahmen bei Kindern bedürfen keiner Verlaufsfolien.

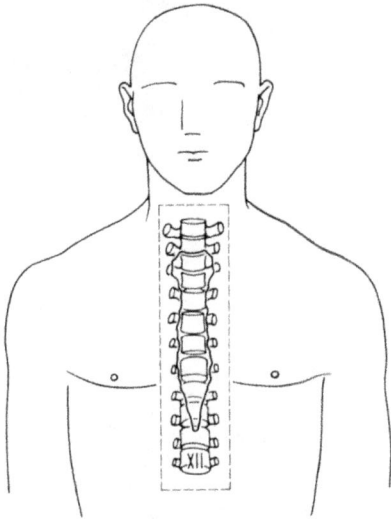

BWS ap

BWS seitlich

a) im Liegen; b) im Stehen

1. Patient muß Kleidung ablegen
2.1 a) Rasteraufnahmetisch; b) RWG
2.2 Brennfleck ≤ 1,3 mm
2.3 KV-Wahl
2.4 mAs-Wahl
2.5 oder Belichtungsautomatik, mittlere Kammer, Schwärzungsstufe, Dosiserhöhung

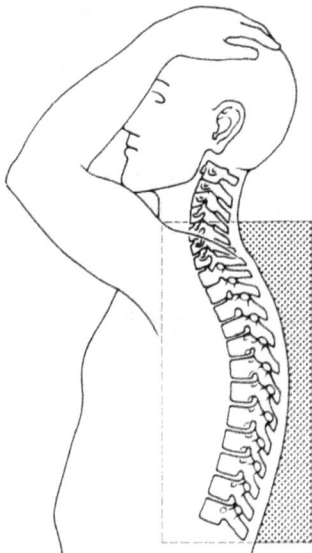

BWS seitlich

2.6 oder Organautomatik, Dosiserhöhung
3.1 20/40 Hochformat, Bleibuchstabe
3.2 Folienempfindlichkeit 200 oder
   Verlaufsfolie oben +, unten – oder
   Verlaufsfolie oben –, unten + oder
   Verlaufsfolie + – +
3.3 FFA entsprechend der Fokussierung des Rasters, mindestens jedoch 100 cm
4. a) Patient liegt in Seitenlage auf dem Aufnahmetisch, Beine leicht angezogen. Arme liegen angewinkelt vor dem Kopf. Zur Vermeidung von Durchhängen des WS mit Schaumstoff in Taillenhöhe unterpolstern. Flexible Bleiabdeckung am Rücken anstellen, eventuell Wirbelsäulentubus verwenden.
    b) Patient steht seitlich am RWG. Arme werden von vorn her auf den Kopf gelegt. Entsprechend der verwendeten Folie ist besondere Lagerung zu beachten.
       Bei einheitlicher Folie und Verlaufsfolie + – + liegt der Patient genau seitlich. Während der Belichtung atmet der Patient flach weiter.
       Bei Verwendung einer Verlaufsfolie oben +, unten – soll während der Belichtung tief eingeatmet werden, damit das Zwerchfell gesenkt wird.
       Bei Verwendung einer Verlaufsfolie oben –, unten + muß der Patient die plattenferne Schulter leicht nach vorn nehmen, um die Wirbelkörper aus dem Bereich der Schultergelenke herauszuprojezieren. Die oberen Wirbel sind dann jedoch nicht mehr genau seitlich dargestellt. Der untere Brustwirbelsäulenabschnitt wird durch die verstärkende Wirkung der Folie auch unterhalb des Zwerchfells gut dargestellt. Eventuell Tubus verwenden.
       Bleiabdeckung des Patienten.
5. ZS Mitte BWS im dorsalen Drittel des Oberkörpers, auf Kassettenmitte (oberer Kassettenrand 2 cm über Schulterhöhe). Es sollen alle Brustwirbel ohne störende Rippenschatten dargestellt sein (Atmung!).

LWS ap

a) im Liegen; b) im Stehen

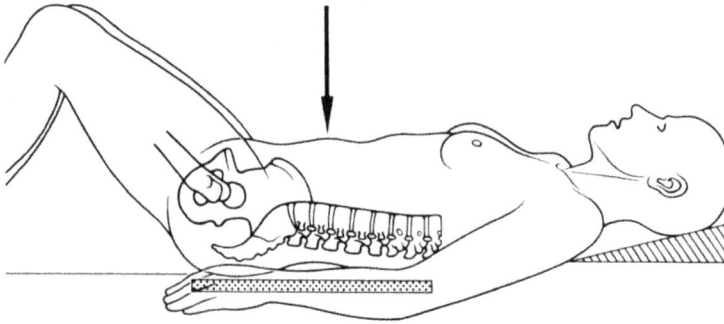

Seitenansicht

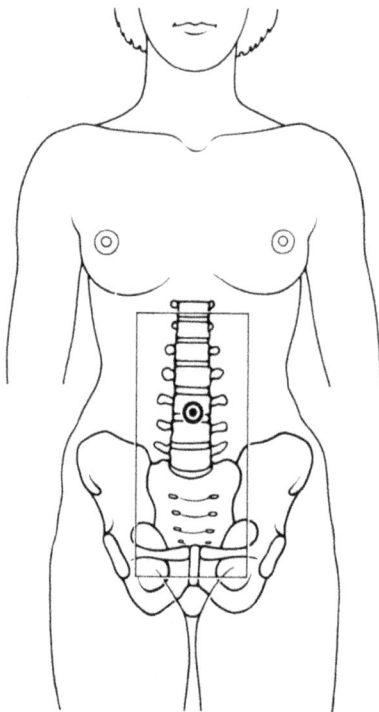

Aufsicht

1. Patient muß Kleidung ablegen

2.1 a) Rasteraufnahmetisch; b) RWG

2.2 Brennfleck $\leq 1,3$ mm ($\leq 1,8$ mm)

2.3 KV-Wahl

2.4 mAs-Wahl

2.5 oder Belichtungsautomatik, mittlere Kammer, Schwärzungsstufe

2.6 oder Organautomatik

3.1 20/40 Hochformat, Bleibuchstabe

3.2 Folienempfindlichkeit 400

3.3 FFA entsprechend der Fokussierung des Rasters, mindestens jedoch 100 cm

4. a) Patient liegt in Rückenlage auf dem Tisch. Die Beine sind zum Ausgleich der Lordose leicht angezogen. Eventuell WS-Tubus verwenden.

   b) Patient steht mit dem Rücken am Wandstativ.
   Bleiabdeckung

5. ZS 2 cm über dem Bauchnabel, das entspricht der Höhe 2 cm über dem Beckenkamm, Kassettenmitte.

Es sollen der 11. und 12. Brustwirbel, die Lendenwirbel, das Kreuzbein sowie die Iliosacralgelenke abgebildet sein.

LWS seitlich

a) im Liegen; b) im Stehen

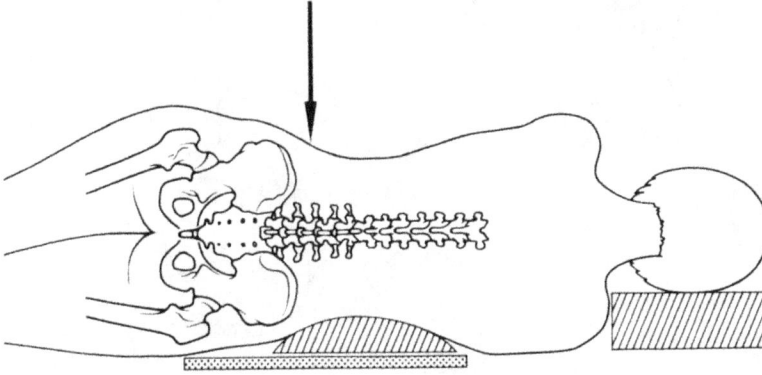

liegend (Seitenansicht)

1.– 3.1 wie „LWS ap"

3.2 Folienempfindlichkeit 400, Verlaufsfolie oben –, unten +

3.3 FFA entsprechend der Fokussierung des Rasters, mindestens jedoch 100 cm

4.   a) Patient liegt in Seitenlage auf dem Tisch, Beine leicht angezogen, Arme nach vorn angewinkelt vor den Kopf gelegt. Um das Durchhängen der WS zu vermeiden, Schaumstoffunterstützung in Taillenhöhe. Flexible Bleiabdeckung am Rücken anlegen. Eventuell Wirbelsäulentubus verwenden.

     b) Patient steht seitlich am Wandstativ, die Arme werden über der Brust verschränkt, die rechte Hand liegt auf der linken Schulter, die linke auf der rechten Schulter.

     Bleiabdeckung aller Patienten im Liegen.

5.   ZS 2 cm oberhalb des Beckenkammes, Kassettenmitte.

     Bei schlanken Patienten auf die seitliche Mitte, bei dicken Patienten auf das dorsale Drittel zentrieren!

     Es sollen alle Lendenwirbel einschließlch der Dornfortsätze sowie das Kreuzbein dargestellt sein.

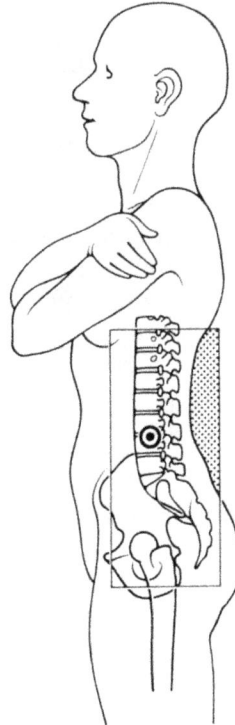

stehend (Seitenansicht)

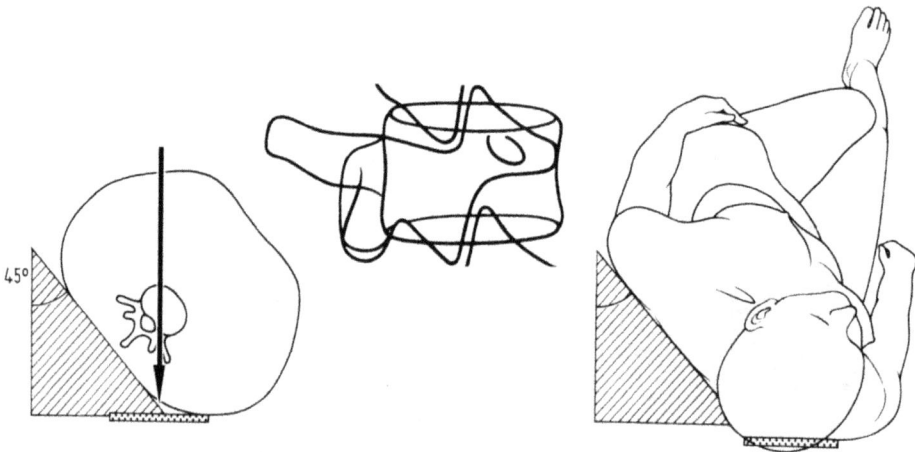

LWS schräg

a) im Liegen; b) im Stehen
Zur Darstellung der filmnahen Wirbelgelenke
1.– 3.3 wie „LWS ap"

4. a) Patient liegt auf dem Aufnahmetisch. Er
       wird aus der Rückenlage 45° angehoben
       und mit Schaumstoffkeilen unterpolstert.
       Es ist darauf zu achten, daß auch der Ober-
       körper 45° angehoben wird!
    b) Patient steht 45° zur Filmebene gedreht am
       Wandstativ. Bleiabdeckung des Patienten,
       eventuell WS-Tubus verwenden.

5. ZS in Höhe 2 cm über dem Beckenkamm auf
    die angehobene Seite etwa Handbreit lateral
    der Medianebene.

    Die WS muß in Kassettenmitte zu liegen kom-
    men.

    Es werden die plattennahen Intervertebralge-
    lenke sowie Wirbelbogenanteile dargestellt.

    Stets Aufnahmen in rechter und linker
    Schräglage anfertigen.

LWS ap Funktionsaufnahme

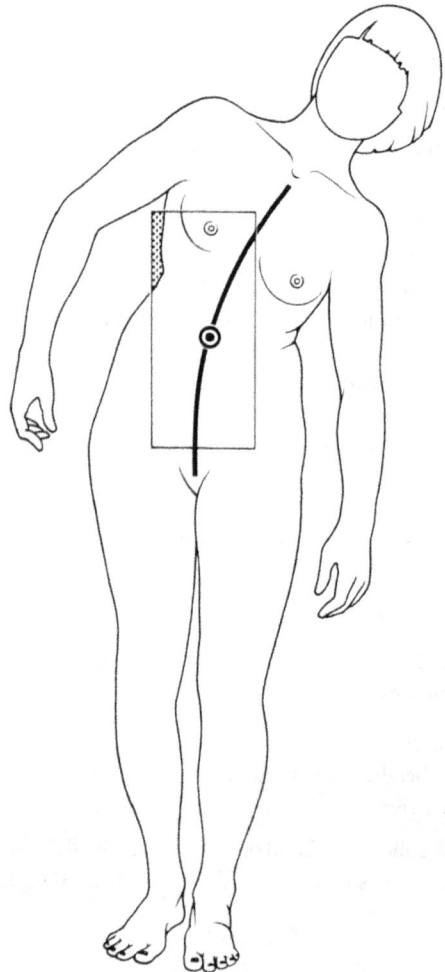

1.– 3.3 wie „LWS ap"

4. Patient steht mit dem Rücken am RWG. Eine Aufnahme wird bei starker Beugung des Körpers nach links, eine weitere Aufnahme bei starker Beugung nach rechts angefertigt. Patient steht jeweils 2–3 cm rechts bzw. links der Kassettenmitte.
Bleiabdeckung

5. ZS 2–3 cm rechts, bzw. links der Medianebene in Höhe 2 cm über dem Bauchnabel (Beckenkamm).

Die in seitlicher Beugung dargestellte LWS darf im unteren und oberen Abschnitt nicht abgeschnitten sein.

Bei automatischer Belichtung ist zu beachten, daß die Meßkammer nicht ganz von der WS gedeckt wird, Dosiserhöhung erforderlich!

2.5 oder Belichtungsautomatik, mittlere Kammer, Schwärzungsstufe

2.6 oder Organautomatik

3.1 24/30 Querformat

3.2 Folienempfindlichkeit 400

3.3 FFA entsprechend der Fokussierung des Rasters, mindestens jedoch 100 cm

4. Patient steht seitlich am RWG. Bei durchgedrückten Knien wird der Oberkörper soweit wie möglich nach ventral geneigt, die Arme hängen frei nach vorn.
Bleiabdeckung männlicher Patienten.

5. ZS auf 4. LWK, Kassettenmitte.

Das Kreuzbein und die unteren Lendenwirbel sind in ventraler Flexionsstellung dargestellt.

LWS seitlich, Funktionsaufnahme, dorsale Flexion

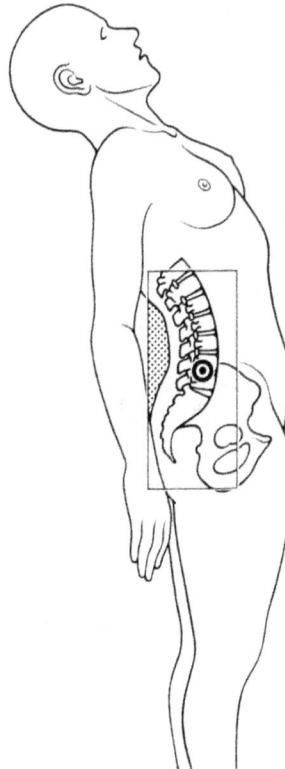

LWS seitlich, Funktionsaufnahme, ventrale Flexion

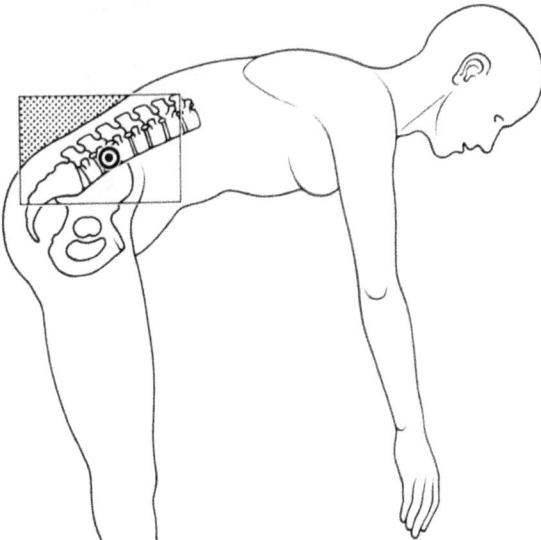

1. Patient muß Kleidung ablegen

2.1 RWG

2.2 Brennfleck $\leq 1,3$ mm ($\leq 1,8$ mm)

2.3 KV-Wahl

2.4 mAs-Wahl

1.– 2.6 wie LWS seitlich, ventrale Flexion

3.1 24/30 Hochformat

3.2 Folienempfindlichkeit 400, Verlaufsfolie oben –, unten +

3.3 FFA entsprechend der Fokussierung des Rasters, mindestens jedoch 100 cm

4. Patient steht seitlich am RWG und beugt sich soweit wie möglich nach hinten. Fixierung des Patienten erforderlich.
Bleiabdeckung männlicher Patienten.

5. ZS 2 cm über Beckenkamm auf Filmmitte.

Die LWS ist in dorsaler Flexion dargestellt. Bei automatischer Belichtung können Schwierigkeiten auftreten, da Meßkammer und Objekt nicht decken.

Kreuzbein und lumbo-sacraler Übergang ap

Übersichtaufnahme der Iliosacralgelenke nach Barsony

1. Patient muß Kleidung ablegen

2.1 Rasteraufnahmetisch

2.2 Brennfleck ≤ 1,3 mm (≤ 1,8 mm)

2.3 KV-Wahl

2.4 mAs-Wahl

2.5 oder Belichtungsautomatik, mittlere Kammer, Schwärzungsstufe

2.6 oder Organautomatik

3.1 24/30 Hochformat, Bleibuchstabe

3.2 Folienempfindlichkeit 400

3.3 FFA entsprechend der Fokussierung des Rasters, mindestens jedoch 100 cm

4. Patient liegt in Rückenlage auf dem Aufnahmetisch. Die Beine sind leicht angezogen. Bleiabdeckung bei männlichen Patienten.

5. Röhre ca. 20° caudo-cranial geneigt. ZS Handbreit unterhalb Bauchnabel auf Kassettenmitte.

Das Kreuzbein ist in seiner vollen Größe dargestellt. Einblick in den Gelenkspalt L 5–S 1 möglich, untere Abschnitte der Iliosacralfugen sind einzusehen.

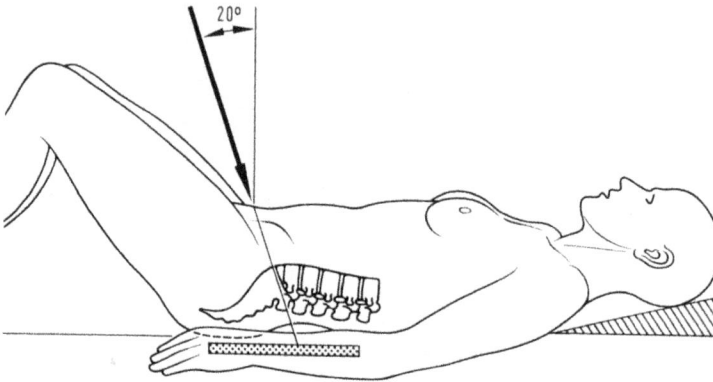

Steißbein ap

Übersicht der oberen Abschnitte der Iliosacralgelenke

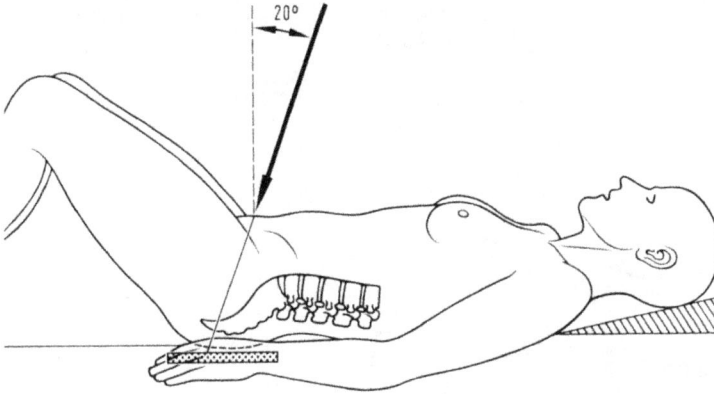

1.– 3.3 wie „Kreuzbein ap"
4. Patient liegt in Rückenlage auf dem Aufnahmetisch, Bleiabdeckung bei männlichen Patienten.

5. Röhre 20° cranio-caudal geneigt

ZS Handbreit unterhalb Bauchnabel auf Kassettenmitte. Das Steißbein ist in seiner ganzen

im Liegen (Seitenansicht)

Länge dargestellt. Die oberen Abschnitte der Iliosacralfugen sind einzusehen.

Steißbein ap

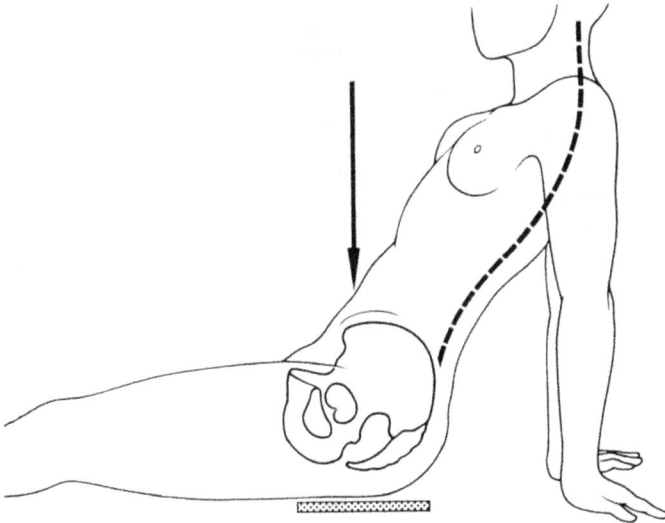

schrägsitzend
Seitenansicht

1.– 2.6 wie „Kreuzbein ap"

3.1 18/24 Hochformat, Bleibuchstabe
3.2 Folienempfindlichkeit 400
3.3 FFA entsprechend der Fokussierung des Rasters, mindestens jedoch 100 cm

4. Patient sitzt halbschräg auf dem Aufnahmetisch und stützt sich mit den Händen nach hinten ab.
5. ZS 2 cm unter Bauchnabel, Kassettenmitte.

Das Steißbein ist in ganzer Länge dargestellt. Am Steißbein verletzte Patienten haben je-

doch Schwierigkeiten, in dieser Aufnahme-
stellung zu verhalten.

Kreuzbein, Steißbein seitlich

a) im Liegen; b) im Stehen

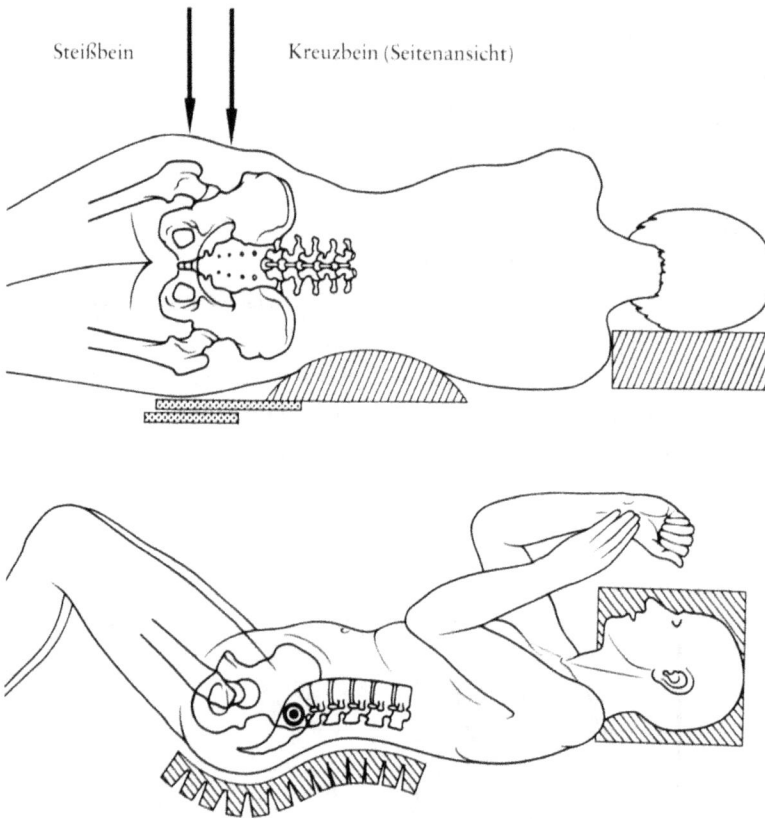

Steißbein   Kreuzbein (Seitenansicht)

Aufsicht

1.– 2.6 wie „Kreuzbein ap"

3.1 24/30 Hochformat

3.2 Folienempfindlichkeit 400

3.3 FFA entsprechend der Fokussierung des
Rasters, mindestens jedoch 100 cm

4.   a) Patient liegt seitlich auf dem Aufnahme-
        tisch, Beine leicht angezogen. Flexible Blei-
        abdeckung am Rücken anlegen. Eventuell
        Tubus benutzen.
     b) Patient steht seitlich am RWG. Arme über
        Brust verschränken. Tubus benutzen! Blei-
        abdeckung des Patienten.

5.   ZS 5 cm unterhalb des Beckenkammes, Mitte
     Kassette.

5. LWK, Kreuz- und Steißbein sollen seitlich
dargestellt werden. Bleiabdeckung, enge Einblendung und Tubus sollen Überstrahlung
vermeiden.

Falls Überstrahlung des Steißbeines nicht zu
vermeiden ist, weitere 5 cm tiefer zentrieren
und Belichtung reduzieren.

WS-Ganzaufnahme ap

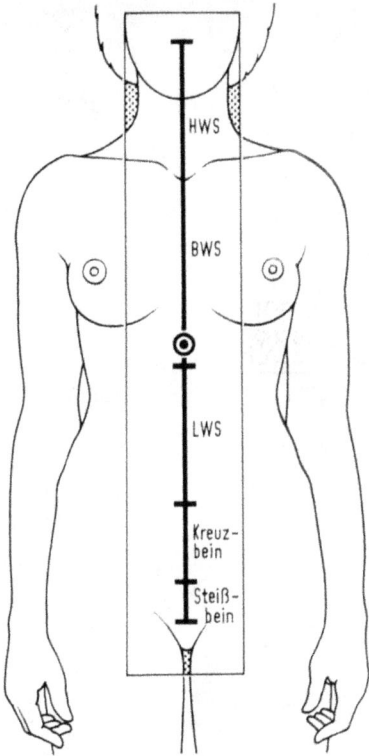

WS Ganzaufnahme seitlich

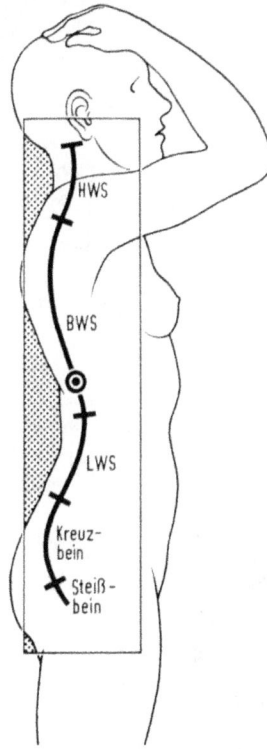

1. Patient muß Kleidung und Halsketten ablegen

2.1 Spezial-Gerät bzw. Wandstativ mit spezieller Halterung für Rasterkassette

2.2 Brennfleck ≤ 1,3 mm (≤ 1,8 mm)

2.3 KV-Wahl

2.4 mAs-Wahl

3.1 Rasterkassette 30/90

3.2 Folienempfindlichkeit 400 (800), Verlaufsfolie oben –, unten +

3.3 FFA 200–300 cm

4. Patient steht mit dem Rücken am Wandstativ, Arme längs des Körpers, Kopf anheben. Bleiabdeckung des Patienten.

5. ZS Proc. Xiphoides, Mitte Kassette.

An der Tiefblende sollte zur gleichmäßigen Belichtung der HWS/BWS zusätzlich ein kleiner Stufenkeil angebracht werden.

1.– 3.3 wie „WS-Ganzaufnahme ap"

4. Patient steht aufrecht seitlich am Wandstativ. Die Arme werden angewinkelt nach vorn genommen. Die Hände liegen auf dem Kopf. Bleiabdeckung des Patienten.

5. ZS Handbreit über Rippenbogen.

Die Aufnahmen dienen der Beurteilung der Körperhaltung. Die gesamte WS soll annähernd gleichmäßig geschwärzt dargestellt sein.

Becken ap

a) im Liegen; b) im Stehen

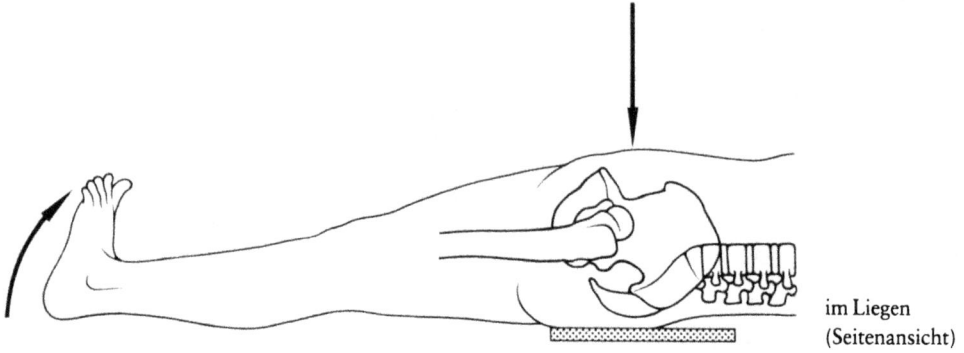

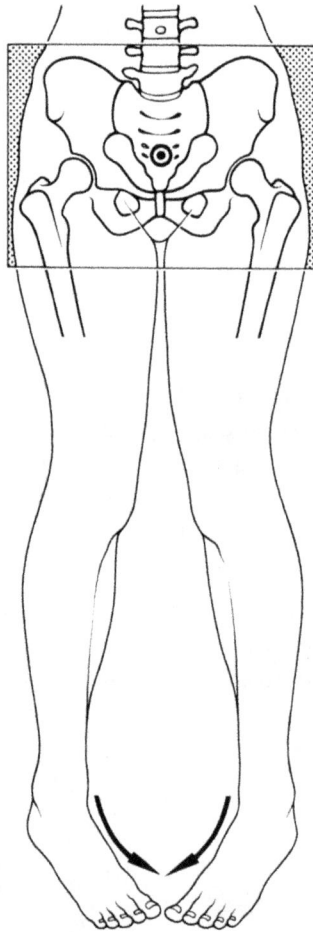

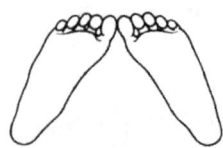

im Liegen
(Seitenansicht)

im Liegen (Aufsicht)

1. Patient muß Kleidung, eventuell Bruchband ablegen

2.1 a) Rasteraufnahmetisch; b) RWG

2.2 Brennfleck ≤ 1,3 mm

2.3 KV-Wahl

2.4 mAs-Wahl

2.5 oder Belichtungsautomatik, Seitenkammer

2.6 oder Organautomatik

3.1 30/40 oder 35/43 Querformat, Bleibuchstabe

3.2 Folienempfindlichkeit 200 (400)

3.3 FFA je nach Fokussierung des Rasters, mindestens jedoch 100 cm

4. a) Patient liegt in Rückenlage auf dem Aufnahmetisch. Beine sind so zu legen, daß Fußspitzen nach oben, besser nach innen zeigen (Darstellung der Schenkelhälse).
   b) Patient steht mit dem Rücken am Wandstativ. Füße zeigen nach ventral. Bleiabdeckung.

5. ZS Handbreit unter Bauchnabel auf Kassettenmitte (oberer Kassettenrand 2 cm über dem Beckenkamm).

   Das Becken, 5. LW, die Hüftgelenke sind dargestellt.

Becken bei Säuglingen

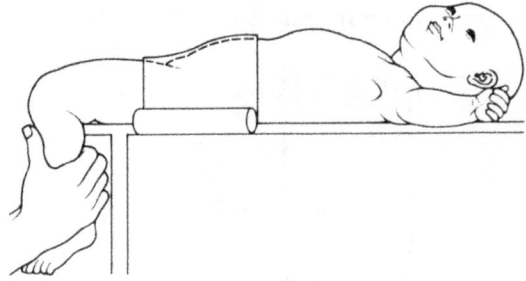

1. Beckenregion von Kleidung freimachen

2.1 Auftischaufnahme

2.2 Brennfleck ≤ 1,3 mm

2.3 KV-Wahl

2.4 mAs-Wahl

3.1 18/24 Querformat, Bleibuchstabe

3.2 Folienempfindlichkeit 400–800

3.3 FFA 100 cm

4. Patient wird mit dem Becken so auf die an der Tischkante gelegene Kassette gelagert, daß die in den Knien angewinkelten Beine nach unten gehalten werden können.
   Fixierung des Patienten mit Haltegurt. Bleiabdeckung des Patienten.

5. ZS ca. 2 cm unter Bauchnabel auf Kassettenmitte.

   Das Becken muß symmetrisch gelagert dargestellt sein. Verkippung läßt keine exakte Winkelmessung zu!

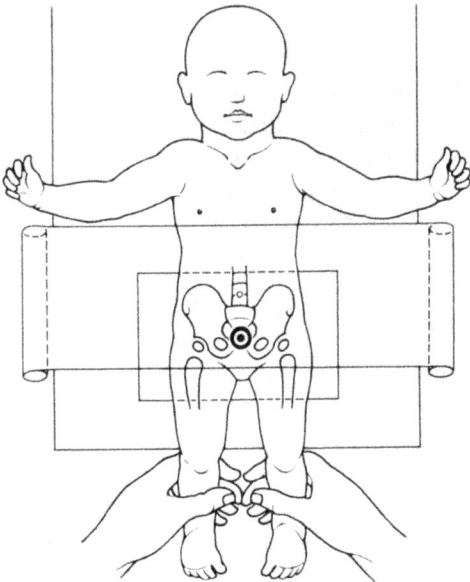

Antetorsionsaufnahme der Hüftgelenke

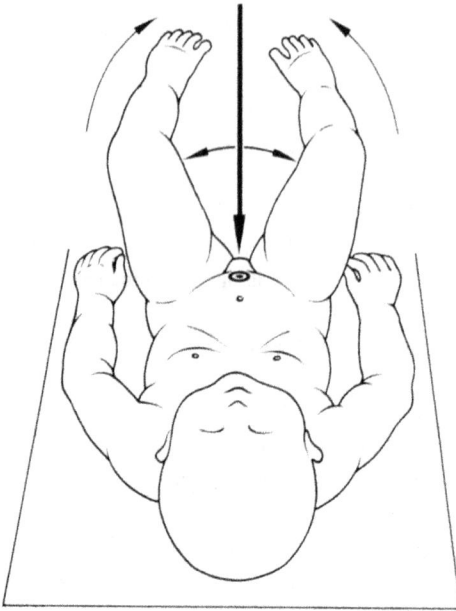

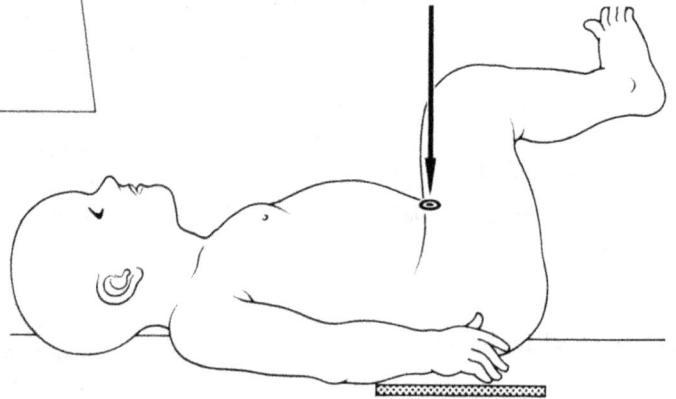

1. Beckenregion von Kleidung freimachen

2.1 Rasteraufnahmetisch

2.2 Brennfleck ≤ 1,3 mm

2.3 KV-Wahl

2.4 mAs-Wahl

2.5 oder Belichtungsautomatik, Mittelkammer mit Dosiserhöhung (Mogeltaste)

2.6 oder Organautomatik anstelle 2.1–2.5 mit Dosiserhöhung

3.1 18/24 oder 24/30 Querformat, Bleibuchstabe

3.2 Folienempfindlichkeit 400–800

3.3 FFA entsprechend der Rasterfokussierung, mindestens jedoch 100 cm

4. Patient wird in Rückenlage auf dem Untersuchungstisch gelagert. Die Oberschenkel werden 90° angewinkelt. Sie stehen senkrecht zur Tischebene. Die Unterschenkel werden im Kniegelenk angewinkelt und verlaufen parallel zur Tischebene. Es erfolgt maximale Innenrotation der Beine und Abduktion der Oberschenkel (20°). Bleiabdeckung des Patienten.

5. ZS 2 cm unterhalb des Bauchnabel auf Kassettenmitte.

Diese Aufnahme dient der röntgenologischen Darstellung des Antetorsionsgrades des Oberschenkelschaftes und der Schenkelhalsneigung nach dorsal.

Darmbeinschaufel, angedreht

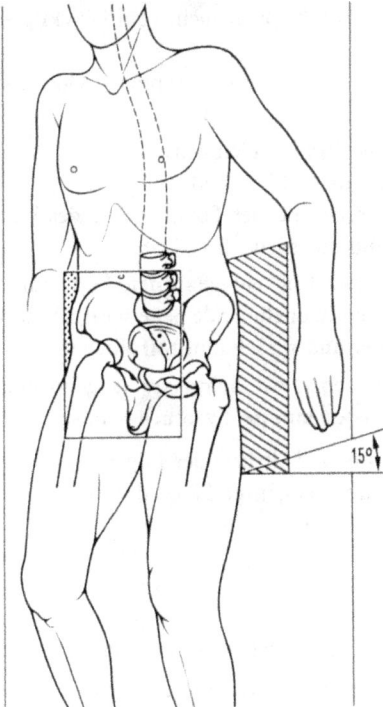

Iliosacralgelenk isoliert nach Kovács

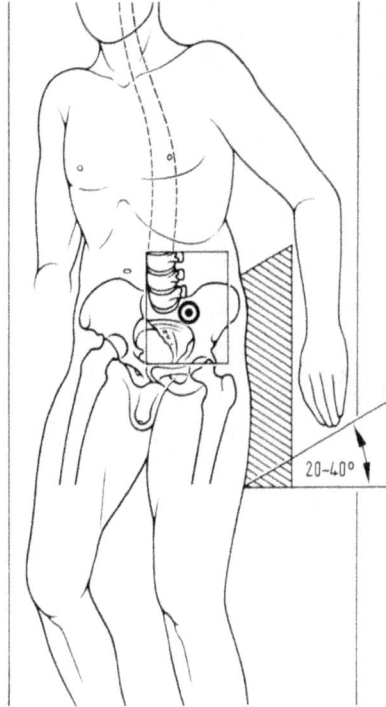

1.– 2.4 wie „Becken ap"

2.5 Belichtungsautomatik, mittlere Kammer, Schwärzungsstufe

2.6 oder Organautomatik

3.1 24/30 Hochformat, Bleibuchstabe

3.2 Folienempfindlichkeit 200 (400)

3.3 FFA entsprechend der Fokussierung des Rasters, mindestens jedoch 100 cm

4. Patient liegt in Rückenlage auf dem Aufnahmetisch. Die nicht aufzunehmende Seite wird ca. 15° angehoben und mit Schaumstoff abgestützt. Bleiabdeckung des Patienten.

5. ZS 5 cm unter Beckenkamm, handbreit nach medial.

Die Darmbeinschaufel ist in ihrer ganzen Größe dargestellt.

1.– 2.4 wie „Becken ap"

2.5 Belichtungsautomatik, Mittelkammer, Schwärzungsstufe

2.6 oder Organautomatik

3.1 18/24 Hochformat oder 24/30 Querformat geteilt für beide Seiten

3.2 Folienempfindlichkeit 200 (400)

3.3 FFA entsprechend der Fokussierung des Rasters, mindestens 100 cm

4. Patient liegt in Rückenlage auf dem Aufnahmetisch, die aufzunehmende Seite wird, je nach Form des Beckens, 20–40° angehoben und mit Schaumstoff unterpolstert. Bleiabdeckung des Patienten.

5. ZS 5 cm unterhalb des Beckenkammes auf Mitte zwischen Beckenkamm und Medianebene, Mitte Kassette. Kleine Einblendung, besser Tubus.

Das Iliosacralgelenk soll gut einsehbar dargestellt sein. Es sind stets beide Seiden aufzunehmen!

Schambein – Sitzbeinast isoliert

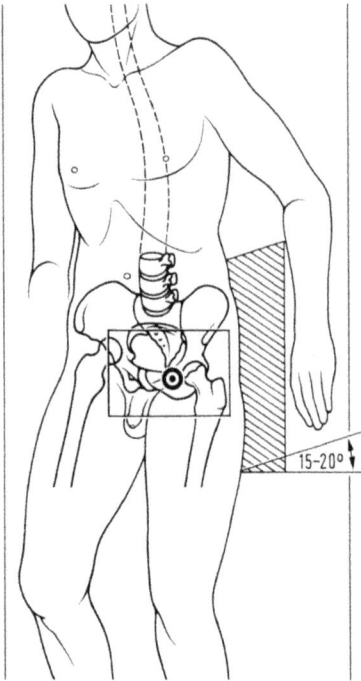

1. Patient muß Kleidung ablegen
2.1 Rasteraufnahmetisch
2.2 Brennfleck ≤ 1,3 mm
2.3 KV-Wahl
2.4 mAs-Wahl

2.5 oder Belichtungsautomatik, mittlere Kammer, Schwärzungsstufe, eventuell Dosiserhöhung, da Belichtungskammer nicht vom Objekt gedeckt ist
2.6 oder Organautomatik, eventuell Dosiserhöhung
3.1 18/24 Querformat, Bleibuchstabe
3.2 Folienempfindlichkeit 200 (400)
3.3 FFA entsprechend der Fokussierung des Rasters, mindestens jedoch 100 cm
4. Patient liegt in Rückenlage auf dem Aufnahmetisch. Die aufzunehmende Seite wird 15–20° angehoben und mit Schaumstoff unterstützt.
5. ZS 5 cm neben der Symphyse (angehobene Seite), Kassettenmitte. Eventuell Tubus.

Das Scham- und Sitzbein der aufgenommenen Seite ist in seiner ganzen Länge dargestellt.

Symphyse ap

1.– 3.3 wie bei „Schambein – Sitzbeinast"
4. Patient liegt in Rückenlage auf dem Aufnahmetisch
5. Röhre 15–20° caudo-cranial geneigt. ZS auf Symphyse.

Die Aufnahme dient speziell der Erkennung des Ausmaßes einer Symphysensprengung.

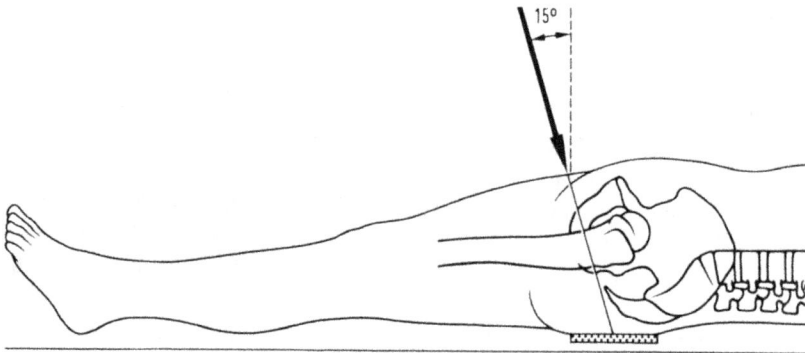

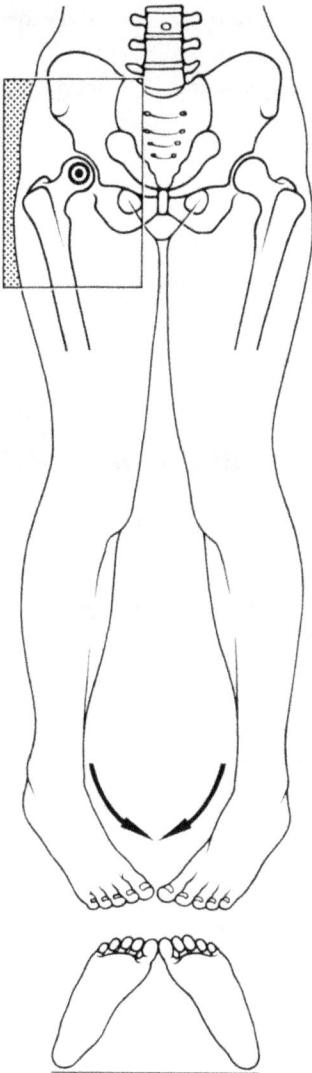

Hüftgelenk ap

Hüftgelenk ap

1. Patient muß Kleidung ablegen

2.1 Rasteraufnahmetisch

2.2 Brennfleck ≤ 1,3 mm

2.3 KV-Wahl

2.4 mAs-Wahl

2.5 oder Belichtungsautomatik, mittlere Kammer, Schwärzungsstufe

2.6 oder Organautomatik

3.1 18/24, eventuell 24/30 Hochformat, Bleibuchstabe

3.2 Folienempfindlichkeit 200 (400)

3.3 FFA entsprechend der Fokussierung des Rasters, mindestens jedoch 100 cm

4. Patient liegt auf dem Aufnahmetisch. Das Bein der aufzunehmenden Seite wird so gelagert, daß der Fuß nach oben zeigt, besser nach innen geneigt ist. Bleiabdeckung des Patienten.

5. ZS in Leistenbeuge auf Kassettenmitte.

Das Hüftgelenk, der Schenkelhals in seiner ganzen Länge, Trochanter major, Trochanter minor verdeckt, proximaler Oberschenkelschaft sind abgebildet.

Hüftgelenk nach Lauenstein

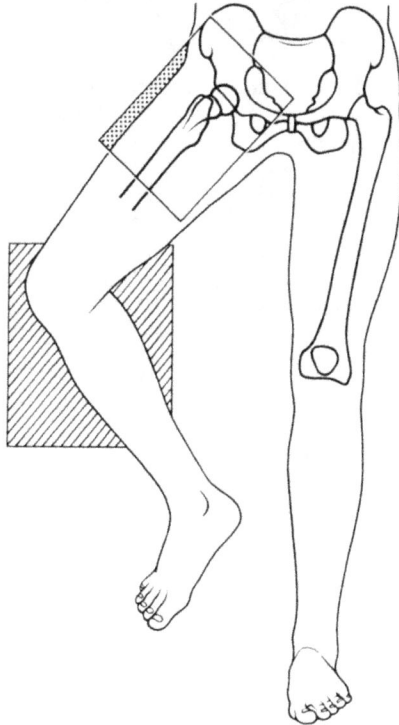

1.–2.6 wie „Hüftgelenk ap"

3.1 18/24 oder 24/30 diagonal einlegen, entsprechend der Lagerung des Oberschenkels, Bleibuchstabe

3.2 Folienempfindlichkeit 200 (400)

3.3 FFA entsprechend der Fokussierung des Rasters, mindestens jedoch 100 cm

4. Patient liegt in Rückenlage auf dem Aufnahmetisch. Das Bein der zu untersuchenden Seite wird angezogen und nach außen abgespreizt. Eventuell mit Schaumstoff unterstützen. Bleiabdeckung des Patienten.

Alternative: Bei Versteifung des Hüftgelenkes ist der Patient mit der nicht zu untersuchenden Seite so anzuheben, daß er auf den aufzunehmenden Oberschenkel zu liegen kommt. Das nicht aufzunehmende Bein bleibt gestreckt. Schaumkissenunterstützung. Diese Aufnahme ist als 2. Ebene bei Darstellung der Knochenstruktur und degenerativer Veränderungen im Bereich des Hüftgelenkes geeignet.

5. ZS auf Leistenbeuge, Kassettenmitte.

Beide Hüftgelenke nach Lauenstein

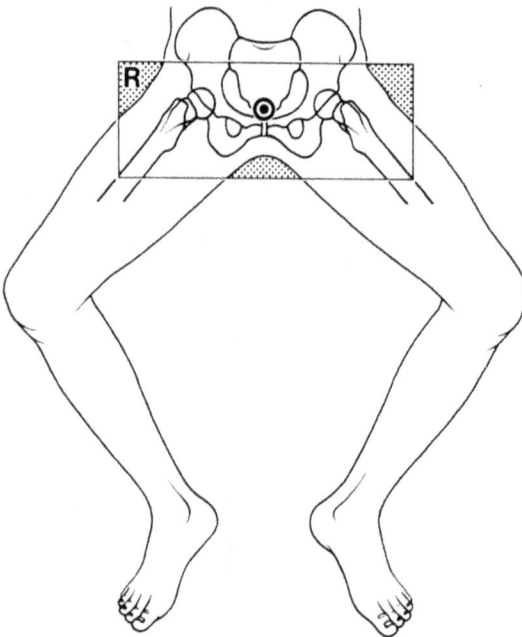

1.–3.3 wie „Hüftgelenke nach Lauenstein", jedoch 20/40 Kassette, Querformat. Kinder 24/30 Querformat.

4. Patient liegt in Rückenlage auf dem Aufnahmetisch. Beide Beine werden angezogen und

nach außen abgespreizt. Bleiabdeckung des Patienten.

5. ZS handbreit über Symphyse auf Kassettenmitte.

Hüftgelenk axial

1. Patient muß Kleidung ablegen

2.1 Auftischaufnahme
2.2 Brennfleck $\leq 1,3$ mm
2.3 KV-Wahl
2.4 mAs-Wahl

3.1 18/24 oder 24/30 Querformat, wenn möglich Rasterkassette, Bleibuchstabe
3.2 Folienempfindlichkeit 200 (400)
3.3 FFA 100 cm

4. Patient liegt auf dem Aufnahmetisch, im Bett oder auf der Trage.
   Das Bein der aufzunehmenden Seite bleibt ausgestreckt liegen. Das nicht aufzunehmende Bein wird im Knie gebeugt, angehoben und eventuell auf einem Kasten, Hocker oder der Röntgen-Röhre gelagert.

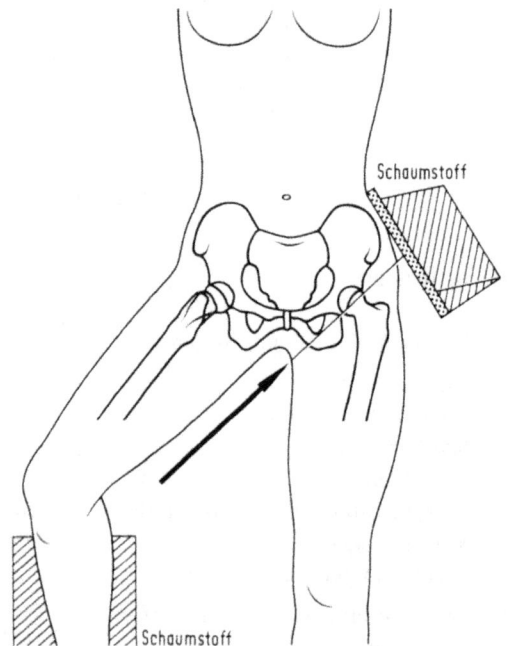

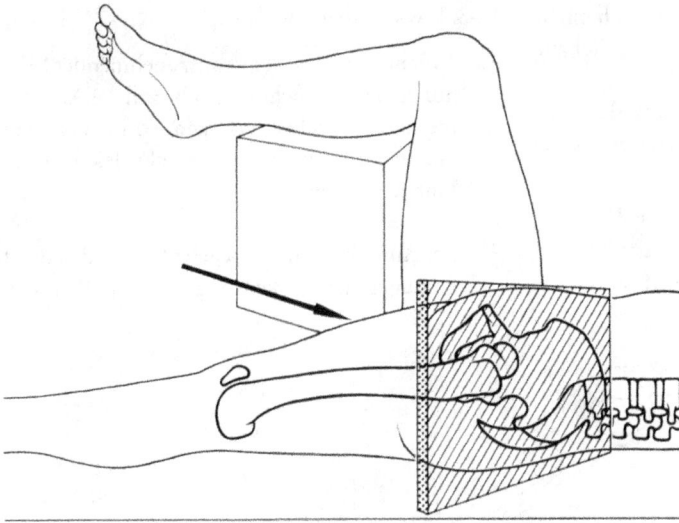

Seitenansicht

Die Kassette ist lateral an der aufzunehmenden Seite so angestellt, daß sich der obere Kassettenrand am Rippenbogen befindet. Mit Schaumstoffkeil abstützen. Eventuell Kassette vom Patienten halten lassen.

5. Röhre in Tischhöhe fahren und ZS parallel zur Tischebene caudo-cranial, medio-lateral auf die Schenkelfurche, senkrecht auf Kassettenmitte richten.
   Bei der Verwendung einer Rasterkassette müssen die Lamellen des Rasters parallel zur Tischebene verlaufen. Die Kassette muß senkrecht stehen!

Das Hüftgelenk, der Schenkelhals mit Trochanter major und minor sowie der proximale Oberschenkel sind abgebildet. Die Aufnahme wird bei Verdacht auf Fraktur oder Luxation angefertigt.

Untere Extremitäten

Oberschenkel ap

1. Patient muß Kleidung ablegen
2.1 Rasteraufnahmetisch
2.2 Brennfleck $\leq 1,3$ mm
2.3 KV-Wahl
2.4 mAs-Wahl
2.5 oder Belichtungsautomatik, mittlerer Kammer, Schwärzungsstufe
2.6 oder Organautomatik anstelle 2.1–2.5
3.1 20/40 Hochformat, Bleibuchstabe
3.2 Folienempfindlichkeit 200, Verlaufsfolie oben +, unten –
3.3 FFA entsprechend der Rasterfokussierung, mindestens jedoch 100 cm
4. Patient liegt in Rückenlage auf dem Aufnahmetisch.

Je nach Befund ist entweder das Hüft- oder das Kniegelenk mit aufzunehmen. Bei Auf-

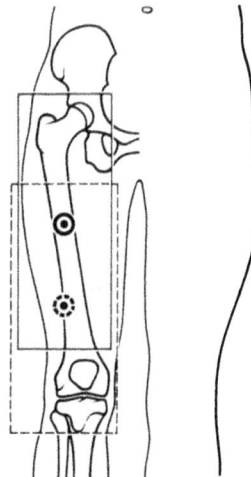

Aufsicht

nahme mit Hüftgelenk ist das Bein nach innen zu rotieren, um den Schenkelhals parallel zur Filmebene zu lagern.

Bei Aufnahme mit Kniegelenk muß das Bein so gelagert sein, daß der Fuß nach oben zeigt. Bleiabdeckung des Patienten.

5. ZS Mitte Oberschenkel, Mitte Kassette.

Oberschenkel seitlich medio-lateral

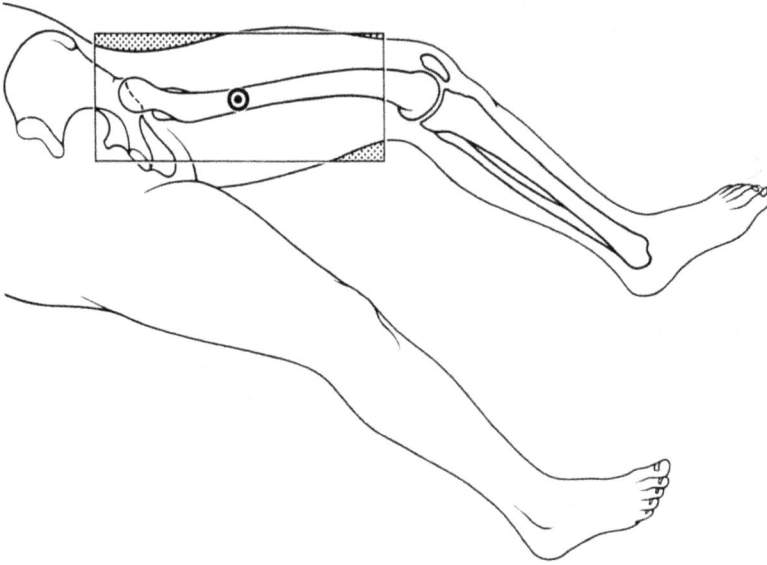

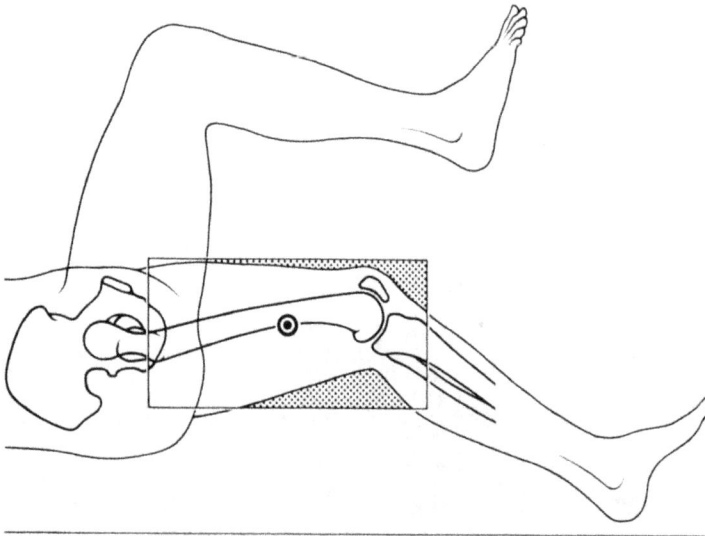

1.–3.3 wie „Oberschenkel ap"

4. Patient liegt seitlich mit aufzunehmender Seite auf dem Untersuchungstisch. Soll die Aufnahme mit Hüftgelenk erfolgen, so ist das nicht aufzunehmende Bein gestreckt leicht nach hinten zu legen.

Bei Aufnahme mit Kniegelenk wird das nicht aufzunehmende Bein angewinkelt über den

mit Hüftgelenk
(Aufsicht)

mit Knie (Aufsicht)

plattennahen Oberschenkel gelegt. Auf exakte Seitenlage des Kniegelenkes achten. Bleiabdeckung des Patienten.

5. ZS Mitte Oberschenkel, Mitte Kassette.

Es handelt sich hierbei um eine Alternativaufnahme, z. B. bei Oberschenkelschaftfrakturen. Es muß mindestens ein Gelenk mit dargestellt sein.

Oberschenkel seitlich medio-lateral (Alternative)

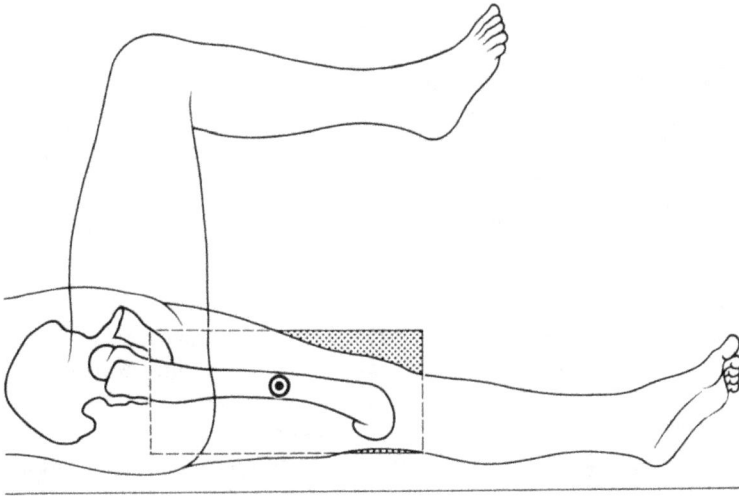

Seitenansicht

1. Patient muß Kleidung ablegen

2.1 Aufnahme ohne Raster
2.2 Brennfleck $\leq 1,3$ mm
2.3 KV-Wahl
2.4 mAs-Wahl

3.1 20/40 Hochformat, Bleibuchstabe
3.2 Folienempfindlichkeit 200, Verlaufsfolie oben +, unten –
3.3 FFA 100 cm

4. Patient liegt in Rückenlage auf dem Aufnahmetisch. Das aufzunehmende Bein liegt auf dem Tisch. Das nicht aufzunehmende Bein wird, im Knie angewinkelt, angehoben und auf einen Kasten, Hocker oder die Röntgen-Röhre gelagert. Kassette steht lateral am aufzunehmenden Oberschenkel an. Bleiabdeckung des Patienten.

5. Röhre wird in Tischhöhe gefahren. ZS verläuft parallel zur Tischebene auf Mitte Oberschenkel, Mitte Kassette.

Kniegelenk

a) ap; b) seitlich

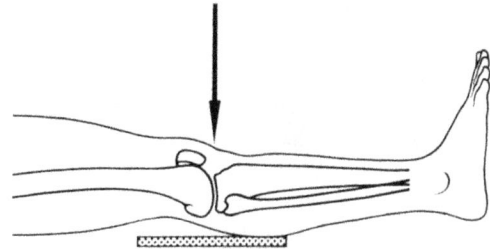

a) Seitenansicht

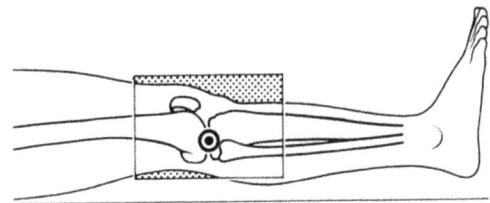

b) Seitenansicht

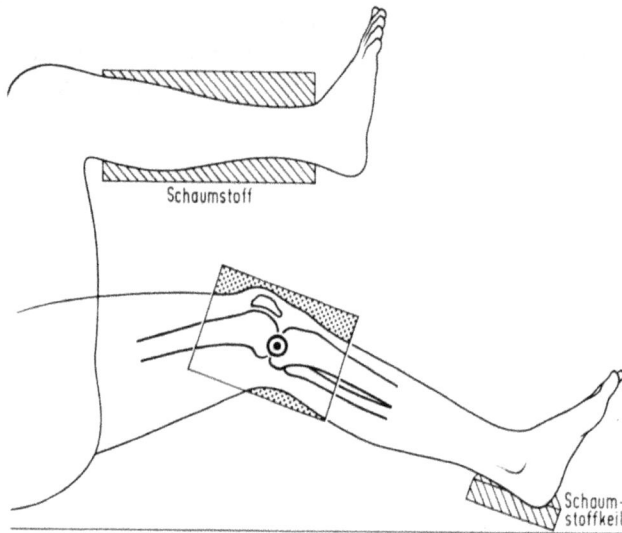

b) Aufsicht

1. Kleidung, eventuell Verbände ablegen

2.1 Rasteraufnahmetisch

2.2 Brennfleck $\leq 1,3$ mm

2.3 KV-Wahl

2.4 mAs-Wahl

2.5 oder Belichtungsautomatik, mittlere Kammer, Schwärzungsstufe

2.6 oder Organautomatik anstelle 2.1–2.5

3.1 18/24 Hochformat, Bleibuchstabe

3.2 Folienempfindlichkeit 200

3.3 FFA entsprechend der Fokussierung des Rasters, mindestens jedoch 100 cm

4. a) Patient liegt in Rückenlage auf dem Aufnahmetisch. Knie liegt flach auf dem Tisch auf. Bei leichter Streckhemmung eventuell flach mit Schaumstoff unterpolstern. Fuß zeigt nach oben.

    b) Patient liegt in Seitenlage auf dem Aufnahmetisch. Aufzunehmendes Knie liegt mit lateraler Seite bei leicht angewinkeltem Kniegelenk so auf dem Aufnahmetisch, daß der laterale und mediale Kondylus senkrecht übereinander stehen. Dies kann vom Untersucher derart ermittelt werden, daß er mit dem Daumen den medialen und dem 3. Finger der lateralen Kondylus abtastet und mit der Lagerung des Unterschenkels die gewünschte Position ermittelt. Zur Fixierung der gewünschten Lage kann ent-

weder ein flacher Schaumstoffkeil von der Patella her unter das Knie geschoben oder der Calcaneus durch einen Schaumstoffkeil angehoben werden.

Das Bein der nicht aufzunehmenden Seite liegt dabei, entsprechend einer günstigen Lagerung, entweder gestreckt hinter, oder stark angewinkelt vor dem Bein der aufzunehmenden Seite, wobei auch für dieses Bein eventuell Schaumstoffunterpolsterung erforderlich ist.

Bleiabdeckung des Patienten.

Alternative: Bei schwer beweglichen oder verletzten Patienten Kassette an medialer oder lateraler Seite anstellen. Kassette steht dabei senkrecht auf dem Tisch. Eventuell Rasterkassette.

5. a) ZS senkrecht, bei durch Streckhemmung leicht gebeugtem Knie bis ca. 5° caudo-cranial geneigt auf Kniegelenkspalt (unteren Patellarand) gerichtet. Mitte Kassette.

    b) ZS senkrecht Kniegelenkspalt, Mitte Kassette.

Kniegelenk nach Frik

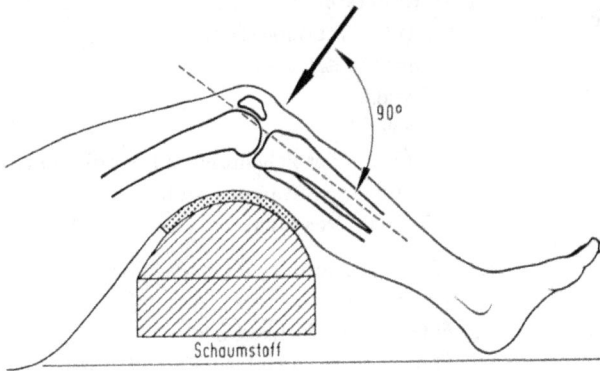

1. Kleidung, eventuell Verbände ablegen

2.1 Auftischaufnahme
2.2 Brennfleck ≤ 1,3 mm
2.3 KV-Wahl
2.4 mAs-Wahl

3.1 18/24 Hochformat, gebogene Kassette nach Frik. Bleibuchstabe
3.2 Folienempfindlichkeit 200
3.3 FFA 100 cm

4. Patient liegt auf dem Aufnahmetisch. Das zu untersuchende Kniegelenk wird angewinkelt auf die gebogene Kassette gelegt, die auf Schaumstoffkeile gelagert ist. Dabei ist zu beachten, daß die Kassette ausreichend nach proximal geschoben wird, um zu gewährleisten, daß der Kniegelenkspalt in die Kassettenmitte projeziert wird. Bleiabdeckung des Patienten.

5. Die Röhre wird caudo-cranial soweit geneigt, daß der ZS senkrecht zum Unterschenkel auf den Kniegelenkspalt auftrifft.

Der Kniegelenkspalt ist völlig frei dargestellt.

Patella

a) pa; b) seitlich

1. Patient muß Kleidung, eventuell Verbände ablegen

2.1 Rasteraufnahmetisch
2.2 Brennfleck ≤ 1,3 mm
2.3 KV-Wahl
2.4 mAs-Wahl
2.5 oder Belichtungsautomatik, mittlere Kammer, Schwärzungsstufe
2.6 oder Organautomatik anstatt 2.1–2.5

3.1 13/18 Hochformat, Bleibuchstabe in Spiegelschrift
3.2 Folienempfindlichkeit 200
3.3 FFA entsprechend der Fokussierung des Rasters, mindestens 100 cm

4. a) Patient liegt in Bauchlage auf dem Aufnahmetisch. Kniegelenk liegt mit Kniescheibe auf.
   b) Patient liegt wie zur Einstellung des seitlichen Kniegelenkes auf dem Aufnahmetisch.
      Bleigummiabdeckung.

5. a) ZS senkrecht auf Kniekehle, ca. 2 cm über dem Kniegelenkspalt.
   b) Zs auf Patella. Ausreichende Einblendung erforderlich.

Patella axial

a) Bauchlage nach Settegast; b) Rückenlage nach Welin

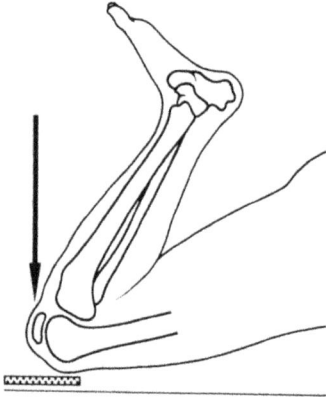

a) nach Settegast
(Seitenansicht)

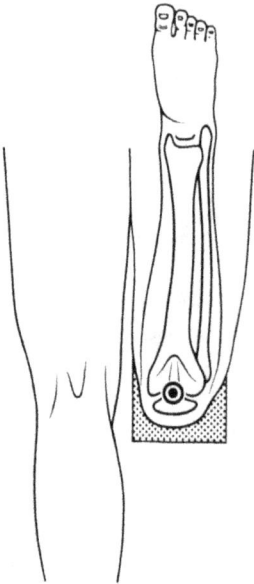

a) nach Settegast
(Aufsicht)

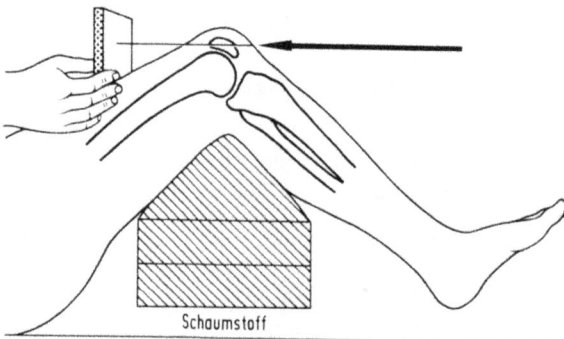

Schaumstoff

b) nach Welin (Seitenansicht)

1.   Kleidung, eventuell Verbände ablegen

2.1 a) Rasteraufnahmetisch
     b) Aufnahme ohne Raster
2.2 Brennfleck $\leq 1,3$ mm
2.3 KV-Wahl
2.4 mAs-Wahl
2.5 nur für a) oder Belichtungsautomatik, mittlere Kammer, Schwärzungsstufe
2.6 nur für a) Organautomatik anstelle 2.1–2.5

3.1 13/18 Querformat, Bleibuchstabe a) Spiegelschrift, b) lesbar
3.2 Folienempfindlichkeit 200
3.3 FFA a) entsprechend der Rasterfokussierung, mindestens jedoch 100 cm, b) 70–100 cm

4.   a) Patient liegt in Bauchlage. Das Knie der aufzunehmenden Seite wird so stark angewinkelt, daß die Patella senkrecht zur Filmebene steht. Zu diesem Zweck muß der Patient den Unterschenkel mittels einer Binde festhalten. Eventuell ist es möglich, daß der Patient den Unterschenkel mit der Hand festhält. Bleigummiabddeckung. Selten gelingt das Anwinkeln des Kniegelenkes ohne Fixierung.
     b) Patient liegt bzw. sitzt auf dem Aufnahmetisch, das Kniegelenk der aufzunehmenden Seite wird etwa zum rechten Winkel angewinkelt.
         Der Patient hält die im Querformat senkrecht zur Tischebene auf dem Oberschenkel aufgestellte Kassette derart, daß die Patella in Kassettenmitte projeziert wird. Bleiabdeckung des Patienten.

5.   a) ZS senkrecht auf Patella, Kassettenmitte. Bleiabdeckung auf der Tischplatte an der

Hautgrenze verringert Überstrahlung der Patella.

Alternative: ZS ca 5° caudo-cranial einfallen lassen.

b) Röhre steht in Höhe des angewinkelten Kniegelenkes.

ZS parallel zur Tischebene auf Patella, Mitte Kassette.

Bei beiden Aufnahmen muß die Patella freiprojeziert dargestellt sein.

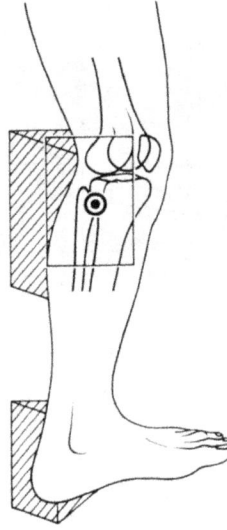

Fibulaköpfchen isoliert

a) ap schräg-medial; b) seitlich medio-lateral überkippt

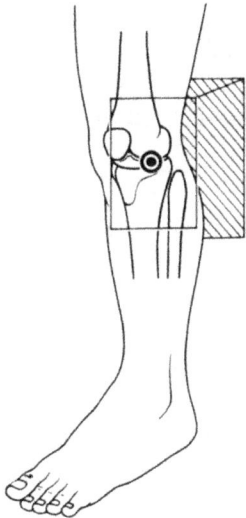

ap schräg medial
(Aufsicht)

1. Kleidung und Verbände ablegen

2.1 Rasteraufnahmetisch

2.2 Brennfleck ≤ 1,3 mm

2.3 KV-Wahl

2.4 mAs-Wahl

2.5 oder Belichtungsautomatik, mittlere Kammer, Schwärzungsstufe

2.6 oder Organautomatik anstelle 2.1–2.5

3.1 13/18 Hochformat, Bleibuchstabe

3.2 Folienempfindlichkeit 200

3.3 FFA entsprechend der Rasterfokussierung, mindestens jedoch 100 cm

seitlich medio-lateral
überkippt (Aufsicht)

4. a) Patient liegt in Rückenlage auf dem Aufnahmetisch. Das Bein der aufzunehmenden Seite wird etwa 45° nach medial gedreht. Schaumstoffunterpolsterung.

b) Patient liegt seitlich. Das Bein der aufzunehmenden Seite wird etwa 20–30° nach lateral überkippt. Das Bein der nichtaufzunehmenden Seite wird übergeschlagen. Bleiabdeckung des Patienten.

5. ZS auf das Fibulaköpfchen, Mitte Kassette.

In beiden Ebenen ist das Fibulaköpfchen freiprojeziert dargestellt.

Unterschenkel

a) ap; b) seitlich

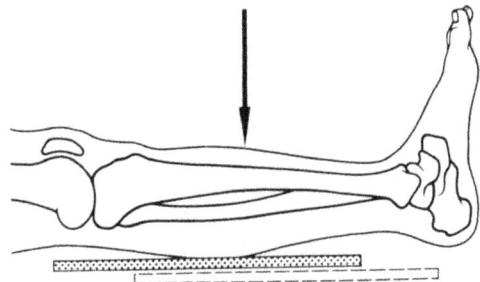

a) Seitenansicht

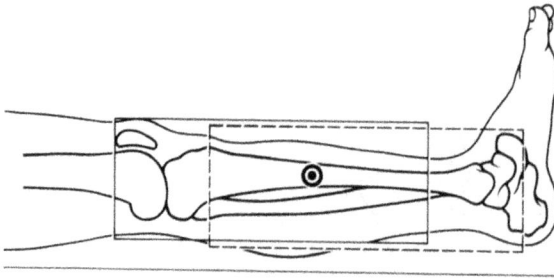

b) Alternativaufnahme: seitlich medio-lateral oder
lateromedial. Kassette angestellt (Seitenansicht)

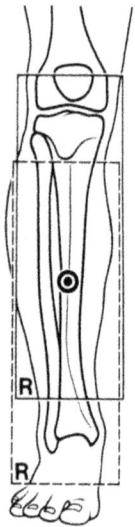

a) Unterschenkel ap (Aufsicht)   b) seitlich (Aufsicht)

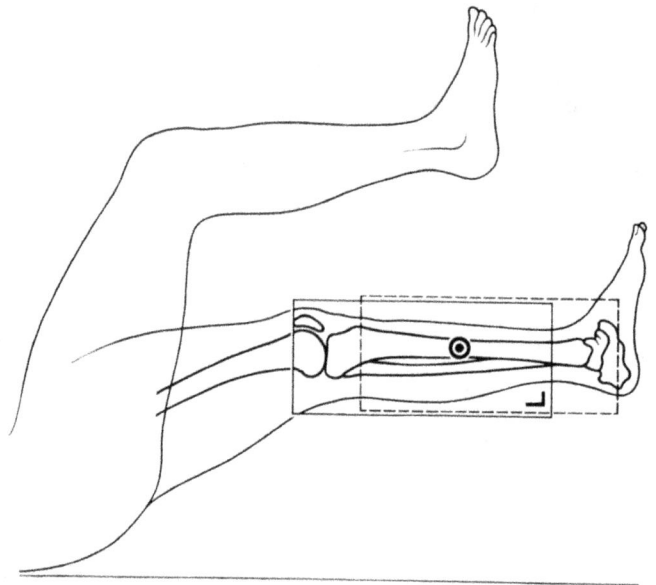

1. Hose, Strumpf, Schuh ausziehen, eventuell
   Verbände entfernen

2.1 Auftischaufnahme
2.2 Brennfleck ≤ 1,3 mm
2.3 KV-Wahl
2.4 mAs-Wahl

3.1 15/40 oder 20/40 Hochformat, Bleibuchstabe
3.2 Folienempfindlichkeit 200
3.3 FFA 100 cm

4. a) Patient liegt in Rückenlage. Der Unter-
      schenkel liegt auf der Kassette. Entspre-
      chend der Indikation muß das Knie- oder
      Fußgelenk mit aufgenommen werden.
      Der Fuß zeigt senkrecht nach oben. Bei der
      Aufnahme mit Kniegelenk soll der obere
      Kassettenrand am oberen Patellarand lie-

gen. Bei der Aufnahme mit Fußgelenk
schließt der untere Kassettenrand mit dem
Calcaneus ab.

b) Patient liegt seitlich mit aufzunehmendem
   Unterschenkel auf der Kassette. Bei der
   Aufnahme mit Kniegelenk schließt oberer
   Kassettenrand mit oberem Patellarand ab,
   bei Aufnahme mit Fußgelenk schließt un-
   terer Kassettenrand mit dem Calcaneus ab.

Alternative: Kassette kann medial oder lateral
senkrecht zur Tischebene am Unterschenkel angestellt werden. In Fällen, bei denen eine Aufnahme mit Darstellung sowohl des Knie- als
auch des Fußgelenkes erforderlich ist (z. B. Stellungskontrolle bei Frakturen, Küntschernagel-
darstellung), empfiehlt es sich, eine 35/43 Kassette geteilt für beide Ebenen zu benutzen.

Bleiabdeckung des Patienten.

5. ZS Mitte Unterschenkel, Mitte Kassette. Der Unterschenkel mit mindestens einem Gelenk muß abgebildet sein.

Fußgelenk

a) ap; b) seitlich

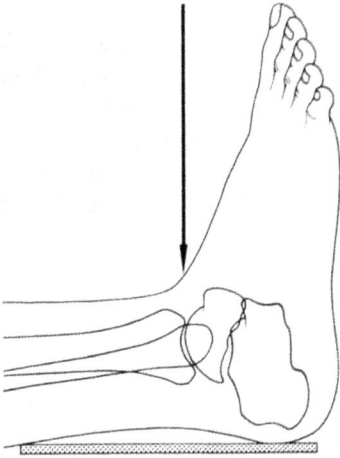

a) Seitenansicht

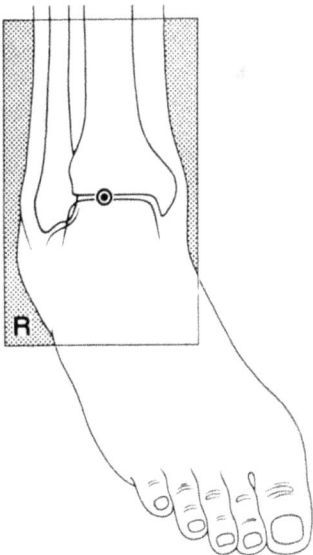

b) Aufsicht

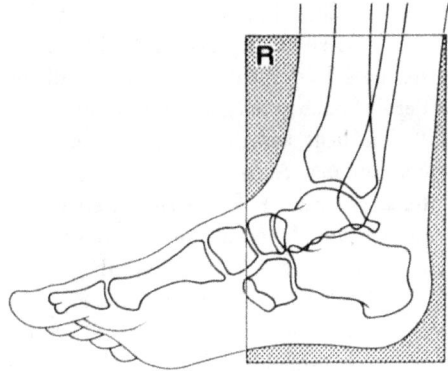

b) medio-lateral oder latero-medial, Kassette angestellt (Seitenansicht)

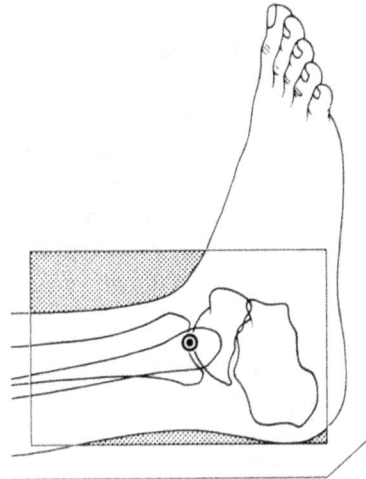

a) Aufsicht

1. Schuhe, Strümpfe, Verbände ablegen
2.1 Auftischaufnahme
2.2 Brennfleck $\leq 0{,}6$ mm ($\leq 1{,}3$ mm)
2.3 KV-Wahl
2.4 mAs-Wahl
3.1 13/18 Hochformat oder 18/24 Querformat geteilt für 2 Ebenen, Bleibuchstabe
3.2 Folienempfindlichkeit 100 (200)
3.3 FFA 100 cm
4. a) Patient liegt oder sitzt auf dem Aufnahmetisch. Fußgelenk mit distalem Unterschenkel liegt derart auf der Kassette, daß der Fuß wenn möglich im rechten Winkel zum Unterschenkel angezogen ist. Eine leichte Drehung des gesamten Unterschenkels

einschließlich Fuß nach medial gewährt eine bessere Freiprojektion des Malleolus fibularis. Es darf jedoch in keinem Fall nur der Fuß nach innen geneigt werden!

b) Patient liegt seitlich mit aufzunehmender Seite auf dem Aufnahmetisch. Distaler Unterschenkel und Fuß liegen mit lateraler Seite auf. Die Hautgrenze der Ferse schließt mit dem unteren Kassettenrand ab.

Als Alternative kann die Kassette bei Rückenlage des Patienten auch an der Innen- oder Außenseite des Fußgelenkes angestellt werden. Unterschenkel unterpolstern, damit alle Anteile des Fußgelenkes abgebildet werden.

Bleiabdeckung des Patienten.

5. a) ZS auf Sprunggelenksspalt
    b) ZS auf Malleolus tibialis. Mitte Kassette. Distaler Unterschenkel, Malleolus tibialis und fibularis, das obere Sprunggelenk sind auf der ap-Aufnahme, zusätzlich Calcaneus, Talus eventuell Kuboid auf der seitlichen Aufnahme abgebildet.

Fußgelenk ap, Funktionsaufnahme in Adduktionsstellung

1.–5. wie „Fußgelenk ap"

Zusätzlich zu 3. Aus der ap-Stellung muß der Untersucher bei Fixierung des Unterschenkels den Fuß extrem nach medial drücken. Diese Aufnahme dient der Erkennung von Bänderverletzungen. Es handelt sich bei dieser Aufnahme stets nur um eine Zusatzaufnahme. Es sollte in jedem Falle vorher eine Fraktur ausgeschlossen werden!

Fußgelenk schräg zur Darstellung des Malleolus fibularis

a) ap schräg; b 1) seitlich medio-lateral mit schrägem ZS; b 2) seitlich medio-lateral überkippt.

1.–3.3 wie Fußgelenk

4. a) Patient liegt auf dem Untersuchungstisch wie zur Einstellung „Fußgelenk ap". Der

Unterschenkel mit Fuß wird jetzt ca. 45° nach medial gekippt.

b 1) Patient liegt seitlich auf dem Untersuchungstisch wie zur Einstellung „Fußgelenk seitlich".

b 2) Unterschenkel und Fuß werden jetzt nach vorn übergekippt, so daß der Calcaneus angehoben wird. Schaumstoffkeilunterstützung.

5. a) ZS auf Malleolus fibularis, Mitte Kassette.
    b 1) Röhre 45° zur Tischebene neigen.
    ZS dorso-ventral schräg zwischen Malleolus tibialis und Achillessehne auftreffend auf Malleolus fibularis, Kassettenmitte.
    b 2) ZS senkrecht auf Kassettenmitte zwischen Malleolus tibialis und Achillessehne. Der Malleolus fibularis ist freiprojeziert dargestellt.

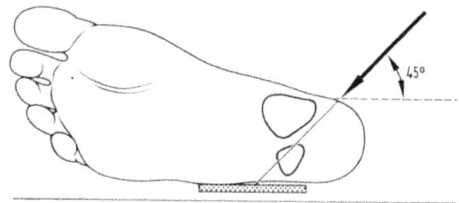

b 1) seitlich medio-lateral mit schrägem ZS

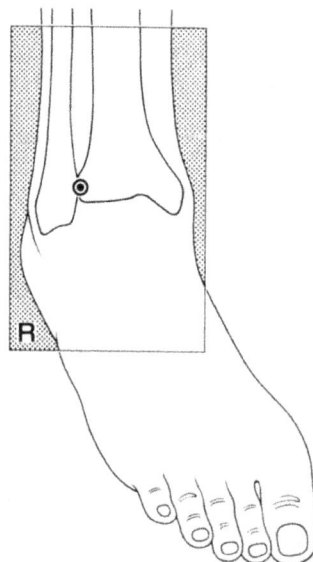

a) ap schräg

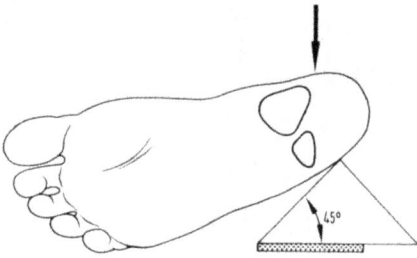

b 2) seitlich medio-lateral überkippt.

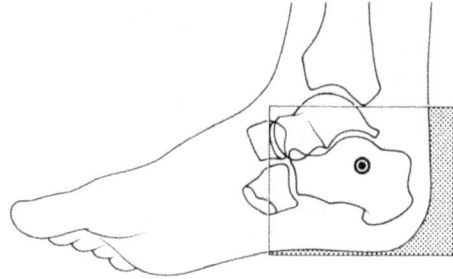

a) Aufsicht

Calcaneus

a) seitlich; b) axial

1.–3.3 wie Fußgelenk

4. a) Patient liegt seitlich mit aufzunehmender Seite auf dem Aufnahmetisch. Fuß liegt mit lateraler Seite auf. Es ist auf exakte seitliche Lagerung zu achten, um verkürzte Darstellung des Calcaneus zu vermeiden.

   b) Patient liegt in Rückenlage auf dem Aufnahmetisch. Der Fuß liegt mit der Ferse auf der Kassette, die Hautgrenze der Fußsohle schließt mit unterem Kassettenrand ab. Der Patient zieht jetzt den Fuß extrem kopfwärts an. Ist dieses nicht möglich (bei Schwellungen ist dem Patienten eine solche extreme Bewegung nicht zumutbar!!), so kann durch Höherlagerung des Unterschenkels (Schaumkissen oder Holzkasten benutzen) der Calcaneus alternativ für eine

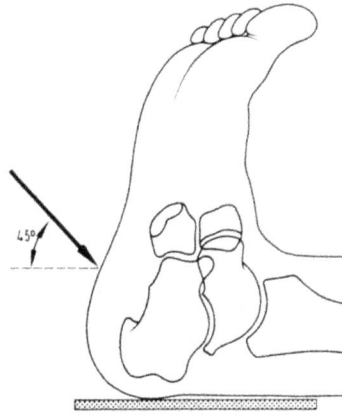

b) axial (Seitenansicht)

ähnliche Stellung gelagert werden. Bleiabdeckung des Patienten.

5. a) ZS senkrecht auf Calcaneus, Mitte Kassette.
   b) Röhre wird ca. 45° caudo-cranial geneigt. ZS auf Calcaneus, Mitte Kassette.

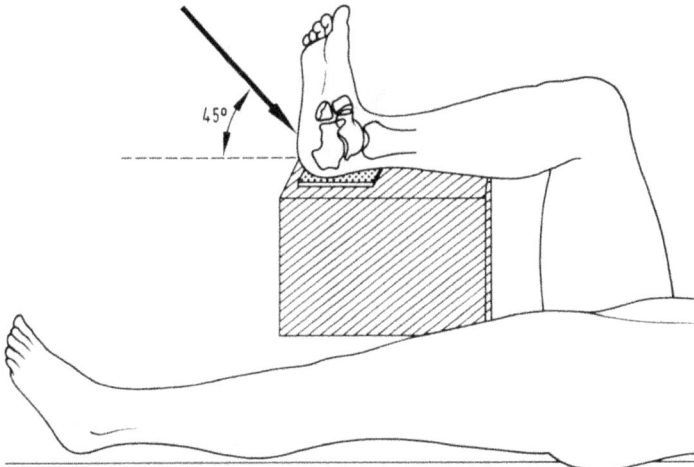

b) axial, Alternative bei Verletzungen: Unterschenkel auf Kasten oder Schaumstoff lagern (Seitenansicht)

Der Calcaneus muß in beiden Ebenen unver-
kürzt dargestellt sein.

Fuß

a) dorso-plantar; b) dorso-plantar schräg; c) planto-dorsal schräg; d) seitlich

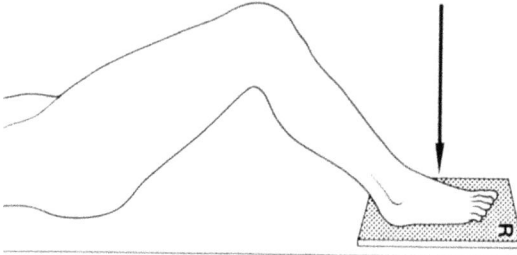

a) dorso-plantar (Seitenansicht)

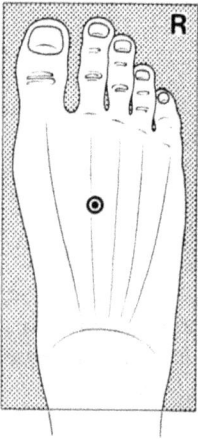

b) dorso-plantar
schräg (Aufsicht)

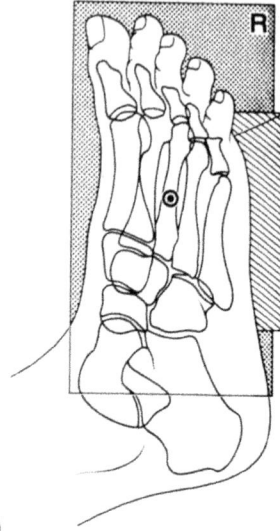

c) planto-dorsal schräg (Seitenansicht)

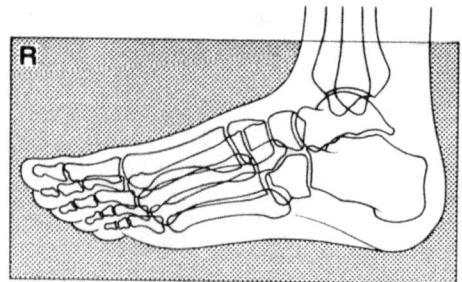

a) dorso-plantar (Aufsicht)

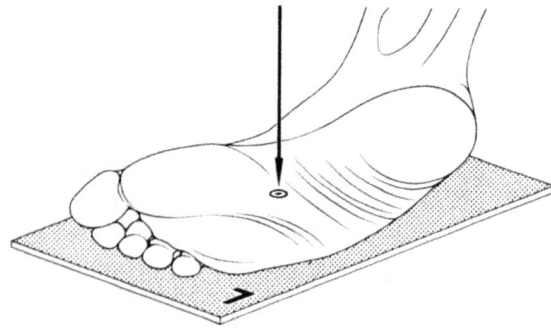

d) seitlich (Aufsicht)

1.   Schuh, Strumpf, Verbände ablegen

2.1 Auftischaufnahme

2.2 Brennfleck ≤ 0,6 mm (≤ 1,3 mm)

2.3 KV-Wahl

2.4 mAs-Wahl

3.1 18/24 Hochformat bzw. 24/30 Querformat
      für 2 Ebenen, 18/24 Querformat für d)

3.2 Folienempfindlichkeit 100

3.3 FFA 100 cm

4.   a) Patient sitzt auf dem Aufnahmetisch. Fuß
          steht auf Kassette auf.

   b) Fuß steht 45° nach medial geneigt mit 45°
       Schaumstoffkissenunterpolsterung auf der
       Kassette.

   c) Patient in Bauchlage. Fuß liegt mit
       Fußrücken schräg auf der Kassette.

d) Patient liegt seitlich auf dem Aufnahmetisch. Fuß liegt mit lateraler Seite auf der
Kassette. Diese Aufnahme dient als 2. Ebene der Lokalisation von Fremdkörpern,
der Stellungskontrolle bei Frakturen im
Mittelfußbereich sowie bei Beurteilung
des Fußgewölbes.
Bleiabdeckung des Patienten.

5. a) b) c) ZS Metatarsale III
d) Metatarsale I
Bei der dp-Aufnahme sollen Zehen, Mittelfußknochen und zum Teil Fußwur-
zelknochen, bei den Schrägaufnahmen
Zehen, Mittelfußknochen und Fußwurzel-
knochen freiprojeziert dargestellt sein.
Bei der seitlichen Aufnahme ist die exakt
seitliche Einstellung zu beachten!

Zehen

a) dorso-plantar; b) dorso plantar schräg; c) planto-dorsal schräg; d) seitlich Zahnfilm

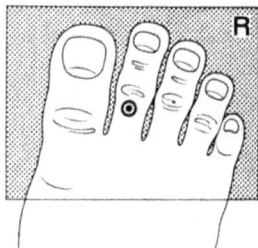

a) dorso-plantar
(Aufsicht)

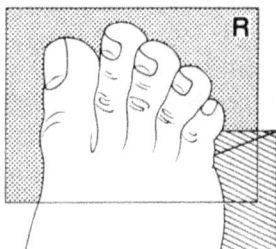

b) dorso-plantar
schräg (Aufsicht)

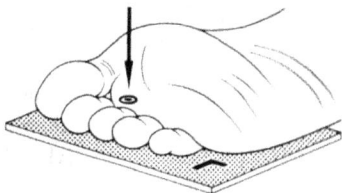

c) planto-dorsal schräg (Seitenansicht)

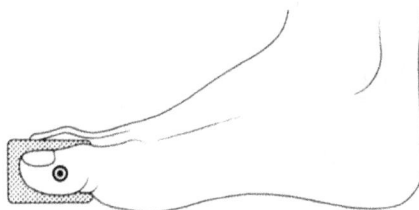

d) seitlich (Zahnfilm) Seitenansicht

1.–2. wie „Fuß"

3.1 Querformat 9/12 geteilt für 2 Aufnahmen,
evtl. 13/18

3.2 Folienempfindlichkeit 50

3.3 FFA 100 cm

4. a–d wie Einstellung „Fuß"

5. ZS auf Zehengrundglied.

Bei exakt seitlicher Aufnahme empfiehlt es
sich, Zahnfilm 3 × 4 zu verwenden. Die Aufnahme sollte dann mit Einkesselapparat und
Zahntubus angefertigt werden.

Schädel mit Spezialaufnahmen

1. Patient muß Haarklammern, Kämme, Nadeln, Perücke, Ohrringe, Zahnprothese, Glas-
auge entfernen, eventuell auch Kleidung mit
Reißverschlüssen oder Knöpfen, die hoch am
Hals sitzen.

2.1 Rasteraufnahmetisch oder RWG

2.2 Brennfleck $\leq 0,6$ mm ($\leq 1,3$ mm)

2.3 KV-Wahl

2.4 mAs-Wahl

2.5 oder Belichtungsautomatik, mittlere Kammer,
Schwärzungsstufe

2.6 oder Organautomatik anstelle 2.1–2.5

3.1 Format wird jeweils bei den Objekten angegeben

3.2 Folienempfindlichkeit 200 (100)

3.3 FFA entsprechend der Fokussierung des Rasters, mindestens jedoch 100 cm.

Schädel pa

Schädel ap

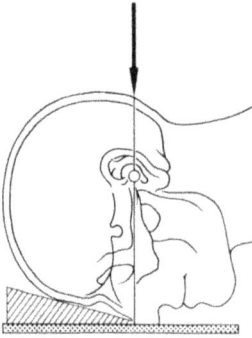

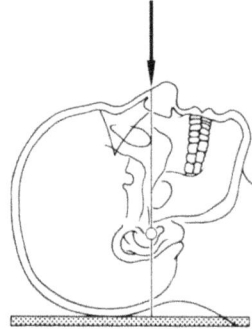

3.1 24/30 Hochformat, Bleibuchstabe in Spiegelschrift.

4. Patient liegt in Bauchlage auf dem Aufnahmetisch. Beide Arme längs des Körpers oder beide Arme zum besseren Halt rechts und links neben dem Kopf lagern.
Medianebene des Kopfes muß senkrecht zur Filmebene stehen. Stirn und Nase liegen auf der Tischplatte auf. Deutsche Horizontale (Verbindungslinie zwischen unterem Orbiterrand und äußerem Gehörgang) muß senkrecht zur Filmebene stehen. Eventuell Schaumstoffkissenkeil oder ausgearbeitetes Schaumstoffkopfkeil für pa-Aufnahmen verwenden. Die Aufnahme kann auch sitzend am RWG angefertigt werden.
Um die Schädelkalotte kann man eine flexible Bleiabdeckung („Indianer") anlegen, um Überstrahlung der Schädelkalotte zu vermeiden. Dabei ist zu beachten, daß bei Benutzung von Schaumstoffkeilen die Bleiabdeckung nicht schräg auf dem Schaumstoff zu stehen kommt, sondern in jedem Fall senkrecht auf der Tischplatte stehen muß, um Bleigummiüberlagerung mit dem Schädelknochen zu vermeiden.
Bei Anfertigung der Aufnahme im Sitzen ist die Verwendung der Bleigummiabdeckung bei Unterlage von flachem Schaumgummi möglich. Bleischürze für den Patienten.

5. ZS senkrecht zur Filmebene auf Hinterhauptshöcker durch die Deutsche Horizontale. Oberer Kassettenrand ca. 2 cm über der Hautgrenze des Schädeldaches.

3.1 24/30 Hochformat, Bleibuchstabe

4. Patient liegt in Rückenlage auf dem Aufnahmetisch. Medianebene senkrecht zur Filmebene (beide äußeren Gehörgänge müssen gleichweit von der Tischplatte entfernt sein). Die Deutsche Horizontale muß senkrecht zur Filmebene stehen. Eventuell Schaumkissenkeil oder ausgearbeiteten Schaumstoffkopfteil für ap-Aufnahme benutzen. Die Aufnahme kann auch sitzend am Wandstativ angefertigt werden. Wie bei der pa-Aufnahme kann eine flexible Bleiabdeckung unter Beachtung der senkrechten Stellung auf der Tischplatte benutzt werden. Bleischürze für den Patienten.

5. ZS senkrecht zur Filmebene auf Nasenbein ca. 1–2 cm unterhalb der Nasenwurzel durch Deutsche Horizontale. Oberer Kassettenrand ca. 2 cm über Hautgrenze des Schädeldaches. Bei Benutzung von Schaumgummikeilen ist die entfernungsbedingte Vergrößerung zu beachten. Der obere Kassettenrand ist nach oben zu verschieben, also 3–4 cm.

Alternative: Können schwerverletzte oder bewußtlose Patienten nicht so gelagert werden, daß die Deutsche Horizontale senkrecht zur Filmebene steht, so ist die Röhre entsprechend, meist cranio-caudal, zu neigen, so daß der ZS wieder durch die Deutsche Horizontale läuft.

Der gesamte Schädel muß ohne Verkippung abgebildet sein. Die Felsenbeine projezieren sich in das untere Drittel der Orbitae. Sollte bei Benutzung von Schaumstoffunterlagen der Schädel so erheblich vergrößert sein, daß das 24/30 Format nicht ausreicht, kann auf die Abbildung des Unterkiefers mit Kinnspitze verzichtet werden (diesen eventuell auf 13/18 Format nachträglich aufnehmen), oder es ist auf ein größeres Format überzugehen, wobei ausreichende Einblendung beachtet werden muß.

Schädel seitlich

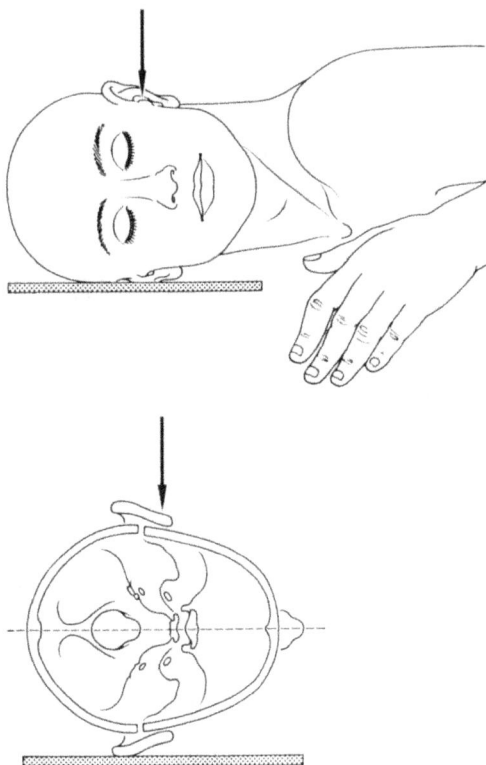

3.1 24/30 Querformat, Bleibuchstabe in gleicher Lage, wie ap- oder pa-Aufnahme (Erleichterung bei der Filmidentifikation!)

4. Patient liegt in Bauchlage auf dem Untersuchungstisch. Der Indikation entsprechend Kopf mit rechter oder linker Seite auf Tisch-

platte so lagern, daß die Medianebene parallel zur Tischplatte verläuft. Eventuell Schaumstoffkeil oder ausgearbeitete Schaumstoffkopfteile für Seitenaufnahme benutzen.

Die exakt parallel zum Tisch gelagerte Medianebene wird doppelt kontrolliert:
1. Betrachtung des seitlich gelagerten Kopfes von vorn.
2. Betrachtung des seitlich gelagerten Kopfes von der oberen Schmalseite des Tisches aus. (Gesicht darf nicht zu weit zur Tischplatte und nicht zu hoch gelagert sein.)

Lagerung der Arme wie folgt: Bei rechts anliegender Schädelaufnahme liegt der rechte Arm längs des Körpers, der linke Arm liegt angewinkelt vor dem Gesicht. Bei links anliegender Aufnahme wird entsprechend umgekehrt verfahren. Bei der Seitenlagerung des Kopfes aus der Rückenlage des Patienten heraus ist eine Unterpolsterung mit Schaumstoff erforderlich. Patient muß leicht zu der plattennahgelagerten Seite gedreht werden, indem er den Arm der anderen Seite über seinen Körper legt.

Obere Kassettengrenze ca. 2 cm, bei Höherlagerung des Kopfes (Vergrößerung!) 3–4 cm über Hautgrenze des Schädeldaches.

Die Aufnahme kann auch im Sitzen am RWG angefertigt werden.

Alternative: Kopf in Rückenlage wie zur ap-Aufnahme lagern. Kassette, wenn möglich Rasterkassette, seitlich anstellen.
Bleiabdeckung des Patienten.

5. ZS 1–2 cm vor dem oberen Ohransatz. Bei exakter seitlicher Einstellung muß der Sellaboden strichförmig erscheinen, die Begrenzungen der vorderen Schädelgrube müssen sich decken.

Gesichtsschädel halbaxial

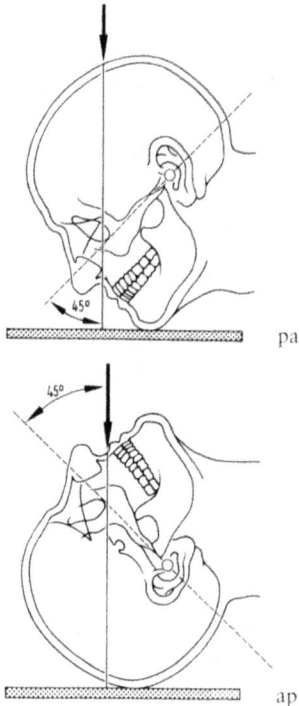

pa

ap

Schädel axial

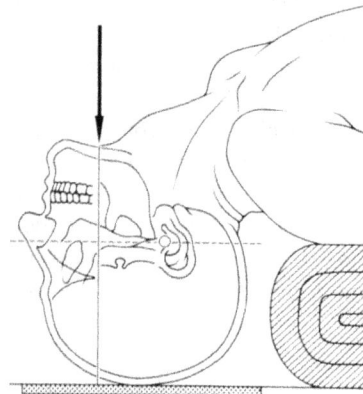

a) liegend unterpolstert

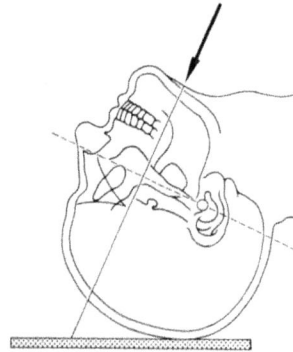

a) b) d) Alternative

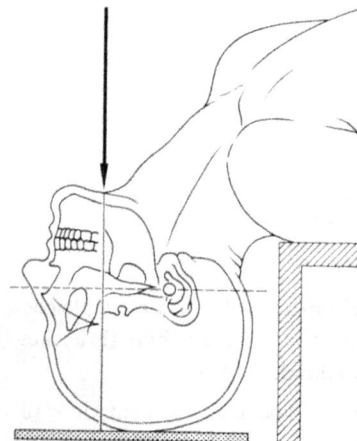

b) Kopf überhängend

3.1 24/30 Hochformat, Bleibuchstabe in Spiegelschrift

4. Patient liegt in Bauchlage auf dem Untersuchungstisch. Arme angewinkelt, rechts und
links des Kopfes abstützend oder längs des
Körpers gelagert. Kopf liegt mit Kinnspitze so
auf der Tischplatte, daß die Deutsche Horizontale 45° zur Filmebene steht.
Medianebene senkrecht zur Filmebene.
Die Aufnahme kann auch sitzend am RWG
angefertigt werden.

   Alternative: Aufnahme in Rückenlage.
Patient neigt den Kopf soweit nach hinten, bis
Deutsche Horizontale 45° zur Filmebene steht.
Bleiabdeckung des Patienten.

5. ZS senkrecht zur Filmebene auf Parietalnaht
derart, daß ZS durch Kieferhöhlen auf Mitte
Kassette verläuft. Bei Rückenlage ZS auf Nasenspitze, Kassettenmitte.

   Die Aufnahme dient der Beurteilung des Ge-
sichtsschädels, speziell der Jochbeine. Der Unterkiefer ist in seiner ganzen Größe dargestellt.

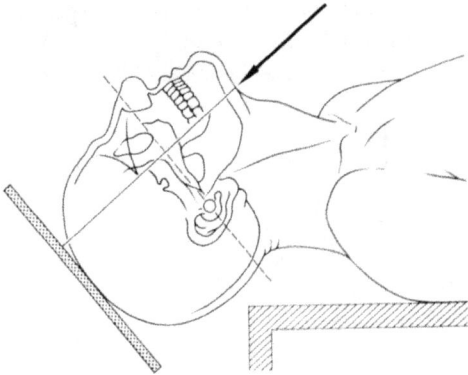

c) liegend am RGW

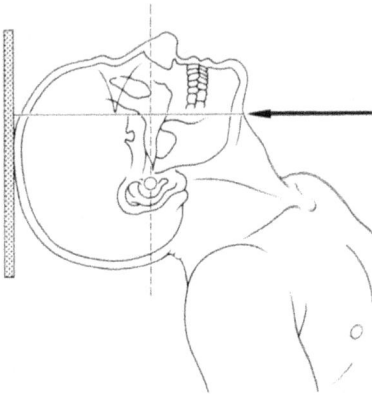

d) axial, sitzend am RGW

3.1 24/30 Hochformat, Bleibuchstabe

4. Die Aufnahme dient der submento-bregmaticalen Darstellung der Schädelbasis. Bei den im folgenden aufgezeichneten Lagerungsmöglichkeiten muß die Medianebene senkrecht, die Deutsche Horizontale parallel zur Filmebene stehen.

   Bleiabdeckung des Patienten.

   a) Patient liegt in Rückenlage auf dem Aufnahmetisch. Der Rücken wird so unterpolstert, daß der Kopf soweit nach hinten geneigt werden kann, bis Deutsche Horizontale parallel zur Filmebene verläuft.

   b) Patient liegt so in Rückenlage auf dem Aufnahmetisch, daß der Kopf am Tischende auf der neben dem Tisch tiefergelagerten Kassette, wenn möglich Rasterkassette, mit dem Schädel aufliegt.

   c) Patient liegt so in Rückenlage auf dem Aufnahmetisch, daß der Kopf auf das am oberen Aufnahmetischende schräg gestellte RWG derart zu liegen kommt, daß die Deutsche Horizontale parallel zur Filmebene verläuft.

   Diese Einstellung ermöglicht die für den Patienten günstigste und bequemste Lagerung. Voraussetzung ist jedoch, daß das RWG in Front mit dem Aufnahmetisch aufgestellt ist, damit die bewegliche Lagerungsplatte des Tisches an das RWG herangeführt werden kann.

   d) Patient sitzt mit Rücken in etwa 30–50 cm Abstand vor dem RWG und neigt den Kopf soweit zurück, daß er mit dem Scheitel am Wandstativ anliegt. Die Deutsche Horizontale muß parallel zur Filmebene verlaufen.

5. ZS senkrecht zur Filmebene auf Mitte Mundboden, Mitte Kassette. Eventuell Tubus mit 18 cm Durchmesser verwenden. Die Schädelbasis muß, frei von Überlagerungen, abgebildet sein. Fehler: Verläuft die Deutsche Horizontale nicht parallel zur Filmebene, projeziert sich der Unterkiefer über die Felsenbeine.

Alternative: Kann der Kopf nicht ausreichend geneigt werden, muß die Röhre soweit caudocranial gekippt werden, daß der Zentralstrahl 90° zur Deutschen Horizontale verläuft.

Schädel, überkippt axial nach Welin

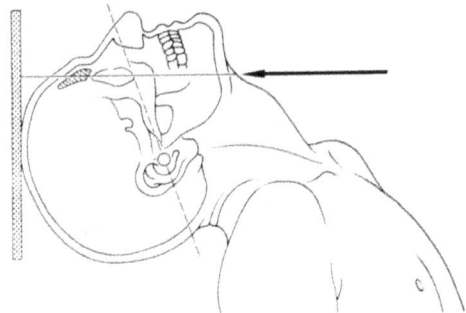

3.1 18/24 Hochformat, Bleibuchstabe

4. Patient wird sitzend bzw. liegend wie zur Einstellung „Schädel axial" gelagert. Der Kopf muß nun jedoch weiter geneigt werden, so daß die Deutsche Horizontale 15° über die Parallele hinaus verläuft. Damit werden der Unterkiefer und die Zahnreihe aus dem Stirnbein herausprojeziert. Tubus verwenden. Bleiabdeckung des Patienten.

5. ZS Mitte Mundboden, Mitte Kassette. Die Stirnhöhlen werden axial, freiprojeziert, dargestellt.

   Alternative: Kann der Kopf nicht weit genug nach hinten geneigt werden, ist die Röhre entsprechend der Kopfhaltung submento-bregmatical zusätzlich caudo-cranial zu neigen. Dabei ist darauf zu achten, daß sich der Unterkiefer ausreichend über dem Stirnbein projeziert.

NNH okzipitonasal

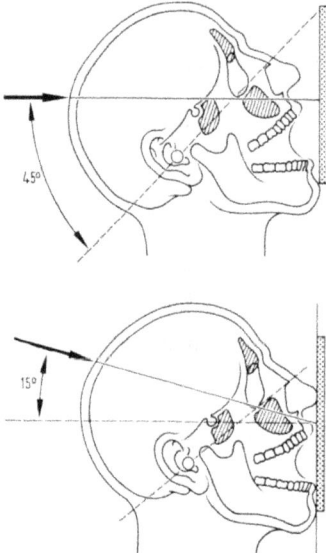

3.1 18/24 Hochformat, eventuell 13/18 Hochformat, Bleibuchstabe in Spiegelschrift

4. Die Aufnahme sollte zur Erkennung von Spiegelbildung grundsätzlich sitzend angefertigt werden.
   Patient sitzt mit dem Gesicht zum Wandstativ.

a) Offener Mund und Nasenspitze liegen an der Wandstativplatte an.
   Medianebene senkrecht zur Filmebene.

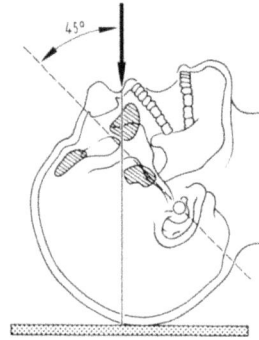

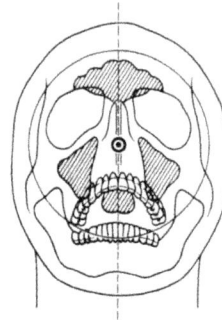

Alternative

b) Patient legt bei offenem Mund Kinn an das Wandstativ an. Deutsche Horizontale verläuft 45° zur Filmebene, Medianebene senkrecht zur Filmebene.
   Bleischürze für den Patienten.

5. a) Röhre 15° cranio-caudal geneigt.
      ZS 5 cm über Occiput auftreffend durch die Nasenwurzel, Mitte Kassette. Tubus verwenden.

   b) ZS senkrecht zum Film auf Occiput auftreffend, Mitte Kassette. Tubus verwenden.
      Stirnhöhlen, Kieferhöhlen und Keilbeinhöhle sind abgebildet. Felsenbeinschatten befinden sich unterhalb der Kieferhöhlen.

Alternative: Bei nicht gehfähigen Patienten wird die Aufnahme liegend angefertigt.

NNH okzipitofrontal

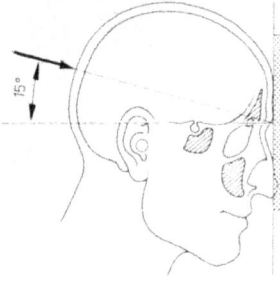

3.1 18/24 Hochformat, eventuell 13/18 Hochformat, Bleibuchstabe in Spiegelschrift

4. Patient sitzt mit dem Gesicht zum RWG. Stirn und Nase liegen an.
   Medianebene senkrecht zur Filmebene.
   Tubus verwenden!
   Bleischürze für den Patienten.

5. Röhre 15° cranio-caudal geneigt.
   ZS 5 cm über Occiput auftreffend durch die Nasenwurzel, Mitte Kassette.

NNH – Tomographie ap

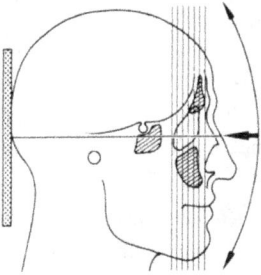

3.1 13/18 Hochformat, bei entsprechender Möglichkeit 24/30 Hochformat, 4-geteilt

4. Aufnahme sollte zwecks Erkennung von Spiegelbildung im Sitzen durchgeführt werden.
   Patient sitzt mit dem Rücken am Gerät. Kopf wird so fixiert (Piloten benutzen), daß Deutsche Horizontale senkrecht zur Filmebene steht.
   Bleigummiabdeckung des Patienten.

5. ZS Nasenwurzel

Es empfiehlt sich, die hypocycloidale Schichtart zu wählen, um durch vielfache Verwischung größtmögliche Aussagekraft der Schichtaufnahmen zu erreichen.

Bei linearer Verwischung sollte ein Schichtwinkel von 25° gewählt werden.

Die Schichttiefen werden folgendermaßen ermittelt:

Mit dem Meßstab wird die Hautgrenze in Höhe der Kieferhöhle gemessen, ab 1 cm dorsal der Hautgrenze werden $^1/_2$ cm-weise nach dorsal etwa 8 Schichtaufnahmen angefertigt.

In verschiedenen Schichttiefen sind Kieferhöhlen und Stirnhöhlen dargestellt.

NNH seitlich

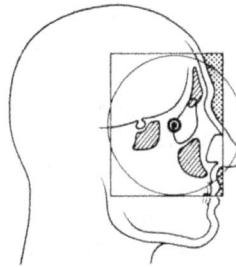

3.1 13/18, eventuell 18/24 Hochformat, Bleibuchstabe

4. Patient sitzt mit der Brust gegen das RWG.
   Der Kopf wird mit der rechten oder linken Seite an das Gerät exakt seitlich angelegt.
   Bleiabdeckung des Patienten.

5. ZS senkrecht auf den äußeren Augenwinkel der plattenfernen Seite auftreffend. Tubus (13 cm Ø) benutzen.
   Kiefer und Stirnhöhlen sind seitlich dargestellt. Die Belichtung ist so zu wählen, daß keine Überstrahlung erfolgt.

Felsenbeinvergleichsaufnahme nach Altschul-Uffenorde

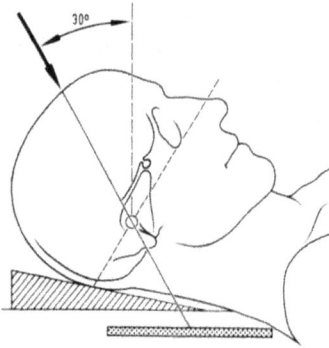

Warzenfortsatz nach Schüller

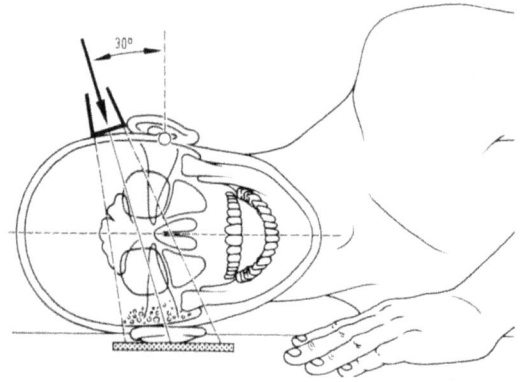

3.1 18/24 Querformat, Bleibuchstabe

4. Patient liegt in Rückenlage auf dem Aufnahmetisch. Schaumkeilunterpolsterung des Kopfes. Kinn stark an die Brust ziehen. Medianebene senkrecht zur Filmebene.
Bleiabdeckung des Patienten. Die Aufnahme kann auch im Sitzen am RWG angefertigt werden.

5. Röhre 30° cranio-caudal geneigt. ZS Stirnmitte, Haaransatz, Mitte Kassette. Gedachte Linie, die der ZS-Richtung entspricht, muß durch den äußeren Gehörgang verlaufen. Beide Felsenbeine sind ohne Überlagerung durch Gesichtsschädel dargestellt.
Die Aufnahme dient auch der überlagerungsfreien Darstellung des os Occipitale.

3.1 13/18 Hochformat, Bleibuchstabe

4. Patient liegt in Bauchlage auf dem Untersuchungstisch. Die Kopflagerung erfolgt wie zur seitlichen Schädelaufnahme. Die aufliegende Ohrmuschel wird jedoch nach vorn umgekippt (sonst Störschatten des Ohrknorpels im Mastoidzellenbereich). Bleiabdeckung des Patienten.

5. Röhre 30° cranio-caudal geneigt.
ZS 4 cm über dem plattenfernen Gehörgang, Mitte Kassette.

Tubus (13 cm Durchmesser) benutzen. Es sind grundsätzlich beide Seiten zum Vergleich aufzunehmen.
Die Mastoidzellen sind zentral dargestellt. Der innere und äußere Gehörgang müssen sich decken.

Zur *Darstellung des Kieferköpfchens* braucht die Ohrmuschel nicht umgeschlagen zu werden.
Der ZS tritt 1 cm ventral des Punktes zur Einstellung für die Mastoidzellen auf. Es müssen für jede Seite 2 Aufnahmen angefertigt werden:
1 Aufnahme mit geschlossenen, 1 Aufnahme mit geöffnetem Mund.

Die Aufnahmen können auch entsprechend am RWG angefertigt werden.
Günstigere Lagerungsbedingungen!

Felsenbeinaufnahme nach Stenvers

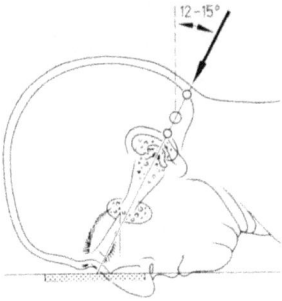

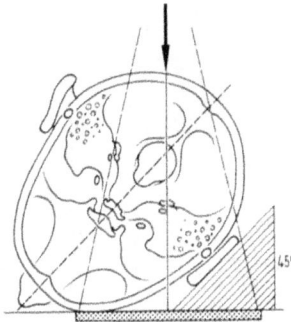

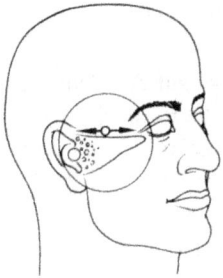

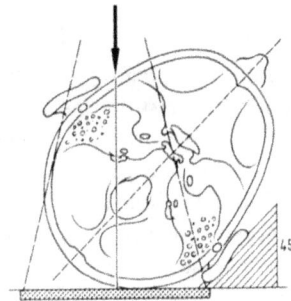

Alternative: in Rückenlage
(ap Strahleneingang)

3.1 13/18 Querformat, Bleibuchstabe in Spiegelschrift

4. Patient liegt in Bauchlage auf dem Untersuchungstisch. Der Kopf wird 45° zur zu untersuchenden Seite gedreht. (Medianebene 45° zur Filmebene).
Es ist darauf zu achten, daß die Drehung in der Körperachse erfolgt (d. h. der Kopf darf nicht geneigt werden!).
Das Kinn ist angezogen.
Bleiabdeckung des Patienten.

5. Röhre 12–15° caudo-cranial geneigt. ZS auf den Mittelpunkt einer gedachten Linie zwischen Occiput und proc. mastoides der entgegengesetzten Seite auftreffend, Mitte Kassette. Tubus 13 cm Durchmesser verwenden! Das Felsenbein ist in seiner ganzen Länge einschließlich der Felsenbeinspitze abgebildet. Es sind grundsätzlich beide Seiten zum Vergleich aufzunehmen. Die Aufnahmen können auch im Sitzen am RWG angefertigt werden.

Alternative: Bei Schwerkranken und Bewußtlosen sollte folgende Einstellung in Rückenlage bevorzugt werden:
Patient liegt in Rückenlage auf dem Untersuchungstisch. Kopf ist leicht nach hinten geneigt. Zur Aufnahme des rechten Felsenbeines wird der Kopf 45° nach links gedreht (Medianebene 45° zur Filmebene).
Die Körperachse ist zu beachten! Der Kopf darf nicht geneigt werden.

Röhre 12–15° cranio-caudal geneigt. ZS auf Mitte einer gedachten Linie zwischen äußerem Augenwinkel und oberem Ohransatz der aufzunehmenden Seite. Tubus verwenden.
Beide Seiten zum Vergleich aufnehmen! Bei der Einstellung in Rückenlage wird die „plattenferne Seite" aufgenommen. Dies bedeutet jedoch keine Vergrößerung und Unschärfe, da das Felsenbein, mittelständig gelegen, gleichweit entfernt liegt wie bei der Einstellung in Bauchlage.

Felsenbein nach Mayer

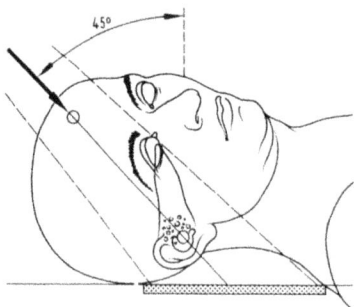

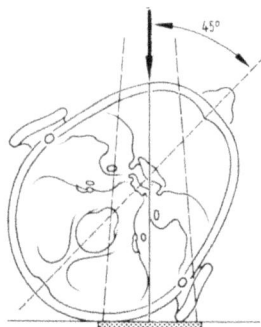

3.1 13/18 Hochformat, Bleibuchstabe

4. Patient liegt in Rückenlage auf dem Aufnahmetisch. Kopf liegt eventuell auf Schaumstoffkeil, Kinn wird stark an die Brust angezogen. Kopf wird 45° zur aufzunehmenden Seite gedreht. (Medianebene liegt 45° zur Filmebene.) Die Drehung muß in der Körperachse erfolgen, der Kopf darf nicht geneigt werden. Der äußere Gehörgang der aufzunehmenden, plattennahen Seite liegt in Tischmitte! Bleiabdeckung des Patienten.

5. Röhre 45° cranio-caudal geneigt. ZS auf Stirnhöcker der plattenfernen Seite (durch den plattennahen äußeren Gehörgang ziehend) auf Kassettenmitte! Tubus 13 cm Durchmesser benutzen! Die Aufnahme kann auch im Sitzen am RWG angefertigt werden. Das Felsenbein, dessen Spitze auf der Aufnahme unten liegt, ist mittelständig in seiner Längsrichtung abgebildet.

Orbita-Übersicht

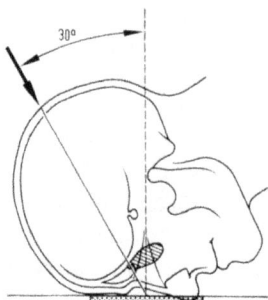

3.1 18/24 Querformat, Bleibuchstabe in Spiegelschrift

4. Patient liegt in Bauchlage auf dem Untersuchungstisch. Arme längs des Körpers. Stirn und Nase liegen auf. Medianebene senkrecht zur Filmebene! Bleiabdeckung des Patienten.

5. Röhre 30° cranio-caudal geneigt. ZS auf Parietalnaht so auftreffend, daß er in Höhe des äußeren Augenwinkels austritt, auf Mitte Kassette. Eventuell Tubus verwenden. Beide Orbitae sind überlagerungsfrei dargestellt. Wichtige Aufnahme zur Lokalisation von Frakturen im Orbitabodenbereich. Diese Aufnahme kann auch im Sitzen am RWG angefertigt werden.

Orbita nach Rhese

3.1 13/18 Hochformat, Bleibuchstabe in Spiegelschrift

4. Patient liegt in Bauchlage auf dem Untersuchungstisch. Arme längs des Körpers. Kopf liegt mit zu untersuchendem Auge so auf der Tischplatte, daß oberer Orbitarand, äußerer Augenwinkel und Nasenwurzel gut aufliegen. Bleiabdeckung des Patienten.

5. a) ZS senkrecht auf oberen Eckpunkt eines aus der Verbindungslinie von Occiput zum proc. mastoides gebildeten gleichseitigen Dreiecks, auf Mitte Kassette. Zur Lokali-

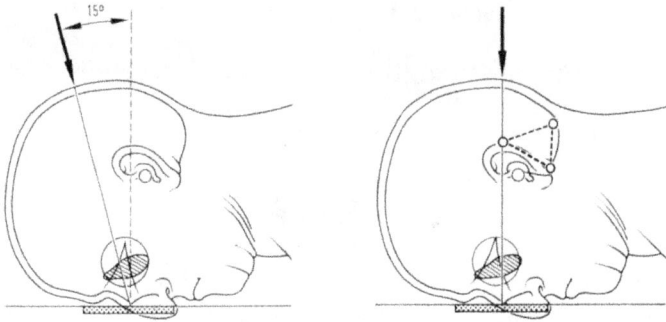

sation dieses Punktes legt man den Daumen auf das Occiput, den 3. Finger auf den proc. mastoides und bildet mit dem 2. Finger das gleichseitige Dreieck.

b) Röhre 15° cranio-caudal geneigt. ZS auf Hinterhauptabschnitt der Gegenseite durch die aufzunehmende Orbita (äußerer Augenwinkel erkennbar), Mitte Kassette. Die Aufnahme kann auch im Sitzen am RWG angefertigt werden.
Das Sehnervloch der dargestellten Orbita muß im unteren äußeren Quadranten abgebildet sein!

Kassette wird senkrecht auf der Tischplatte am Schädeldach angestellt und mit Schaumstoff abgestützt.
Bleischürze für den Patienten.

5. Röhre wird in Brusthöhe dicht über den Patienten gefahren und im Winkel von 30° caudo-cranial geneigt. ZS auf Mitte Mundboden. Mitte Kassette.
Belichtung so wählen, daß abgebildeter Schädel unterbelichtet ist. Die seitlich sichtbaren Jochbögen sind freiprojeziert dargestellt. Der geringe FFA gewährt durch die Strahlendivergenz die freie Darstellung der Jochbögen.

Jochbögen nach Pannewitz

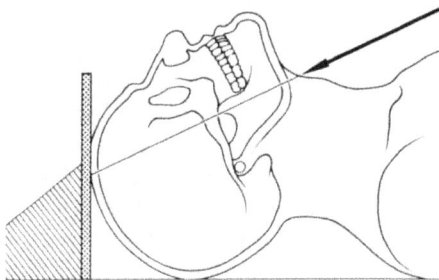

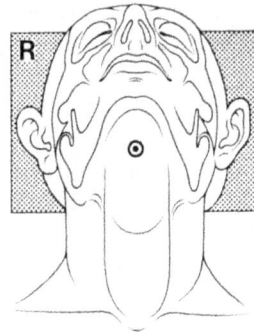

2.1 Auftischaufnahme

3.1 18/24 Querformat, Bleibuchstabe

3.3 FFA ca. 50 cm

4. Patient liegt in Rückenlage auf dem Aufnahmetisch. Kopf ist weit nach hinten geneigt. Schaumstoffunterpolsterung im Nacken nicht erforderlich!

Isolierter Unterkieferast

a) seitlich liegend

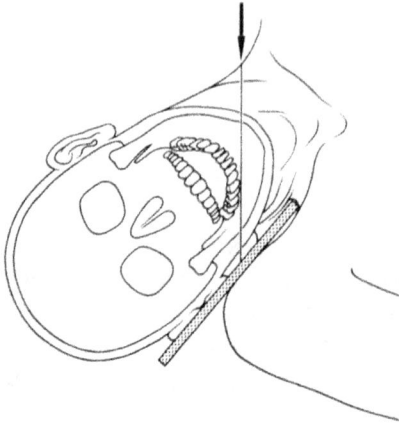

Seitenansicht

2.1 Auftischaufnahme

3.1 13/18 Querformat, Bleibuchstabe

4.   Patient liegt seitlich auf dem Aufnahmetisch.
Die Kassette wird im Querformat gegen die
aufliegende Schulter gelegt. Bleigummistück
zur Fixierung der Kassette auf dem Tisch anlegen. Kopf hängt mit dem aufzunehmenden
Unterkieferast über die Kassette. Die Wange
wird dabei leicht an die Kassette gepreßt, um
filmparallele Lagerung des Unterkieferastes
zu erreichen. Mit Hilfe des Lichtschattens der
Tiefenblende den Kopf so lagern, daß der Un-
terkieferrand mit unterem Kassettenrand ab-
schließt. Abgebildeter Unterkiefer wird dabei
auf Filmmitte projiziert.
Bleischürze für den Patienten.

5.   ZS senkrecht zur Tischebene auf Mitte Mundboden auftreffend. Bei nicht genügender Neigung des Kopfes muß die Röhre ca. 5° caudo-
cranial geneigt werden.
Diese Aufnahme ist einem Patienten mit
schweren Unterkieferverletzungen (Fraktur)
nicht zumutbar!

Isolierter Unterkieferast

b) in Rückenlage

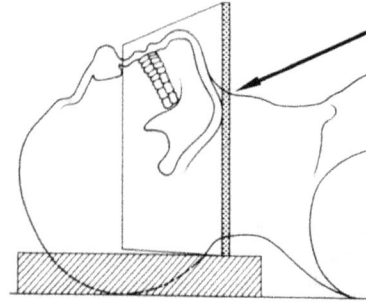

Seitenansicht

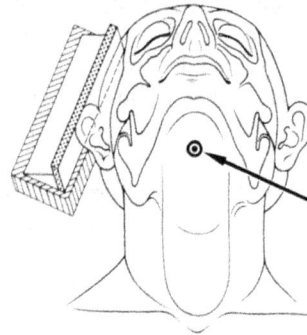

Aufsicht

2.1 Auftischaufnahme

3.1 13/18 oder 18/24 Hochformat, Bleibuchstabe

4.   Patient liegt in Rückenlage auf dem Aufnah-
metisch, Kopf ist weit nach hinten geneigt.
Medianebene senkrecht zur Tischplatte.
18/24 Kassette steht im Hochformat im Win-
kel von 45° zur Medianebene. Seitlicher
Kassettenrand liegt am Schläfenbein an.
Schaumstoffkeil zum Fixieren benutzen. Bei
Verwendung einer 13/18 Kassette in Hochfor-
mat muß ein Schaumstoffkissen von 5 cm
Dicke unter die Kassette gelegt werden.
Bleischürze für den Patienten.

5.   Röhre in Ellenbogengegend der Gegenseite
gebracht und dextro-sinistral oder sinistro-
dextral caudo-cranial im Winkel von 20–25°
zur Tischebene geneigt.
ZS auf Mitte Mundboden, Mitte Kassette.
Dabei zeichnet sich im Lichtschatten des ein-

geblendeten Aufnahmefeldes die Hautgrenze des Unterkiefers und der Kinnspitze ab. Der genannte Unterkieferast einschließlich Kieferwinkel und Kieferköpfchen sind dargestellt. Diese Aufnahmemethode eignet sich besonders gut für Darstellung von Frakturen im Unterkieferbereich, da selbst Schwerverletzte ohne besondere Anstrengung die Kopfneigung nach hinten ausführen können. Es entfällt die schmerzhafte Belastung für den Patienten, die bei kontakter Auflage auf die Kassette durch Kopfneigung zur verletzten Seite bei anderen Einstellungen entsteht. Es ist die Methode der Wahl.

Isolierter Unterkieferast

c) sitzend am RWG

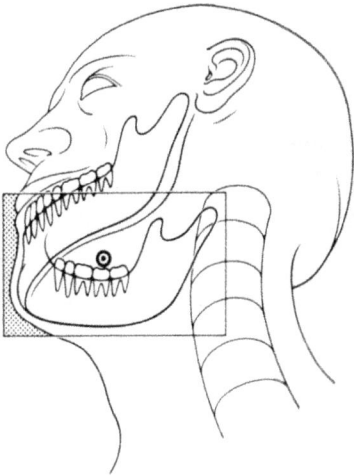

Aufsicht

2.1 RWG

3.1 13/18 oder 18/24 Querformat, Bleibuchstabe

4. Patient sitzt mit dem Rücken am RWG. Es erfolgt ca. 30° Drehung zur zu untersuchenden Seite. Die Schulter liegt an der Platte an. Der Kopf wird über die Schulter zur zu untersuchenden Seite gedreht und liegt mit dem Scheitelbein an der Platte. Dadurch liegt der aufzunehmende Unterkieferast frei.
Bleigummischürze für den Patienten.

5. Röhre 10–15° caudo-cranial geneigt.
ZS auf Mitte Mundboden, Mitte Kassette.

Kiefergelenk nach Parma

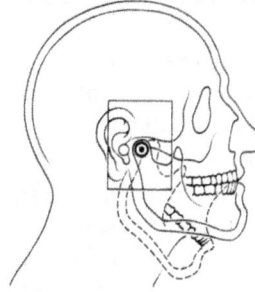

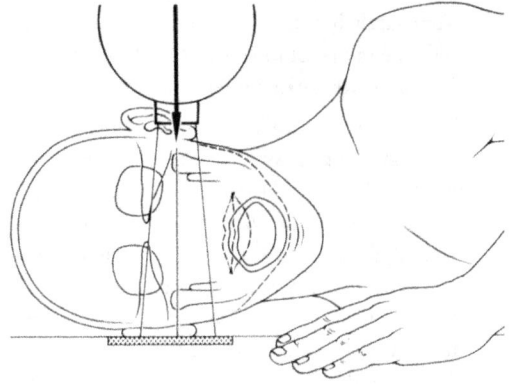

Kontaktaufnahme mit geschlossenem und geöffnetem Mund

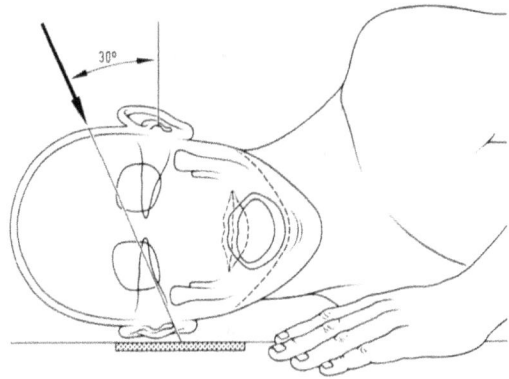

Aufnahme nach Schüller mit offenem und geschlossenem Mund.

2.1 Auftischaufnahme

3.1 9/12 Hochformat oder 13/18 Querformat für 2 Aufnahmen

3.3 Kontaktaufnahme

4. Patient liegt in Bauchlage auf dem Untersuchungstisch wie zur Aufnahme „Schädel seitlich".
Der Kopf liegt auf der Kassette derart auf, daß das Kiefergelenk (2 cm vor dem äußeren Gehörgang) in Kassettenmitte zu liegen kommt.
Bleischürze für den Patienten.

5. Ein Einkesselapparat wird (ohne Lichtvisier) mit dem Austrittsfenster, dessen Öffnung durch einen Bleigummiring auf einen Durchmesser von 3 cm verkleinert wurde, direkt auf das plattenferne Kiefergelenk aufgesetzt. Es werden grundsätzlich eine Aufnahme mit geöffnetem und eine mit geschlossenem Mund angefertigt. Es sind stets beide Kiefergelenke darzustellen.

Alternative: Anstelle der sehr strahlenbelastenden und deswegen kaum noch angewandten Kontaktaufnahmen kann das Kiefergelenk auch mit der **Aufnahme nach Schüller** dargestellt werden. Dabei ist zu berücksichtigen, daß der Zentralstrahl 1 cm weiter nach ventral eintreten sollte, um das Kiefergelenk mittelständig abzubilden. Es sind wiederum eine Aufnahme mit geöffnetem und eine mit geschlossenem Mund anzufertigen.

Kinnspitze

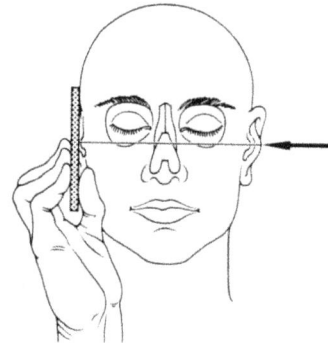

2.1 Auftischaufnahme

3.1 9/12 oder 13/18 Querformat, Bleibuchstabe

4. Patient sitzt am Untersuchungstisch.
In Kinnhöhe wird auf einen Holzkasten oder ein Schaumstoffkissen die Kassette gelegt. Das Kinn

liegt auf der Kassette, die weit an den Hals gedrückt werden muß. Bleischürze für den Patienten.

5. Röhre cranio-caudal 30° geneigt.
ZS auf Kinnspitze, Kassettenmitte.

Ein zu groß gewählter Röhrenwinkel, also etwa 45°, ermöglicht zwar eine gute Darstellung des Kinns, jedoch wird bei Patienten, die einen kurzen Hals haben, das gewünschte Objekt aus der Filmebene herausprojiziert.

Alternative: Die Aufnahme ist auch im Liegen durchführbar. Die Kassette wird dann am Mundboden angelegt und steht senkrecht zur Tischebene. Der Patient hält die Kassette selbst. Der Kopf darf dabei nicht zu weit nach hinten geneigt werden.
Röhre entsprechend der Aufnahme im Sitzen ankippen. ZS auf Kinnspitze

Nasenbein seitlich

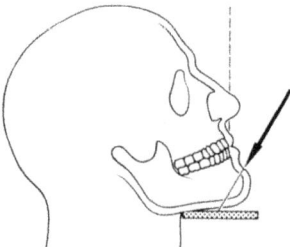

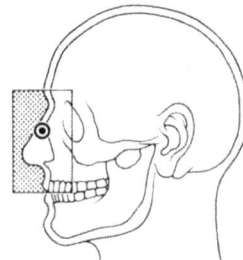

mit Kassette

2.1 Auftischaufnahme

3.1 a) 9/12 oder 13/18 Hochformat
    b) Zahnfilm

4. a) Patient sitzt auf einem Stuhl und hält die Kassette rechts oder links derart gegen die

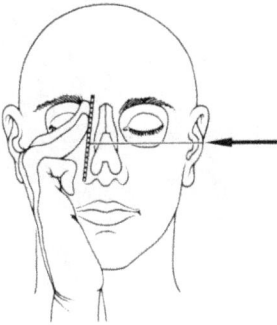

mit Zahnfilm

Schläfe gelehnt, daß das Nasenbein mittelständig abgebildet wird. Hautgrenze in Lichtvisierschatten beachten.
Bleischürze für den Patienten.
Die Aufnahme kann auch in Seitenlage auf Kassette aufliegend oder in Rückenlage mit angestellter Kassette angefertigt werden.

b) Patient hält einen Zahnfilm dicht gegen das Nasenbein, wobei dieser gut in den inneren Augenwinkel gelegt werden muß.

5. ZS auf Nasenbein bei enger Einblendung.

Thoraxorgane

Lunge pa

1. Patient muß Kleidung am Oberkörper ablegen und Halsschmuck entfernen

2.1 RWG
2.2 Brennfleck $\leq 1,3$ mm
2.3 KV-Wahl (Hartstrahltechnik)
2.4 mAs-Wahl
2.5 oder Belichtungsautomatik, Seitenkammer für rechten Lungenflügel (links eventuell störender Herzschatten), Schwärzungsstufe
2.6 oder Organautomatik anstelle 2.1–2.5

3.1 35/35 oder 40/40 oder 35/43 im Hoch- oder Querformat, je nach Körperbau des Patienten
3.2 Folienempfindlichkeit 200
3.3 FFA 150 oder 200 cm

4. Patient steht mit der Brust gegen das Wandstativ. Das Kinn wird auf die Oberkante des RWG, eventuell in eine für das Kinn vorgesehene Kuhle gelegt. Die Schultern werden nach vorn gegen die Platte gepreßt (sie dürfen nicht

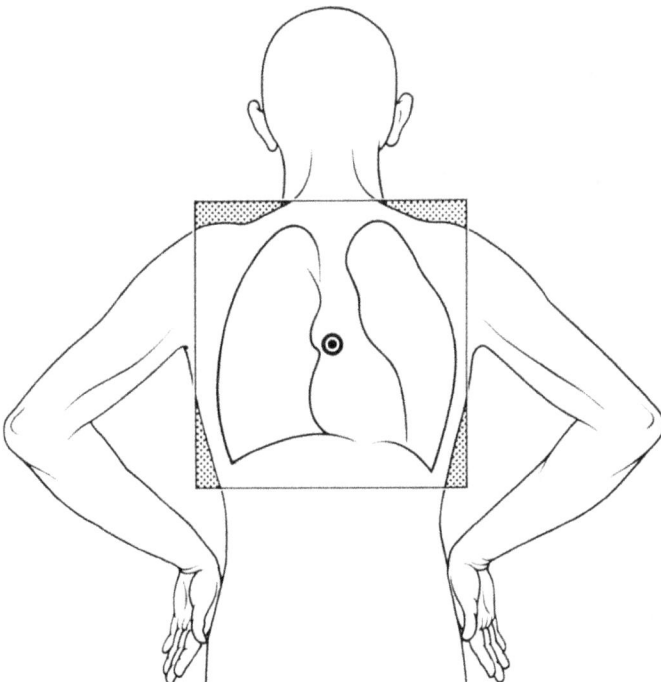

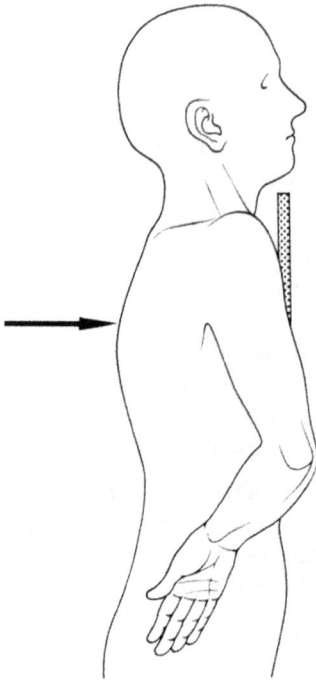

Thorax pa

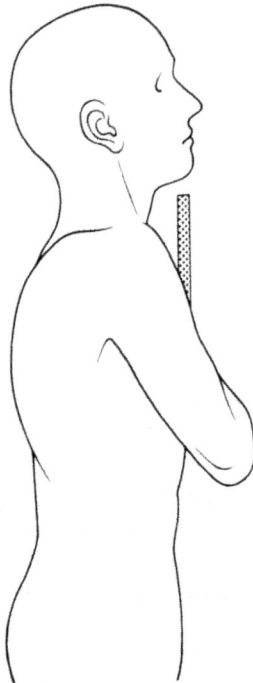

Alternative Thorax pa

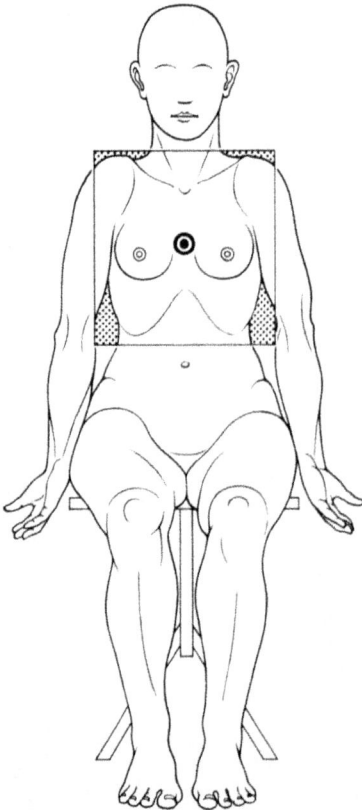

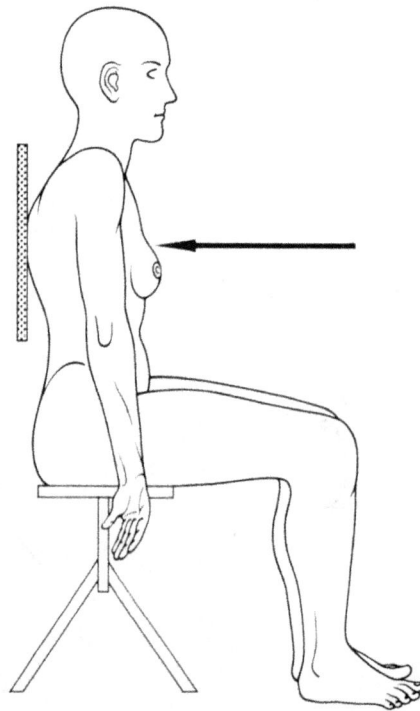

Thorax ap sitzend
(Alternative)

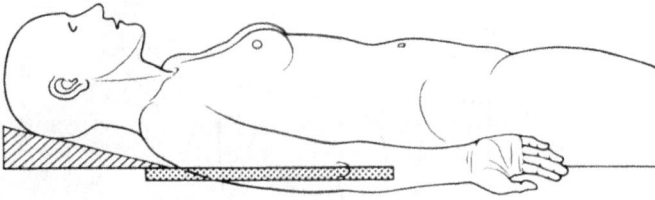

Thorax ap liegend (Alternative)

hochgezogen werden), die Arme angewinkelt, die Hände mit dem Handrücken in die Hüften gestützt. Damit werden die Schulterblätter seitlich herausgedreht. Das RWG muß so hoch eingestellt werden, daß der obere Kassettenrand 2 cm über der Schulterhöhe steht. Die Aufnahme erfolgt in tiefer Inspiration. Zum Ausschluß eines Pneumothorax muß die Aufnahme in Exspiration angefertigt werden. Bleikurzschürze für den Patienten.

5. ZS auf BWS, Kassettenmitte.
Beide Lungenflügel, die Lungenspitzen, die Randwinkel und das Zwerchfell müssen dargestellt sein.

Alternative: Schwache Patienten dürfen die Arme zum besseren Halt um das Wandstativ legen. Hinfälligen Patienten kann die Lunge auch, mit dem Rücken am Wandstativ sitzend, im ap-Strahlengang geröntgt werden. Dabei sollten wiederum die Schultern nach vorn gezogen und die Arme nach innen rotiert werden, um die Schulterblätter herauszudrehen.
Bei bettlägerigen Patienten muß die Lunge in Rückenlage auf dem Rasteraufnahmetisch geröntgt werden. Dabei die Arme längs des Körpers bei leichter Innenrotation lagern, um die Schulterblätter herauszudrehen.
Die Röntgenröhre ist dabei zum ausreichenden Abstand bis an den oberen Stativ-Anschlag zu fahren.
Bei der Lungenaufnahme an Patienten, die das Bett nicht verlassen können, ist die Kassette direkt unter den Patienten zu legen. Flache Lagerung des Patienten beachten. Bei dieser Aufnahmemethode ohne Streustrahlenraster kann keine Hartstrahltechnik angewandt werden!

Lunge seitlich, links oder rechts anliegend

1.–2.1 wie Lunge pa

2.2 Brennfleck ≤ 1,3 mm

2.3 KV-Wahl (Hartstrahltechnik)

2.4 mAs-Wahl

2.5 oder Belichtungsautomatik, Mittelkammer, Schwärzungsstufe

2.6 oder Organautomatik anstelle 2.2–2.5

3.1 35/35 oder 30/40 oder 24/30 im Hochformat (bei Frauen)

3.2 Folienempfindlichkeit 200

3.3 FFA 150 oder 200 cm

4. Patient steht seitlich, je nach Indikation rechts oder links anliegend, am Wandstativ. Die Arme hochheben und gestreckt lassen, oder die erhobenen Arme über dem Kopf derart verschränken, daß jeweils mit einer Hand der Ellenbogen des anderen Armes gefaßt wird. (Nicht die Hände auf den Kopf legen lassen und die Arme seitlich winkeln. Dabei kann der Patient nicht dicht genug am Wandstativ stehen.) Anschließend eine leichte Beugung des Oberkörpers nach ventral machen lassen (Aufrichten des Thorax!). Es empfiehlt sich, dem Patienten vor Anfertigung der seitlichen Aufnahme einen Breischluck zu verabreichen. Die breibenetzte Speiseröhre ermöglicht eine bessere Beurteilung des Hinterherzraumes. Bleigummihalbschürze für den Patienten.

5. ZS handbreit unter die Achselhöhle, Mitte Kassette.

Alternative: Die Aufnahme kann auch sitzend angefertigt werden. Muß die Aufnahme liegend angefertigt werden, legt sich der Patient seitlich auf den Rasteraufnahmetisch. Die Beine sind zur besseren Lage leicht angewinkelt, die Arme vor den Kopf legen.

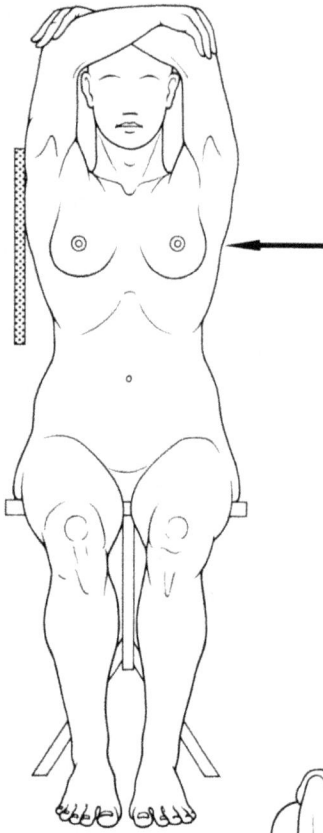

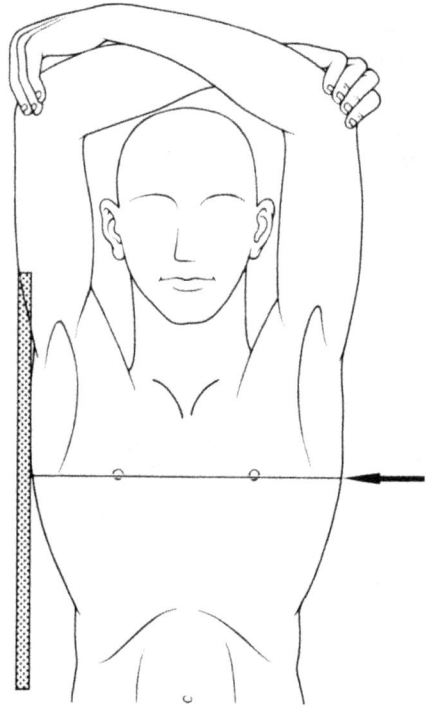

seitlich

Thorax seitlich sitzend
(Alternative)

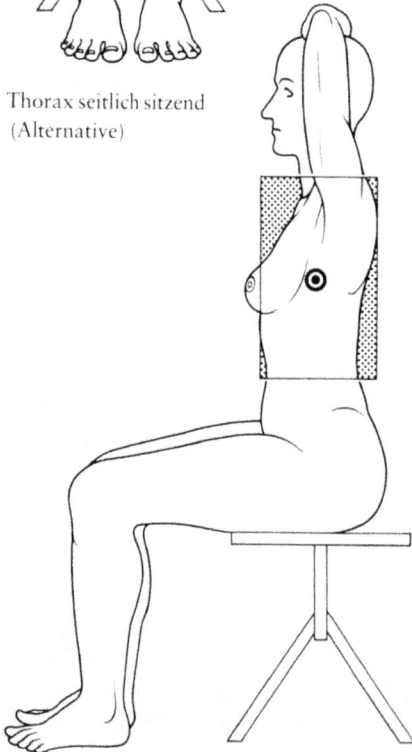

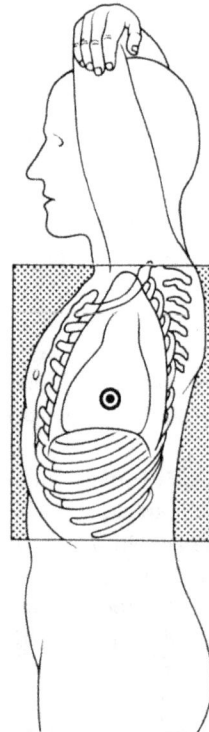

seitlich sitzend (Alternative)

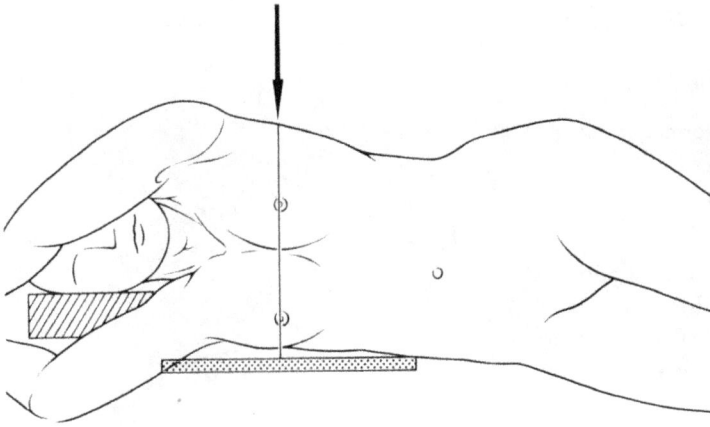

Thorax seitlich liegend
(Alternative)

Schrägaufnahme des Herzens

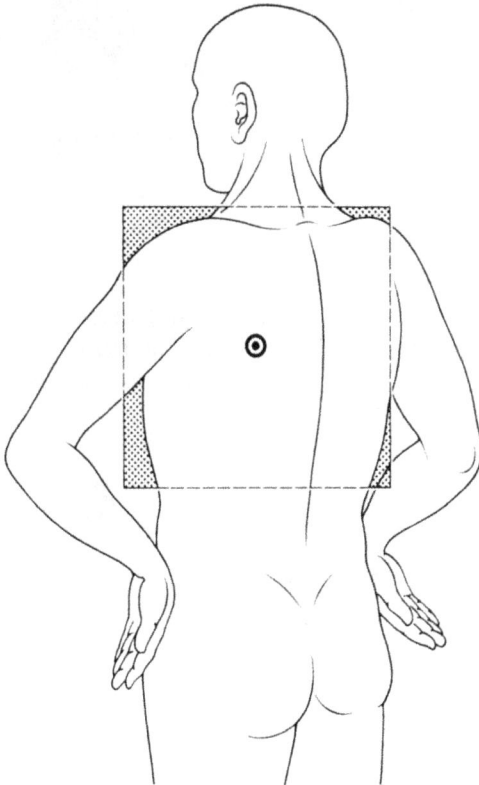

Erster schräger Durchmesser

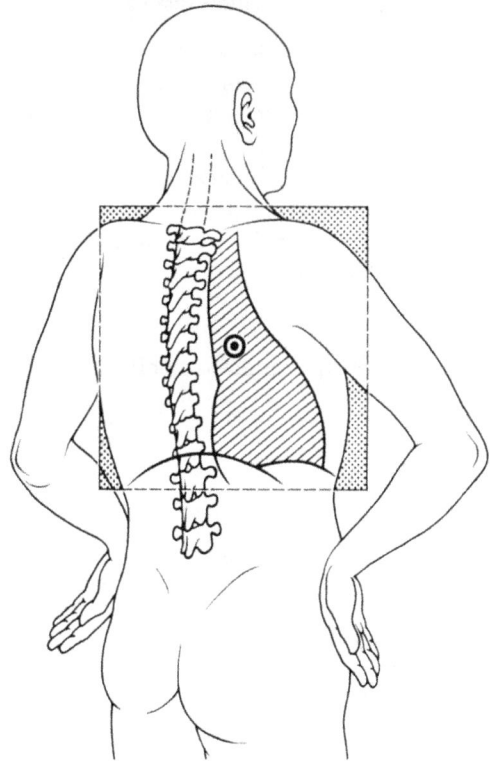

Zweiter schräger Durchmesser

a) Erster schräger Durchmesser, Fechterstellung
(dorso-ventral schräg oder ventro-dorsal schräg)
b) Zweiter schräger Durchmesser, Boxerstellung
(dorso-ventral schräg oder ventro-dorsal schräg)

2.1 RWG
2.2 Brennfleck $\leq$ 1,3 mm
2.3 KV-Wahl (Hartstrahltechnik)
2.4 mAs-Wahl

2.5 oder Belichtungsautomatik, Mittelkammer, Schwärzungsstufe

2.6 oder Organautomatik anstelle 2.1–2.5

3.1 35/35 oder 24/30 im Hochformat, Bleibuchstabe

3.2 Folienempfindlichkeit 200

3.3 FFA 200 cm

4. Patient steht entweder mit der Brust oder mit dem Rücken gegen das Wandstativ. Die Arme werden wie zur Lungenaufnahme pa angewinkelt, die Hände mit dem Handrücken in die Hüften gestützt.
   a) Die rechte Körperseite wird 45° nach ventral gedreht.
   b) Die linke Körperseite wird 45° nach ventral gedreht.
   Bleigummihalbschürze für den Patienten.

5. a) ZS ca. 10 cm links neben der WS in Höhe der Schulterblattspitze oder ca. 10 cm rechts neben dem Sternum, handbreit unter der Clavicula.
   b) ZS ca. 10 cm rechts neben der WS in Höhe der Schulterblattspitze oder ca. 10 cm links neben dem Sternum, handbreit unter der Clavicula.

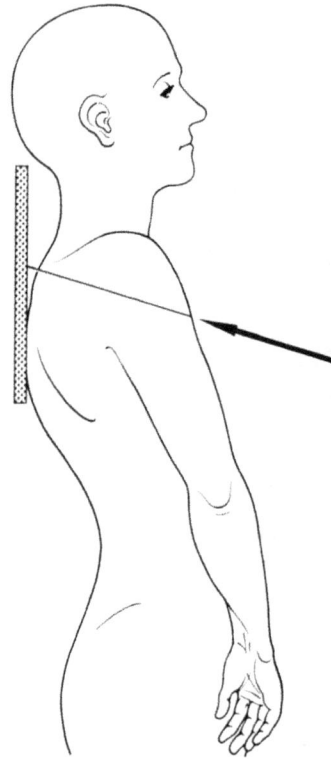

Lungenspitzen ap (kaudo-kranial) stehend

2.1 RWG

2.2 Brennfleck ≤ 1,3 mm

2.3 KV-Wahl

2.4 mAs-Wahl

2.5 Automatische Belichtung äußerst schwierig, da Objekt nicht die Seitenkammer deckt.

3.1 24/30 Querformat, Bleibuchstabe

3.2 Folienempfindlichkeit 200

3.3 FFA ca. 100 cm

4. Patient steht mit dem Rücken am RWG, mit dem Oberkörper weit nach hinten gebeugt, oberer Kassettenrand ca. handbreit über der Schulterhöhe.
   Bleigummihalbschürze für den Patienten.

5. Röhre caudo-cranial 35–45° geneigt.
   ZS auf Manubrium Sterni, Mitte Kassette.

Die Lungenspitzen sind ohne Überlagerung dargestellt. Die Claviculae projezieren sich oberhalb der Lungenspitzen auf das obere Filmdrittel.

Lungenspitzen ap (kranio-kaudal) liegend

1. Patient muß Kleidung ablegen

2.1 Auftischaufnahme

2.2 Brennfleck ≤ 1,3 mm

2.3 KV-Wahl

2.4 mAs-Wahl

3.1 24/30 Querformat, Bleibuchstabe

3.2 Folienempfindlichkeit 200

3.3 FFA 100 cm

4. Patient liegt in Rückenlage auf dem Untersuchungstisch. Der Rücken ist so mit Schaumstoffkeil unterpolstert, daß sich der Oberkörper in ca. 30° Schräglage befindet.

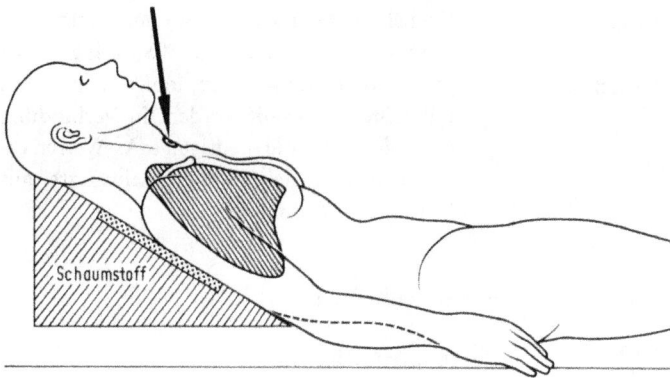

Der Patient liegt direkt auf der Kassette. Oberer Kassettenrand schließt mit Schulterhöhe ab.
Bleigummischürze für den Patienten.

5. ZS ca. 10° cranio-caudal auf Jugulum auftreffend, Mitte Kassette.

Beide Lungenspitzen werden dargestellt. Die Claviculae werden in das untere Filmdrittel projeziert, außerhalb der Lungenspitzen.

Thorax ap bei Säuglingen

Der Säugling wird mit freien Oberkörper in eine U-förmige Plastikhülle gelegt. Die Arme werden, ebenso wie der Kopf, mit einem Gummiband fixiert. Der Körper wird mit einem Leinenriemen um die Plastikhülle gehalten. Bleiabdeckung!! Der so exakt symmetrisch gelagerte Säugling wird mittels einer Aufhängevorrichtung vor die Kassette (18/24 Querformat) gehängt.

2.2 Brennfleck 0,6 mm ($\leq 1,3$ mm)
3.2 Folienempflindlichkeit 200–400

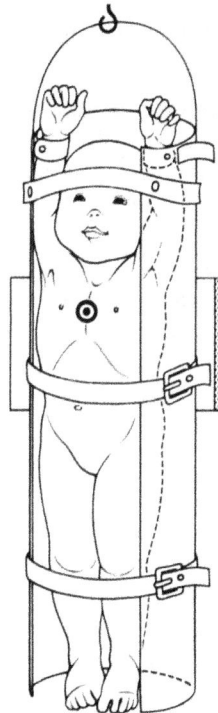

Thorax ap beim Säugling

Tomographie der Lunge und des Hilus

2.1 Rasteraufnahmetisch mit Schichtzusatz oder Spezial-Schichtgerät

2.2 Brennfleck $\leq 1,3$ mm

2.3 KV-Wahl

2.4 mAs-Wahl

2.5 oder Belichtungsautomatik, mittlere Kammer, Schwärzungsstufe

2.6 oder Organautomatik anstelle 2.1–2.5

3.1 je nach Objektgröße 18/18, 18/24, 24/30

3.2 Folienempfindlichkeit 200

3.3 Entsprechend der Rasterfokussierung, mindestens jedoch 100 cm

4. Patient liegt in Rückenlage auf dem Tisch. Objekt mittelständig. (Rechter oder linker Lungenflügel, Teilabschnitt oder Hilusbereich.) Bleigummischürze für den Patienten.

5. ZS bei Lungenflügel und Teilabschnitt Mitte des gewünschten Bereiches, bei Hilusdarstellung auf Sternum, handbreit unter Sterno-Claviculargelenken.

Für Lungen- und Hilusschichten sollte ein Schichtwinkel von 40° gewählt werden. Die Schichtdicke beträgt dabei etwa 2 mm. Diese entspricht der Objektbeschaffenheit am ehesten.

Die Lungenschichten müssen in der anhand der Übersichtsaufnahmen festgestellten Tiefe angefertigt werden. Je nach Befund werden die Aufnahmen im Abstand von $^1/_2$, 1, $1^1/_2$ oder 2 cm angefertigt.

Der Hilus stellt sich bei normaldicken Patienten in den Schichttiefen 9–13 cm dar. Die Aufnahmen sollten cm-weise angefertigt werden.

Da bei der Hilusschicht extreme Dichte-Unterschiede (Sternum und WS, Lungenfeld) starke Kontraste schaffen, muß ein spezielles Hilusfilter verwandt werden. In Verbindung mit hohen KV- und niedrigen mAs-Werten erhält man eine gleichmäßig geschwärzte, gut beurteilbare Aufnahme.

Abdomenbereich

Nierenübersicht ap

1. Vor einer Nieren-Röntgen-Untersuchung muß eine gründliche Darmreinigung vorgenommen werden. Nieren, ableitende Harnwege und Blase müssen frei von Überlagerungen durch Darminhalt und -gas sein. Oberbekleidung ablegen, Unterkleidung hoch- bzw. herunterstreifen, damit Abdomenbereich frei liegt.

2.1 Rasteraufnahmetisch, bei Frage nach ren mobilis auch RWG

2.2 Brennfleck $\leq 1,3$ mm

2.3 KV-Wahl

2.4 mAs-Wahl

2.5 oder Belichtungsautomatik, rechte oder linke Kammer, Schwärzungsstufe

2.6 oder Organautomatik anstelle 2.1–2.5

3.1 30/40 oder 35/43 Hochformat

3.2 Folienempfindlichkeit 400 (200–800)

3.3 FFA entsprechend der Rasterfokussierung, mindestens jedoch 100 cm

4. Patient liegt in Rückenlage auf dem Untersuchungstisch. Hände längs des Körpers. Bleiabdeckung bei männlichen Patienten. Kassetten-

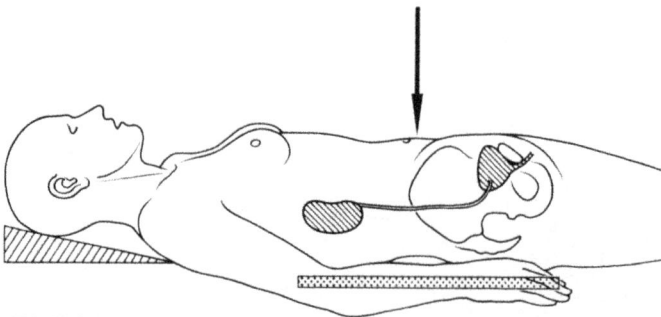

Seitenansicht

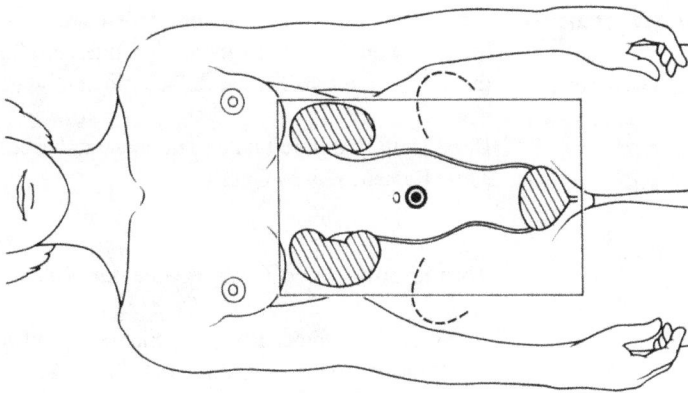

Aufsicht

mitte in Höhe 1–2 cm unter Beckenkamm oder 1–2 cm unter Bauchnabel (Vorsicht! Bauchnabel kann, je nach Konstitution des Patienten, veränderte Lage haben), oder: Unterer Kassettenrand schließt mit Symphyse ab. Aufnahme erfolgt in Exspiration. Reicht das Format nicht aus, kann die Aufnahme in Inspiration angefertigt werden.

Ausreichend seitliche Einblendung beachten!

5. ZS 1–2 cm unter Bauchnabel oder in Höhe 1–2 cm unter Beckenkamm, Kassettenmitte. Es sind beide Nieren, die Ureteren und die Harnblase dargestellt.

Zum Ausschluß einer ren mobilis muß mindestens eine Aufnahme im Stehen angefertigt werden.

Bei korpulenten Patienten, bei denen der Leib im Stehen stark nach unten sinkt, ist bei automatischer Belichtung die Verwendung einer Verlaufsfolie (oben –, unten +) zu verwenden.

Angedrehte Aufnahmen der Nieren

Zur Darstellung einer Niere in Schrägposition muß sich der Patient auf die aufzunehmende Seite drehen, d. h. er muß die Gegenseite ca. 30–40° anheben.

Schaumstoffunterpolsterung.

Lage der Niere auf der Übersichtsaufnahme kontrollieren!

Format: 18/24 Hochformat.

ZS im Normalfall auf Punkt handbreit über Bauchnabel. Fehlerquelle: Zentrierpunkt zu weit lateral gewählt! Dadurch wird angedrehte Niere an den Bildrand projeziert.

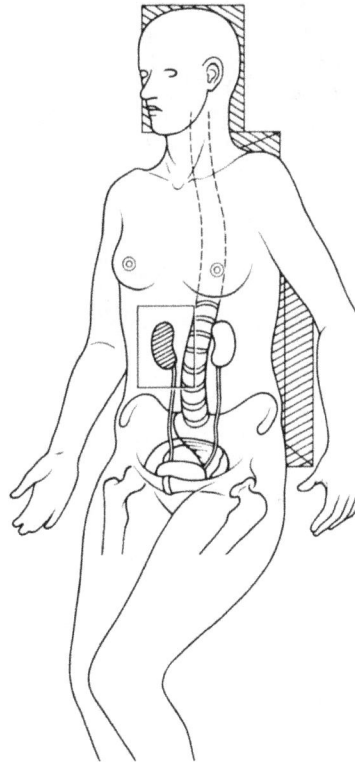

rechte Niere (schräg)

Darstellung der blasennahen Ureteranteile

Zur Darstellung der blasennahen Ureteranteile muß die aufzunehmende Seite ca. 20° angehoben werden (Schaumstoffkeil). Zentralstrahl handbreit unter Bauchnabel auf Mitte Kassette. Format 18/24 Hochformat.

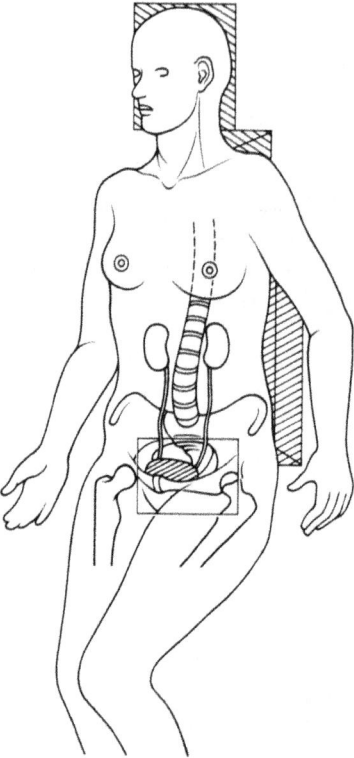

blasennahe (li) Ureteranteile

Blasendarstellung

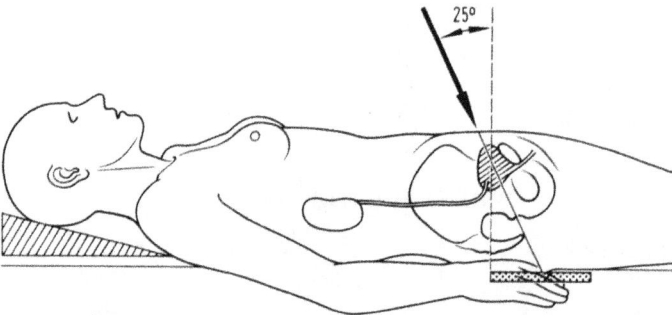

Zur Darstellung der Blase ohne Störschatten der Symphyse und zum Einblick in die Uretereinmündungen wird die Röhre ca. 25° cranio-caudal geneigt.
Der ZS trifft handbreit unter dem Bauchnabel auf, Mitte Kassette. 18/24 Querformat.

Tomographie bzw. Zonographie der Niere

2.1 Rasteraufnahmetisch mit Schichtmöglichkeit (Linearverwischung, kurze Belichtungszeit)
2.2 Brennfleck ≤ 1,3 mm
2.3 KV-Wahl
2.4 mAs-Wahl
2.5 oder Belichtungsautomatik, rechte oder linke Seitenkammer, Schwärzungsstufe
2.6 oder Organautomatik anstelle 2.1–2.5

3.1 24/30 Querformat, Bleibuchstabe
3.2 Folienempfindlichkeit 400
3.3 FFA entsprechend der Rasterfokussierung, mindestens jedoch 100 cm

4.   Patient liegt in Rückenlage auf dem Untersuchungstisch.
     Bleiabdeckung des Patienten.

5.   ZS auf Punkt handbreit über Bauchnabel. Schichtwinkel: Zonographie 8°, Tomographie 25°.
     Schichttiefe: 7 cm–12 cm.

Gallenübersichtsaufnahme

1.   Patient muß für die Leeraufnahme ausreichend gereinigten Darm haben, für eine Kontrastmitteluntersuchung nüchtern (nicht

essen, trinken, rauchen) zur Untersuchung erscheinen.

Oberbekleidung ablegen. Unterbekleidung hoch- bzw. herunterstreifen, so daß Abdomenbereich frei ist.

2.1 Rasteraufnahmetisch
2.2 Brennfleck $\leq 1,3$ mm
2.3 KV-Wahl
2.4 mAs-Wahl
2.5 oder Belichtungsautomatik, mittlere Kammer, Schwärzungsstufe
2.6 oder Organautomatik anstatt 2.1–2.5

3.1 18/24 Hochformat, Bleibuchstabe und Leeraufnahme- bzw. KM- und Zeitschild in Spiegelschrift
3.2 Folienempfindlichkeit 400
3.3 FFA entsprechend der Rasterfokussierung, mindestens jedoch 100 cm

4. FFA Patient liegt in Bauchlage auf dem Untersuchungstisch. Der Kopf wird auf das linke Ohr gelegt. Der linke Arm liegt längs des Körpers, der rechte Arm in Kopfhöhe. Das rechte Bein wird leicht angewinkelt. Die Stellung schafft eine leichte Schräglage mit angehobener rechter Körperseite.
Bleigummikurzschürze für den Patienten. Unterer Kassettenrand 2 cm unter dem Beckenkamm.

5. ZS senkrecht auf Punkt handbreit über Beckenkamm, Hälfte zwischen WS und lateralem Körperrand. Das entspricht etwa der Höhe des Rippenbogens.

Alternative: Aufnahme in Rückenlage. Die linke Körperseite wird leicht angehoben und unterstützt. ZS auf Rippenbogen.
Gallenblasen- und -gangsübersicht seitlich, rechts anliegend: bei atypischer Lage der Gallenblase, bei Luftüberlagerung, zur Lokalisation von Konkrementen, bei Projektion der Gallenblase in die Wirbelsäule extrem schlanker Patienten.
Kassette 18/24 oder 24/30 Querformat, Bleibuchstabe und Zeitschild.
Folienempfindlichkeit 400
ZS trifft auf Punkt handbreit über dem Beckenkamm der Gegenseite auf.

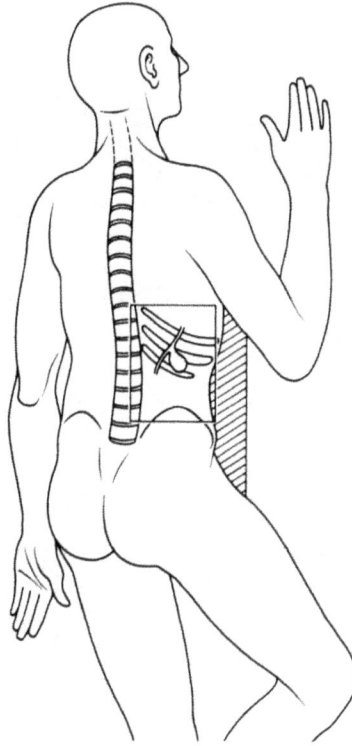

pa schräg
(Aufsicht)

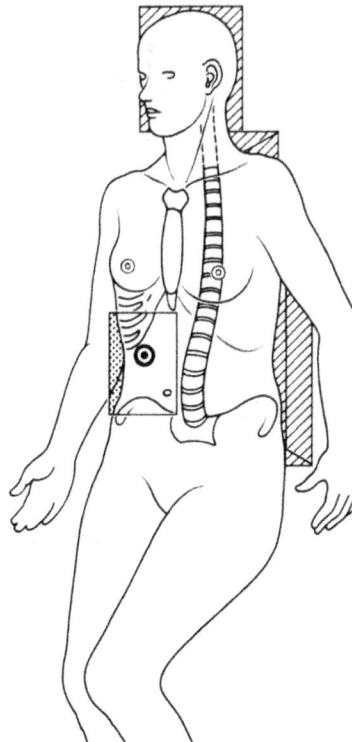

ap schräg
(Aufsicht)

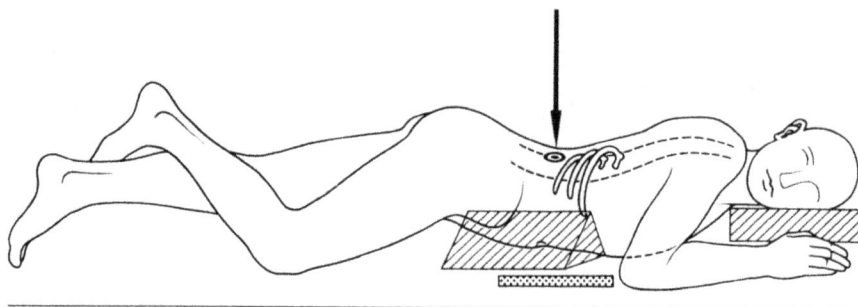

pa schräg (Seitenansicht)

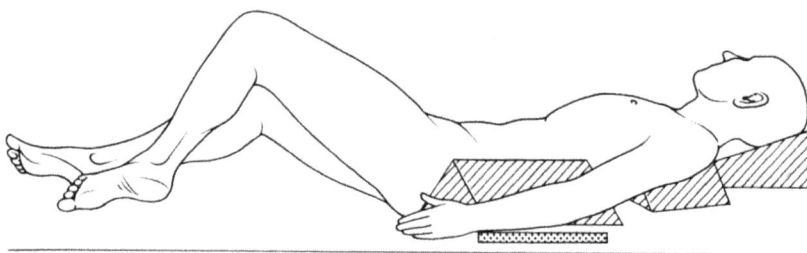

ap schräg (Seitenansicht)

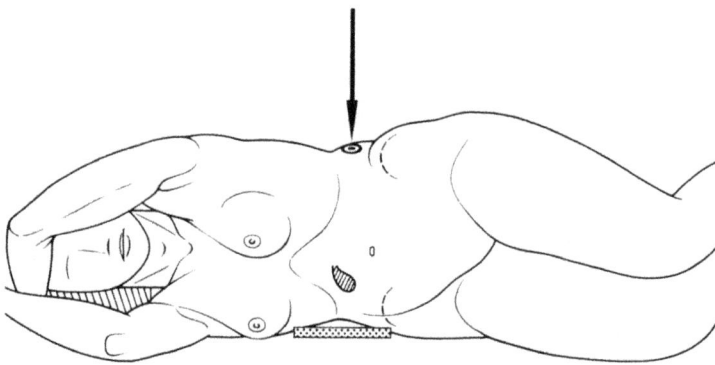

rechte Seitenlage

Schichtuntersuchung der Gallenwege und Gallenblase

Schichtart linear (kurze Belichtungszeit)
Schichtwinkel 25°. Schichttiefe in Bauchlage für
Gallenblase 6–10 cm, für Gallengänge 9–13 cm.
In Rückenlage Gallenblase 5 cm unter der ventralen Hautgrenze dorsalwärts.
Gallengänge 10 cm unter der ventralen Hautgrenze dorsalwärts.

Abdomenübersichtsaufnahme

zur röntgenologischen Darstellung von Ileus- und
Perforationszeichen.

a) im Stehen; b) im Liegen

1. Patient muß Oberkörper und Abdomenbereich freimachen

2.1 a) RWG oder Durchleuchtungsgerät
    b) Auftischaufnahme

2.2 Brennfleck ≤ 1,3 mm

2.3 KV-Wahl

2.4 mAs-Wahl

2.5 zu a) oder Belichtungsautomatik, Seitenkammer, Schwärzungsstufe

2.6 zu a) oder Organautomatik anstatt 2.1–2.5

3.1 35/43, 30/40 Hochformat oder 35/35, Bleibuchstabe.

3.2 Folienempfindlichkeit 400

3.3 Für Hartstrahltechnik am RWG oder Durchleuchtungsgerät 150 cm, für Aufnahmen ohne Raster 100 cm

4. a) Patient steht mit der Brust am RWG oder mit dem Rücken an der Platte eines Durchleuchtungsgerätes.

   b) Patient liegt in linker Seitenlage auf dem Aufnahmetisch oder im Bett. Kassette wird senkrecht zur Tischebene bzw. Bettebene an der Bauchseite angestellt.

5. ZS auf Mitte Kassette, Bauchnabel. Bei Aufnahmen im Durchleuchtungsgerät zusätzlich

Aufnahme handbreit über dem Bauchnabel in Zwerchfellhöhe.

Eine Perforation im Abdomenbereich zeigt sich röntgenologisch durch Luftunterkuppelung der Zwerchfelle. Daher nur erkenntlich
a) am stehenden Patienten,
b) im pa-Strahlengang am liegenden Patienten bei angestellter Kassette.
Die Linkslagerung des Patienten ist wichtig, damit sich freie Luft im Abdomen besser vom Leberschatten der rechten Seite abhebt.
Es ist darauf zu achten, daß der Zwerchfellbereich nicht überstrahlt ist. Beste Beurteilung ermöglicht eine Aufnahme mit Lungenbelichtung.
Ein Dick- oder Dünndarmileus wird röntgenologisch durch Spiegelbildung in den entsprechenden Darmabschnitten nachgewiesen. Dazu ist ebenfalls die Aufnahme im Stehen oder Seitenlage mit senkrecht angestellter Kassette bei pa- oder ap-Strahlengang erforderlich.

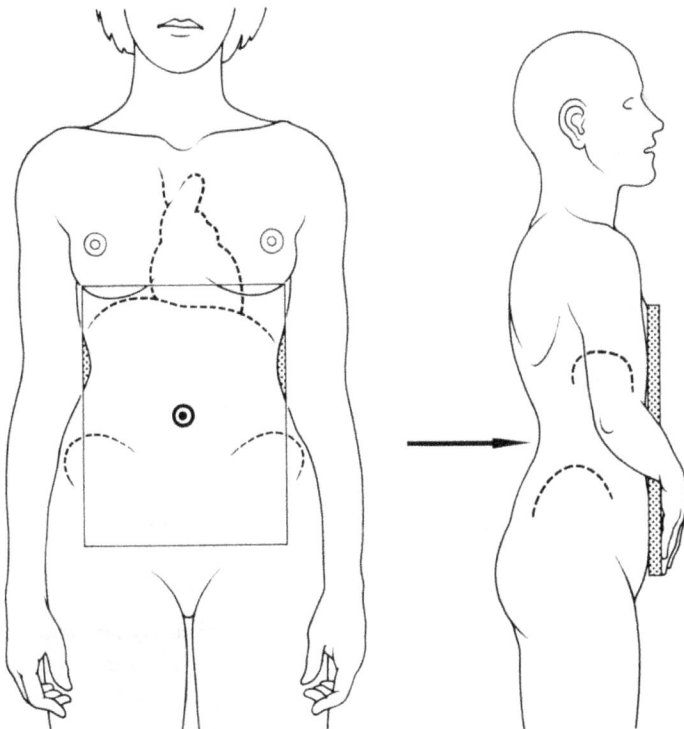

pa im Stehen

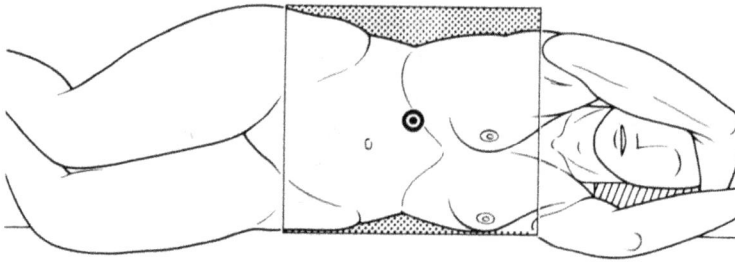

pa oder ap in linker
Seitenlage

Schwangerschaftsübersichtsaufnahme

a) ap; b) seitlich

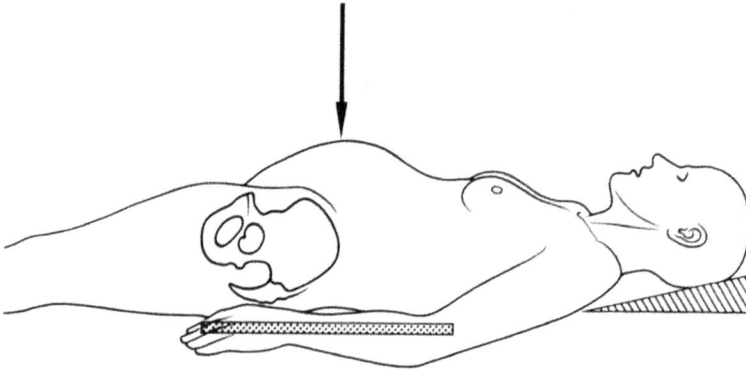

ap

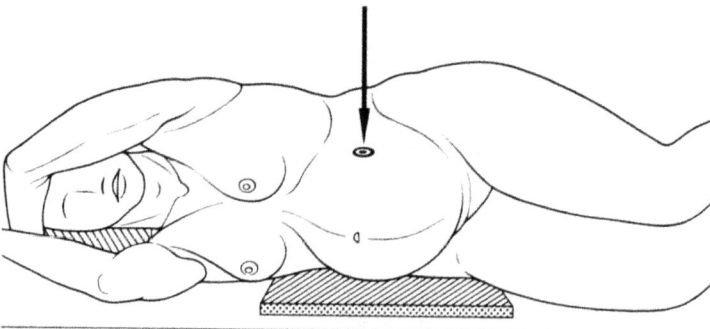

Seitenlage

1.   Kleidung im Abdomenbereich ablegen

2.1 Rasteraufnahmetisch

2.2 Brennfleck ≤ 1,8 mm

2.3 KV-Wahl

2.4 mAs-Wahl

2.5 oder Belichtungsautomatik, mittlere Kammer,
     Schwärzungsstufe

2.6 oder Organautomatik anstelle 2.1–2.5

3.1 30/40 bzw. 35/43 Hochformat

3.2 Folienempfindlichkeit 800–1200

3.3 FFH entsprechend der Rasterfokussierung,
     mindestens jedoch 100 cm

4.   a) Patientin liegt in Rückenlage auf dem Un-
        tersuchungstisch, eventuell Beine leicht an-
        gezogen, Schaumstoffkeil unter die Knie.
        Arme längs des Körpers.

b) Patientin liegt in Seitenlage auf dem Untersuchungstisch. Beine angewinkelt, Arme liegen ebenfalls angewinkelt vor dem Kopf.

5. a) ZS senkrecht auf Kassettenmitte in Beckenkammhöhe.
   b) ZS auf Beckenkamm.

Diese Aufnahmen sind in jedem Fall in Hartstrahltechnik auszuführen.
Da sie meist entbehrlich sind, besser Verzicht (Strahlenexposition!)

Schwangerschaftsaufnahme nach Martius

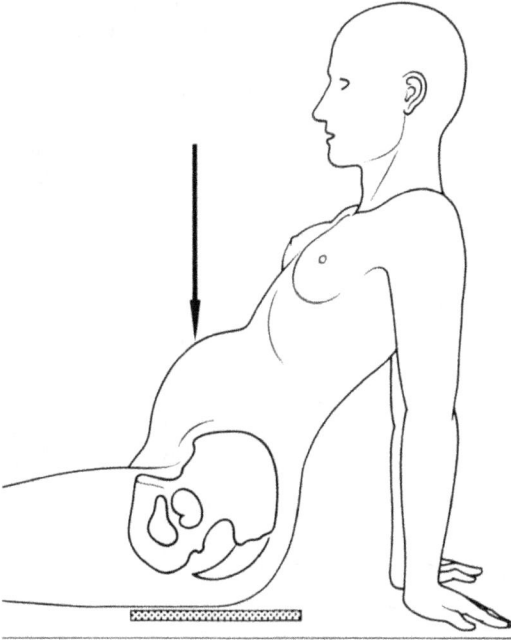

1.–2.6 wie bei „Schwangerschaftsübersichtsaufnahme"

3.1 30/40 Querformat
3.2 Folienempfindlichkeit 800–1200
3.3 FFA entsprechend der Rasterfokussierung, mindestens jedoch 100 cm
4. Patientin sitzt halbschräg auf dem Untersuchungstisch, indem sie sich mit den Armen nach hinten abstützt. Es ist darauf zu achten, daß die WS gestreckt wird und nicht durchhängt.

Unterer Kassettenrand schließt mit der Symphyse ab.

5. ZS senkrecht auf Filmmitte, Bauchnabel = Beckenkammhöhe.
   Hartstrahltechnik

Diese Aufnahme dient der Beckenmessung. Der Beckenring liegt parallel zur Filmebene. Meist entbehrlich, deshalb besser Verzicht!

Mammographie

1.   Patientin muß Oberkörper freimachen
2.1 Mammographie-Spezialeinrichtung
2.2 Brennfleck $\leq 0,6$ mm (0,3 mm)
2.3 KV-Wahl (Weichstrahltechnik)
2.4 mAs-Wahl
2.5 oder Belichtungsautomatik
     a) eingebaute Meßkammer
     b) mobile Meßkammer für Mammographie
3.1 1. Feinzeichnender Mammographiefilm
     2. Mammographie-Folienfilm (Vakuum-Verpackung)
3.2 Spezial-Mammographie-Folie
     Folienempfindlichkeit 50
3.3 a) 40–50 cm
     b) Mammatubusabstand

Mammographie kranio-kaudal an Spezialgerät stehend oder sitzend

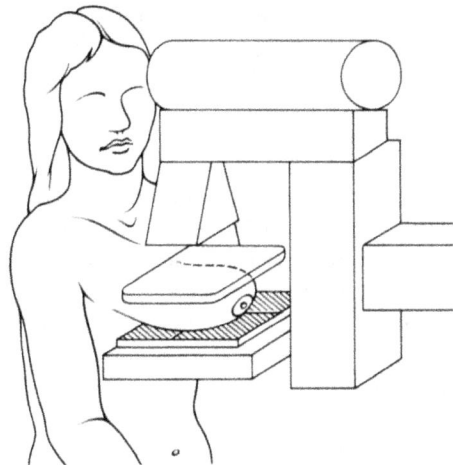

4. Patientin steht oder sitzt so vor dem Untersuchungsgerät, daß die zu untersuchende Brust auf den bis zur Brustwand reichenden Film gelegt werden kann. Mittels Kompressionsplatte wird die Brust ausreichend kompremiert, wobei darauf zu achten ist, daß die Mamille randständig filmparallel liegt.
   Bleigummischutz für die Patientin.

5. Zentralstrahl senkrecht auf Belichtungskammer fix.

Mammographie kranio-kaudal mit Spezial-Mammatubus stehend oder sitzend

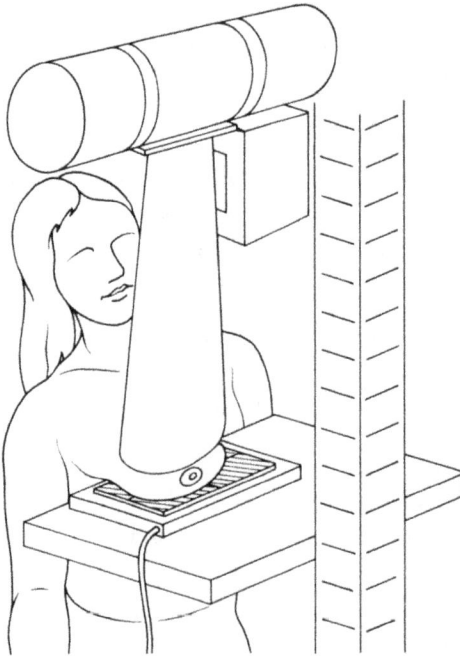

Mammographie-Spezial-Tubus

4. Patientin steht oder sitzt so vor dem in Tischposition gebrachten RWG, daß die zu untersuchende Brust auf den bis zur Brustwand reichenden Film gelegt werden kann.
   Kompression erfolgt mit unten geschlossenem Spezial-Mammatubus. Dieser Tubus ist direkt an die Röhrenhaube angesetzt. Die Tiefenblende ist abgeklappt. (Keine Filterung!)
   Bleigummischutz für die Patientin.

5. Der Tubus wird so auf die Mamma gesetzt, daß der ZS auf die unter dem Film befindliche separate Meßkammer auftrifft.

Mammographie latero-medial an Spezialgerät stehend oder sitzend

4. Patientin steht oder sitzt so vor dem Gerät, daß die zu untersuchende Brust an den bis zur Brustwand reichenden Film unter Kompression angelegt werden kann.
   Es ist, wie bei der kranio-kaudalen Aufnahme, darauf zu achten, daß die Mamille randständig filmparallel liegt.
   Bleigummischutz für die Patientin.

5. ZS senkrecht auf Belichtungskammer fix.

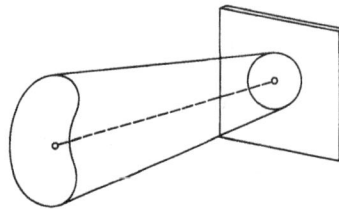

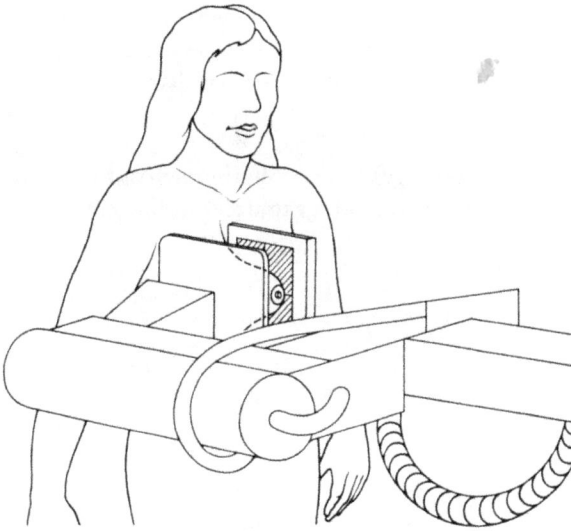

Mammographie latero-medial an
Spezialgerät

Mammographie latero-medial
mit Spezialtubus liegend

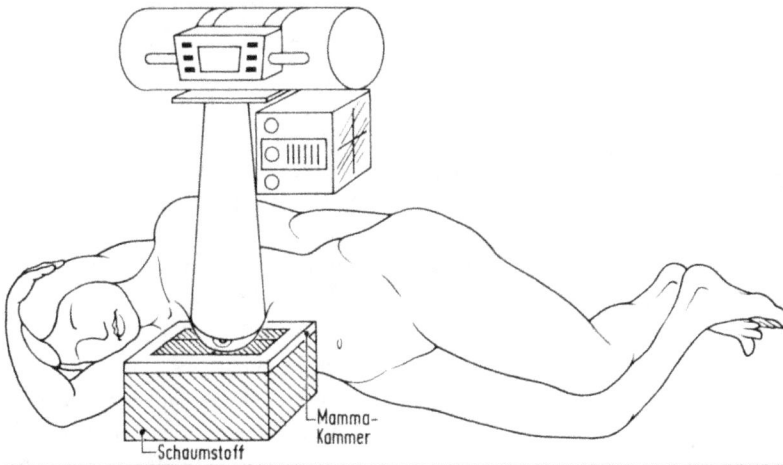

4. Patientin liegt seitlich auf dem Untersuchungstisch, der zur bequemen Lagerung mit einer Schaumstoffmatte ausgestattet sein sollte.
Unter die zu untersuchende, tischfern liegende
Brust wird soviel Schaumstoff untergelegt, daß
die Brust bequem auf dem auf Schaumstoff gelagerten Film liegt. Es empfiehlt sich, ausreichende
Anzahl verschieden starker Schaumstoffkissen
bereitzuhalten. Es ist wiederum darauf zu achten, daß der Filmrand an der Brustwand anliegt.

Kompression der Mamma erfolgt mit geschlossenem Spezial-Mammographietubus,
der direkt an der Röhrenhaube angebracht ist.
Die Tiefenblende der Röhre ist abgeklappt.
Bleiabdeckung der Patientin.

5. Der ZS muß bei richtiger Einstellung des Tubus auf die unter dem Film liegende Belichtungskammer zeigen.

Mammographie: Medio-laterale Schrägaufnahme an Spezialgerät

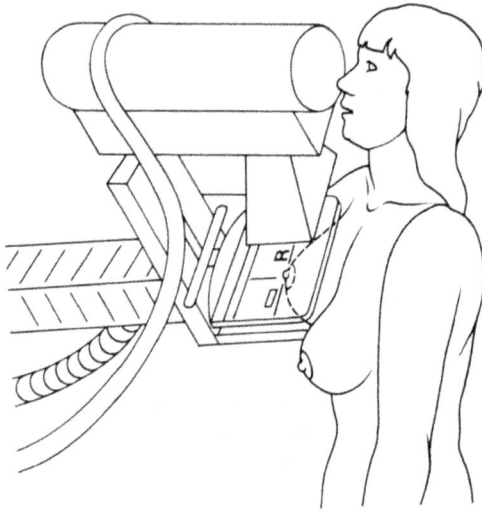

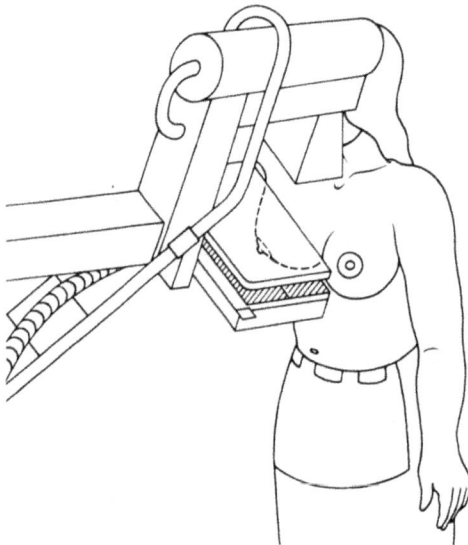

4. Patientin steht so vor dem in Schrägstellung gebrachten Gerät, daß die aufzunehmende Brust auf dem am Filmhalter fixierten Film aufliegt und mit der Kompressionsplatte ausreichend komprimiert werden kann.
    Die Mamille muß randständig filmparallel liegen.
    Bleigummischutz für die Patientin.

5. ZS senkrecht auf Belichtungskammer fix.

Die schräge Aufnahme gibt die größtmögliche Information, da zu dem gesamten Brustgewebe auch der Axillarbereich dargestellt wird.

Mammographie: Axillarbereich mit Spezial-Mammographietubus (liegend)

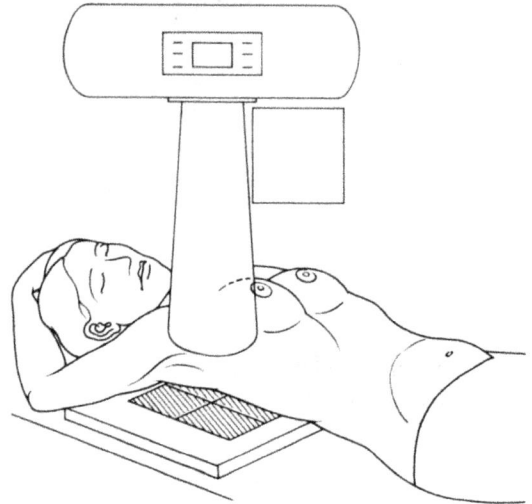

4. Patientin liegt, je nach Erfordernis, in Rückenlage oder leichter Schräglage zur zu untersuchenden Seite gedreht auf dem Untersuchungstisch.
    Der Arm der aufzunehmenden Seite wird im rechten Winkel abgespreizt.
    Bleigummiabdeckung für die Patientin.

5. Der dem Untersuchungsbereich entsprechend große Tubus wird auf den zu untersuchenden Axillarabschnitt aufgesetzt, wobei der ZS auf die unter dem Film liegende Belichtungskammer auftreffen muß.

Sachregister

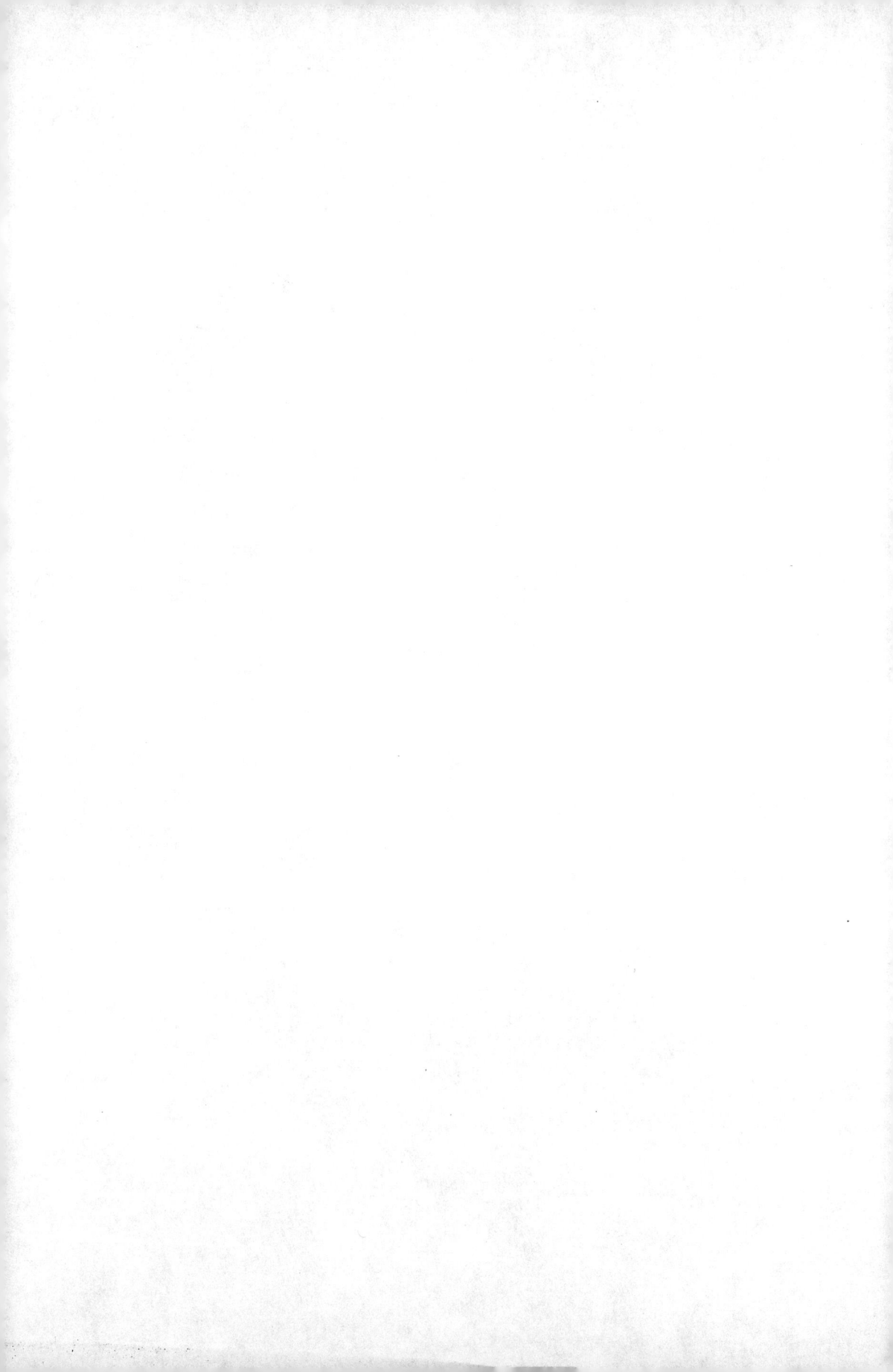